Mosaik

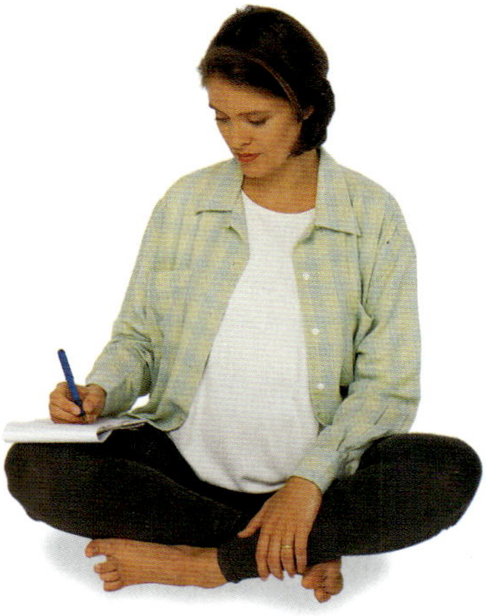

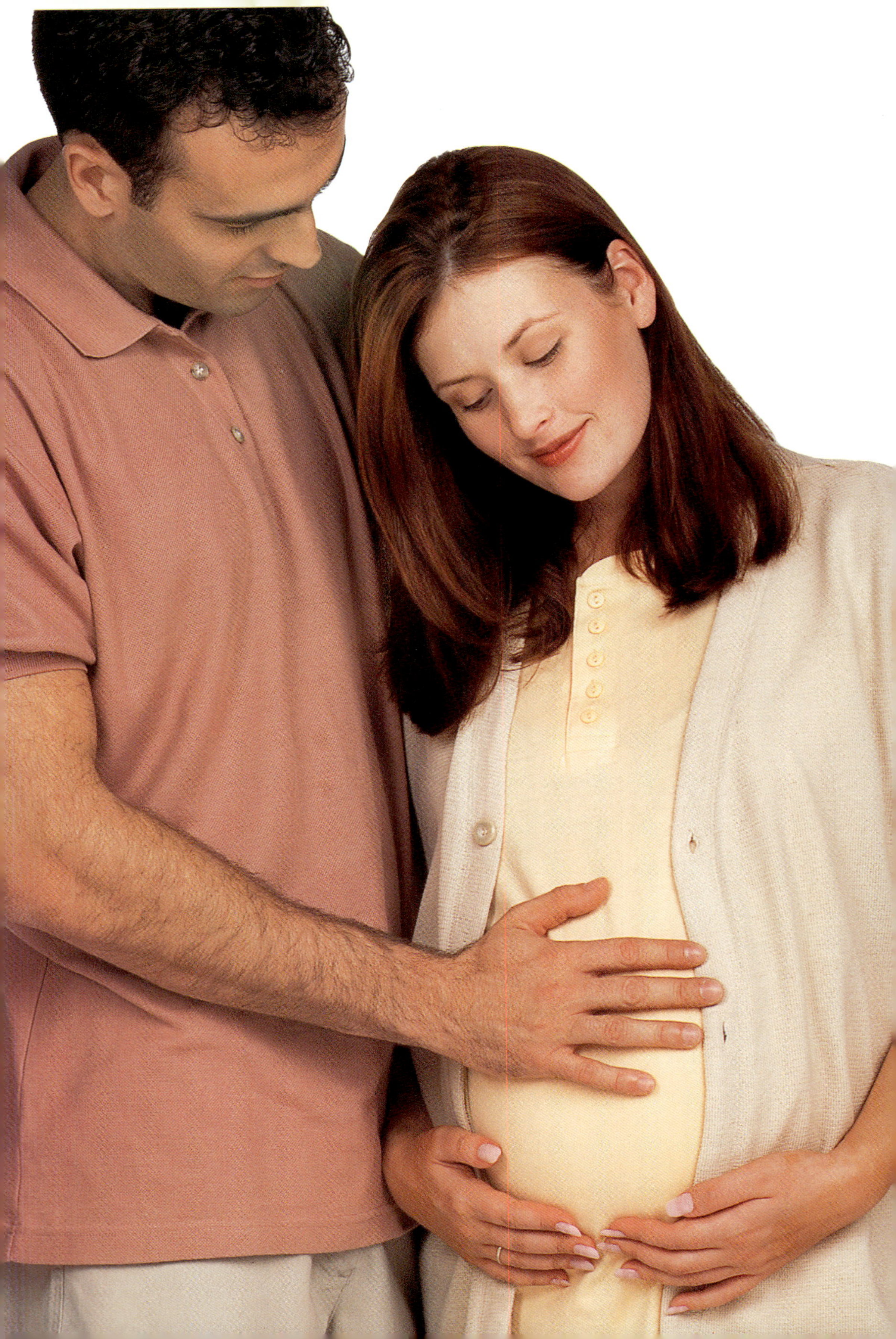

Dr. Christoph Lees · Dr. Karina Reynolds ·
Grainne McCartan

SCHWANGERSCHAFT

Der praktische Ratgeber

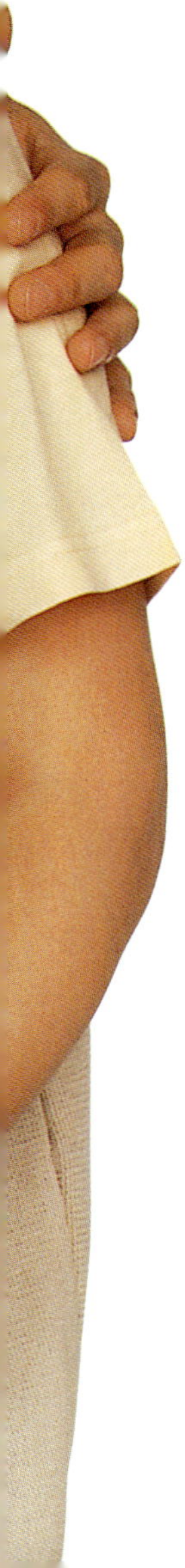

Empfängnis · Gesunde Schwangerschaft · Vorsorge ·
Entwicklung des Ungeborenen · Geburt ·
Das Neugeborene

Mosaik Verlag

Ein Dorling Kindersley Buch

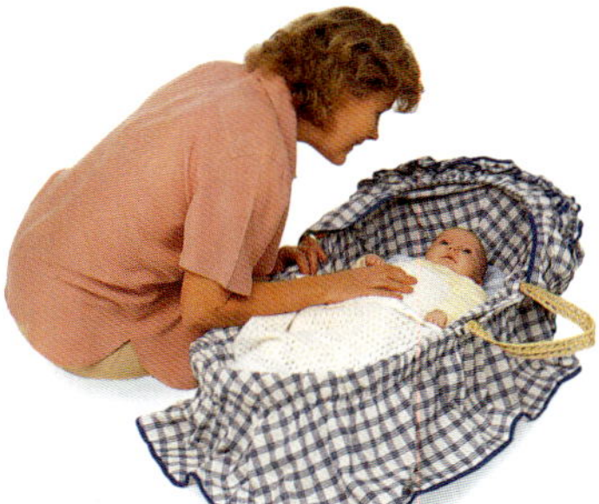

Dr. Christoph Lees ist Facharzt für Geburtshilfe und Gynäkologie am Greenwich District und King's College Hospital in London. Er arbeitet zur Zeit auf dem Gebiet der Fetalmedizin und Ultraschalltechnik. Sein besonderes Interesse gilt der Diagnose und Behandlung von Krankheiten und Problemen während der Schwangerschaft.

Dr. Karina Reynolds hat an fünf Lehrkrankenhäusern in England gearbeitet und dort verschiedene medizinische Verfahren in der Schwangerschaftsvorsorge kennengelernt sowie Spezialkenntnisse mit Frühgeburten gesammelt. Sie unterrichtet am King's College Hospital in London.

Grainne McCartan ist Hebamme und Spezialistin für Familienplanung. Durch ihre Arbeit mit vielen Frauen kennt sie deren Ängste und Sorgen während der Schwangerschaft und Geburt aus erster Hand und weiß auch, wie man Rat und Hilfe geben kann.

Originaltitel: „The Pregnancy Question and Answer Book"

Fotos: Steve Gorton und Andy Crawford

Der Mosaik Verlag ist ein Unternehmen der Verlagsgruppe Bertelsmann

Übersetzung aus dem Englischen: Beate Gorman
Redaktion: Monika König
Textbearbeitung: Irmgard Perkounigg
Umschlaggestaltung: Petra Dorkenwald / Martina Eisele
Umschlagfoto: Edith Lauenstein
Satz: Filmsatz Schröter GmbH, München
Druck und Bindung: New Interlitho, Mailand
Printed in Italy
ISBN 3-576-11073-9

VORWORT

In den letzten fünf bis zehn Jahren wurde eine verwirrende Anzahl neuer Techniken in der Geburtshilfe eingeführt, die alle darauf abzielen, die Aussichten, ein normales und gesundes Baby zu bekommen, zu verbessern. So sind Ultraschalluntersuchungen, künstliche Befruchtung, beispielsweise die Befruchtung einer Eizelle in der Retorte, und wichtige Fortschritte in der Frühdiagnose von genetischen Defekten und Chromosomenschäden nur einige von vielen Entdeckungen, die die Schwangerschaftsvorsorge von Grund auf revolutioniert haben. Gleichzeitig versuchte man jedoch, Schwangerschaft und Geburt zu einer natürlicheren und erfüllenderen Erfahrung für die Mutter und ihren Partner zu machen. Schwangere können sich heute für eine bestimmte Art der Schwangerschaftsvorsorge entscheiden und bei der Wahl des Geburtsortes mitbestimmen.

All diese Themen und viele andere werden in diesem Buch in einer einfachen Frage-und-Antwort-Form behandelt. Bei den Autoren handelt es sich um ein sehr erfahrenes Team, das sich aus zwei Geburtshelfern und einer Hebamme zusammensetzt und praktischen wie auch professionellen Rat geben kann. Die Autoren behandeln sowohl komplexe medizinische Fortschritte als auch praktische Fragen, was die Vorbereitungen auf eine Krankenhaus- oder Hausgeburt betrifft, oder die Frage, welche Möglichkeiten es zur Schmerzbekämpfung bei der Geburt gibt. All diese Themen werden äußerst klar und direkt behandelt.

Dieses Buch wird Ihnen sicherlich helfen, zusammen mit den Menschen, die Sie betreuen, sachkundige Entscheidungen zu treffen, so daß Ihre Schwangerschaft aufgrund dieser Informationen zu einer angenehmen und lohnenden Erfahrung wird.

Professor Stuart Campbell
Abteilung für Geburtshilfe und Gynäkologie
St. George's Hospital
Tooting
London

Stuart Campbell

Inhalt

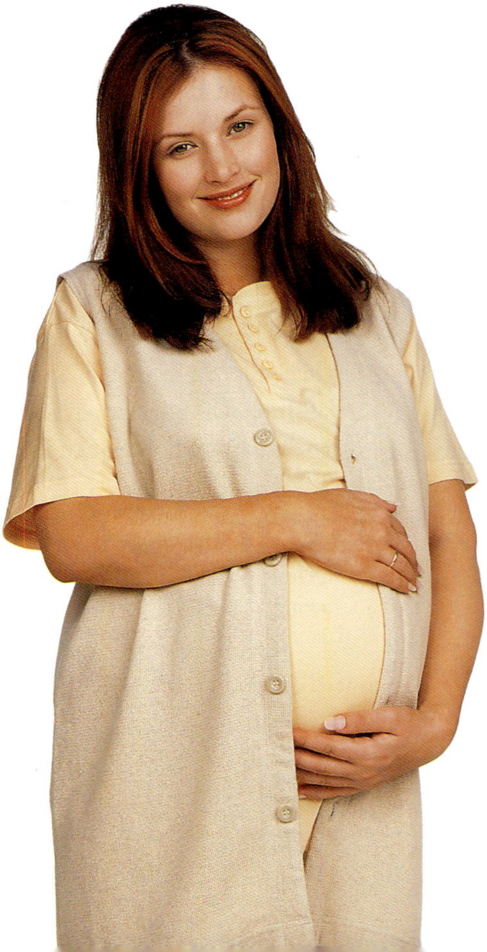

So bleiben Sie fit und gesund

Probleme in der Schwangerschaft

Die Geburt

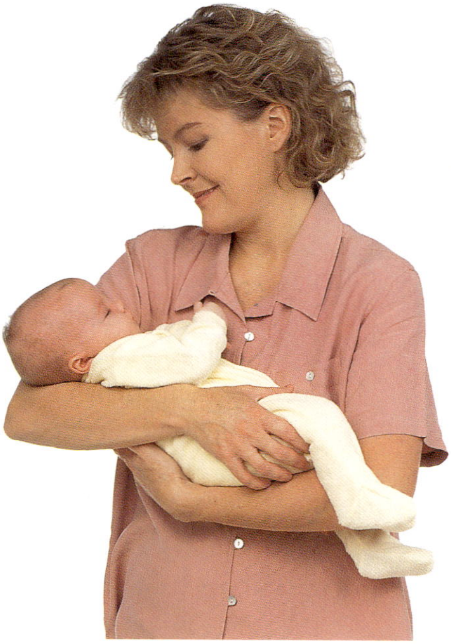

Die ersten sechs Wochen

Einführung

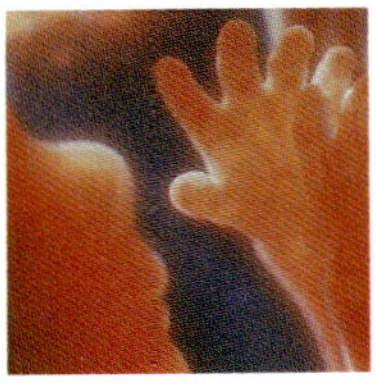

Schwangerschaft und Geburt zählen zweifellos zu den aufregendsten und herausforderndsten Erfahrungen im Leben einer Frau, die ihr Leben völlig verändern. Für die meisten Frauen ist die Geburt eines gesunden Babys unerhört wichtig. Doch Schwangerschaft und Geburt können für die werdende Mutter und ihren Partner völliges Neuland sein, wenn sie plötzlich vor wichtigen Fragen stehen und diese beantworten müssen. Wer soll beispielsweise die Vorsorgeuntersuchungen durchführen, welche Schmerzmittel stehen während der Geburt zur Verfügung, wo und wie soll das Baby geboren werden?

Traditionelle Methoden

Die Geburtserfahrung hat sich in den letzten Jahrzehnten speziell in der westlichen Welt dramatisch verändert. Bis in die fünfziger Jahre hinein fand die Geburt normalerweise zu Hause statt, doch durch die Verbesserung der medizinischen Infrastruktur und die Einführung regelmäßiger Vorsorgeuntersuchungen wurden zu Beginn der sechziger Jahre die meisten Kinder im Krankenhaus geboren. Nun nähern wir uns der Jahrtausendwende und erleben eine gewisse Abwendung von der medizinischen Handhabung der Geburt hin zu »natürlicheren« oder alternativen Methoden. Auch bei den Vorsorgeuntersuchungen geht der Trend zu einem gewissen Grad weg von der totalen (und oft unpersönlichen) Betreuung durch den Arzt und hin zur vollständigen Überwachung der Schwangerschaft durch die Hebamme. Die Zahl der Frauen, die eine Hausgeburt wünschen und diese auch durchsetzen, steigt. Aufgrund derart unterschiedlicher Alternativen sind zukünftige Eltern heute verständlicherweise verunsichert und fragen sich, was während einer Schwangerschaft und Geburt das Beste für sie ist.

Die Ziele dieses Buches

Unabhängig davon, was für eine Geburt Sie sich wünschen, ist eins sicher: Heute spielt die Frau eine viel aktivere Rolle während der Schwangerschaft und bei der Gestaltung des Geburtsvorgangs, so daß Ärzte und Hebammen immer häufiger auf ihre Wünsche eingehen. Doch um eine sachkundige Entscheidung treffen zu können, müssen Sie die Alternativen kennenlernen.

Dieses Buch bietet in seiner einfachen Frage-und-Antwort-Form eine Quelle für detaillierte, ausgewogene und aktuelle Informationen, damit Sie – ausgestattet mit Wissen und Selbstbewußtsein – in Ihrer Schwangerschaft und während der Geburt bewerten, entscheiden und eine aktive Rolle spielen können.

Warum wir dieses Buch geschrieben haben

Unser Team besteht aus zwei praktizierenden Ärzten und einer Hebamme, und dieses Buch beruht auf unseren gemeinsamen Erfahrungen. Wir haben gelernt, daß jede Schwangerschaft ein einzigartiges und besonderes Ereignis ist. Gleichzeitig sind wir uns bewußt, daß es – auch im medizinischen Bereich – viele verschiedene Möglichkeiten gibt, Dinge zu tun. Statt also das Thema von einem bestimmten beruflichen Standpunkt aus anzugehen, haben wir unsere unterschiedlichen Interessen und Erfahrungen kombiniert, um Ihnen so wichtige und objektive Informationen zu vermitteln. Die Fragen und Antworten spiegeln ein weites Spektrum der Fragen wider, die uns praktisch täglich von Schwangeren und Gebärenden gestellt werden. Sie reichen von sehr technischen Fragen *(Wie funktioniert eine epidurale Anästhesie?)* bis hin zu Themen, die den Gefühlsbereich betreffen *(Warum gerate ich so leicht aus der Fassung?).*

Leicht zugängliche Informationen

Die Informationen in diesem Buch sind in acht, nach Farben geordnete Themenbereiche unterteilt: Vorbereitung auf die Schwangerschaft, Die Schwangerschaftsvorsorge, Die Entwicklung Ihres Kindes, Die Veränderungen Ihres Körpers, So bleiben Sie fit und gesund, Probleme in der Schwangerschaft, Die Geburt und Die ersten sechs Wochen. Jeder Teil ist wiederum in verschiedene Themen wie körperliche Veränderungen, Ernährung und Schmerzbekämpfung unterteilt. Sie müssen also nicht längere, erläuternde Texte lesen, sondern können sich gleich den entsprechenden Abschnitt heraussuchen, um die gewünschten Informationen zu erhalten.

Nützliche Aspekte

Das Buch befaßt sich nicht nur mit Sorgen und wichtigen Themen, sondern konzentriert sich auf die kleineren, alltäglichen Ängste, die Sie gegenüber Ihrem Arzt vielleicht nicht erwähnen wollen. Kästen mit Diskussionspunkten bieten Raum, um kontroverse Ideen oder Methoden näher zu umreißen. Sie finden erklärende Ratschläge anstelle von Vorschriften. Das Buch enthält auch Checklisten für Fragen, die Sie Ihren Betreuern während der Schwangerschaft und bei der Geburt stellen können.

Wir hoffen, daß Ihnen dieses Buch die nötigen Informationen für eine rundum glückliche und gesunde Schwangerschaft und Geburt vermittelt.

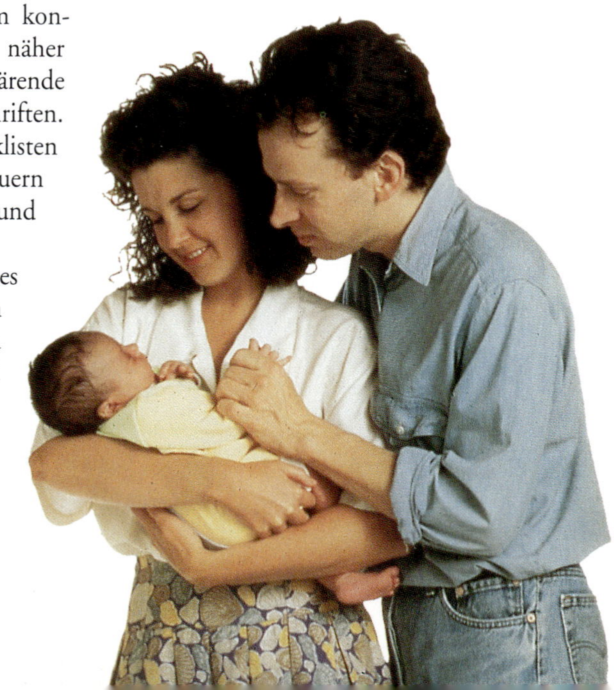

Dr. Christoph Lees
Dr. Karina Reynolds
Grainne McCartan

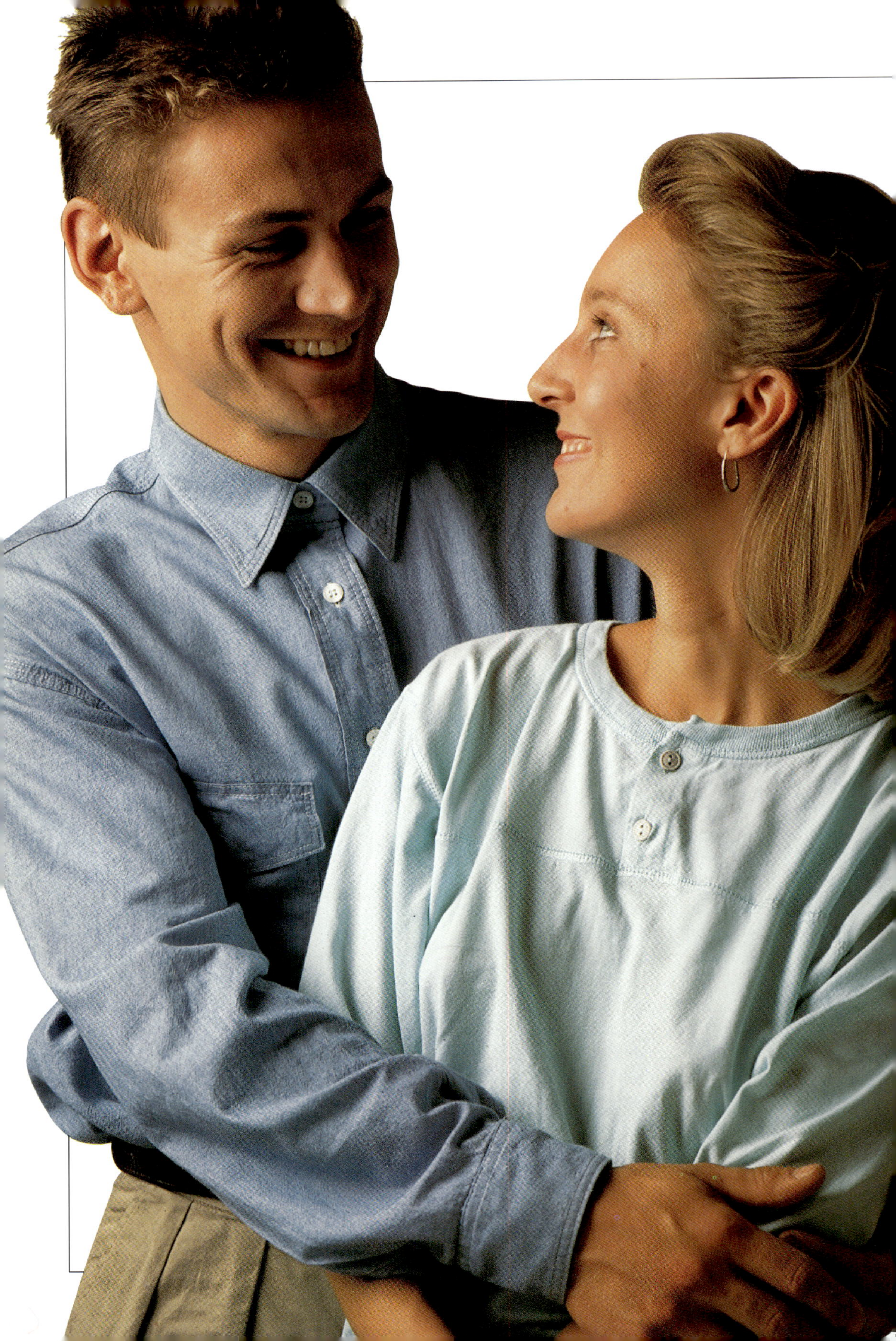

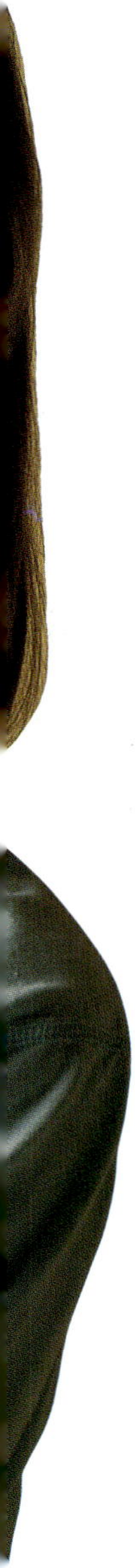

1

Vorbereitung auf die Schwangerschaft

Der Entschluß, ein Baby zu bekommen, ist eine der wichtigsten Entscheidungen, die Sie treffen können. Die Veränderungen, die eine Schwangerschaft auf den Körper und das Alltagsleben hat, sind enorm, aber für die meisten Menschen wiegt die Aussicht, einen Sohn oder eine Tochter zu bekommen, die körperlichen Probleme oder Veränderungen des Lebensstils auf. Die mentale und körperliche Vorbereitung auf eine Schwangerschaft ist äußerst wichtig. Dieses Kapitel erklärt daher, warum Sie und Ihr Partner versuchen sollten, Ihren allgemeinen Gesundheitszustand zu verbessern, bevor Sie ein Kind zeugen. Auch Probleme mit der Fruchtbarkeit werden angesprochen.

PERSÖNLICHE VORBEREITUNG

F MUSS ICH MICH VOM ARZT UNTERSUCHEN LASSEN, BEVOR ICH SCHWANGER WERDE?

A Obwohl keine besondere Untersuchung nötig ist, ist es ratsam, einen Muttermundabstrich vornehmen und sich vom Arzt bestätigen zu lassen, daß alles normal ist. Behandlungen bei anormalen Abstrichen können vor einer Schwangerschaft durchgeführt werden. Ihr Arzt wird auch überprüfen, ob Sie gegenüber Röteln immun sind. Wenn nicht, können Sie sich vor der Empfängnis dagegen impfen lassen (siehe nächste Seite). Eine gründlichere Untersuchung ist normalerweise nicht notwendig, es sei denn, daß es in früheren Schwangerschaften zu Problemen gekommen ist oder Sie unter einer ernsten Krankheit leiden.

F WAS KANN ICH TUN, UM MEINE CHANCEN, SCHWANGER ZU WERDEN, ZU VERBESSERN?

A Stellen Sie sicher, daß Sie und Ihr Partner ganz gesund sind, indem Sie Ernährung und Lebensstil verbessern. Es ist ideal, wenn Sie beide den Konsum von Zigaretten, Alkohol und Drogen sechs Monate vor einer Empfängnis aufgeben (oder zumindest reduzieren) und auf eine Reduzierung des Streßniveaus zu Hause und im Beruf achten. Sie sollten auch versuchen, sich zum Zeitpunkt der Ovulation, wenn sie am fruchtbarsten sind, zu lieben (siehe unten). Ärzte empfehlen die Einnahme von Folsäuretabletten für drei Monate vor der Empfängnis und auch während der Schwangerschaft, da dies das Risiko von Neuralrohrschädigungen verringert.

WANN IST EINE EMPFÄNGNIS BESONDERS WAHRSCHEINLICH?

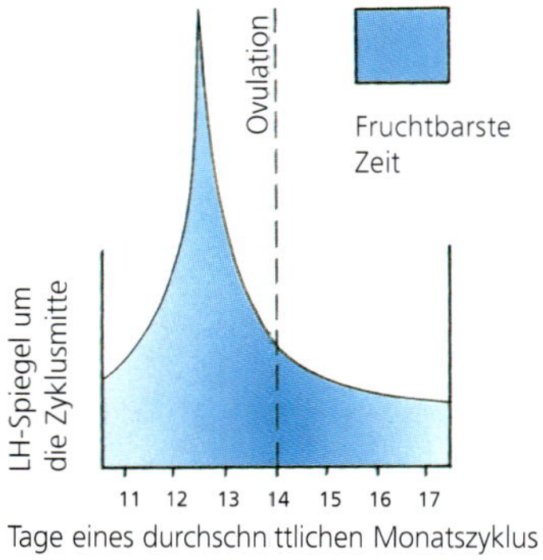

STARKER HORMONANSTIEG
Das Diagramm (oben) zeigt den LH-Anstieg, der anzeigt, daß die Freigabe einer Eizelle kurz bevorsteht.

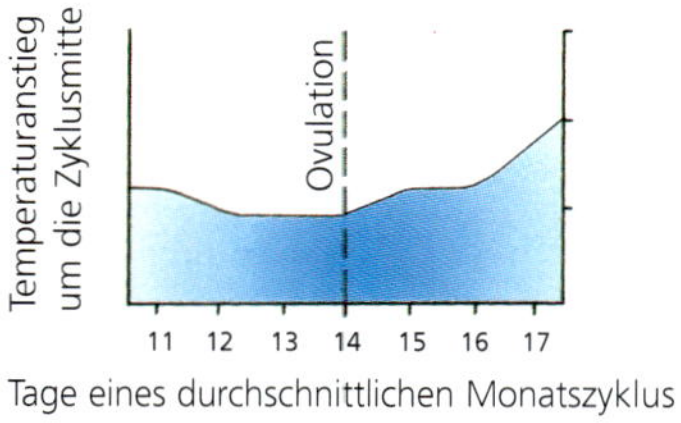

TEMPERATURANSTIEG
Das Diagramm (oben) zeigt den geringfügigen Temperaturanstieg zum Zeitpunkt der Ovulation.

Die zwei oder drei Tage vor oder nach der Ovulation (die Zeit, in der eine Eizelle aus dem Eierstock freigegeben wird) sind der Zeitraum, in der eine Empfängnis am wahrscheinlichsten ist. Normalerweise liegt dieser Zeitpunkt in der Mitte des Monatszyklus. Sie können die fruchtbarsten Tage herausfinden, wenn Sie ein spezielles Kit zur Vorhersage der Ovulation oder die Basaltemperatur-Methode anwenden.

Ein Ovulationskit verwenden
Mit dem Kit wird der Urin auf ein Ansteigen von LH (luteinisierendes Hormon) hin überprüft. Dieses Hormon wird vom Gehirn produziert und sorgt jeden Monat für die Freigabe einer Eizelle aus den Eierstöcken. Beginnen Sie einige Tage vor der Mitte Ihres Zyklus mit den Tests.

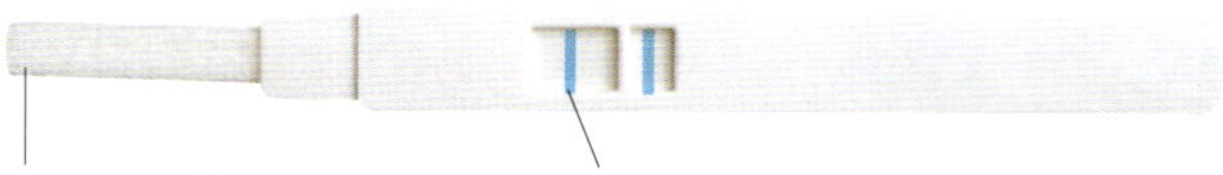

Der Testindikator wird in den Urin gehalten

Wenn in dem großen Fenster die blaue Linie sichtbar wird, ist der LH-Spiegel angestiegen

Die Basaltemperatur-Methode
Messen Sie jeden Tag Ihre Temperatur. Während der Ovulation steigt die Temperatur um etwa 1/2 Grad auf über 37 °C und bleibt bis zur Menstruation konstant.

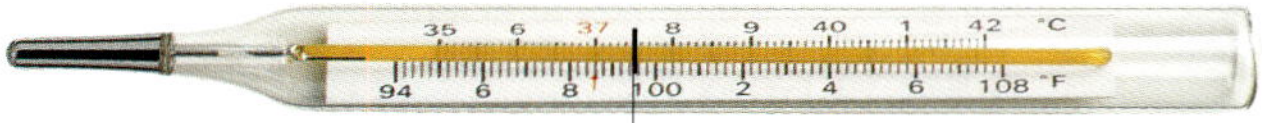

Thermometer

Bei der Ovulation steigt die Körpertemperatur leicht an

F WARUM SOLLTE MAN DAS RAUCHEN, ALKOHOL UND DROGEN AUFGEBEN?

A Gesunde Eltern haben normalerweise gesündere Babys. Wenn Sie also beide rauchen (selbst wenn es nur fünf bis zehn Zigaretten pro Tag sind), regelmäßig Alkohol trinken oder Drogen nehmen, verringern Sie möglicherweise die Chancen einer Empfängnis. Wenn eine Schwangerschaft vorliegt, besteht das Risiko, ein kleineres und vielleicht auch weniger gesundes Baby zur Welt zu bringen.

F ICH NEHME MEDIKAMENTE WEGEN EINER KRANKHEIT, SOLLTE ICH SIE ABSETZEN?

A Nein, setzen Sie die Medikamente nur dann ab, wenn Ihr Arzt Ihnen dazu rät. Wenn Sie unter Epilepsie, hohem Blutdruck, Diabetes oder anderen krankhaften Zuständen leiden, die langfristig mit Medikamenten behandelt werden müssen, muß die Dosis während einer Schwangerschaft gegebenenfalls angepaßt werden. Nehmen Sie keine rezeptfrei erhältlichen Medikamente.

F SOLLTE ICH ZUSÄTZLICH VITAMINE NEHMEN, DAMIT MEIN BABY GESÜNDER WIRD?

A Wenn Sie sich ausgewogen ernähren, werden Sie ausreichend mit Vitaminen versorgt, wobei Folsäure möglicherweise eine Ausnahme bildet. Früher verschrieben die Ärzte allen Schwangeren routinemäßig Eisentabletten, doch heute geschieht dies nur noch, wenn eine Anämie vorliegt. Frauen, die bestimmte Ernährungsvorschriften einhalten und beispielsweise Vegetarier sind oder sogar ganz auf jegliche Form von tierischen Produkten verzichten, müssen zur Ergänzung eventuell Eisen- und Vitamin B12-Tabletten einnehmen. Fragen Sie Ihren Arzt oder Ihre Hebamme.

F IST DIE EINNAHME VON FOLSÄURETABLETTEN IN IRGENDEINER WEISE RISKANT?

A Nein, es bestehen keine Risiken, doch wenn Sie diese Tabletten nicht einnehmen wollen, müssen Sie darauf achten, daß Sie bestimmte Nahrungsmittel wie dunkelgrüne Blattgemüse essen, die reich an Folsäure sind (siehe S. 100).

F WIE LANGE SOLLTE ICH MIT EINER SCHWANGERSCHAFT WARTEN, WENN ICH KEINE VERHÜTUNGSMITTEL MEHR NEHME?

A Ideal wäre es, die Pille ein paar Monate vor einer Schwangerschaft abzusetzen, da sich der normale Monatszyklus dann wieder einstellen kann. Wenn Sie eine Spirale verwenden, können Sie gleich nach deren Entfernung schwanger werden. Wenn Sie mit der Drei-Monats-Spritze verhüten, sollten Sie mit einer Empfängnis mindestens drei Monate warten.

WANN IST DER BESTE ZEITPUNKT FÜR EINE SCHWANGERSCHAFT?

Das ideale Alter
Es gibt keinen idealen Zeitpunkt, um schwanger zu werden. Die Vor- und Nachteile in jedem Lebensalter hängen von Ihrem Gesundheitszustand, Ihrer beruflichen Situation und Partnerbeziehung ab. Junge Frauen sind möglicherweise psychologisch und emotional nicht auf eine Schwangerschaft und die Anforderungen der Kindererziehung vorbereitet, während reifere Frauen, das heißt Mütter über 35, eher mit Komplikationen wie hohem Blutdruck rechnen müssen. Außerdem besteht ein höheres Risiko, ein Kind mit einer Chromosomenschädigung wie Down-Syndrom zu gebären (siehe S. 132).

Nach einer Fehlgeburt
Obwohl Sie bereits empfangen können, sobald Sie Ihre nächste Periode haben, dauert es manchmal etwas länger, auch emotional für eine Schwangerschaft bereit zu sein. Wenn Sie bereits mehrere Fehlgeburten hatten, können spezielle Tests durchgeführt werden, um die Ursache herauszufinden. Wahrscheinlich ist es besser, die Ergebnisse abzuwarten, bevor Sie es erneut versuchen.

Nach einer Röteln-Schutzimpfung
Der Impfstoff enthält eine kleine Menge des inaktivierten lebenden Virus, den der Körper als fremde Substanz erkennt und so seine Immunität aufbaut. Es dauert drei Monate, diese Immunität zu erreichen, und in dieser Zeit wäre es unklug, ein sich entwickelndes Baby dem Rötelnvirus auszusetzen.

Der Abstand zwischen zwei Schwangerschaften
Dies hängt von verschiedenen Dingen wie persönliche Beziehungen und berufliche Verpflichtungen ab, aber vom medizinischen Standpunkt aus wird zu einem Abstand von einem Jahr zwischen zwei Schwangerschaften geraten, um sicherzugehen, daß Sie körperlich wieder ganz hergestellt sind. Wenn Sie schwanger werden, während Sie sich noch um ein sehr kleines Kind kümmern und es eventuell auch noch stillen, kann Sie dies körperlich wie mental schwächen. Folglich könnte Ihre Gesundheit leiden, wenn Ihr Körper versucht, diesen Anforderungen gerecht zu werden.

Nach einem Kaiserschnitt
Bei einem Kaiserschnitt handelt es sich um eine Operation im Bauchbereich, die möglicherweise erst nach vielen Monaten völlig verheilt. Ihre Erholungsphase dauert daher wahrscheinlich viel länger als nach einer normalen Entbindung.

FRUCHTBARKEIT UND EMPFÄNGNIS

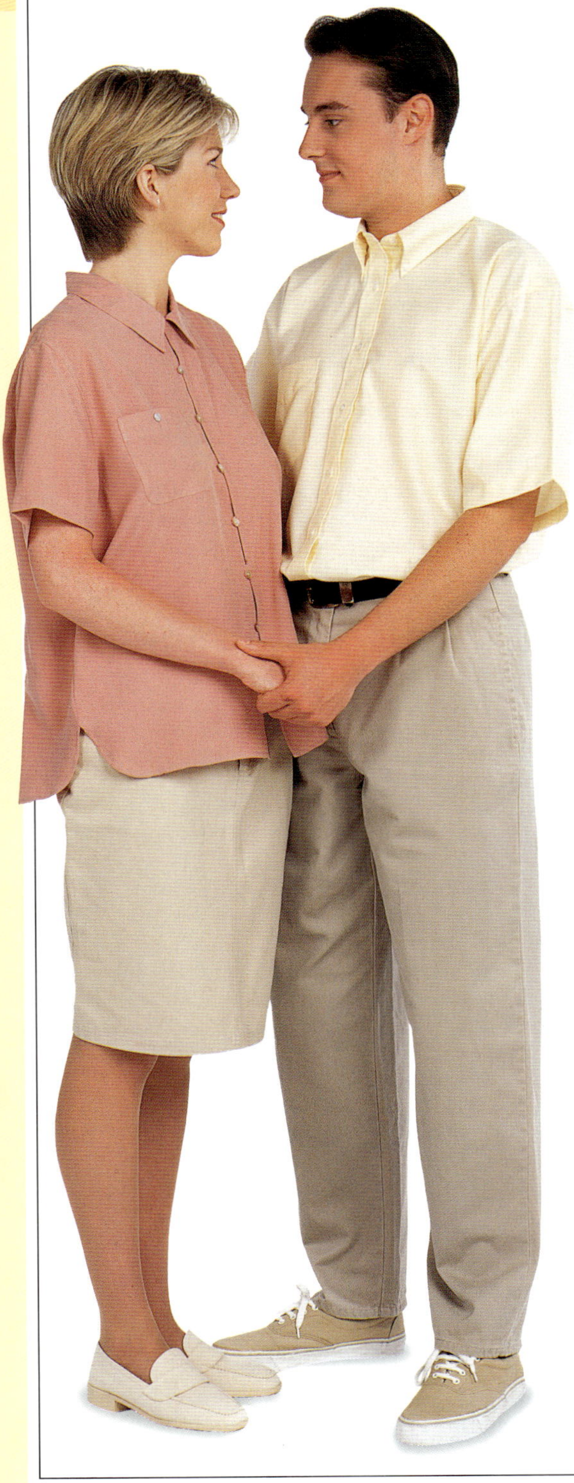

HÄUFIGE FRAGEN ZUR FRUCHTBARKEIT

FRAGEN	ANTWORTEN
Wird eine Empfängnis schwierig …	
weil ich schmerzhafte oder starke Monatsblutungen habe?	Wahrscheinlich nicht, doch wenn die Symptome ernst sind, sollten Sie Ihren Arzt aufsuchen, um Myome, eine Endometriose oder Beckenentzündung auszuschließen.
weil ich meine Periode unregelmäßig oder in großem zeitlichen Abstand bekomme?	Möglicherweise. Ein unregelmäßiger Zyklus erschwert die Planung einer Schwangerschaft. Vielleicht sollten Sie sich medizinisch beraten lassen, um festzustellen, ob es überhaupt zu einer Ovulation kommt (siehe S. 12).
weil mein Partner und ich beide über 30 sind?	Das Alter hat keine großen Auswirkungen auf die männliche Fruchtbarkeit, aber die Fruchtbarkeit bei Frauen nimmt nach dem 35. Lebensjahr langsam ab.
weil wir beide ein sehr anstrengendes, stressiges Leben führen und nur selten Lust haben, uns zu lieben?	Zu viel Streß kann Ihnen die Lust am Sex nehmen und zu einem unregelmäßigen Monatszyklus führen. Yogaübungen oder Schwimmen können Streß reduzieren. Wenn regelmäßig stattfindender Sex unwahrscheinlich ist, sollten Sie herausfinden, wann es zum Eisprung kommt (siehe S. 12), und versuchen, sich dann zu lieben.
weil mein Partner einen Spermatest hat durchführen lassen und ihm gesagt wurde, daß seine Spermienzahl unter dem Normalwert liegt?	Eine unterdurchschnittliche Spermienzahl reduziert die Fruchtbarkeit eines Mannes und bedeutet normalerweise, daß Ihr Partner spezielle Tests durchführen und sich gegebenenfalls behandeln lassen muß. Für diesen Zustand kann es mehrere Ursachen geben.
weil ich kürzlich eine Beckenentzündung hatte?	Schwere oder wiederkehrende Beckenentzündungen können zu einer Blockierung oder Schädigung der Eileiter führen.

F WODURCH KÖNNEN DIE CHANCEN EINER EMPFÄNGNIS EINGESCHRÄNKT WERDEN?

A Selbst wenn Sie regelmäßig Geschlechtsverkehr haben, können drei Hauptfaktoren Ihre Chance, schwanger zu werden, verringern: ein unregelmäßiger oder nicht stattfindender Eisprung, eine Schädigung der Eileiter und eine reduzierte Anzahl von Spermien bzw. Spermien von schlechter Qualität.

F WANN SOLLTEN WIR EINEN ARZT AUFSUCHEN?

A Machen Sie sich keine Sorgen, wenn Sie nicht gleich schwanger werden. Die Chance, innerhalb eines Jahres schwanger zu werden, beträgt 90 Prozent, und 95 Prozent innerhalb von zwei Jahren. Sie sollten jedoch Ihren Arzt aufsuchen, wenn Sie es etwa ein Jahr lang versucht haben.

F BEI MEINEM PARTNER WIRD EIN SPERMATEST DURCHGEFÜHRT. WORUM GENAU HANDELT ES SICH DABEI?

A Wenn Sie Probleme hatten, schwanger zu werden, wird mit einem Spermatest die Fruchtbarkeit Ihres Partners untersucht. Dabei wird festgestellt, wie gut sich die Samenzellen bewegen und wie viele abnorm sind. Je geringer der Anteil an gesunden Samenzellen ist, desto schwieriger ist es, schwanger zu werden.

F MEINE EILEITER SIND BLOCKIERT. BEDEUTET DAS, DASS ICH UNFRUCHTBAR BIN?

A Die Eizelle wandert vom Eierstock durch einen Eileiter zur Gebärmutter. Er kann durch Infektionen im Bauch- oder Beckenbereich oder durch eine Eileiter- oder Bauchhöhlenschwangerschaft (siehe S. 134) beschädigt sein, was eine Schwangerschaft erschwert.

F WANN WERDEN FRUCHTBARKEITSMEDIKAMENTE EINGESETZT?

A Fruchtbarkeitsmedikamente werden eingesetzt, wenn Hormonprobleme die Ovulation (die Freigabe einer Eizelle aus den Eierstöcken) verhindern.

F WENN ICH FRUCHTBARKEITSMEDIKAMENTE NEHME, BEKOMME ICH DANN ZWILLINGE ODER MEHRLINGE?

A Nicht unbedingt, obwohl die Chance, Zwillinge zu bekommen, dann eins zu zehn beträgt.

F WELCHE ANDEREN MÖGLICHKEITEN GIBT ES, SCHWANGER ZU WERDEN?

A Wenn einfache Behandlungsmethoden nicht den gewünschten Erfolg bringen, kann die Blockade in den Eileitern operativ entfernt werden; man kann Fruchtbarkeitsmedikamente nehmen, oder der Partner kann durch eine Behandlung seine Spermienzahl verbessern.

WAS BEDEUTET KÜNSTLICHE BEFRUCHTUNG EIGENTLICH?

Was versteht man unter künstlicher Befruchtung?
Es stehen verschiedene Methoden zur Verfügung, zu denen auch GIFT oder die In-vitro-Fertilisation zählen. Unter GIFT (Gamete Intra-Fallopian Transfer) versteht man eine Methode, bei der Sperma und Eizellen entnommen und außerhalb des Körpers verbunden werden, um sie dann wieder in einen Eileiter zu injizieren. Bei der In-vitro-Fertilisation werden Eizellen entfernt und im Reagenzglas mit Sperma befruchtet. Bis zu zehn oder auch nur drei auf diese Weise entstandene Embryonen (befruchtete Eizellen) werden in die Gebärmutter eingepflanzt. Bei einer neuen Technik unter der Bezeichnung ICSI (Intra-cytoplasmische Sperma-Injektion) wird Sperma direkt in die Eizelle injiziert.

Wann wird eine künstliche Befruchtung in Betracht gezogen?
Die zur Verfügung stehenden Methoden werden angewendet, wenn ein Paar mehrere Jahre lang erfolglos versucht hat, ein Kind zu zeugen, oder wenn durch Tests nachgewiesen wird, daß eine Schwangerschaft auf natürlichem Weg nicht zustande kommt.

Wie hoch ist die Erfolgsrate?
Die Erfolgsrate variiert stark und hängt davon ab, aus welchem Grund die Fruchtbarkeitsbehandlung durchgeführt wird und wie Sie letztendlich behandelt werden. Ein Behandlungszyklus für eine In-vitro-Fertilisation resultiert in einer etwa fünfundzwanzigprozentigen Chance, schwanger zu werden. Bei GIFT beträgt die Chance zwanzig Prozent. Schwanger zu sein, garantiert leider nicht den »Erfolg« in Form eines gesunden Babys, das nach normaler Schwangerschaftsdauer zur Welt kommt. Fragen Sie daher sowohl nach den Schwangerschafts- als auch nach den Geburtsraten.

Unterscheidet sich eine durch künstliche Befruchtung herbeigeführte Schwangerschaft von einer normalen?
Medizinisch gesehen sollte die Schwangerschaft genauso verlaufen. Möglicherweise machen Sie sich jedoch Sorgen wegen einer eventuellen Fehlgeburt. Unausweichlich werden Sie mehr Gefühle investieren, besonders dann, wenn Sie dies als letzte Chance betrachten, überhaupt ein Kind zu bekommen, oder wenn Sie das Gefühl haben, daß Ihnen die Zeit davonläuft.

Sie sind schwanger

F ICH GLAUBE, ICH BIN SCHWANGER. WIE KANN ICH GANZ SICHERGEHEN?

A Es gibt drei Möglichkeiten, eine Schwangerschaft zu bestätigen: mit einem Urintest, einem speziellen Bluttest oder gelegentlich mit einer Ultraschalluntersuchung. Der Urintest ist sicherlich die häufigste Methode und kann zu Hause mit einem Schwangerschaftstest aus der Apotheke selbst durchgeführt werden. Sie können den Urin auch beim Arzt oder in der Apotheke untersuchen lassen. Der Test beim Arzt ist kostenlos, aber es dauert ein paar Tage, bis das Ergebnis vorliegt. Der Arzt kann auch einen Bluttest durchführen, mit dem sich eine Schwangerschaft bereits zwei Wochen nach der Empfängnis nachweisen läßt. Obwohl es sich dabei nicht um ein routinemäßig durchgeführtes Verfahren handelt, kann eine Schwangerschaft auch mit einer Ultraschalluntersuchungn bestätigt werden.

F SIND SCHWANGERSCHAFTSTESTS FÜR DEN HAUSGEBRAUCH VERLÄSSLICH?

A Wenn Sie die Anweisungen befolgen (siehe unten), ist ein solcher Test genauso verläßlich wie ein beim Arzt oder in der Apotheke durchgeführter. Der Vorteil besteht darin, daß Sie das Ergebnis sofort sehen; ein besonders empfindliches Testkit kann eine Schwangerschaft bereits einen Tag nach Ausbleiben der Regel bestätigen.

F WAS SIND DIE ERSTEN ANZEICHEN EINER SCHWANGERSCHAFT?

A Das Ausbleiben der Regel ist das häufigste Anzeichen für eine Schwangerschaft, aber manchmal bleibt die Blutung auch aus anderen Gründen, wie Krankheit, Schock oder auch Jetlag, aus. Wenn Sie jedoch gleichzeitig andere Symptome bei sich feststellen (siehe unten), sollten Sie einen Schwangerschaftstest durchführen lassen. Obwohl nicht bei allen Frauen gleich zu Beginn einer Schwangerschaft die ganze Bandbreite der Symptome auftritt, zeigen sich bei Ihnen möglicherweise einige der hier aufgeführten:

Anzeichen für eine Schwangerschaft

- Die Regel ist bereits ein- oder zweimal ausgeblieben.
- Sie müssen häufig urinieren.
- Bestimmte Dinge schmecken oder riechen plötzlich unangenehm, oder Sie haben ungewöhnlichen Appetit auf bestimmte Nahrungsmittel. Oft tritt auch ein merkwürdiger metallischer Geschmack im Mund auf.
- Sie leiden unter Übelkeit und müssen sich morgens (oder zu anderen Tageszeiten) übergeben.
- Ihre Brüste sind berührungsempfindlich oder stärker angeschwollen als normal.
- Sie sind besonders müde.
- Sie reagieren emotional, brechen leicht in Tränen aus.
- Sie leiden plötzlich unter Verstopfung.

Wie funktionieren Schwangerschaftstests?

Mit einem Schwangerschaftstest wird eine Urinprobe getestet. Das absorbierende Stäbchen (unten) reagiert, wenn das vom Embryo produzierte Hormon HCG (Choriongonadotropin) im Urin der Mutter vorhanden ist. Zur Sicherheit enthalten viele Kits einen zweiten Test.

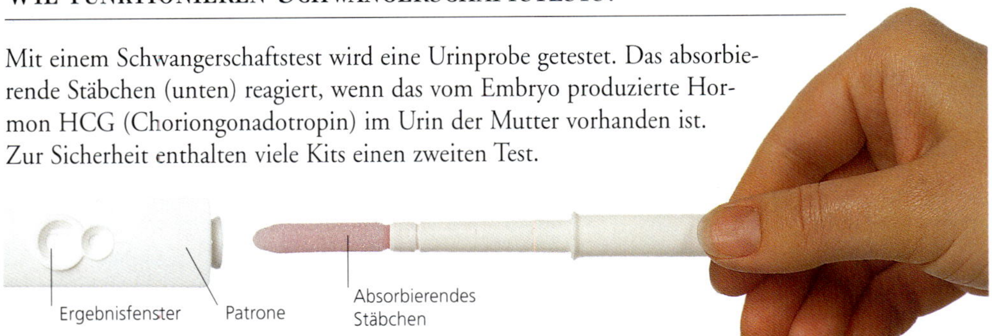

So wird das Testkit verwendet

Nehmen Sie das Teststäbchen aus der Schutzhülle oder Patrone. Halten Sie den absorbierenden Teil ein paar Sekunden lang in den Urinstrahl. Schieben Sie das Stäbchen wieder in die Patrone. Warten Sie die angegebene Zeit ab. Wenn Sie schwanger sind, zeigen beide Fenster eine Farbe an. (Nicht alle Kits sehen wie das hier abgebildete aus, aber sie funktionieren genauso.)

Ergebnisfenster

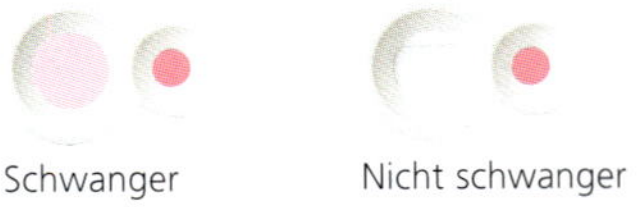

F WAS SOLL ICH ALS NÄCHSTES TUN, WENN MEINE SCHWANGERSCHAFT BESTÄTIGT WURDE?

A Sie sollten baldmöglichst zum Arzt gehen und mit ihm über Ihre Schwangerschaft sprechen. In diesem frühen Stadium sollte in jedem Fall eine genaue Untersuchung stattfinden, um sicherzugehen, daß alles in Ordnung ist, und um über die weiter anstehenden Vorsorgeuntersuchungen zu sprechen (siehe S. 22). Wenn Sie bisher noch nie beim Gynäkologen waren, sollten Sie sich möglichst bald einen Arzt suchen und eventuell auch Kontakt zu einer Hebamme aufnehmen. Wenn Sie sich mit einer Hebamme in Verbindung setzen wollen, sollten Sie Ihren Arzt nach Adressen fragen oder in den Gelben Seiten nachschlagen.

F WARUM MÖCHTE MEIN ARZT EINE ULTRASCHALLUNTERSUCHUNG DURCHFÜHREN?

A Wenn Ihr Zyklus unregelmäßig war oder Sie die Pille genommen haben, als Sie schwanger wurden, kann der Arzt die Schwangerschaft genauer datieren, indem er eine Ultraschalluntersuchung vornimmt.

F MEINE LETZTE REGEL IST AUSGEBLIEBEN, ABER DER TEST IST NEGATIV. WAS HAT DAS ZU BEDEUTEN?

A Es ist sehr wahrscheinlich, daß die Regel aus irgendeinem Grund einfach später einsetzt oder vielleicht überhaupt kein Eisprung stattgefunden hat. Vielleicht sind Sie auch schwanger, aber der Urin enthielt nicht genug HCG für den Test.

WANN WIRD MEIN BABY GEBOREN?

Wenn Ihre Monatsblutungen regelmäßig sind (etwa alle 28 Tage) und Sie nicht die Pille genommen haben, wird das Entbindungsdatum auf 40 Wochen nach der letzten Periode datiert. Die Befruchtung kann an mehreren Tagen um den Ovulationszeitpunkt herum stattfinden, und aus diesem Grund wird die Schwangerschaft nicht von der fruchtbaren Zeit oder dem Zeitpunkt des Geschlechtsverkehrs an berechnet.

SO WIRD DIE TABELLE VERWENDET
Suchen Sie den ersten Tag der letzten Periode in der hellen Zeile neben den fettgedruckten Monaten. Die Zahl darunter gibt den geschätzten Geburtstermin an. Wenn beispielsweise Ihre letzte Periode am 15. April eingesetzt hat, fällt das Entbindungsdatum auf den 20. Januar. In einem Schaltjahr rechnen Sie bei einem Datum nach dem 29. Februar einen Tag hinzu.

JANUAR	1	2	3	4	5	6	7	8	9	10	11	12	13	14	15	16	17	18	19	20	21	22	23	24	25	26	27	28	29	30	31
OKT./NOV.	8	9	10	11	12	13	14	15	16	17	18	19	20	21	22	23	24	25	26	27	28	29	30	31	1	2	3	4	5	6	7
FEBRUAR	1	2	3	4	5	6	7	8	9	10	11	12	13	14	15	16	17	18	19	20	21	22	23	24	25	26	27	28			
NOV./DEZ.	8	9	10	11	12	13	14	15	16	17	18	19	20	21	22	23	24	25	26	27	28	29	30	1	2	3	4	5			
MÄRZ	1	2	3	4	5	6	7	8	9	10	11	12	13	14	15	16	17	18	19	20	21	22	23	24	25	26	27	28	29	30	31
DEZ./JAN.	6	7	8	9	10	11	12	13	14	15	16	17	18	19	20	21	22	23	24	25	26	27	28	29	30	31	1	2	3	4	5
APRIL	1	2	3	4	5	6	7	8	9	10	11	12	13	14	15	16	17	18	19	20	21	22	23	24	25	26	27	28	29	30	
JAN./FEB.	6	7	8	9	10	11	12	13	14	15	16	17	18	19	20	21	22	23	24	25	26	27	28	29	30	31	1	2	3	4	
MAI	1	2	3	4	5	6	7	8	9	10	11	12	13	14	15	16	17	18	19	20	21	22	23	24	25	26	27	28	29	30	31
FEB./MÄRZ	5	6	7	8	9	10	11	12	13	14	15	16	17	18	19	20	21	22	23	24	25	26	27	28	1	2	3	4	5	6	7
JUNI	1	2	3	4	5	6	7	8	9	10	11	12	13	14	15	16	17	18	19	20	21	22	23	24	25	26	27	28	29	30	
MÄRZ/APRIL	8	9	10	11	12	13	14	15	16	17	18	19	20	21	22	23	24	25	26	27	28	29	30	31	1	2	3	4	5	6	
JULI	1	2	3	4	5	6	7	8	9	10	11	12	13	14	15	16	17	18	19	20	21	22	23	24	25	26	27	28	29	30	31
APRIL/MAI	7	8	9	10	11	12	13	14	15	16	17	18	19	20	21	22	23	24	25	26	27	28	29	30	1	2	3	4	5	6	7
AUGUST	1	2	3	4	5	6	7	8	9	10	11	12	13	14	15	16	17	18	19	20	21	22	23	24	25	26	27	28	29	30	31
MAI/JUNI	8	9	10	11	12	13	14	15	16	17	18	19	20	21	22	23	24	25	26	27	28	29	30	31	1	2	3	4	5	6	7
SEPTEMBER	1	2	3	4	5	6	7	8	9	10	11	12	13	14	15	16	17	18	19	20	21	22	23	24	25	26	27	28	29	30	
JUNI/JULI	8	9	10	11	12	13	14	15	16	17	18	19	20	21	22	23	24	25	26	27	28	29	30	1	2	3	4	5	6	7	
OKTOBER	1	2	3	4	5	6	7	8	9	10	11	12	13	14	15	16	17	18	19	20	21	22	23	24	25	26	27	28	29	30	31
JULI/AUGUST	8	9	10	11	12	13	14	15	16	17	18	19	20	21	22	23	24	25	26	27	28	29	30	31	1	2	3	4	5	6	7
NOVEMBER	1	2	3	4	5	6	7	8	9	10	11	12	13	14	15	16	17	18	19	20	21	22	23	24	25	26	27	28	29	30	
AUGUST/SEPT.	8	9	10	11	12	13	14	15	16	17	18	19	20	21	22	23	24	25	26	27	28	29	30	31	1	2	3	4	5	6	
DEZEMBER	1	2	3	4	5	6	7	8	9	10	11	12	13	14	15	16	17	18	19	20	21	22	23	24	25	26	27	28	29	30	31
SEPT./OKT.	7	8	9	10	11	12	13	14	15	16	17	18	19	20	21	22	23	24	25	26	27	28	29	30	1	2	3	4	5	6	7

FRÜHSCHWANGERSCHAFT

F WIR HABEN UNS DIESES BABY SO SEHR GEWÜNSCHT. WARUM BIN ICH JETZT SO DURCHEINANDER UND VERWIRRT?

A Lassen Sie sich Zeit, um sich an die Schwangerschaft zu gewöhnen. Es ist nichts Ungewöhnliches, Verwirrung zu empfinden oder in der einen Minute hochgestimmt zu sein und in der nächsten Angst zu empfinden. Wenn Sie das Baby, das Sie erwarten, als Realität akzeptieren, werden Sie Ihre Schwangerschaft positiv sehen.

F ICH HABE ALKOHOL GETRUNKEN, BEVOR ICH WUSSTE, DASS ICH SCHWANGER BIN. SCHADET DAS MEINEM BABY?

A Obwohl regelmäßiger und übermäßiger Alkoholkonsum während der Schwangerschaft schlecht für Ihr Baby ist, ist die Wahrscheinlichkeit, daß übermäßiger Genuß in der Frühschwangerschaft Auswirkungen auf Ihr Baby hat, sehr gering. Egal, ob Sie eine Schwangerschaft planen oder erst kürzlich festgestellt haben, daß Sie schwanger sind, sollten Sie Alkohol am besten meiden.

F BEI EINEM ABSTRICH WURDE EINE ABNORMITÄT FESTGESTELLT. IST DAS ERNST?

A Es gibt unterschiedliche Abstufungen, was die Ernsthaftigkeit von abnormen Abstrichen betrifft. Doch unabhängig vom Grad der Abnormität, ist es unwahrscheinlich, daß Sie während der Schwangerschaft behandelt werden müssen. Lassen Sie sich von Ihrem Arzt beraten.

F BEI MIR WURDE DER MUTTERMUND MEDIZINISCH BEHANDELT. HAT DIES AUSWIRKUNGEN AUF MEINE SCHWANGERSCHAFT?

A Es ist sehr unwahrscheinlich, daß moderne Behandlungsmethoden wegen eines abnormen Abstrichs Auswirkungen auf Ihre Schwangerschaft haben, doch wenn der Muttermund behandelt wurde, sollten Sie Ihrem Arzt dies bei der ersten Vorsorgeuntersuchung mitteilen. Wenn bei Ihnen eine Biopsie vorgenommen wurde, besteht das etwas erhöhte Risiko einer späten Fehlgeburt oder einer vorzeitigen Geburt. Die meisten Frauen haben normale Schwangerschaften nach einem solchen Eingriff.

F MUSS ICH MICH GENETISCH BERATEN LASSEN?

A Sie sollten sich beraten lassen, wenn Sie über 35 Jahre alt sind, wenn Sie oder Ihr Partner eine genetische oder Chromosomenschädigung aufweisen, wenn Sie bereits ein Kind mit einer Chromosomenschädigung geboren oder Tests gezeigt haben, daß Ihr ungeborenes Kind Defekte aufweist (siehe S. 34).

F WIRD MEINE ZWEITE SCHWANGERSCHAFT WIE DIE ERSTE VERLAUFEN?

A Im allgemeinen gleicht keine Schwangerschaft der anderen. Viele Frauen stellen fest, daß nachfolgende Schwangerschaften körperlich und psychisch leichter sind als die erste. Körperliche Symptome der Frühschwangerschaft wie Übelkeit und Erbrechen sind weniger ernst.

ICH HABE FESTGESTELLT, DASS ICH ZUFÄLLIG SCHWANGER GEWORDEN BIN ...

... während ich die Pille genommen habe. Hat dies Auswirkungen auf das Baby?
Die Hormone in der Pille (sowohl in Kombinationspräparaten als auch in der Minipille) ähneln dem Östrogen und Progesteron, das natürlich in Ihrem Körper vorkommt. Die Hormonmenge in der Pille ist sehr gering, und wenn Sie sie nicht mehr einnehmen, verschwinden die Hormone sehr schnell aus Ihrem Körper, so daß Schädigungen des sich entwickelnden Lebens sehr unwahrscheinlich sind.

... obwohl ich eine Spirale trage. Sollte sie entfernt werden?
Es muß überprüft werden, ob sich die Eizelle tatsächlich in der Gebärmutter eingenistet hat und nicht in einem der Eileiter. Dies läßt sich durch eine Ultraschalluntersuchung feststellen. Wenn sich die Schwangerschaft noch im Frühstadium befindet, wird die Spirale entfernt, aber es besteht ein geringes Risiko für eine Fehlgeburt. Später wird es schwieriger, die Spirale zu entfernen. Sie kann an Ort und Stelle bleiben, und das Baby wird normalerweise unversehrt geboren.

... nachdem ich die Pille am Morgen danach genommen habe. Hat dies schädliche Auswirkungen auf die Schwangerschaft?
Es gibt keine Hinweise darauf, daß die Pille am Morgen danach bei Babys Abnormitäten verursacht. Doch zur eigenen Beruhigung sollten Sie den Arzt aufsuchen, der Ihnen die Pille verschrieben hat. Lassen Sie Ihre Schwangerschaft von ihm bestätigen, und besprechen Sie mit ihm, ob Nebenwirkungen auftreten könnten. Fragen Sie auch, ob eine Schwangerschaftsunterbrechung ratsam ist.

WAS KÖNNTE MEINEM BABY SCHADEN?

	RISIKEN FÜR DAS BABY	RAT
Alkohol	Die Entwicklung Ihres Babys kann durch Alkohol gestört werden, da Alkohol über die Plazenta in seinen Blutkreislauf gelangt.	Alkohol wird am besten während des ersten Trimesters der Schwangerschaft ganz vermieden. »Saufgelage« können besonders schädlich sein (siehe S. 103).
Tiere und Tierstreu	Toxoplasmose, die Blindheit, geistige Behinderungen und Taubheit verursachen kann (siehe S. 30).	Vermeiden Sie direkten Hautkontakt mit Katzenstreu, und ziehen Sie bei der Gartenarbeit Handschuhe an.
Chemikalien: Haartönungen, Dauerwellenlotion, Chlor in Schwimmbädern	Schädigungen sind nicht bekannt.	Es gibt keinen Grund, nicht ins Schwimmbad zu gehen. Befolgen Sie bei Haartönungen die Anweisungen des Herstellers.
Zigaretten	Das Rauchen von mehr als zehn Zigaretten pro Tag kann das Geburtsgewicht des Babys reduzieren und Probleme während der Schwangerschaft, Geburt und in den ersten Lebenswochen des Kindes verursachen (siehe S. 102).	Das Rauchen sollte in der Schwangerschaft ganz aufgegeben werden. Es hat nicht nur negative Auswirkungen auf die Blutversorgung der Gebärmutter und die Sauerstoffversorgung des Babys, sondern schädigt auch Lungen und Kreislauf der Mutter.
Bestimmte Nahrungsmittel	Listeria-Bakterien, die man in manchen Nahrungsmitteln findet, können Fehl- oder Totgeburten auslösen. Ein Zuviel an Vitamin A kann Geburtsschäden verursachen. Salmonellen können zu einer Fehlgeburt führen.	Meiden Sie Pasteten und unpasteurisierte Molkereiprodukte, beispielsweise Rohmilchkäse. Meiden Sie alle nicht durchgebratenen Fleischgerichte und Innereien besonders vom Schwein sowie rohen Fisch (Sushi). Essen Sie keine Leber oder -pastete. Meiden Sie rohe oder nur teilweise gekochte Eier (siehe S. 102).
Infektionskrankheiten	Windpocken, Mumps und Masern sind für das sich entwickelnde Baby alle potentiell schädlich (siehe S. 121). Röteln können starke Abnormitäten verursachen, aber die meisten Frauen sind durch eine Schutzimpfung dagegen geschützt. Genitaler Herpes kann nach der Entbindung beim Säugling zu einer starken Infektion führen.	Vermeiden Sie Kontakte zu kleinen Kindern, die eine Infektion haben könnten. Eine Rötelninfektion könnte ein Grund sein, eine Abtreibung in Betracht zu ziehen. Wenn Sie sich Sorgen machen, sprechen Sie mit Ihrem Arzt. Suchen Sie Ihren Arzt auf, wenn Sie unter Herpes leiden oder wenn sich an den Genitalien Bläschen oder Geschwüre bilden (siehe S. 120).
Anstrengende körperliche Betätigung	In Maßen durchgeführte Körperbewegung schadet Ihnen und der Schwangerschaft nicht.	Es ist vernünftig, keine schweren Lasten zu heben und keine Aktivitäten durchzuführen, bei denen ein Verletzungsrisiko besteht. Beginnen Sie nicht mit neuen, anstrengenden körperlichen Tätigkeiten.
Streß	Schädigungen sind nicht bekannt.	Vermeiden Sie starken Streß, da dieser zu Ihrer Müdigkeit beitragen kann. Möglicherweise genießen Sie Ihre Schwangerschaft in diesem Fall nicht so, wie es vielleicht sonst der Fall wäre.
Bildschirmarbeitsplätze, Mikrowellengeräte etc.	Schädigungen sind nicht bekannt.	Verwenden Sie die Geräte ganz normal.
Röntgenstrahlen	Es ist möglich, daß Röntgenstrahlen in den ersten 13 Wochen bei der Entwicklung der lebenswichtigen Organe Ihres Babys schaden können.	Röntgenstrahlen (auch beim Zahnarzt) werden in den ersten 13 Schwangerschaftswochen normalerweise nicht eingesetzt. Wenn eine Röntgenaufnahme notwendig ist, müssen Sie dem Arzt oder dem Röntgenassistenten unbedingt mitteilen, daß Sie schwanger sind, damit eine geringere Strahlendosis verwendet wird.

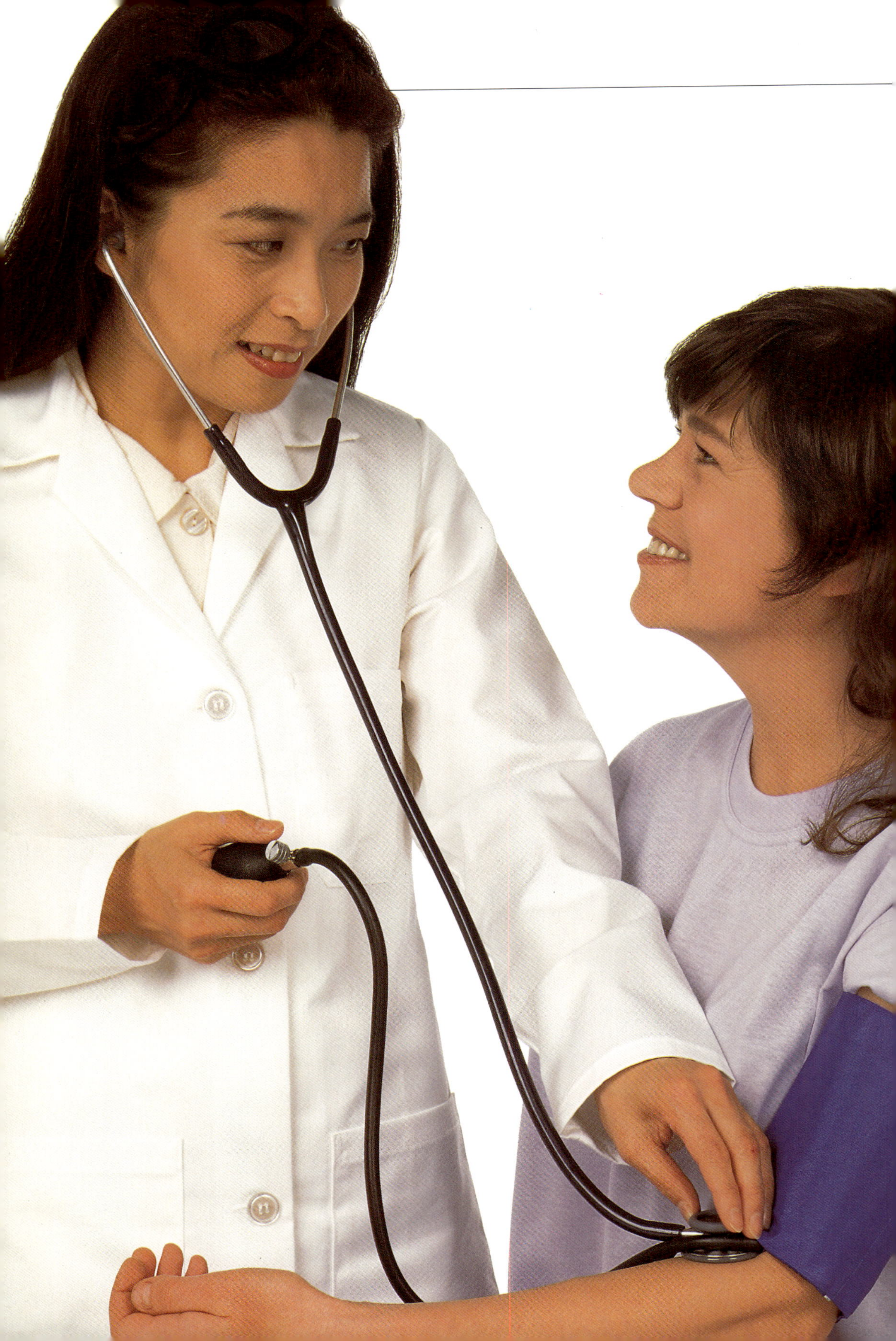

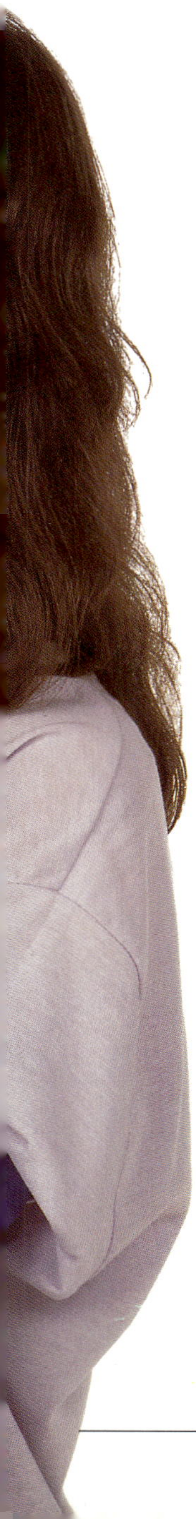

Die Schwangerschafts-Vorsorge

Sie wissen jetzt, daß Sie schwanger sind, und wollen soviel wie möglich über Ihren körperlichen Zustand erfahren, darüber, was in den nächsten Monaten auf Sie zukommt und welche Vorbereitungen Sie für die Geburt treffen sollten. Dieses Kapitel liefert Ihnen detaillierte Informationen über die Vorsorgeuntersuchungen sowie über die verschiedenen Möglichkeiten, die Ihnen während der Schwangerschaftsvorsorge und Entbindung zur Verfügung stehen, so daß Sie entscheiden können, was für Sie und Ihren Partner das beste ist. Auch die Frage, ob Sie eine Hausgeburt oder eine Geburt im Krankenhaus vorziehen, wird diskutiert. Weiter wird erklärt, wo Sie die Vorsorgeuntersuchungen durchführen lassen, wer sich in den nächsten Monaten medizinisch um Sie kümmern wird und was bei der ersten Untersuchung geschieht.

WOFÜR ENTSCHEIDE ICH MICH

F WORAN SOLLTE ICH BEI DER WAHL DER SCHWANGERSCHAFTSVORSORGE ZUERST DENKEN?

A Bevor Sie eine Entscheidung treffen, sollten Sie überlegen, ob Sie eine Entbindung im Krankenhaus oder zu Hause bevorzugen. Es handelt sich um eine wichtige Entscheidung. Beide Örtlichkeiten haben Vor- und Nachteile (siehe nächste Seite). Wenn Sie sich jetzt noch nicht sicher sind, können Sie später eine Entscheidung treffen. Ziehen Sie auch die Entfernung zum Arzt für die Vorsorgeuntersuchungen und die zum Krankenhaus in Betracht, wenn die Wehen einsetzen.

F ICH FÜHLE MICH SEHR WOHL. BRAUCHE ICH DIE VORSORGEUNTERSUCHUNGEN?

A Selbst wenn Sie sich pudelwohl fühlen, sollten Sie die Vorsorgeuntersuchungen nicht auslassen. Ziel der Schwangerschaftsvorsorge ist die Überwachung Ihres allgemeinen Gesundheitszustands und die Feststellung von potentiellen Problemen für Mutter und Kind, bevor sie ernst werden. Dabei kann es sich um einfache Therapien wie die Gabe von Eisentabletten handeln oder um regelmäßig stattfindende Ultraschalluntersuchungen, wenn Sie Zwillinge erwarten. Einige Frauen brauchen auch Hilfe bei einer Reihe von medizinischen und psychologischen Problemen. Oft wollen werdende Mütter auch nur hören, daß alles in Ordnung ist.

F WO WERDEN DIE VORSORGEUNTERSUCHUNGEN DURCHGEFÜHRT?

A Besprechen Sie die Schwangerschaftsvorsorge mit Ihrem Hausarzt oder Gynäkologen und gegebenenfalls auch mit einer Hebamme, wenn Sie eine Hausgeburt planen. Vor dem errechneten Entbindungstermin und nach dessen Überschreitung werden Sie regelmäßig die gynäkologische Abteilung in dem Krankenhaus, in dem Sie entbinden wollen, zur Untersuchung aufsuchen.

F ICH BIN MIR GANZ SICHER, DASS ICH MEIN BABY ZU HAUSE BEKOMMEN MÖCHTE. WIE KANN ICH DAS ARRANGIEREN?

A Sprechen Sie sobald wie möglich mit Ihrem Arzt und Ihrer Hebamme über die Möglichkeiten. Die Entscheidung, ob eine Entbindung zu Hause möglich ist oder nicht, hängt stark davon ab, ob die Schwangerschaft mit geringen oder hohen Risiken verbunden ist (siehe S. 28). Frauen mit Risikoschwangerschaft wird meist zu einer Krankenhausentbindung geraten.

F KANN ICH SICHERSTELLEN, DASS ICH DIE GANZE ZEIT ÜBER VON DERSELBEN HEBAMME BETREUT WERDE?

A In Krankenhäusern arbeiten mehrere Hebammen in der gynäkologischen Abteilung, und während der Entbindung werden Sie nicht unbedingt von der Hebamme betreut, die Sie bereits bei einem Besuch im Krankenhaus kennengelernt haben. Wenn Sie sich für eine Hausgeburt entscheiden, wird sich jedoch schon während der Schwangerschaft eine Hebamme um Sie kümmern. Sie übernimmt auch die Hausbesuche nach der Entbindung.

F WIRD MEIN ARZT BEI DER GEBURT ANWESEND SEIN?

A Ihr Gynäkologe verfügt zwar über die entsprechende Ausbildung und betreut Sie während der Schwangerschaft, aber bei der Geburt wird er nicht anwesend sein. Wenn Sie zu Hause entbinden, wird er sich möglicherweise dort um Sie kümmern, aber Sie müssen dies vorher mit ihm absprechen.

F ICH HABE BESONDERE BEDÜRFNISSE. WIE FINDE ICH HERAUS, OB ES DIE ENTSPRECHENDEN EINRICHTUNGEN FÜR MICH GIBT?

A In vielen Krankenhäusern gibt es Einrichtungen und Mitarbeiter mit Sonderausbildung, beispielsweise für taube und behinderte Patienten. Auch Hebammen werden heute meist so ausgebildet, daß sie Frauen mit speziellen Bedürfnissen helfen können.

FRAGEN, DIE SIE STELLEN KÖNNEN

Welchen Ruf hat das Krankenhaus bei Patienten, Hebammen und Ärzten?

Hat die Entbindungsabteilung aufgrund des besonderen Interesses von Ärzten und Personal einen guten Ruf?

Sind die Hebammen flexibel, was besondere Wünsche und unterschiedliche Entbindungsarten angeht?

Steht 24 Stunden am Tag ein Anästhesist zur Verfügung, falls ich eine epidurale Anästhesie wünsche?

Lerne ich den diensthabenden Arzt vorher kennen?

Wie lange muß ich nach der Geburt im Krankenhaus bleiben?

Kann ich zu Hause entbinden?

WAS IST DAS BESTE FÜR MICH?

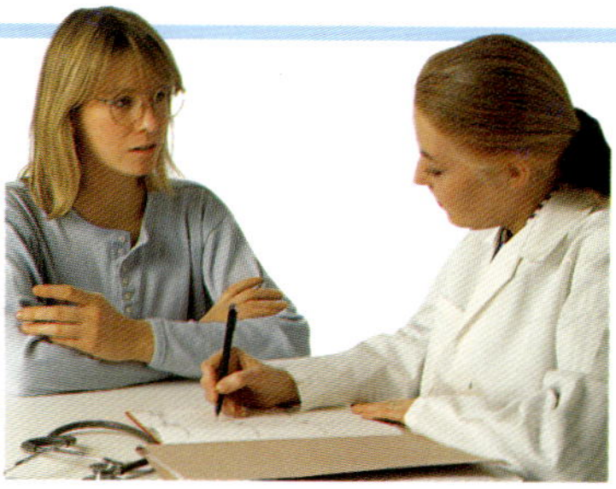

Im allgemeinen raten Ärzte den Frauen, die ihr erstes Kind erwarten oder eine Risikoschwangerschaft haben, dazu, im Krankenhaus zu entbinden, wo die entsprechende Ausstattung und erfahrenes Personal zur Verfügung stehen, falls es zu Komplikationen kommt.

ENTBINDUNG IM KRANKENHAUS

Vorteile

- Bietet ein gutes Umfeld, wenn das eigene Heim nicht geeignet ist.
- Sollte es zu Komplikationen kommen, steht ein vollständiges medizinisches Team zur Verfügung.
- Sie haben Kontakt zu anderen Müttern und Babys.
- Wenn Sie Hilfe brauchen, steht das Personal 24 Stunden am Tag zur Verfügung.

Nachteile

- Es mangelt möglicherweise an Privatsphäre und vertrautem Umgang.
- Medizinische Eingriffe sind wahrscheinlicher.

Wie treffe ich die Wahl für ein Krankenhaus?
Oft gibt es vor Ort mehrere Krankenhäuser, und es lohnt sich, die Einrichtungen zu vergleichen und Fragen zu den jeweils angewandten Verfahren zu stellen (siehe S. 22, unten). Hören Sie sich um.

ENTBINDUNG ZU HAUSE

Vorteile

- Befreiung von Krankenhausvorschriften und routinemäßigen Vorgehensweisen.
- Es wird eine privatere Entbindung ermöglicht.
- Sie müssen nirgendwo hinfahren, nachdem die Wehen eingesetzt haben.
- Ihr Partner und die ganze Familie haben größeren Anteil an der Entbindung.

Nachteile

- Sollte es zu Komplikationen kommen, müssen Sie ins Krankenhaus gefahren werden.
- Sie haben nach der Entbindung nicht so viel Ruhe.

Was sollte ich in Betracht ziehen?

- Ist unser Heim für eine Entbindung geeignet (warm, bequem, ruhig, ausreichend Platz und Telefon)?
- Werde ich mir Sorgen machen, weil medizinische Unterstützung nicht direkt zur Verfügung steht?

SCHWANGERSCHAFTSVORSORGE

Die Entscheidung, wo Sie zu den Vorsorgeuntersuchungen gehen, hängt davon ab, wo Sie entbinden wollen und welche Möglichkeiten es an Ihrem Wohnort gibt. Fragen Sie Ihren Hausarzt oder eine Hebamme nach den örtlichen Möglichkeiten. Die Länge des Weges zum Arzt kann ebenfalls eine Rolle spielen.

1 Gemeinsame Vorsorge Wenn Sie sich für eine Geburt im Krankenhaus entschieden haben, werden die meisten Vorsorgeuntersuchungen in der Praxis Ihres Gynäkologen stattfinden, aber gegen Ende der Schwangerschaft stellen Sie sich auch in dem von Ihnen gewählten Krankenhaus vor. Ihr Arzt ist normalerweise nicht bei der Entbindung im Krankenhaus anwesend.

2 Vorsorge durch die Hebamme Wenn Sie sich für eine Hausgeburt oder ambulante Entbindung, bei der Sie nur ein paar Stunden oder über Nacht im Krankenhaus bleiben, entschieden haben, werden Sie nicht nur Ihren Arzt zu den Vorsorgeuntersuchungen aufsuchen, sondern auch zu einer Hebamme Kontakt haben. Diese wird Sie während der Entbindung betreuen und Sie nach der Geburt zehn Tage lang täglich zu Hause besuchen.

3 In ländlichen Gebieten In ländlichen Gebieten übernimmt der Hausarzt die Vorsorgeuntersuchungen. Wenn es während der Schwangerschaft zu Problemen kommt, wird er Sie in ein größeres Krankenhaus überweisen, wo Fachärzte zur Verfügung stehen.

4 Vorsorge im Krankenhaus Wenn Sie sich von Anfang an für ein bestimmtes Krankenhaus entschieden haben, ist es möglich, die Vorsorgeuntersuchungen auch dort in der gynäkologischen Abteilung durchführen zu lassen. Dies hat den Vorteil, daß Sie das Personal, den Arzt und die Hebamme, die möglicherweise bei Ihrer Entbindung anwesend ist, schon vorher kennenlernen.

VORSORGEUNTERSUCHUNGEN

F WIE OFT FINDEN DIE VORSORGEUNTERSUCHUNGEN STATT?

A Die erste und längste Untersuchung findet in der 8. bis 12. Woche statt. Danach werden Routineuntersuchungen bis zur 28. Woche im Abstand von einem Monat durchgeführt, dann alle zwei Wochen bis zur 36. Woche und schließlich einmal pro Woche bis zur Entbindung. Wenn Sie Zwillinge erwarten oder wenn es zu Komplikationen kommt, werden Sie möglicherweise häufiger untersucht; wenn alles normal verläuft, sind die Abstände länger (siehe S. 28). Falls nötig, gehen Sie einfach zwischen den Terminen zum Arzt.

F MUSS ICH JEDEN TERMIN WAHRNEHMEN?

A Die Schwangerschaftsvorsorge ist ein Service, der von den Krankenkassen angeboten wird, um Ihr Wohlergehen und das Ihres Kindes sicherzustellen. Wenn Sie einen Termin verpassen sollten, ist das nicht so schlimm.

F KANN MEIN PARTNER MICH BEGLEITEN?

A Ja, wenn er die Zeit hat, ist es sicherlich eine gute Idee. Beim ersten Besuch kann er Fragen zur medizinischen Vorgeschichte und der seiner Familie beantworten, er kann Fragen stellen und sehen, worum es bei den Vorsorgeuntersuchungen geht. Vielleicht noch wichtiger ist die Tatsache, daß Ihr Partner von Anfang an eine stärkere Beziehung zu seinem Kind entwickelt, wenn er bereits während der Schwangerschaft mit einbezogen wird.

F MUSS ICH VOR MEINEM ERSTEN ARZTBESUCH IRGEND ETWAS TUN?

A Wahrscheinlich ist es hilfreich, Broschüren oder Informationsmaterial zu lesen, das beispielsweise in der Arztpraxis ausliegt. Überprüfen Sie, ob es in Ihrer Familie oder der Ihres Mannes Erbkrankheiten oder Abnormitäten gibt. Denken Sie nach, ob Sie irgendwelche Fragen stellen wollen, und schreiben Sie diese auf.

WAS BEDEUTEN DIE BEMERKUNGEN IN MEINEM MUTTERPASS?

Wenn Sie zur ersten Vorsorgeuntersuchung gehen, wird man einen Mutterpaß für Sie ausstellen. Bringen Sie ihn zu jedem weiteren Termin mit. Die Angaben darin dienen der Information von Arzt und Hebamme sowie Ihrer und Ihres Kindes Sicherheit. Folgende Untersuchungen werden vorgenommen und das Ergebnis vermerkt:

LR Letzte Regel

ET Errechneter Entbindungstermin

Fundusstand Der Fundusstand ist die gemessene Länge der Gebärmutter in Zentimetern vom oberen Ende des Beckenknochens und zeigt die Entwicklung der Schwangerschaft an

Kindslage

Herztöne

Kindsbewegung

Ödeme/Varikose Schwellungen der Hände, Füße und des Gesichts, Krampfadern

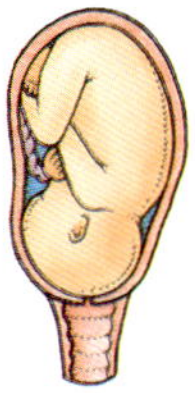

Scheitellage

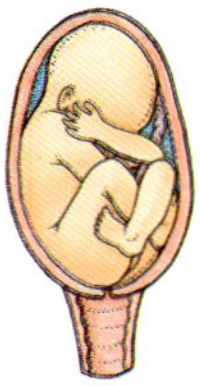

Steißlage

Gewicht

Blutdruck

Urin (Eiweiß/Zucker)

Sediment

Bakteriologischer Befund

Vaginale Untersuchung

Sonstige Befunde (z. B. Hormone)

Risiko-Nr. nach Katalog B

HB (Ery) Der Hämoglobinspiegel, der auf eine Anämie hinweist, wenn er niedrig ist

Sonstiges: Therapie, Maßnahmen (z. B. Amnioskopie, Ultraschall)

F MIT WELCHEN PERSONEN TREFFE ICH BEI MEINER ERSTEN VORSORGEUNTERSUCHUNG ZUSAMMEN?

A In der Arztpraxis werden Sie vom Gynäkologen nach Ihrem Gesundheitszustand und Ihrer medizinischen Vorgeschichte befragt. Er nimmt Blut ab, bittet um eine Urinprobe und wiegt Sie, bevor er eine körperliche Untersuchung durchführt. In den meisten Fällen wird auch eine Vaginalsonographie vorgenommen, um den Beginn der Schwangerschaft festzustellen.

F WELCHE UNTERSUCHUNGEN FINDEN BEI SPÄTEREN VORSORGETERMINEN STATT?

A Die Untersuchungen bei späteren Terminen verlaufen ähnlich. Das Gewicht wird notiert, der Urin wird getestet, der Blutdruck wird überprüft. Lage und das Wachstumsstadium des Babys werden festgestellt (hin und wieder auch bei einer Ultraschalluntersuchung), und seine Herztöne werden abgehört. In bestimmten Abständen, oder wenn spezielle Untersuchungen notwendig sind, wird man Ihnen Blut abnehmen.

WER KÜMMERT SICH WÄHREND DER SCHWANGERSCHAFT UM MICH?

Während der Schwangerschaft und Geburt und nach der Entbindung kommen Sie in Kontakt mit einer Reihe von Fachkräften, die Sie beraten und sich um Sie kümmern. Am häufigsten werden Sie Ihren Gynäkologen und Ihre Hebamme (falls Sie eine Hausgeburt planen) sehen.

Bei einem Termin im Krankenhaus werden Sie wahrscheinlich auch einen der dort tätigen Geburtshelfer kennenlernen. In Kursen für Schwangerschaftsgymnastik, die von Kliniken und Familienberatungsstellen angeboten werden, treffen Sie ebenfalls auf sachkundiges Personal.

Hausarzt, Gynäkologe
Ihr Arzt spielt eine zentrale Rolle während Ihrer Schwangerschaft. Ihn suchen Sie wahrscheinlich als ersten auf, wenn Sie einen Schwangerschaftstest durchführen und sich Ihre Wahlmöglichkeiten erklären lassen. Später im Krankenhaus wird man auf die Anmerkungen Ihres Arztes im Mutterpaß zurückgreifen. Ihr Arzt wird Sie fragen, in welchem Krankenhaus Sie entbinden wollen, und er berät Sie, wenn Sie eine Hausgeburt planen. Manche Ärzte können auch bei der Entbindung selbst zugegen sein, doch im Normalfall sehen Sie Ihren Gynäkologen erst zur Nachsorgeuntersuchung wieder.

Hebamme
Eine Hebamme ist speziell für Entbindungen und die Betreuung von Schwangeren ausgebildet. Es gibt Hebammen, die im Krankenhaus angestellt sind und dort die Geburten leiten, aber auch freiberuflich tätige, die Frauen schon während der Schwangerschaft betreuen, Hausgeburten leiten und sich in den Tagen nach der Geburt um die Schwangere kümmern. Manche Hebammen sind im Krankenhaus angestellt und gleichzeitig freiberuflich tätig. Sie übernehmen dann beispielsweise die Betreuung der jungen Mutter und des Babys nach einer ambulanten Entbindung. Sollte es bei der Geburt zu Komplikationen kommen, arbeitet die Hebamme Hand in Hand mit dem Geburtshelfer. Eine Hebamme kann praktische Ratschläge zum Thema Schwangerschaft, Geburt und Babypflege, aber auch detaillierte medizinische Informationen geben.

Geburtshelfer
Ein Facharzt, der eine Spezialausbildung für die Geburtshilfe und die Betreuung schwangerer Frauen hat.

Chefarzt der Entbindungsstation
Der Chefarzt steht dem Ärzteteam der Entbindungsstation, das sich um Sie kümmert, vor und fällt letztendlich die Entscheidungen. Der Chefarzt hat besondere Erfahrung mit Schwangerschaftskomplikationen, so daß Sie wahrscheinlich wenig Kontakt zu ihm haben werden, wenn Ihre Schwangerschaft problemlos verläuft.

Kinderarzt in der Klinik
Ein Facharzt, der speziell für die Gesundheitsfürsorge von Säuglingen und Kindern ausgebildet ist. Er ist bei »abnormen« Entbindungen und Mehrlingsgeburten anwesend, aber auch, wenn das Baby mit der Geburtszange geholt wird oder per Kaiserschnitt auf die Welt kommt. Alle Neugeborenen werden vom Kinderarzt untersucht, bevor sie mit der Mutter das Krankenhaus verlassen.

Mütterberatungsdienst im Gesundheitsamt
Nach der Geburt Ihres Kindes können Sie den Mütterberatungsdienst aufsuchen und mit dem Personal einen Termin für spezielle Sprechstunden vereinbaren. Sie erhalten dort Auskünfte und Ratschläge zur Ernährung und Pflege Ihres Babys, außerdem wird seine Entwicklung überwacht.

Was passiert bei einem Vorsorgetermin?

Vielleicht haben Sie ein wenig Angst vor der ersten Vorsorgeuntersuchung, aber das Ganze ist nicht langwierig oder mühsam, obwohl Sie wahrscheinlich etwas Wartezeit einplanen müssen. Der Hauptzweck dieser Besuche besteht darin, daß sich Ihr Arzt ein vollständiges Bild von Ihrer Schwangerschaft machen und potentielle Probleme erkennen kann. Außerdem haben Sie die Möglichkeit, Fragen zu stellen.

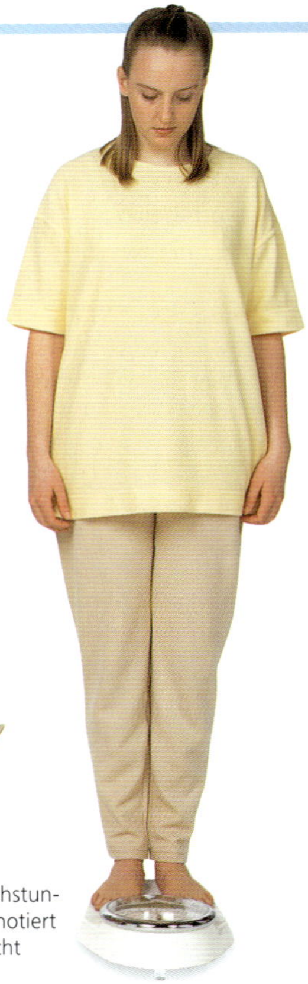

Aufzeichnen Ihrer Vorgeschichte

In der Arztpraxis werden Ihnen Fragen gestellt zur medizinischen Vorgeschichte Ihres Partners und danach, ob es in Ihren Familien irgendwelche Erbkrankheiten gibt. Persönliche Angaben, Ihre Vorgeschichte und das Datum der letzten Periode werden im Mutterpaß eingetragen. Sie sollten frühere Schwangerschaften und Fehlgeburten oder Schwangerschaftsunterbrechungen erwähnen.

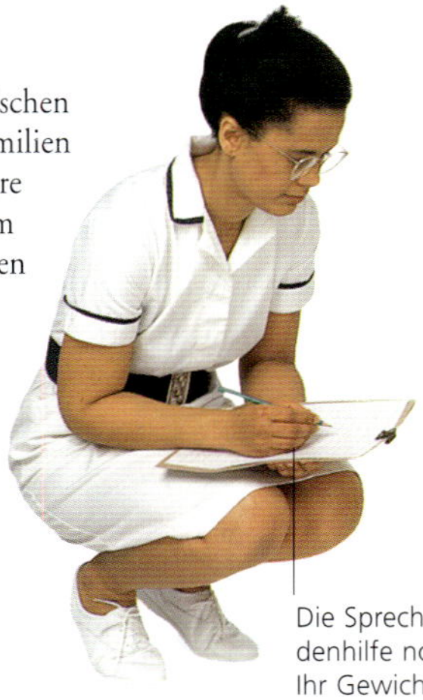

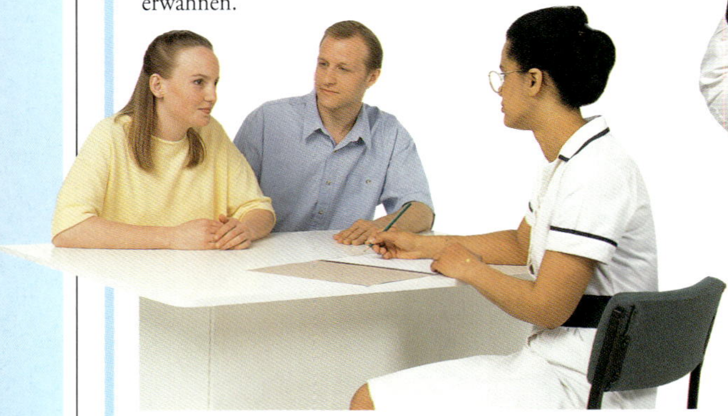

Die Sprechstundenhilfe notiert Ihr Gewicht

Persönliche Vorgeschichte
Ihr jetziges Gewicht und Ihre Größe werden notiert. Man wird Sie fragen, ob Sie rauchen, Alkohol trinken oder Drogen nehmen, und Sie erhalten die Chance, über etwaige Probleme zu sprechen.

Urintest

Man bittet Sie um eine Urinprobe. Sie wird sofort untersucht, um festzustellen, daß keine Abnormitäten vorliegen.

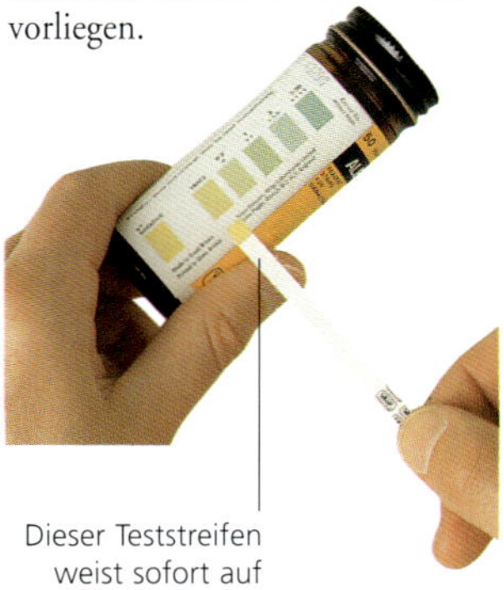

Dieser Teststreifen weist sofort auf Probleme hin

Glukose (Zucker)
Mehr als eine Spur von Zucker kann ein Anzeichen für Diabetes sein. Möglicherweise muß ein Bluttest durchgeführt werden (siehe rechts).

Protein/Eiweiß
Wenn es in größeren Mengen im Urin auftritt, ist dies ein Hinweis auf eine Nieren- oder Blaseninfektion oder eine Präeklampsie (siehe S. 127).

Ketone
Diese Substanzen treten auf, wenn der Stoffwechsel nicht in Ordnung ist, weil Sie nicht genug gegessen oder sich übergeben haben.

Bluttest

Um Ihre Blutgruppe festzustellen und sicherzugehen, daß Sie nicht unter bestimmten akuten oder chronischen Krankheiten leiden, werden bei der ersten Vorsorgeuntersuchung routinemäßig einige Bluttests vorgenommen (siehe S. 28). Später wird weiter regelmäßig Blut abgenommen, um den Hämoglobinspiegel (rote Blutkörperchen) zu überprüfen. Er weist darauf hin, ob Sie zusätzlich Eisen nehmen sollten. Mit anderen routinemäßig durchgeführten Bluttests wird der Blutzuckerspiegel festgestellt. Wenn Sie Rh-negativ sind, wird mit einem weiteren Bluttest ermittelt, ob Antikörper vorhanden sind.

Körperliche Untersuchung

Bei der ersten Vorsorgeuntersuchung will der Arzt feststellen, ob Herz, Lunge und der allgemeine Gesundheitszustand gut sind und ob sich Ihr Baby normal entwickelt.

Untersuchung der Gebärmutter
Bei jedem Termin wird der Bauchumfang gemessen, um die Größe des oberen Bereichs der Gebärmutter festzustellen (Fundus); sie weist auf die Größe des Babys hin. Es wird auch eine innere Untersuchung vorgenommen (siehe rechts), die möglicherweise etwas unangenehm ist. Die Herztöne des Babys werden abgehört; wenn dazu ein elektronisches Gerät verwendet wird, können Sie die Herztöne ebenfalls hören.

Untersuchung der Brust
Ihre Brust wird auf Knoten hin untersucht.

Abstrich und Untersuchung des Muttermunds
Wenn seit dem letzten Abstrich längere Zeit vergangen ist, wird ein neuer Abstrich genommen. Es ist ein völlig schmerzloser Routinetest. Der Abstrich wird dann an ein Labor gesandt, um zu überprüfen, ob alles in Ordnung ist.

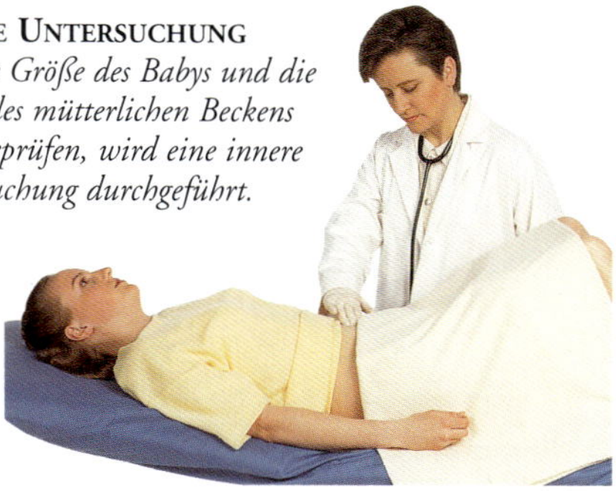

Innere Untersuchung
Um die Größe des Babys und die Breite des mütterlichen Beckens zu überprüfen, wird eine innere Untersuchung durchgeführt.

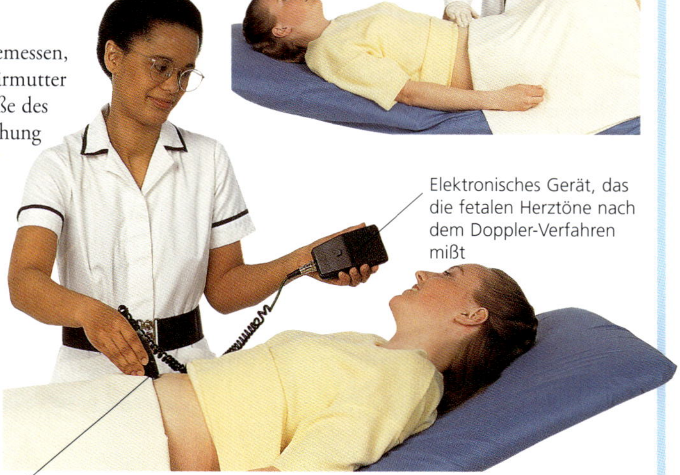

Elektronisches Gerät, das die fetalen Herztöne nach dem Doppler-Verfahren mißt

Das Herz des Babys sollte 110- bis 150mal pro Minute schlagen

Die Herztöne des Babys hören
Mit einem Herztonmesser hört die Hebamme oder der Arzt die Herztöne des Babys ab.

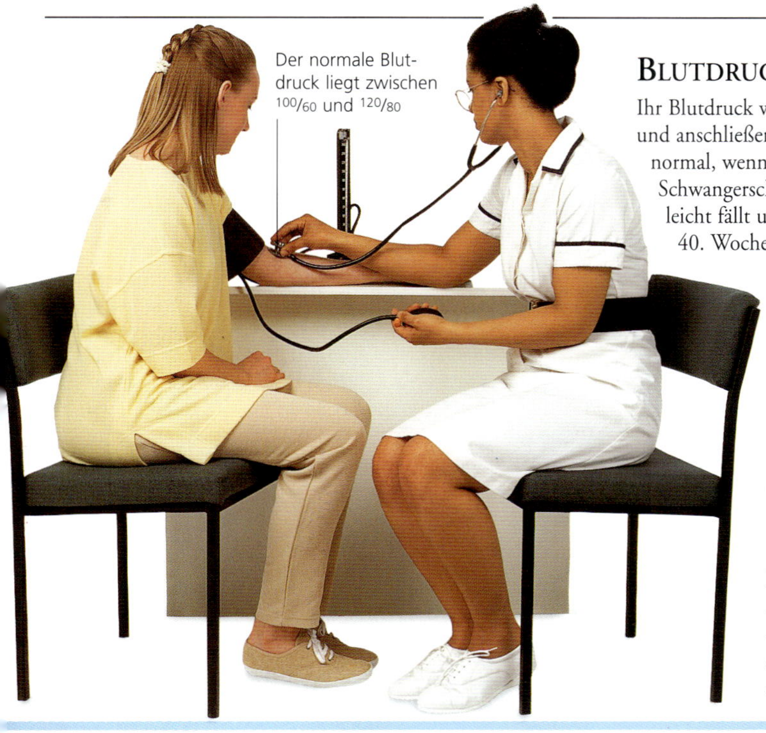

Der normale Blutdruck liegt zwischen 100/60 und 120/80

Blutdruck

Ihr Blutdruck wird beim ersten Vorsorgetermin und anschließend regelmäßig gemessen. Es ist normal, wenn Ihr Blutdruck im mittleren Schwangerschaftstrimester (13. bis 26. Woche) leicht fällt und im letzten Trimester (27. bis 40. Woche) ansteigt. Ein starker Anstieg des Blutdrucks kann eins der ersten Anzeichen für eine Präeklampsie sein (siehe S. 127) und muß genau überwacht werden. Es werden auch Beine und Fußknöchel auf Schwellungen hin untersucht. Sie können ebenfalls ein Gefahrensignal für eine Präeklampsie sein.

Blutdruck
Ihr Blutdruck ist ein guter Indikator dafür, wie Ihr Körper mit der Schwangerschaft zurechtkommt.

Überwachung der Schwangerschaft

F WIE WIRD ENTSCHIEDEN, OB ES SICH BEI MEINER SCHWANGERSCHAFT UM EINE RISIKOSCHWANGERSCHAFT HANDELT?

A Es gibt bestimmte Faktoren, die für Sie und/oder Ihr Baby ein Risiko darstellen können. Bei einigen dieser Faktoren kann man etwas unternehmen, indem man beispielsweise das Rauchen aufgibt oder keine Drogen nimmt. Bei anderen Faktoren, etwa bei Zwillingen oder einem besonders großen Baby, kann man nichts unternehmen. Doch durch eine sorgfältige Überwachung während der Schwangerschaft werden unerwartete Komplikationen reduziert; sollte etwas Unvorhergesehenes passieren, sind diejenigen, die sich um Sie kümmern, darauf vorbereitet.

Allgemeine Risiken für Ihre Schwangerschaft
- Alkoholmißbrauch
- Rauchen
- Starkes Unter- oder Übergewicht
- Sie ernähren sich nach bestimmten Vorschriften oder sind schlecht ernährt
- Sie nehmen Drogen wie Heroin oder Kokain
- Sie leiden unter einer chronischen Krankheit, die medikamentös behandelt werden muß

Risiken, die während der Schwangerschaftsvorsorge besonders beachtet werden müssen
- Eine Frühgeburt in der Vergangenheit (vor der 37. Woche)
- Bei einer früheren Schwangerschaft wies das Baby eine Abnormität auf
- Sie leiden unter Diabetes oder Bluthochdruck
- Eine frühere Thrombose (Blutgerinnsel)

Risiken, die bei der Entbindung einer besonderen Überwachung bedürfen
- Ein sehr großes Baby (das geschätzte Geburtsgewicht liegt über 4 Kilo)
- Ein sehr kleines Baby (das geschätzte Geburtsgewicht liegt unter 2,5 Kilo)
- Zwillinge
- Steißlage
- Eine frühere Entbindung per Kaiserschnitt
- Frühere Probleme bei einer Entbindung
- Hoher Blutdruck in der Schwangerschaft (Präeklampsie)
- Diabetes

Schwangerschaften mit geringem Risiko
Wenn keiner der oben angeführten Punkte auf Sie zutrifft und frühere Schwangerschaften und Entbindungen normal verlaufen sind, ist es unwahrscheinlich, daß Probleme auftreten. Dennoch ist es wichtig, alle Vorsorgetermine einzuhalten.

Was zeigen die routinemässig durchgeführten Bluttests an?

Blutgruppe und Rhesusfaktor
Es ist für den Arzt wichtig zu wissen, welcher Blutgruppe Sie angehören, für den Fall, daß Sie während der Schwangerschaft oder Entbindung eine Bluttransfusion brauchen. Die häufigste Gruppe ist 0; A, B und AB sind viel seltener vertreten. Der Rhesusfaktor ist entweder positiv oder negativ, so daß Sie 0-negativ oder A-positiv und so weiter sein können. Rh-positiv bedeutet einfach, daß Ihre Blutkörperchen ein spezielles Identifikationsmerkmal aufweisen, das nicht vorhanden ist, wenn Sie Rh-negativ sind. Wenn Sie Rh-negativ sind, wird ein weiterer Test durchgeführt, um festzustellen, ob Antikörper vorhanden sind. Die Tests werden in bestimmten Abständen während der Schwangerschaft wiederholt. Wenn Antikörper vorhanden sind, muß das Blut Ihres Partners ebenfalls getestet werden.

Hämoglobinspiegel (rote Blutkörperchen)
Die roten Blutkörperchen enthalten Eisen und transportieren Sauerstoff. Wenn der Test zuwenig rote Blutkörperchen aufweist, leiden Sie unter Blutarmut. In diesem Fall wird man Ihnen raten, Nahrungsmittel mit hohem Eisengehalt zu essen, oder Eisentabletten verschreiben. Eine Anämie kann starke Müdigkeit hervorrufen (siehe S. 125). Wenn Sie während der Schwangerschaft oder Entbindung bluten, kann dies ebenfalls Probleme schaffen.

Röteln Ein Bluttest zeigt, ob Sie gegen diese Krankheit immun sind. Ist dies nicht der Fall, könnten Sie sich in der Frühschwangerschaft mit Röteln infizieren, was bei Ihrem Baby Blindheit, Taubheit und Herzfehler verursachen kann (siehe S. 121).

Syphilis Da diese sexuell übertragbare Krankheit sich heute so leicht heilen läßt, ist sie sehr selten geworden. Wenn die Krankheit jedoch virulent ist und während der Schwangerschaft nicht behandelt wird, kann sie beim Baby zu Geburtsfehlern und Entwicklungsproblemen führen.

Hepatitis B Diese Erkrankung der Leber wird durch einen Virus verursacht. Sie kann auf das Baby übertragen werden und bei ihm ernste Leberschäden hervorrufen.

Andere Bluttests Möglicherweise bietet man Ihnen noch andere Bluttests an (siehe S. 30).

Spezielle Untersuchungen

F WARUM BRAUCHE ICH EVENTUELL WEITERE SPEZIELLE UNTERSUCHUNGEN?

A Normalerweise bietet man Ihnen weitere Tests an, wenn es einen triftigen Grund gibt anzunehmen, daß Ihr Baby an einer Krankheit oder Abnormität leidet. Die Entscheidung mag aufgrund Ihres Alters fallen (wenn Sie über 35 sind), wenn eine routinemäßig durchgeführte Ultraschalluntersuchung (siehe S. 32) auf Probleme hinweist, wenn Sie und/oder Ihr Partner unter einer Erbkrankheit leiden oder wenn Sie bereits ein Baby mit einer Abnormität geboren haben.

F WELCHE TESTS WERDEN DURCHGEFÜHRT?

A Es gibt mehrere Arten von Tests, die Probleme aufdecken oder ausschließen. Zu Anfang können Bluttests Schädigungen beim Kind wie Down-Syndrom oder *Spina bifida* aufdecken (siehe Tripeltest, S. 30) oder einen Zustand, unter dem die Schwangere leidet, beispielsweise Diabetes. Eine Ultraschalluntersuchung kann Ihnen bestätigen, daß das Baby normal ist und sich gut entwickelt; sie kann aber auch starke Schäden offenbaren. Wenn durch Bluttests oder Ultraschall ein Problem entdeckt wird, bietet man Ihnen weitere Tests an, beispielsweise eine Amniozentese (siehe S. 36).

F WELCHE ABNORMITÄTEN KÖNNEN ENTDECKT WERDEN?

A Es können drei Arten von Abnormitäten auftreten: angeborene, durch Chromosomen bedingte und genetische Fehler. Angeborene Abnormitäten können normalerweise in der 18. bis 22. Woche bei einer Ultraschalluntersuchung festgestellt werden (siehe S. 32). Durch Chromosomen bedingte Defekte und genetische Fehler werden durch spezielle Tests (Amniozentese, Chordozentese und Chorionbiopsie) entdeckt (siehe S. 36).

F WAS SIND ANGEBORENE ABNORMITÄTEN?

A Dieser Begriff umschreibt körperliche Defekte wie Hasenscharte, Herz- und Gehirnmißbildungen, *Spina bifida*, fehlende Gliedmaßen oder zusätzliche Finger oder Zehen. Für diese Defekte gibt es keine genetischen Gründe, und sie sind nicht durch Chromosomen bedingt, so daß die Ursache meist unbekannt ist. Sie treten selten auf, etwa wenn die Mutter an Röteln erkrankt. Solche Geburtsfehler können auch das Ergebnis einer unausgewogenen Ernährung (z. B. Folsäuremangel) oder auf den Einfluß schädigender Drogen in der Frühschwangerschaft zurückzuführen sein.

F WAS PASSIERT, WENN EIN ANGEBORENER FEHLER ENTDECKT WIRD?

A Fehlbildungen wie Hasenscharte, Klumpfuß und zusätzliche Finger oder Zehen werden nach der Geburt operativ behandelt. Ernste Abnormitäten, etwa starke Mißbildungen am Herzen oder Schädigungen im zentralen Nervensystem (Gehirn und Rückenmark), führen oft zur Früh- oder Totgeburt vor der 24. Woche.

DISKUSSIONSPUNKT

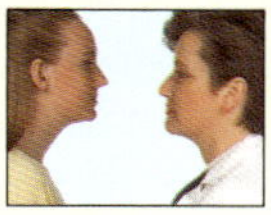

Müssen bei mir spezielle Tests durchgeführt werden?

Der schwierigste Aspekt bei einem medizinischen Eingriff ist der, daß Sie durch ihn Fakten über Ihre Schwangerschaft erfahren, die Sie lieber nicht hören würden, so daß Sie möglicherweise keine weiteren Tests vornehmen lassen möchten.

Positive Ergebnisse
Es hat wenig Sinn, sich auf Abnormitäten hin untersuchen zu lassen, wenn Sie nicht sorgfältig erwogen haben, was Sie im Fall eines positiven Ergebnisses tun würden. Wenn Sie wissen, daß ein Problem vorliegt, und seine Tragweite erkennen, müssen Sie entscheiden, ob die Schwangerschaft fortgesetzt werden soll oder nicht.

Schwierige Entscheidungen
Ob eine Schwangerschaft aufgrund der Testergebnisse beendet werden soll, ist eine Frage, bei der die medizinische und allgemeine Meinung geteilt ist. Manche Paare wollen nur ein völlig »normales« Kind und entscheiden sich für einen Schwangerschaftsabbruch. Andere sind bereit, das Baby auszutragen und sich auf die Erziehung eines behinderten Kindes einzustellen; für manche Menschen ist eine Abtreibung undenkbar. Wenn Sie zu diesem Thema eine eindeutige Meinung haben, ist dies für Sie und Ihre medizinischen Berater hilfreich, falls eine schwierige Entscheidung anstehen sollte.

Besondere Bluttests

F WARUM MÜSSEN BEI MIR BESONDERE BLUTTESTS DURCHGEFÜHRT WERDEN?

A Spezielle Bluttests sind für den Arzt Diagnosewerkzeuge. Es gibt drei Arten von Tests. Da sind einmal jene, die bestehende Krankheiten feststellen, die Auswirkungen auf die Schwangerschaft haben könnten. Zu ihnen zählen Diabetes und HIV. Andere Tests decken genetische Probleme auf, die auf das Baby übertragen werden können. Dazu zählen Tests für Thalassämie und Sichelzellanämie (siehe unten). Andere Tests messen Substanzen im Blut, die auf mögliche Abnormitäten des Fetus hinweisen, wie zum Beispiel der Tripeltest, mit dem das Down-Syndrom diagnostiziert werden kann.

F GIBT DER TRIPELTEST EINE DEFINITIVE ANTWORT?

A Der Tripeltest liefert kein absolut sicheres Ergebnis, sondern einen Hinweis darauf, ob Ihr Baby vom Down-Syndrom (Mongolismus) betroffen sein könnte. Der Test wird in der 15. bis 16. Woche zusammen mit einer Ultraschalluntersuchung durchgeführt. Beim Tripeltest werden – wie der Name schon sagt – drei Hormone untersucht. Wenn das Ergebnis des Tests anzeigt, daß das Risiko Ihres Babys, das Down-Syndrom zu entwickeln, mehr als 1:270 beträgt, wird eine Amniozentese oder Chordozentese vorgeschlagen, um diese Vermutung zu bestätigen oder auszuschließen (siehe S. 36).

Spezielle Bluttests

TEST	WER GETESTET WIRD	WONACH DER TEST SUCHT
Tripeltest (für Down-Syndrom, siehe oben)	Wird normalerweise Frauen angeboten, die über 35 Jahre alt sind oder bei denen ein höheres Risiko besteht, ein Baby mit Down-Syndrom zu gebären.	Der Test zeigt den Spiegel von drei Substanzen an, die im Blut der Mutter vorhanden sind: Alpha-Fetoprotein (AFP), Östriol und Choriongonadotropin (HCG).
Glukosebelastungstest (für Diabetes)	Frauen, bei denen ein Diabetesrisiko gegeben ist, das heißt Frauen mit hohen Blutzuckerwerten, Zucker im Urin, Diabetes in früheren Schwangerschaften oder einem großen Baby.	Nachdem Sie ein zuckerhaltiges Getränk zu sich genommen haben, werden während der nächsten zwei Stunden vier Blutproben entnommen. Wenn der Blutzuckerspiegel hoch bleibt, kann dies auf das Vorhandensein eines Diabetes hinweisen.
HIV-Test (für das humane Immunschwächevirus, AIDS)	Jeder, bei dem ein Risiko besteht, kann sich testen lassen. Der Test wird nur mit Zustimmung des Patienten durchgeführt.*	Der Test entdeckt das Vorhandensein von Antikörpern gegen HIV-Viren.
Sichelzelltest (für Sichelzellanämie)	Wenn Sie oder Ihre Vorfahren aus einem Gebiet stammen, in dem dieses Merkmal weitverbreitet ist, besonders Afrika und die Karibik.	Der Test untersucht die Hämoglobinart in den roten Blutkörperchen und kann Sichelzellen nachweisen.
Hämoglobinelektrophoresetest für Thalassämie	Wenn Sie oder Ihre Vorfahren aus einem Gebiet stammen, in dem dieses Merkmal weit verbreitet ist, besonders Asien und Teile Afrikas.	Der Test identifiziert die verschiedenen Hämoglobine in den roten Blutkörperchen, die eine Thalassämie anzeigen.
Toxoplasmosetest	Wenn Sie in letzter Zeit eine grippeähnliche Erkrankung hatten, speziell dann, wenn Sie Kontakt zu Haustieren und Tieren auf Bauernhöfen haben.	Der Test sucht nach Antikörpern gegen Toxoplasma im Blut, was darauf hinweist, daß Sie infiziert sind.

*Anonyme HIV-Tests werden in vielen Krankenhäusern an Blutproben durchgeführt. Die Proben sind mit keinem Namen versehen, so daß sie nicht zu Ihnen zurückverfolgt werden können. Wenn Sie einen »mit Namen versehenen« Test wünschen, wird man Sie beraten.

F WANN MUSS EIN TOXOPLASMOSETEST DURCHGEFÜHRT WERDEN?

A Toxoplasmose ist eine Parasitenkrankheit, die von Hauskatzen und seltener von Schafen oder Schweinen auf den Menschen übertragen wird. Wenn Sie sich während der Schwangerschaft infizieren, kann Toxoplasmose über die Plazenta auf das Baby übertragen werden. Blindheit, Epilepsie und Lernschwierigkeiten können die Folge sein. Ein Bluttest zeigt, ob Sie gegenüber dieser Krankheit immun sind oder nicht. Dieser Test wird normalerweise nicht angeboten, es sei denn, es besteht ein hohes Risiko, daß Sie mit dieser Krankheit in Kontakt gekommen sind. Wenn der Test ergibt, daß Sie sich angesteckt haben, wird mit einer Ultraschalluntersuchung festgestellt, ob dadurch das Wachstum des Kindes beeinträchtigt ist.

WAS PASSIERT, WENN EIN TEST POSITIV IST
Dieser Test liefert kein absolut sicheres Ergebnis. Bei positivem Befund besteht ein erhöhtes Risiko, ein Baby mit Down-Syndrom zur Welt zu bringen. Um eine eindeutige Diagnose stellen zu können, muß eine Amniozentese oder Chordozentese durchgeführt werden (s. S. 36).
Sie werden gegen Diabetes behandelt, das heißt, Sie müssen Ihre Ernährung sorgfältig überwachen, möglicherweise Insulininjektionen erhalten und zu zusätzlichen Vorsorgeuntersuchungen gehen. Eventuell werden auch mehr Ultraschalluntersuchungen als normal üblich durchgeführt.
Bei Ihnen muß jede Infektion sorgfältig behandelt werden. Das Risiko, HIV auf das Baby zu übertragen, kann durch bestimmte Maßnahmen bei der Entbindung reduziert werden (siehe S. 124).
Wenn ein Sichelzellmerkmal oder die Krankheit selbst entdeckt wird, sollte sich auch Ihr Partner testen lassen. Ist er positiv, kann das Baby mit dieser Krankheit geboren werden. Dies läßt sich durch eine Amniozentese oder Chordozentese bestätigen (siehe S. 36).
Wenn dieses Merkmal entdeckt wird, kann die Krankheit beim Baby ebenfalls entstehen. Bei der Mutter besteht die erhöhte Gefahr einer Anämie, so daß sie Eisen- und Folsäuretabletten einnehmen muß.
Möglicherweise müssen Sie Antibiotika einnehmen, um das Baby zu behandeln. Ultraschalluntersuchungen zeigen, ob das Wachstum des Kindes durch die Krankheit negativ beeinflußt wird (siehe S. 32).

F MEIN ARZT WILL BEI MIR EINEN ZUCKERTEST DURCHFÜHREN. WARUM?

A Ihr Arzt möchte diesen Test wahrscheinlich durchführen, weil man bei Ihnen Zucker im Urin festgestellt hat, Ihr Blutzuckerspiegel zu hoch oder Ihr Baby besonders groß ist. All dies sind Anzeichen für Diabetes.

F WARUM IST UNBEHANDELTER DIABETES EIN PROBLEM IN DER SCHWANGERSCHAFT?

A Diabetes tritt auf, wenn der Körper nicht ausreichend Insulin produziert. Wenn es aufgrund der Anforderungen einer Schwangerschaft an Ihren Körper zu Diabetes kommt, spricht man von »Schwangerschaftsdiabetes«, der normalerweise nicht so ernst wie eine bereits vorher bestehende Zuckerkrankheit ist (siehe S. 125). Insulin ist von wesentlicher Bedeutung für die Regulierung der Zuckerumwandlung und den Fett- und Eiweißstoffwechsel. Wenn Diabetes durch eine sorgfältig abgestimmte Ernährung und regelmäßige Insulingaben nicht richtig behandelt wird, kann diese Krankheit großen Durst, Schwäche, starkes Unwohlsein und Probleme für das Baby verursachen.

F IN MEINER LETZTEN SCHWANGERSCHAFT HATTE ICH DIABETES. WIRD DIES NUN WIEDER DER FALL SEIN?

A Wenn Sie in einer früheren Schwangerschaft Diabetes hatten, besteht eine größere Chance, daß er wieder auftritt, selbst wenn sich die Krankheit nach der Entbindung nicht mehr gezeigt hat. Aus diesem Grund wir man bei Ihnen automatisch zwischen der 20. und 26. Woche einen zusätzlichen Bluttest oder einen »Glukosebelastungstest« durchführen (siehe Tabelle links).

F WANN SOLLTE ICH EINEN HIV-TEST DURCHFÜHREN LASSEN?

A HIV ist die Abkürzung für das humane Immunschwächevirus. Es handelt sich um »Retroviren«, die sich im genetischen Material der Körperzellen einnisten, speziell in die weißen Blutkörperchen, die besonders wichtig für die Bekämpfung von Infektionen sind. Für diese Krankheit gibt es noch keine Heilung. Wenn ein früherer oder Ihr jetziger Partner möglicherweise HIV-Träger ist oder wenn Sie sich Drogen injiziert und Nadeln mit anderen geteilt haben, sollten Sie sich testen lassen.

F WENN ICH HIV-POSITIV BIN, HAT DIES AUSWIRKUNGEN AUF MEIN BABY?

A Wenn Sie ansonsten gesund sind, wird es nicht unbedingt Auswirkungen auf Ihre Schwangerschaft haben. Die Krankheit kann jedoch auf das Baby übertragen werden, aber es gibt Möglichkeiten, dieses Risiko bei der Geburt oder nach der Entbindung zu reduzieren.

ULTRASCHALLUNTERSUCHUNGEN

F WAS IST EINE ULTRASCHALLUNTERSUCHUNG?

A Ein Schallkopf wird auf die Haut aufgesetzt (siehe Kasten S. 33), und Schallwellen von sehr hoher Frequenz, die mit dem menschlichen Ohr nicht wahrnehmbar sind, werden in Ihren Körper gesendet. Wenn die Schallwellen auf Objekte treffen, die sich in einer Flüssigkeit befinden, entsteht ein Echomuster. Dieses Echo wird in elektrische Signale umgewandelt und erscheint – nach Verstärkung – als zweidimensionales Bild auf einem Monitor.

F TUT DAS WEH?

A Nein. Sie spüren nur den kalten Kunststoff. Wenn sich die Schwangerschaft noch im Frühstadium befindet, muß Ihre Blase voll sein, damit die Methode funktioniert. Dies kann etwas Unbehagen bereiten.

F WARUM MUSS EINE ULTRASCHALLUNTERSUCHUNG DURCHGEFÜHRT WERDEN?

A Es gibt mehrere Gründe dafür: Sie dient zur Größenmessung des Babys und zur Berechnung eines genauen Entbindungstermins; man kann herausfinden, wie viele Embryos sich in der Gebärmutter befinden und ob es irgendwelche Komplikationen gibt, indem Gliedmaßen, Organe, Gehirn und Wirbelsäule des Kindes überprüft werden; man kann feststellen, ob die Plazenta über dem Muttermund liegt (siehe tiefliegende Plazenta, S. 128), und die Lage des Babys erkennen.

F KANN ICH EINE ULTRASCHALLUNTERSUCHUNG ABLEHNEN?

A Ja, das können Sie. Sie sollten sich nicht gezwungen fühlen, eine solche Untersuchung durchführen zu lassen. Ultraschalluntersuchungen werden seit etwa 15 Jahren routinemäßig angeboten, doch wenn Sie der Meinung sind, dies sei unnötig, können Sie die Untersuchung ablehnen (siehe Kasten unten).

F WANN WIRD DIE ULTRASCHALLUNTERSUCHUNG DURCHGEFÜHRT?

A Eine erste Untersuchung findet normalerweise in der 8. bis 12. Woche nach der letzten Periode statt. In der 18. bis 22. Woche wird routinemäßig eine weitere Ultraschalluntersuchung durchgeführt, um die Entwicklung der kindlichen Organe zu überprüfen.

F WARUM MÜSSEN EVENTUELL WEITERE UNTERSUCHUNGEN DURCHGEFÜHRT WERDEN?

A Weitere Ultraschalluntersuchungen werden empfohlen, wenn es nicht möglich war, aufgrund der Lage des Fetus alles klar zu sehen, wenn ein Schwangerschaftsrisiko besteht oder Sie mehr als ein Kind erwarten. Mit detaillierteren Ultraschalluntersuchungen können beispielsweise langsames Wachstum und Chromosomendefekte (siehe S. 34) untersucht werden. In den letzten sechs Schwangerschaftswochen bietet man Ihnen möglicherweise eine weitere Untersuchung an, um die Position der Plazenta und die Lage des Kindes zu überprüfen.

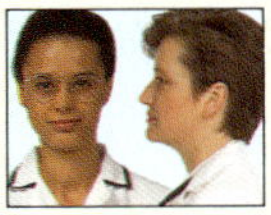

DISKUSSIONSPUNKT

ENTSCHEIDUNG FÜR EINE ULTRASCHALLUNTERSUCHUNG

Obwohl die Sicherheit von Ultraschalluntersuchungen nie ernsthaft in Frage gestellt wurde, gibt es verschiedene Ansichten darüber, ob Schwangere diese Untersuchungen routinemäßig akzeptieren sollen.

Routinemäßige Ultraschalluntersuchung
Die meisten Ärzte empfehlen eine frühe Ultraschalluntersuchung in der 8. bis 12. Woche, um den Zeitpunkt der Geburt zu datieren, und eine weitere in der 18. bis 22. Woche, um die Organe und Gliedmaßen des Babys zu überprüfen. Weitere Untersuchungen werden in Abständen von zwei bis drei Wochen angeboten, wenn der Arzt glaubt, daß es Wachstumsprobleme gibt oder andere Routinetests (siehe S. 26) gesundheitliche Störungen aufdecken. Durch sorgfältige Überwachung kann der Arzt besondere Umstände vorhersagen und entscheiden, ob die Geburt möglicherweise vorzeitig eingeleitet werden sollte. Die Ärzte sind der Meinung, daß Ultraschalluntersuchungen Sicherheit geben, unabhängig davon, ob Ihre Schwangerschaft »normal« verläuft oder mit Risiken behaftet ist (siehe S. 28). Wenn der Verdacht besteht, daß Ihr Baby eine Abnormität aufweist, die durch einen Eingriff behoben werden kann, sind Ultraschalluntersuchungen von unschätzbarem Wert.

Eine sachkundige Entscheidung treffen
Ultraschalluntersuchungen sollten angeboten werden. Sie als werdende Mutter haben jedoch das Recht, sie zu akzeptieren oder auch abzulehnen.

F KANN EINE ULTRASCHALLUNTERSUCHUNG MEINEM BABY SCHADEN?

A Die neuesten Untersuchungsergebnisse zeigen, daß Ultraschall dem Baby nicht schaden kann. Wiederholte Untersuchungen werden angeboten, wenn Ihr Arzt der Meinung ist, daß dies für eine bessere Schwangerschaftsvorsorge von Vorteil ist.

F KANN DAS GESCHLECHT MEINES BABYS DURCH EINE ULTRASCHALLUNTERSUCHUNG FESTGESTELLT WERDEN?

A Es ist nicht immer möglich, das Geschlecht des Babys genau zu erkennen, da die Nabelschnur, geschlossene Beine oder sich bewegende Gliedmaßen zu einer Fehlinterpretation beitragen können. Wenn das Risiko einer Erbkrankheit besteht, von der nur das eine oder andere Geschlecht betroffen ist, wird der Arzt in aller Regel versuchen, das Geschlecht festzustellen.

F WAS PASSIERT, WENN EIN FEHLER ENTDECKT WIRD?

A Man wird wahrscheinlich aufschlußreichere Tests durchführen (siehe S. 36), bevor weitere Gespräche hinsichtlich der Schwangerschaft stattfinden. Wenn Sie entscheiden müssen, ob die Schwangerschaft fortgesetzt werden soll, ist es hilfreich, sich mit einer Selbsthilfegruppe oder einem Gesprächskreis in Verbindung zu setzen (siehe S. 232).

FRAGEN, DIE SIE STELLEN KÖNNEN

Was zeigt die Ultraschalluntersuchung?
Bestätigt sie das errechnete Geburtsdatum?
Kann ich ein Foto von meinem Baby haben?
Was bedeuten weitere Ultraschalluntersuchungen?

WAS PASSIERT BEI EINER ULTRASCHALLUNTERSUCHUNG?

Wenn in den frühen Schwangerschaftswochen eine Ultraschalluntersuchung vorgenommen wird, müssen Sie vorher viel Flüssigkeit trinken, weil sich die Untersuchung bei einer gefüllten Blase leichter durchführen läßt. Später ist dies nicht mehr nötig. Die Untersuchung dauert etwa 20 Minuten.

DAS BILD AUF DEM MONITOR
Das Bild ist nicht immer klar. Der Arzt wird Ihnen Kopf, Herz und Gliedmaßen des Babys zeigen. Dieses Bild zeigt einen 18 Wochen alten Fetus.

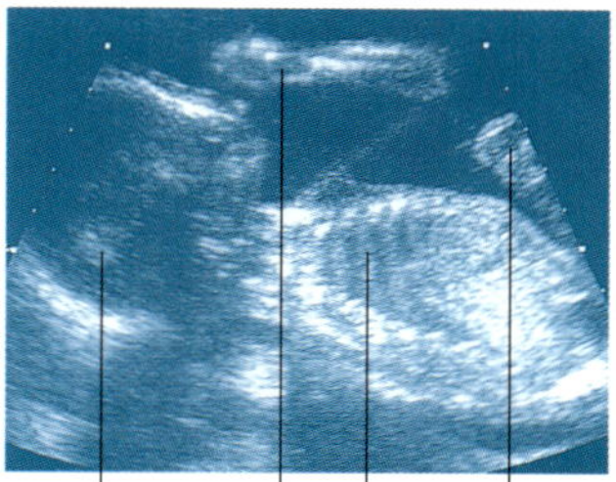

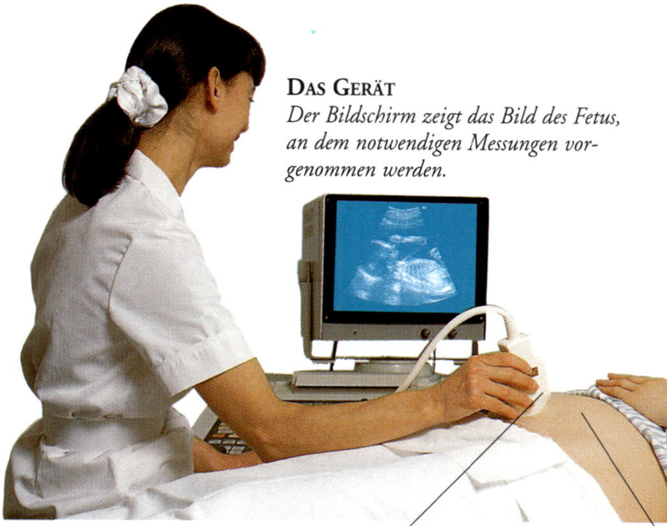

DAS GERÄT
Der Bildschirm zeigt das Bild des Fetus, an dem notwendigen Messungen vorgenommen werden.

DER UNTERSUCHENDE
Ultraschalluntersuchungen können von einem Radiographen, Ultrasonographen oder einem Arzt durchgeführt werden.

Der Schallkopf wird auf Gel über Ihren Bauch geführt, so daß ein Bild auf dem Schirm entsteht.

Auf den Bauch wird Gel aufgetragen, das die Schallwellen besser leitet. Das Gel ist wasserhaltig und verursacht keine Flecken auf der Kleidung.

DOPPLER-VERFAHREN UND NACKENUNTERSUCHUNGEN

F WOZU DIENEN DIESE ULTRASCHALL-UNTERSUCHUNGEN?

A Beides sind schmerzlose, äußerlich angewandte Ultraschalluntersuchungen, mit denen bestimmte Probleme aufgedeckt werden.

F WANN WIRD EINE ULTRASCHALLUNTERSUCHUNG NACH DEM DOPPLER-VERFAHREN ANGEBOTEN?

A Mit dieser Untersuchung wird der Blutfluß beim Baby oder in der Plazenta untersucht. Sie dient zur Überprüfung von Kindern, die im Vergleich zu dem erwarteten Geburtstermin zu klein sind oder nicht so schnell wachsen wie erwartet.

F WIE FUNKTIONIERT DAS DOPPLER-VERFAHREN?

A Das Gerät verwendet eine andere Form von Hochfrequenzschallwellen, die verarbeitet werden, um bestimmte Wellenformen zu erzeugen. Diese Schallwellen werden von beweglichen Objekten, speziell roten Blutkörperchen, die sich durch Arterien und Venen bewegen, reflektiert. Mit dem Doppler-Verfahren wird die Geschwindigkeit sichtbar gemacht, mit der sich diese Zellen bewegen. So erfährt der Arzt, wie das Blut durch die Blutgefäße fließt, er sieht, ob die Plazenta richtig funktioniert oder ob der Fetus unter Sauerstoffmangel leidet.

F IST DIESES VERFAHREN SICHER?

A Dieses Verfahren wird in der Geburtshilfe, Gynäkologie und vielen anderen medizinischen Bereichen seit mindestens zehn Jahren angewandt und stellt kein Sicherheitsrisiko dar. Um jedoch jedes Risiko zu vermeiden, wird es zu Beginn einer Schwangerschaft nicht eingesetzt. Normalerweise findet man die Geräte nur in größeren Krankenhäusern mit speziellen gynäkologischen Abteilungen.

F WAS IST EINE ULTRASCHALLUNTERSUCHUNG DES NACKENS, UND IST SIE UNGEFÄHRLICH?

A Bei dieser Ultraschalluntersuchung wird der Nacken des Babys untersucht (s. u.). Es ist eine relativ neue, aber sichere Methode, um frühzeitig Hinweise auf das Down-Syndrom zu erhalten. Wahrscheinlich ist es der zur Zeit beste, äußerlich anwendbare Test. Wenn er ein hohes Risiko anzeigt, wird der Schwangeren zusätzlich eine Amniozentese oder Chorionbiopsie angeboten (siehe S. 36).

WAS ZEIGT DIE UNTERSUCHUNG DES NACKENS?

Die zwischen der 11. und 14. Woche ausgeführte Untersuchung dient dazu, die Dicke des Nackens festzustellen. Man geht davon aus, daß bei Feten mit einem besonders dicken Nackenpolster ein höheres Risiko besteht, daß sie unter Herzfehlern, Down-Syndrom oder einer anderen Chromosomenschädigung leiden. Wenn der Fetus ein dickeres Nackenpolster hat als normal, wird der Schwangeren eine Amniozentese oder ein anderer Test empfohlen (siehe S. 36), um diese Schädigung zu bestätigen oder auszuschließen.

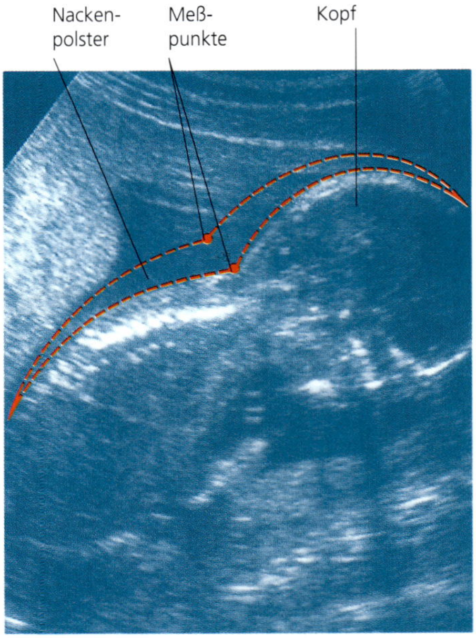

WAS DIE UNTERSUCHUNG ZEIGT
Das Bild (rechts) zeigt ein normal entwickeltes Kind. Die gepunkteten Linien markieren, wo das Nackenpolster bei einem Baby mit Down-Syndrom dicker wäre. Der Nacken wird zwischen den angezeigten Punkten gemessen. Ist das Nackenpolster dicker als normal, sind Chromosomenschädigungen oder Herzfehler wahrscheinlicher.

Bestätigung der Diagnose

F WIE WIRD EINE DIAGNOSE BESTÄTIGT?

A Wenn als Ergebnis besonderer Bluttests und/oder einer Ultraschalluntersuchung Grund zu der Annahme besteht, daß das Baby unter einer Krankheit, einem genetischen oder Chromosomendefekt leidet, werden weitere Tests vorgeschlagen (siehe S. 36), um diese Probleme zu bestätigen oder auszuschließen.

F WAS SIND GENETISCHE ABNORMITÄTEN?

A Genetische Abnormitäten sind jene Krankheiten, die normalerweise aufgrund eines defekten Gens auftreten, weil Sie oder Ihr Partner Träger dieses Gens sind. Sie müssen nicht einmal wissen, daß Sie Träger sind.

F WAS SIND GENETISCH BEDINGTE KRANKHEITEN?

A Beispiele für solche Krankheiten sind die Mukoviszidose, eine seltene Krankheit der Lunge und des Verdauungssystems, die in etwa einer von 2000 Schwangerschaften auftritt, Sichelzellanämie und Thalassämie, die in bestimmten ethnischen Gruppen häufiger zu finden sind. Diese Krankheiten zeigen sich bei den betroffenen Kindern erst nach der Geburt. Es gibt auch einige geschlechtsabhängige Krankheiten wie Muskeldystrophie und die Bluterkrankheit, die von der Mutter auf männliche Nachkommen übertragen werden.

F WIE KANN MEIN BABY UNTER EINER GENETISCH BEDINGTEN KRANKHEIT LEIDEN, WENN ICH IN DIESER BEZIEHUNG GESUND BIN?

A Die Gene für manche Krankheiten sind rezessiv oder versteckt. Wenn beide Eltern dasselbe Gen haben, verbinden sie sich möglicherweise in Ihrem Baby, so daß Ihr Kind dann unter der Krankheit leidet. Manche Gene werden direkt von einem der beiden Elternteile übertragen. Gelegentlich werden Krankheiten durch eine spontane Mutation der Gene verursacht.

F WAS SIND DURCH CHROMOSOMEN BEDINGTE ABNORMITÄTEN?

A Zu diesen Abnormitäten zählen das Down-Syndrom und andere, meist tödliche, aber sehr seltene Chromosomensyndrome. Beim Down-Syndrom ist ein zusätzliches Chromosom 21 vorhanden, das beim Kind zu körperlichen Schädigungen und Lernschwierigkeiten führt (siehe S. 132). Es tritt häufiger bei den Babys älterer Mütter auf (siehe rechts).

Wie hoch ist die Wahrscheinlichkeit, dass mein Baby unter dem Down-Syndrom leidet?

Das Risiko, ein Baby mit Down-Syndrom auf die Welt zu bringen, ist altersabhängig, obwohl Eltern jeden Alters ein Kind mit dieser Abnormität bekommen können. Es hängt nicht damit zusammen, wie viele Kinder Sie bereits besitzen oder ob Sie einen neuen Partner oder zum Zeitpunkt der Empfängnis Drogen genommen haben.

Das Risiko nimmt zu

Zwischen dem 20. und 30. Lebensjahr
Das Risiko beträgt 1 zu 1000.

Zwischen dem 30. und 40. Lebensjahr
Das Risiko beträgt 1 zu 900. Im Alter von 35 Jahren wächst es auf 1 zu 400 und mit 37 Jahren auf 1 zu 250 an.

Frauen über 40
Mit 40 Jahren beträgt das Risiko 1 zu 100, mit 45 bereits 1 zu 25.

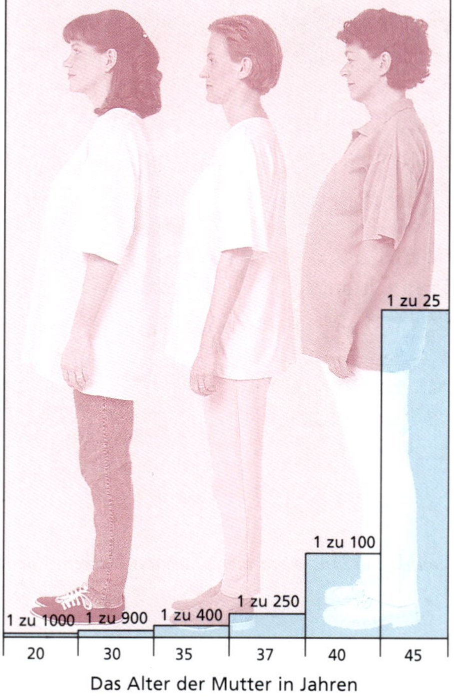

Invasive Tests

F WAS SIND INVASIVE TESTS?

A Dabei handelt es sich um besondere Verfahren, bei denen kleine Proben aus dem Innern der Gebärmutter entnommen werden. Sie werden als invasive Tests bezeichnet, weil Haut und Gebärmutter mit einer feinen Nadel durchstochen werden.

F WOZU DIENEN DIESE TESTS?

A Diese Tests zeigen das Geschlecht und die genetische Ausstattung des Babys. Sie decken durch Chromosomen bedingte Störungen wie das Down-Syndrom oder Defekte des Neuralrohrs wie die *Spina bifida* sowie genetisch bedingte Krankheiten wie Mukoviszidose, Bluterkrankheit, Muskeldystrophie oder Sichelzellanämie auf. Eine Chordozentese kann auch zeigen, ob ein Baby anämisch ist oder an einer Infektion leidet.

F GIBT ES UNTERSCHIEDLICHE TESTS?

A Es gibt drei Arten von Tests. Wenn aus der Plazenta eine Probe entnommen wird, bezeichnet man dies als Chorionbiopsie. Die Entnahme einer Probe aus dem Fruchtwasser heißt Amniozentese. Wird eine Blutprobe des Babys aus der Nabelschnur entnommen, bezeichnet man dies als Chordozentese. Dieser Test kommt bei uns nicht so häufig zur Anwendung.

F WER FÜHRT DIESE TESTS DURCH?

A Diese Tests werden normalerweise von einem Arzt durchgeführt, der große Erfahrung mit Ultraschalluntersuchungen hat. Schwierige Fälle werden meist an einen Facharzt für Fetalmedizin überwiesen.

F SIND DIESE VERFAHREN UNGEFÄHRLICH?

A Jedes Verfahren, bei dem in die Gebärmutter eingedrungen wird, birgt ein, wenn auch geringes Risiko für das Kind. Dieses Risiko läßt sich minimieren, wenn die Untersuchung fachmännisch durchgeführt wird. Sprechen Sie mit Ihrem Arzt darüber.

F TUT ES WEH?

A Es kann sich ein wenig unbehaglich anfühlen, wenn die Nadel in die Gebärmutter eindringt. Aus diesem Grund wird man Ihnen eine lokale Anästhesie anbieten, um den Einstichbereich zu betäuben.

F WARUM WIRD MIR EIN BESTIMMTER TEST ANGEBOTEN?

A Der angebotene Test hängt vom Stadium Ihrer Schwangerschaft ab. Eine Chorion(zotten)biopsie kann nach elf Wochen durchgeführt werden, eine Amniozentese zwischen der 14. und 26., während man eine Chordozentese zwischen der 18. und 24. Woche ausführt.

F WIE LANGE DAUERT ES, BIS DIE RESULTATE VORLIEGEN?

A Die Resultate einer Chorionbiopsie und einer Chordozentese liegen nach wenigen Tagen vor, weil von den entnommenen Zellen im Labor keine Kultur angelegt werden muß. Bei der Amniozentese kann es bis zu drei Wochen dauern, bis Ergebnisse vorliegen, da von den fetalen Zellen im Fruchtwasser eine Zellkultur angelegt werden muß.

F KÖNNEN DIE RESULTATE FALSCH ODER NICHT EINDEUTIG SEIN?

A In sehr seltenen Fällen handelt es sich bei den entnommenen Zellen um Ihre eigenen und nicht um die des Fetus. Man bezeichnet dies als mütterliche Kontamination. Manchmal wachsen die Zellen im Labor auch einfach nicht, so daß sie nicht analysiert werden können. Das Verfahren muß dann wiederholt werden.

F BRAUCHE ICH NACH DIESEN UNTERSUCHUNGEN EINE BESONDERE BETREUUNG?

A Wahrscheinlich rät man Ihnen, starke Anstrengungen ein, zwei Tage lang zu vermeiden. Vielleicht fühlen Sie sich erschöpft, aber wenn Sie kein Fieber haben, besteht kein Grund zur Sorge. Nach einer Chorionbiopsie, die durch die Scheide erfolgt, kommt es häufig zu einer leichten Blutung. Sie sollte eine dunkelbraune Farbe haben und nach ein paar Tagen aufhören. Wenn die Blutung mehr als drei Tage andauert, stark ist, Blutklümpchen enthält und mit Schmerzen einhergeht, sollten Sie unbedingt den Arzt aufsuchen. (Wenn Sie Rh-negativ sind, bietet man Ihnen automatisch nach jedem Test eine Anti-D-Prophylaxe an.)

Fragen, die Sie stellen können

Sind die Resultate wichtig für den weiteren Verlauf der Schwangerschaftsvorsorge?

Welche Auswirkungen hat es auf meine Schwangerschaft, wenn ich mich gegen den Test entscheide?

Wie genau sind die Tests?

Was passiert bei einem invasiven Test?

Bei diesen Tests handelt es sich nicht um Routinemaßnahmen, da durch Chromosomen und genetisch bedingte Schädigungen bei Babys sehr selten sind. Solche Tests werden nur angeboten, wenn es beispielsweise aufgrund Ihres Alters Anlaß zur Sorge gibt, weil Ihr Partner unter einer Krankheit leidet, die an das Baby vererbt werden könnte, oder weil aufgrund einer Ultraschalluntersuchung weitere Untersuchungen nötig sind. Die Tests werden häufig durchgeführt, um das Down-Syndrom auszuschließen.

Amniozentese

Eine Amniozentese kann zwischen der 14. und 26. Woche durchgeführt werden. Der Arzt führt eine feine Nadel in die Gebärmutter ein und entnimmt ein paar Milliliter Fruchtwasser. Das ganze Verfahren dauert 10 bis 20 Minuten. Von den Zellen wird dann im Labor eine Kultur angelegt, was bis zu drei Wochen dauern kann.

Das Einführen der Nadel
Damit der Arzt die Nadel ganz präzise einstechen kann, wird anhand einer Ultraschalluntersuchung die genaue Lage des Babys in der Gebärmutter lokalisiert. Anschließend wird eine feine Nadel in die Gebärmutter und in das Fruchtwasser eingeführt.

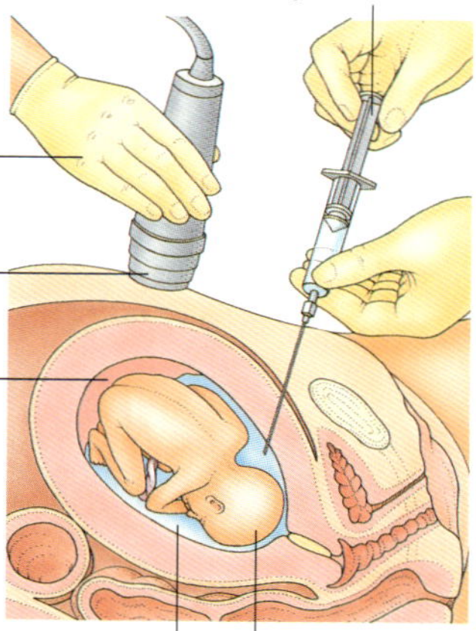

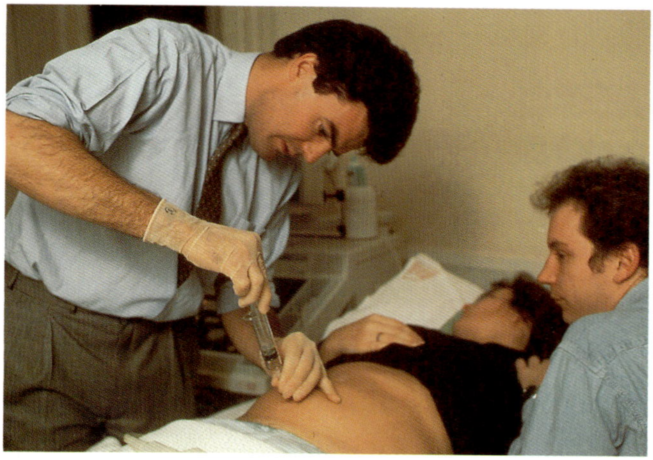

Durchführung einer Amniozentese
Sie liegen bequem auf einer Liege, während der Arzt eine Fruchtwasserprobe aus der Gebärmutter entnimmt. Ihr Partner kann während des Eingriffs anwesend sein.

Andere invasive Tests

Die Amniozentese ist der häufigste Test dieser Art, aber vielleicht wird Ihnen statt dessen eine Chorionbiopsie oder – nicht so häufig – eine Chordozentese angeboten. Dies hängt ganz davon ab, wie weit Ihre Schwangerschaft fortgeschritten ist.

Chorion(zotten)biopsie
Der Vorteil dieses Eingriffs besteht darin, daß er bereits in der 11. Woche durchgeführt werden kann. Das Grundverfahren ähnelt der Amniozentese (oben), abgesehen davon, daß der Arzt ein paar Fragmente der Plazenta durch die Nadel entnimmt. Diese Zellen werden dann zur Analyse ans Labor geschickt; die Ergebnisse liegen ein paar Tage später vor.

Chordozentese (Nabelschnurpunktion)
Dieser Test kann relativ spät in der Schwangerschaft (in der 18. bis 24. Woche) erfolgen und ist nicht so häufig bei uns. Der Arzt führt eine Nadel durch die Gebärmutter in eins der Blutgefäße in der Nabelschnur ein. Eine winzige Blutprobe wird entnommen und analysiert.

Zur Erinnerung
Diese Verfahren bergen das sehr geringe Risiko einer Fehlgeburt in sich. Der Arzt wird Sie über die Alternativen informieren. Sie sollten sich nicht zu einem solchen Eingriff drängen lassen, wenn Sie ihn nicht wünschen. Normalerweise ist genug Zeit, um sich die Sache in Ruhe zu überlegen und mit dem Partner darüber zu sprechen.

DIE ELTERNROLLE

F WIR WOLLEN GUTE ELTERN SEIN. WO FANGEN WIR AN?

A Diese Frage läßt sich nicht mit einem Satz beantworten. Doch die Tatsache, daß Sie das Beste für Ihr Kind wollen, ist ein guter Ausgangspunkt. Die meisten Eltern würden wahrscheinlich auf diese Frage antworten, daß man das ganze Leben über lernt, gute Eltern zu sein. Sie werden sich zusammen mit Ihrem Kind entwickeln. Egal, wie viele Bücher Sie auch über die Kindererziehung lesen, Sie werden immer etwas Neues lernen. Gerade das macht die Elternschaft zu einer solchen Herausforderung.

F WIR SIND SCHON ETWAS ÄLTER. WERDEN WIR MIT EINER SOLCHEN VERÄNDERUNG IN UNSEREM LEBEN ZURECHTKOMMEN?

A Von der körperlichen Belastbarkeit wird es sicherlich schwerer für Sie werden, was schlaflose Nächte und all die Energie betrifft, die ein Kind eben erfordert. Vom emotionalen Standpunkt aus betrachtet, sind solche Eltern oft besser vorbereitet als junge. Machen Sie sich also wegen Ihres Alters keine Sorgen. Wichtig ist, daß Sie Ihrem Kind all die Liebe geben, die es braucht.

F WIE LERNEN WIR MEHR ÜBER UNSERE ANSPRUCHSVOLLEN AUFGABEN?

A Nur wenige Menschen empfinden der Elternrolle gegenüber keine Angst. Sie haben die Befürchtung, daß sie den Anforderungen, die ein Kind an sie stellt, nicht gewachsen sind. Dies ist ganz natürlich, aber kein Grund zur Panik. Es gibt mehrere Möglichkeiten, wie Sie sich vorbereiten können.

- Besuchen Sie beide einen Kurs, der Ihnen praktische Informationen zur Geburt selbst und zur Babypflege gibt (siehe S. 40). Dort treffen Sie andere werdende Eltern, mit denen Sie Ideen austauschen können.
- Sprechen Sie über die anstehenden Veränderungen in Ihrem Leben. Seien Sie optimistisch, und konzentrieren Sie sich auf die positiven Punkte. Seien Sie aber auch realistisch, was den Umgang mit den eher negativen Seiten betrifft.
- Wenn Sie die Möglichkeiten haben, sollten Sie mit Ihren eigenen Eltern und anderen Ehepaaren mit Babys und größeren Kindern sprechen. Sie werden Ihnen von den Schwierigkeiten der Kindererziehung berichten, aber gleichzeitig auch vermitteln, daß sie sich ein Leben ohne Kinder nicht vorstellen können.

WIE SIEHT ES AUS, WENN ICH ALLEINERZIEHEND BIN?

Muß ich die Entbindung ganz allein durchstehen?
Wenn Sie sich für eine Schwangerschaft ohne den Vater des Kindes entscheiden, bedeutet dies nicht, daß Sie bei der Geburt ganz auf sich allein gestellt sein müssen. Oft freuen sich Familienmitglieder oder eine Freundin, wenn sie mit einbezogen werden. Sie können als Alternative beispielsweise eine Freundin oder Schwester in Betracht ziehen, die mit Ihnen den Babypflegekurs besucht und während der Entbindung anwesend ist.

Welche praktische Unterstützung brauche ich?
Wenn Sie eine alleinerziehende Mutter sind, ist es hilfreich, auf gute, verläßliche Freunde oder Familienmitglieder zurückgreifen zu können, die als Babysitter einspringen und Sie moralisch und ganz allgemein unterstützen. Sie sollten Kontakte mit anderen Alleinerziehenden in Ihrer Umgebung knüpfen, um mit ihnen über Probleme und deren Lösung reden zu können. Es gibt mehrere Organisationen und Selbsthilfegruppen für alleinerziehende Mütter, die vielleicht auch in Ihrer Nähe zu finden sind (siehe S. 232). Nehmen Sie sobald wie möglich Kontakt auf.

Werde ich in der Lage sein, mit meiner Situation zurechtzukommen?
Denken Sie daran, daß Sie nicht die einzige in dieser Situation sind. Obwohl es nicht leicht ist, ein Kind allein großzuziehen, befinden sich immer mehr Frauen in dieser Lage – entweder weil sie sich dafür entschieden haben oder weil der Partner gestorben oder einfach nicht da ist. Erst wenn Sie selbst in dieser Situation sind, können Sie feststellen, wie Sie mit dem Streß und den Anforderungen als alleinerziehende Mutter fertig werden. Den meisten Frauen in dieser Lage gelingt es jedoch recht gut. Nur wenige Mütter bedauern es, ihr Kind zur Welt gebracht zu haben, sei es nun mit oder ohne Partner.

Gibt es auch Vorteile?
Als alleinerziehende Mutter ist das Verhältnis zu Ihrem Kind vielleicht enger, und Sie werden sich nach Ihren eigenen Vorstellungen um Ihr Baby kümmern können. Die Beziehung wird auch anspruchsvoller sein, da Sie im Zentrum der kindlichen Liebe stehen und allein für all seine Bedürfnisse zuständig sind.

Ihre Ängste hinsichtlich der Elternrolle

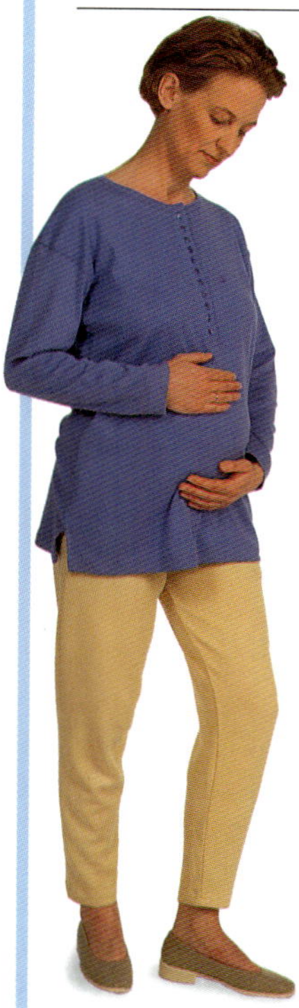

Sie

Seit ich schwanger bin, habe ich mich völlig verändert. Werde ich jemals wieder ich selbst sein?
Wahrscheinlich werden Sie nicht mehr ganz die alte sein, da Sie sich in einer Schwangerschaft körperlich und emotional verändern. Durch eine Geburt werden Frauen sehr schnell reif. Wenn Sie Schwangerschaft und Geburt überstanden haben und sich um Ihr Kind kümmern, werden Sie feststellen, daß nun andere Dinge für Sie Vorrang haben. Betrachten Sie das Ganze so: Ein Baby zu bekommen ist wahrscheinlich eine der schwierigsten, aber gleichzeitig schönsten Erfahrungen im Leben – freuen Sie sich darüber, und seien Sie stolz auf Ihre Leistung!

Ich mache mir Sorgen, daß ich meiner Mutter immer ähnlicher werde. Ist das albern?
Viele Frauen haben diese Angst. Sie wollen dem Muttersein Ihren ganz persönlichen Stempel aufdrücken und nicht einfach dem Beispiel der eigenen Mutter folgen. Natürlich hängt dies auch von der Beziehung ab, die Sie zu Ihrer Mutter haben oder hatten. Die Beziehung zu Ihrem Kind wird jedoch eine ganz neue sein, obwohl bestimmte Parallelen bestehen. Sie werden feststellen, daß Sie Hinweise und Beispiele für die guten Dinge, an die Sie sich bei Ihrer Mutter erinnern, übernehmen, und gleichzeitig eigene Fähigkeiten entwickeln.

Ich kann es mir nur schwer vorstellen, Mutter zu sein. Wann wird diese Verwandlung eintreten?
Das läßt sich nicht vorhersagen. Vielleicht empfinden Sie den Augenblick, in dem Sie Ihr Baby zum erstenmal im Arm halten, als etwas so Wunderbares, daß es Ihnen nicht mehr schwerfällt, sich in der Mutterrolle zu sehen; aber Sie sollten auch keine Schuldgefühle haben, wenn dies nicht der Fall ist, denn es dauert einige Zeit, bis eine Bindung entsteht. Es geht nicht darum, sich selbst zu verändern, sondern darum, ein natürliches Gefühl der Liebe für Ihr Kind zu empfinden. Es bedarf jedoch einiger Zeit und Übung, eine gute Mutter zu sein. Es ist ein Lernprozeß, der ein Leben lang andauert.

Ihr Partner

Was kann ich als Partner und Vater beitragen?
Sie können viel über den Geburtsvorgang und Ihre Rolle als Helfer während der Entbindung lernen. Gehen Sie gemeinsam mit Ihrer Partnerin zu den Vorsorgeterminen, oder besuchen Sie einen Babypflegekurs. Oft werden auch Abende ausschließlich für Väter angeboten, wo Sie Fragen stellen können. So lernen Sie auch andere zukünftige Väter kennen und entwickeln durch Diskussionen und Zuhören immer mehr das Gefühl, daß der Neuankömmling genauso zu Ihnen wie auch zu Ihrer Partnerin gehört.

Werde ich den Erwartungen meiner Partnerin gerecht werden können?
Wie sehen die Erwartungen Ihrer Partnerin aus? Fragen Sie sie nach ihren Bedürfnissen, und versuchen Sie, sie zu befriedigen. Zumindest erwartet Ihre Partnerin emotionale Unterstützung bei den Vorsorgeuntersuchungen, während und nach der Entbindung sowie praktische Hilfe bei der Babypflege, speziell in den ersten Monaten. Wenn Sie gewillt sind, sie dabei zu unterstützen, sind Sie wahrscheinlich auf dem besten Weg, der Partner und Vater zu sein, den sie sich wünscht.

Ich mache mir Sorgen, daß ich kein guter Vater sein werde.
Die Tatsache, daß Sie sich Sorgen machen, ist wahrscheinlich ein gutes Zeichen dafür, daß Sie Ihr Bestes tun wollen. Kein Buch oder Kurs ist in der Lage, Sie ganz auf diese wunderbare Erfahrung vorzubereiten. Sie können lernen, wie man Windeln wechselt und sich um ein Baby kümmert, doch das ist erst der Anfang. Man wird zum Vater gemacht, nicht dazu geboren. Sie und Ihre Partnerin werden beide lernen, wie man zu guten Eltern wird. Sprechen Sie mit ihr über Ihre Sorgen, und führen Sie sich vor Augen, daß Perfektion nicht möglich ist.

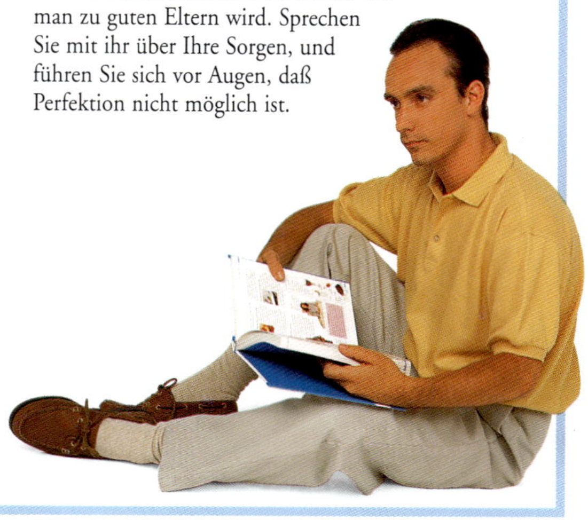

KURSE FÜR WERDENDE ELTERN

F WAS LERNT MAN IN EINEM KURS FÜR WERDENDE ELTERN?

A In diesen Kursen bereiten Sie sich auf die Geburt vor. Doch es geht nicht nur um Schwangerschaft, Schwangerschaftsgymnastik und Entbindung, sondern auch um Themen wie Stillen und Babypflege. Vielleicht werden auch spezielle Kurse für den Partner angeboten, damit er seine Rolle während der Entbindung einüben kann und lernt, wie er Sie bei der Pflege des Neugeborenen unterstützen kann.

F WER FÜHRT DIESE KURSE DURCH?

A Solche Kurse werden von Volkshochschulen, anderen Institutionen der Erwachsenenbildung, Krankenhäusern und Hebammen angeboten. Die Kursleiterinnen kennen sich mit allen Aspekten von Schwangerschaft und Entbindung aus und haben meist eigene Kinder.

F SIND SOLCHE KURSE NÜTZLICH?

A Ja, sie können äußerst nützlich sein, weil eine entspannte, zwanglose Atmosphäre herrscht, in der Sie die Geburtstechniken mit anderen zukünftigen Müttern erlernen und diskutieren. Wenn Sie auf Ihre Entbindung gründlich vorbereitet sind, gehen Sie mit geringerer Angst und Anspannung an dieses Ereignis heran, was die Geburt zu einer weniger schmerzhaften und sicherlich weniger erschreckenden Erfahrung machen wird. Wenn die Kurse in der Nähe Ihrer Wohnung stattfinden, haben Sie die Möglichkeit, andere zukünftige Eltern in Ihrer Gegend kennenzulernen.

F WANN SOLLTE ICH EINEN SOLCHEN KURS BESUCHEN?

A Die Kurse finden normalerweise einmal pro Woche über einen Zeitraum von sechs bis acht Wochen statt. Am besten beginnen Sie mit einem Kurs in der 31. oder 32. Schwangerschaftswoche. Kurse, die vom Krankenhaus oder von einer Hebamme angeboten werden, werden meist tagsüber abgehalten, so daß die Zahl der teilnehmenden Frauen größer sein wird. Es gibt auch Abendkurse, die auch dem Partner die Teilnahme ermöglichen. Die Teilnehmerzahl kann beschränkt sein.

F MUSS ICH MICH VORHER ZU EINEM KURS ANMELDEN?

A Kurse von unabhängigen Organisationen schränken die Teilnehmerzahl ein, um mit kleineren Gruppen zu arbeiten. Aus diesem Grund sollten Sie sich vorher anmelden. Kurse im Krankenhaus sind normalerweise größer, aber auch hier ist eine Anmeldung notwendig.

F WIE FINDE ICH HERAUS, WO KURSE IN DER NÄHE MEINER WOHNUNG STATTFINDEN?

A Bitten Sie Ihren Arzt oder Ihre Hebamme um Informationen über solche Kurse, oder fragen Sie in der örtlichen Volkshochschule nach (siehe S. 232). Sie können auch mehrere Kurse besuchen, um sich ein umfassendes Bild zu machen.

F ICH WERDE ALLEIN AN EINEM KURS TEILNEHMEN. BIN ICH DANN DIE EINZIGE TEILNEHMERIN OHNE PARTNER?

A Sie werden ganz sicher nicht die einzige Schwangere sein, die allein teilnimmt. Es werden alleinerziehende Mütter da sein und Frauen, deren Partner aus beruflichen Gründen oder weil er andere Kinder beaufsichtigen muß, nicht kommen kann. Manche Frauen haben auch Partner, die einfach nicht an einem solchen Kurs interessiert sind.

F ICH HABE BEREITS EIN BABY. LOHNT ES SICH, ERNEUT EINEN KURS ZU BESUCHEN?

A Ja, denn es gibt spezielle »Auffrischungs«kurse. Außerdem ist seit der Geburt Ihres letzten Kindes mindestens ein Jahr vergangen, und Sie werden feststellen, daß man Sie in dem Kurs auf den neuesten Stand bringt und mit Verfahrensänderungen vertraut macht. Manchmal können Sie sich zu einem bestimmten Aspekt einer früheren Entbindung, der Ihnen angst gemacht hat, Rückversicherung holen. Genauso wichtig ist, daß Sie andere Mütter kennenlernen, die etwa um dieselbe Zeit ihr Kind erwarten. Das kann Ihnen Unterstützung bringen und zu Freundschaften führen.

FRAGEN, DIE SIE STELLEN KÖNNEN

Worauf wird in diesem Kurs besonderer Wert gelegt?

Wer nimmt normalerweise an den Kursen teil?

Ist der Kursleiter oder die Leiterin eine Person vom Fach oder Laie?

Kann ich zu Teilnehmern aus früheren Kursen Kontakt aufnehmen?

Muß ich für den Kurs etwas bezahlen?

Welche Bereiche werden abgedeckt?

Die genaue Themenauswahl der Kurse ist abhängig von den Teilnehmerinnen. Bevor Sie sich anmelden, sollten Sie telefonisch nachfragen, ob die dort praktizierten Verfahren Ihren Vorstellungen entsprechen. Viele Kursleiterinnen fragen am ersten Abend, welche Themen den Teilnehmerinnen besonders am Herzen liegen. Im allgemeinen geht es um Gesundheitsfragen und kleine Probleme, Gymnastik, den Geburtsvorgang, Entspannungstechniken, Schmerzlinderung bei der Geburt, Babypflege und so weiter. Bei Kursen, die im Krankenhaus stattfinden, werden normalerweise auch die Entbindungszimmer besichtigt.

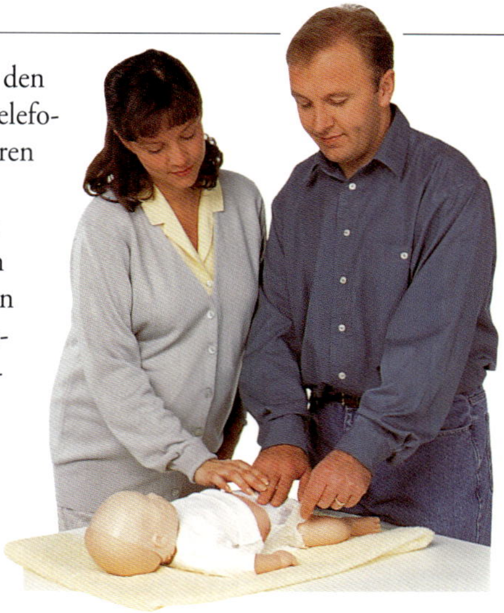

Babypflege
Das Windelwechseln ist das A und O der Babypflege, doch beim ersten Kind geraten Eltern dabei oft in Panik. Die Übung an einer Babypuppe in einem Kurs verleiht Ihnen die Sicherheit, das Sie brauchen, um dieser Aufgabe gewachsen zu sein.

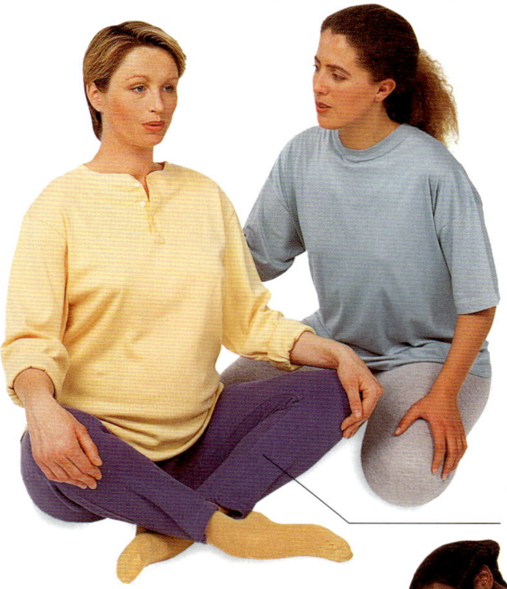

Regelmäßige Atmung während der Geburt hilft Ihnen, sich zu entspannen

Schmerzlinderung während der Geburt
In den Kursen werden die Vorteile verschiedener Methoden zur Schmerzlinderung einschließlich Entspannungstechniken besprochen. Diese können unter Aufsicht der Kursleiterin geübt werden

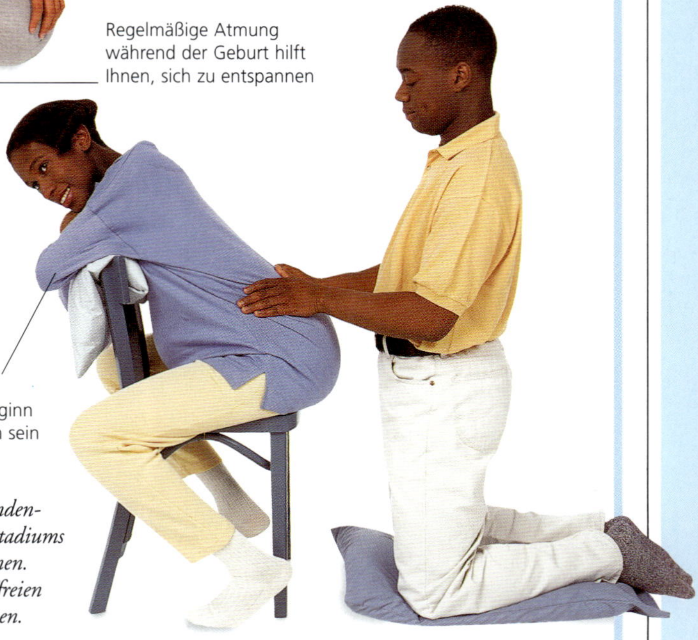

Über eine Stuhllehne gebeugt auf einem Stuhl zu sitzen, kann zu Beginn der Wehen eine bequeme Position sein

Massage
Viele Frauen stellen fest, daß Schmerzen im Lendenwirbelbereich ein Merkmal des frühen Geburtsstadiums sind, die durch Massage erleichtert werden können. Ihr Partner kann dies erlernen und in der streßfreien Umgebung eines Kurses für werdende Eltern üben.

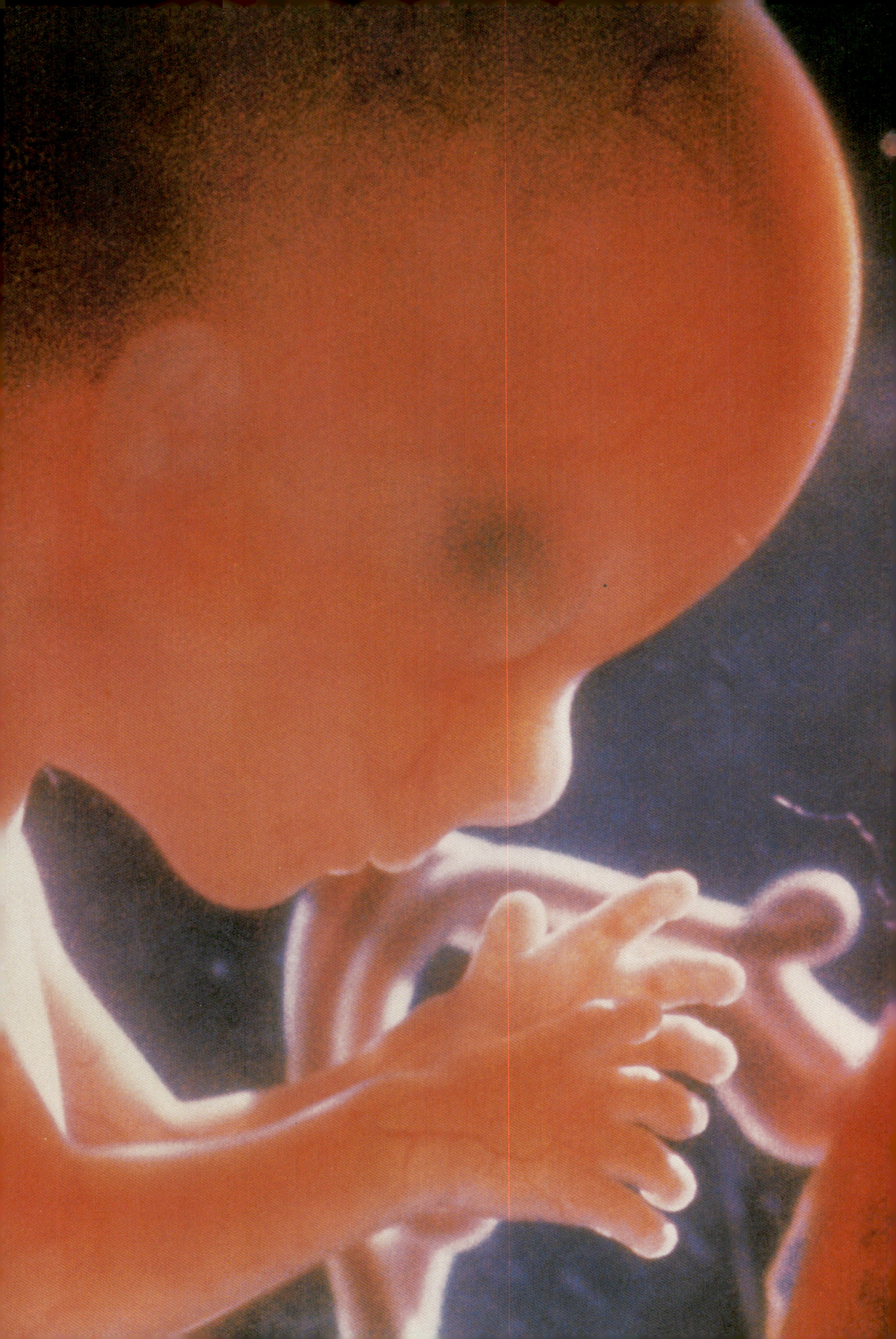

Die Entwicklung Ihres Kindes

In Ihrer sich immer mehr vergrößerden Gebärmutter wächst Ihr Kind heran und nimmt sich von Ihnen all die Nahrung, die es braucht, um zu einem einzigartigen Menschen zu werden. Das mikroskopisch kleine zweizellige Ei hat sich nach zwölf Wochen bereits zu einem winzigen, aber perfekt geformten Körper ausgebildet. In diesem Stadium können Sie seine Bewegungen noch nicht wahrnehmen, aber schon in den nächsten Wochen werden Sie seine Gegenwart in Ihrem Körper spüren. Dieses Kapitel befaßt sich detailliert mit dem Wunder dieses neuen Lebens und zeigt auf, wie sich Ihr Baby Monat für Monat von der Befruchtung bis zur Geburt entwickelt.

WIE IHR KIND WÄCHST

IM AUGENBLICK der Befruchtung, wenn die Samenzelle in die Eizelle eindringt, verbinden sich die Gene beider Eltern zu einem neuen Leben – Ihr Kind, ein einzigartiger Mensch, entsteht. Unten finden Sie eine optische Zusammenfassung dieses wunderbaren Vorgangs. Die Schwangerschaft wird in drei Stadien unterteilt. Die ersten zwölf Wochen – das erste Trimester – sind für die Entwicklung des Kindes von größter Bedeutung. In der 13. bis 25. Woche – im zweiten Trimester – wächst Ihr Baby schnell um etwa fünf Zentimeter pro Monat. Es kann sein Gesicht verziehen, schlucken, hören und mit den Beinen strampeln. Von der 26. Woche an – das dritte Trimester beginnt – könnte Ihr Kind überleben, wenn es jetzt geboren würde. In den letzten drei Monaten wird es sein Gewicht verdoppeln und bei der Geburt im Durchschnitt 3,4 Kilogramm wiegen.

ENTWICKLUNGSSTADIEN

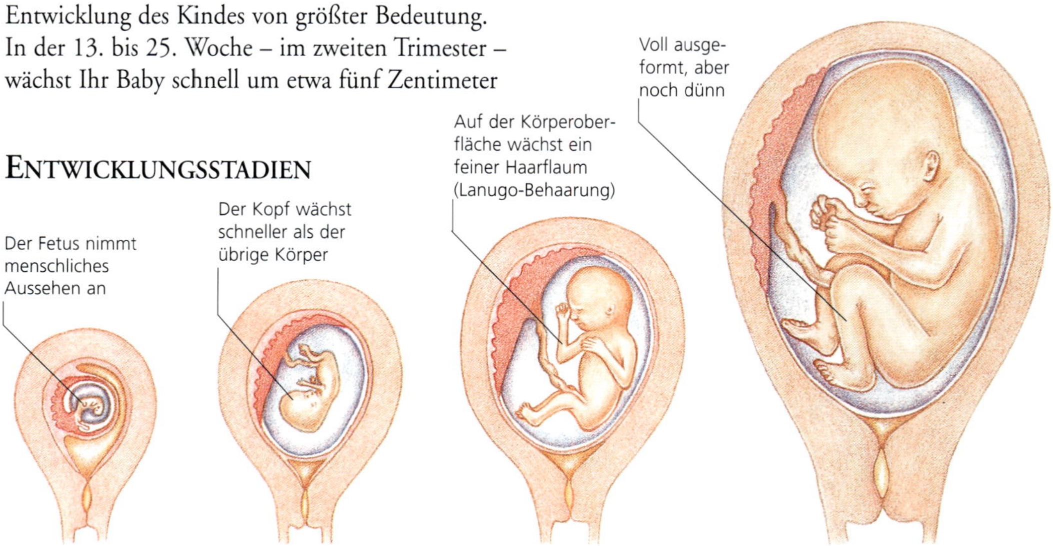

NACH 8 WOCHEN
Die Gliedmaßen des Babys entwickeln sich, und die lebenswichtigen Organe entstehen.

NACH 12 WOCHEN
Die Gesichtszüge sind erkennbar. Das Baby hat noch keine Fettschicht, die Haut ist durchscheinend.

NACH 16 WOCHEN
Der Fetus ähnelt jetzt einem winzigen Menschen; an Fingern und Zehen wachsen Nägel.

NACH 24 WOCHEN
Ihr Kind ist jetzt viel größer und sehr aktiv. Alle lebenswichtigen Organe funktionieren, aber Lunge und Verdauungssystem müssen noch heranreifen.

WIE WIRD DAS ALTER MEINES KINDES BERECHNET?

Die Schwangerschaftsdauer wird nach einer alten Regel berechnet, nach der man sich richtete, als man noch glaubte, daß es während der Menstruation zur Empfängnis komme. Obwohl wir heute wissen, daß die Befruchtung normalerweise kurz nach dem Eisprung stattfindet, also zwischen dem 9. und 18. Tag nach Einsetzen der letzten Periode, wird das alte System noch immer zur Berechnung des voraussichtlichen Geburtstermins eingesetzt. Aus diesem Grund wird die Anzahl der Schwangerschaftswochen und das Alter des Babys vom ersten Tag der letzten Periode an berechnet (siehe S. 17). Wenn es um das Alter des Kindes geht, verwenden wir in diesem Buch immer das Gestationsalter (Entwicklungsalter), ausgehend vom ersten Tag der letzten Regel, und nicht das tatsächliche Alter des Embryos. Diese Daten entsprechen daher den Angaben, die Ihnen der Arzt macht, so daß es nicht zu Verwirrungen kommt.

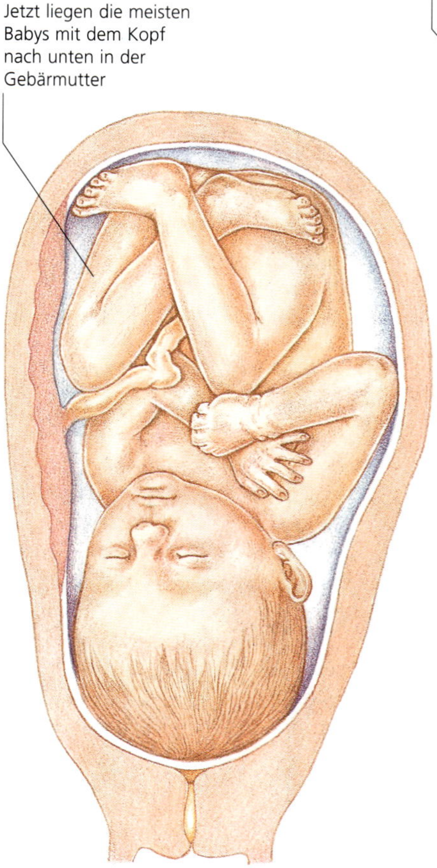

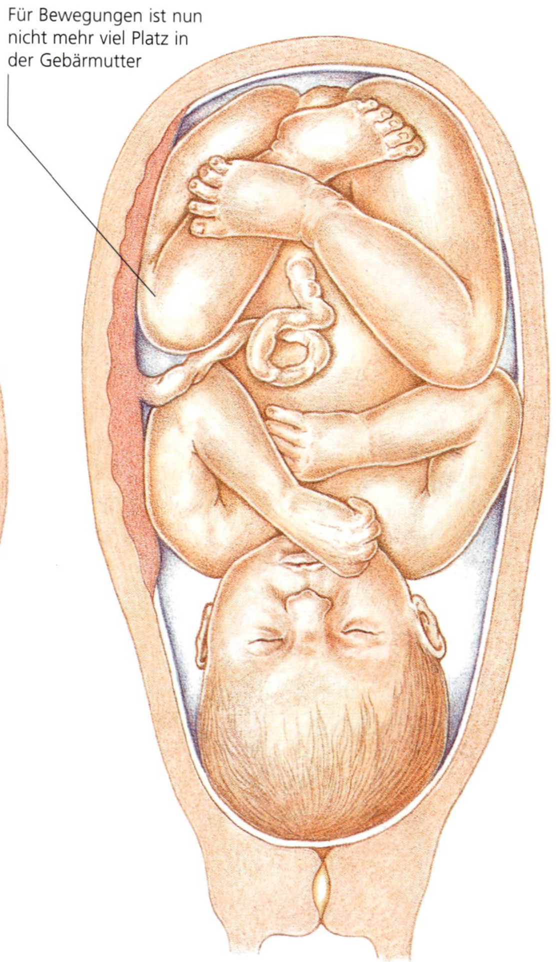

NACH 32 WOCHEN
Die Größe des Kopfes steht jetzt in einem angemessenen Verhältnis zum Körper. Unter der Haut bildet sich Fett. Wenn Ihr Kind in diesem Stadium geboren wird, hat es sehr gute Überlebenschancen.

NACH 40 WOCHEN
Voll ausgereift und bereit für die Geburt, bewegt sich Ihr Baby nun immer weniger, während sich das Fruchtwasser verringert und die Gebärmutter sich nicht weiter dehnen kann.

Gibt es verschiedene Entwicklungsstadien?
Die Schwangerschaft wird in Stadien von jeweils drei Monaten unterteilt, die als Trimester bezeichnet werden. Ihre Schwangerschaft besteht aus drei Trimestern von 12 oder 13 Wochen Länge, wobei sich jedes Trimester hinsichtlich Ihrer eigenen und der Entwicklung des Babys stark unterscheidet.

SCHWANGERSCHAFTSZEITLINIE
Um Sie über die genauen Entwicklungsstadien Ihrer Schwangerschaft und die des Babys zu informieren, enthält dieses und das nächste Kapitel unten auf den Seiten eine Zeitlinie. Sie ist farbig gekennzeichnet, so daß jeweils das Trimester, über das Sie gerade lesen, hervorgehoben wird.

Schwangerschaftszeitlinie

■ 1. Tag der letzten Periode ■ Wahrscheinliches Datum der Empfängnis

SCHWANGERSCHAFTSWOCHEN

1	2	3	4	5	6	7	8	9	10	11	12	13	14	15	16	17	18	19	20	21	22	23	24	25	26	27	28	29	30	31	32	33	34	35	36	37	38	39	40
ERSTES TRIMESTER												ZWEITES TRIMESTER													DRITTES TRIMESTER														

BEFRUCHTUNG

F WANN FINDET DIE EMPFÄNGNIS STATT?

A Eine Empfängnis ist am wahrscheinlichsten, wenn es in den fruchtbaren Tagen zum Geschlechtsverkehr kommt, also dann, wenn gerade eine Eizelle aus dem Follikel in einem Ihrer Eierstöcke freigegeben wurde. Dies ist in der Regel um die Mitte des Menstruationszyklus der Fall (siehe S. 12).

F WAS PASSIERT MIT DER EIZELLE, WENN SIE FREIGEGEBEN WIRD?

A Wenn die Eizelle vom Eierstock freigegeben wurde, gelangt sie in den Eileiter und wird dann langsam durch feine Härchen, die den Eileiter auskleiden (die sogenannten Flimmerhärchen), weiterbewegt. Diese Flimmerhärchen wirken wie ein beweglicher Teppich, der die Eizelle in Richtung Gebärmutter transportiert.

WODURCH WIRD DAS GESCHLECHT DES KINDES BESTIMMT?

Chromosomen enthalten all die Informationen, die nötig sind, um die genetische Struktur des neuen Lebens festzulegen. Alle Menschen haben zwei Geschlechtschromosomen – eine Kombination aus X und Y (Mann) oder X und X (Frau). Die weibliche Eizelle enthält immer ein X-Chromosom, während die Samenzelle entweder ein X- oder Y-Chromosom aufweist. Das Geschlecht des Kindes wird also dadurch entschieden, ob eine X- oder Y-Samenzelle in die Eizelle eindringt.

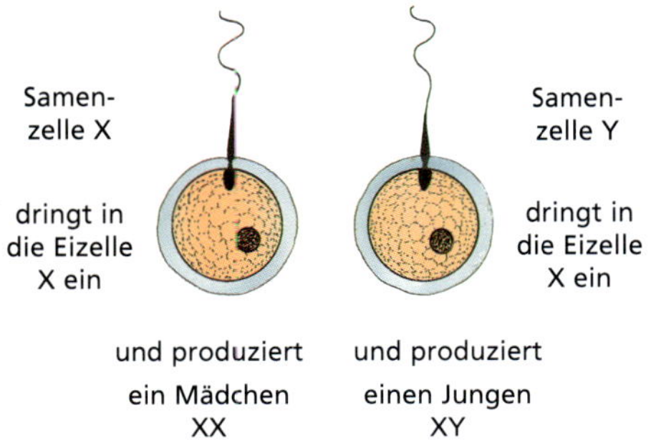

X- UND Y-SAMENZELLEN
Die Zeichnung oben zeigt Samenzellen, die entweder ein X- oder ein Y-Chromosom enthalten und in die Eizelle eindringen. Die Eizelle mit einer X-Samenzelle läßt ein Mädchen entstehen, die Eizelle mit einer Y-Samenzelle einen Jungen.

F WIE FINDET DIE BEFRUCHTUNG STATT?

A Wenn beim Geschlechtsverkehr Spermien in die Scheide gelangen, bewegen sie sich mit Hilfe ihres Schwanzes rasch durch den Muttermund und die Gebärmutter in den Eileiter, um dort auf die freigesetzte Eizelle zu stoßen. Die Spermien werden von der Eizelle durch von ihr produzierte chemische Substanzen angezogen. Es können mehrere Samenzellen gleichzeitig auf die Eizelle treffen, aber nur eine kann die Haut der Eizelle durchdringen. Dies ist der Zeitpunkt der Befruchtung.

F WO TREFFEN SAMEN- UND EIZELLE ZUSAMMEN?

A Samen- und Eizelle treffen normalerweise in einem Eileiter zusammen, und die Befruchtung findet dort statt. Gelegentlich geschieht dies auch an anderer Stelle, und Samen- und Eizelle verschmelzen beispielsweise an dem Eierstock, aus dem die Eizelle freigesetzt wurde. Dies kann zu einer Eileiter- oder Bauchhöhlenschwangerschaft führen (siehe S. 134), das heißt zu einer Schwangerschaft, die sich außerhalb der Gebärmutter entwickelt. Normalerweise muß die Befruchtung innerhalb von 36 Tagen nach Freisetzung der Eizelle aus dem Eierstock stattfinden. Danach ist die Eizelle zu alt, und eine Empfängnis ist unwahrscheinlich. Das Sperma kann bis zu drei Tagen in der Gebärmutter überleben.

F WAS PASSIERT NACH DER BEFRUCHTUNG?

A Wenn die Samenzelle in die Eizelle eingedrungen ist, verschmelzen die beiden Zellen miteinander. Die äußere Haut der Eizelle verhindert, daß weitere Samenzellen eindringen können. Das befruchtete Ei bewegt sich im Eileiter in Richtung Gebärmutter und wird innerhalb von wenigen Tagen zu einem Zellhaufen von etwa 60 Zellen (Blastozyste). Wenn die Periode ausbleibt, beginnt die Blastozyste, sich an der Innenwand der Gebärmutter einzunisten (siehe S. 47). An dieser Stelle wird sich der Zellhaufen zu einem Embryo entwickeln.

F WAS PASSIERT, WENN SICH DAS BEFRUCHTETE EI NICHT EINNISTET?

A Manchmal treten bei den komplexen Vorgängen von Befruchtung und Zellteilung Fehler auf, und es entsteht ein lebensunfähiger Embryo. In diesem Fall nistet sich die befruchtete Eizelle nicht richtig in der Gebärmutterwand ein, sondern wächst außerhalb von ihr weiter. Der einzige Hinweis darauf kann eine etwas verspätete oder starke Monatsblutung sein.

Was geschieht bei der Befruchtung?

Das Leben beginnt, wenn eine Samenzelle die äußere Membran einer Eizelle durchdringt und mit der Eizelle verschmilzt. Wenn Samen- und Eizelle (beide enthalten jeweils 23 Chromosomen) miteinander verschmelzen, enthält die befruchtete Eizelle die vollständige Anzahl von 46 Chromosomen, die für die Entstehung eines Menschen nötig sind. Zu Zwillings- oder Mehrlingsgeburten kommte es, wenn zwei oder mehr Eizellen gleichzeitig befruchtet werden. Eineiige Zwillinge entstehen, wenn sich eine befruchtete Eizelle teilt (siehe S. 66).

Der Anfang des Lebens
Die befruchtete Eizelle teilt sich schnell in zwei Zellen, dann in vier, acht und so weiter. Diese frühen Zellen – wenn die befruchtete Eizelle (Morula) aus weniger als 32 Zellen besteht –, haben die Fähigkeit, jeden Teil des Körpers zu bilden. Man bezeichnet sie als »totipotente« Zellen.

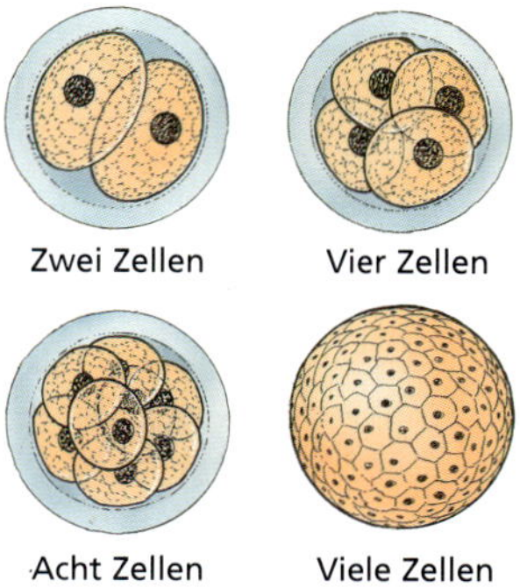

Die Reise der Eizelle

Wenn die Eizelle auf ihrer Reise durch den Eileiter zur Gebärmutter befruchtet wird, ähnelt sie einer geschlossenen Raumkapsel, die mit ihren eigenen Energievorräten überlebt. In diesem Stadium ist die Eizelle noch mikroskopisch klein und mit dem menschlichen Auge kaum zu erkennen. Nach sechs Tagen, wenn die Eizelle ihren Energievorrat fast aufgebraucht hat, nistet sie sich in die Gebärmutterwand ein.

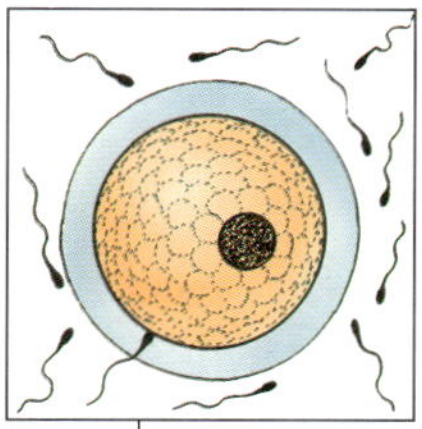

Der Augenblick der Befruchtung
Normalerweise kann nur eine Samenzelle die zähe äußere Membran der Eizelle durchdringen; wenn die Samenzelle eingedrungen ist, verliert sie ihren Schwanz.

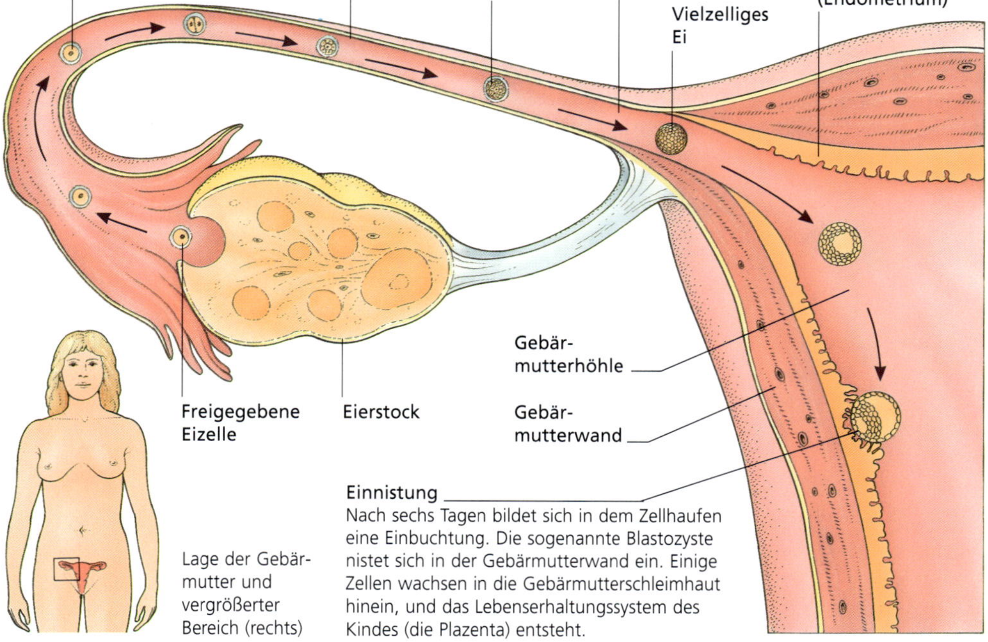

Einnistung
Nach sechs Tagen bildet sich in dem Zellhaufen eine Einbuchtung. Die sogenannte Blastozyste nistet sich in der Gebärmutterwand ein. Einige Zellen wachsen in die Gebärmutterschleimhaut hinein, und das Lebenserhaltungssystem des Kindes (die Plazenta) entsteht.

Lage der Gebärmutter und vergrößerter Bereich (rechts)

DIE ERSTEN SECHS WOCHEN

DIE GRÖSSE IHRES KINDES

Länge (Scheitel bis Steiß)
4 mm
Gewicht weniger als 1 g

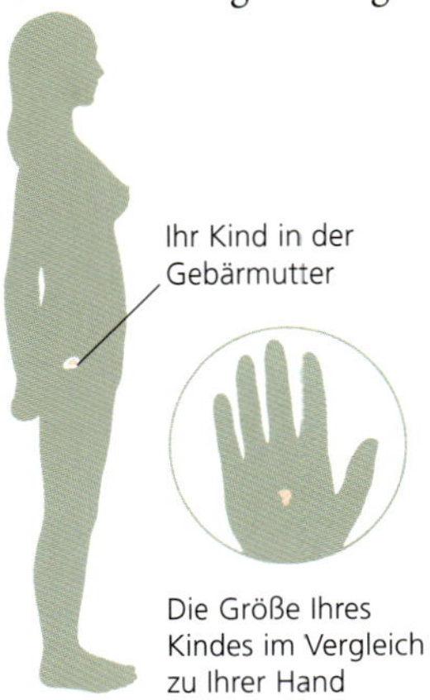

EMBRYO IM ALTER VON VIER WOCHEN
Nur die Andeutungen von Gesichtszügen und Gliedmaßen sind sichtbar, aber alle lebenswichtigen Organe bilden sich langsam heran.

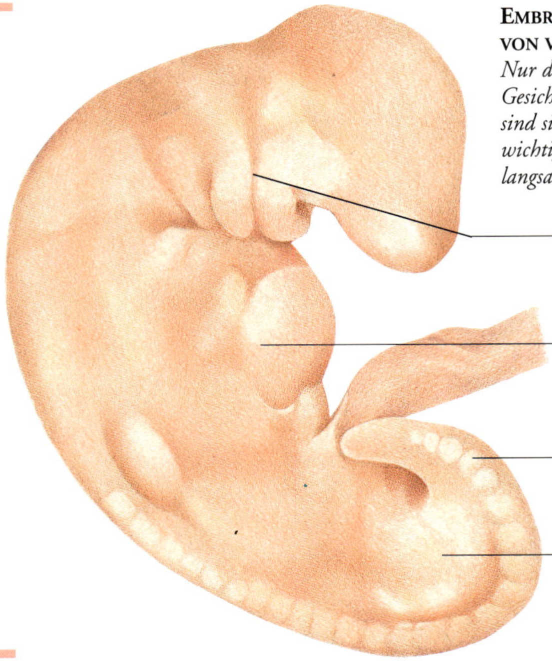

WIE WÄCHST MEIN KIND?

Wie sieht mein Kind aus?
Wenn Sie sechs Wochen schwanger sind, hat sich die Blastozyste, aus der das neue Leben entstehen wird, zum sogenannten Embryo entwickelt. Mit einer Länge von etwa 4 mm (vom Scheitel bis zum Steiß gemessen) und einem Gewicht von weniger als einem Gramm sieht der Embryo wie eine Kaulquappe aus.

■ **Kopf und Gesicht** Ein »kloßartiger« Kopf geht kurvenförmig in den Körper über, der in ein spitzes Schwanzende mündet. Im unteren Kopfbereich befinden sich kiemenartige Falten, die sich in einem späteren Stadium zu Gesichtszügen entwickeln.

■ **Gliedmaßen** Kleine Knospen entstehen zu beiden Seiten des Embryos. Dies sind die Anfänge von Armen und Beinen. Später entstehen Knötchen, die zu Händen und Füßen werden.

■ **Haut** Die Haut, eine dünne Zellschicht, ist durchscheinend und flüssigkeitsdurchlässig. Die Follikel, die Haare produzieren, entstehen später.

Wie entwickeln sich die inneren Organe?
Mit sechs Wochen hat der Embryo nur etwa die Größe Ihrer Fingerspitze, doch die Anlage aller lebenswichtigen Organe ist bereits vorhanden.

■ **Herz** Der Embryo hat ein eigenes winziges Herz, das Blut durch die neuen Blutgefäße pumpt.

■ **Nervensystem und Gehirn** Dunklere Zellen verlaufen in einer »Reihe« den Rücken entlang. Sie bilden die Grundlage des Rückenmarks und des Nervensystems. Die Zellen bilden eine längliche Falte, die zum Neuralrohr und Gehirn wird, wenn sie sich schließt. Am oberen Ende dieser Zellreihe befinden sich zwei große Lappen für das Gehirn, das im Vergleich zum übrigen Körper verhältnismäßig groß ist.

■ **Verdauungssystem** Die Anfänge dafür sind vorhanden. Eine Röhre verläuft vom Mund bis zum Schwanz. Aus ihr werden sich Magen und Darm entwickeln. Es wird jedoch viele Wochen dauern, bevor das Ganze als Verdauungssystem funktioniert.

Das Lebenserhaltungssystem des Embryos
Die Zellen der befruchteten Eizelle nisten sich in der Gebärmutterschleimhaut ein, wo sich kleine »Finger« oder Zotten mit winzigen Blutgefäßen bilden, um den Embryo mit Blut zu versorgen. Die Bedürfnisse des Embryos sind zu Anfang gering – er braucht nur Energie und Eiweiß, das er aus seinem Dottersack (siehe Kasten Seite 49) erhält, während die Zellteilung schnell voranschreitet.

SCHWANGERSCHAFTSWOCHEN

1	2	3	4	5	6	7	8	9	10	11	12	13	14	15	16	17	18	19	20
ERSTES TRIMESTER												ZWEITES							

F WAS PASSIERT, WENN DIE BLASTOZYSTE DIE GEBÄRMUTTER ERREICHT HAT?

A Wenn sich die Blastozyste in der Gebärmutterwand eingenistet hat, setzt sie chemische Substanzen frei, die Signale aussenden, damit Ihr Menstruationszyklus gestoppt wird und Ihr Körper sich auf die Schwangerschaft vorbereiten kann. Diese Substanzen senden auch Nachrichten an Ihr Immunsystem, um sicherzustellen, daß die Blastozyste nicht abgestoßen wird, sondern sich weiterentwickeln kann.

F WIE ENTWICKELT SICH DIE BLASTOZYSTE ZU EINEM EMBRYO?

A Die sich schnell teilenden Zellen übernehmen schließlich unterschiedliche Funktionen. Sie lassen sich nun in drei verschiedene Typen unterteilen: Endoderm (bildet die Auskleidung von Darm, Verdauungssystem und Organen), Ektoderm (bildet Haut, Nervensystem und Gehirn) und Mesoderm (bildet Knochen, Muskulatur und Knorpel). Wenn eine Zelle auf eine bestimmte Funktion festgelegt ist, kann sie sich nicht mehr ändern und zu einem anderen Zelltyp werden.

F WANN NIMMT DER EMBRYO EINE MENSCHLICHE FORM AN?

A In der fünften bis sechsten Schwangerschaftswoche wächst der Embryo schnell und ist bei einer Ultraschalluntersuchung sichtbar. Nach der sechsten Woche bilden sich Kopf, Brust, Gliedmaßen und Rückenmark, und in der achten Woche hat der Embryo eine erkennbar menschliche Form.

F WANN BEGINNT DAS HERZ ZU SCHLAGEN?

A Das Herz bildet sich in der fünften Schwangerschaftswoche und beginnt zu »flattern« oder zu schlagen. Eine frühe Ultraschalluntersuchung in etwa der sechsten Schwangerschaftswoche kann unter Umständen ein flatterndes Herz bereits erkennen. Zu Beginn ist es einfach ein Rohr.

F FOLGEN DIE FRÜHEN ENTWICKLUNGSSTADIEN EINEM BESTIMMTEN MUSTER?

A In den ersten zwölf Wochen entwickeln sich alle Embryonen mit derselben Geschwindigkeit. Ihre Wachstumsrate ist so vorhersehbar, daß eine Schwangerschaft durch das Messen der genauen Länge des Embryos vom Scheitel bis zum Steiß genau datiert werden kann. Erst im zweiten Trimester kommt es zu unterschiedlichen Wachstumsraten.

WAS SIE SEHEN KÖNNEN

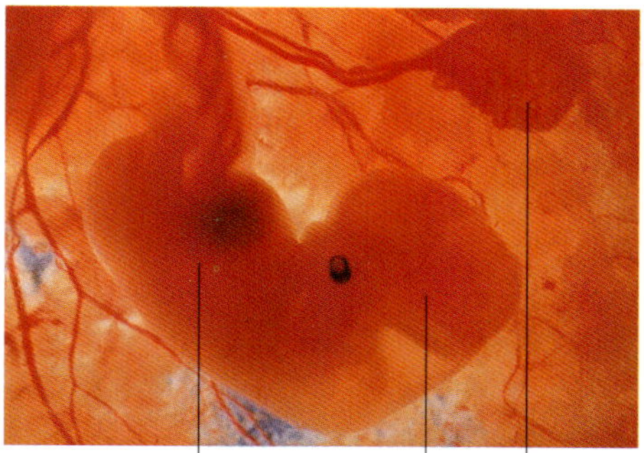

IM ALTER VON SECHS WOCHEN
In diesem frühen Stadium schwebt der Embryo in einer mit Flüssigkeit gefüllten Blase, die sich zur Fruchtblase entwickelt. Diese Blase ist von einer schützenden Zellschicht bedeckt, die als Chorion bezeichnet wird. Der Dottersack, der wie ein am Embryo befestigter Ballon aussieht, versorgt den Embryo mit allen Nährstoffen, bis die Plazenta ganz entwickelt ist und seine Versorgung etwa ab der zwölften Woche übernimmt.

F WIE KANN ICH VERHINDERN, DASS ICH MEINEM BABY IN DER GEBÄRMUTTER SCHADE?

A In den ersten zwölf Wochen entwickeln sich beim Embryo alle Merkmale und lebenswichtigen Organe eines kleinen Menschen, so daß er besonders anfällig für schädigende Umwelteinflüsse ist. In dieser entscheidenden Phase können Sie zur gesunden Entwicklung des Embryos beitragen, indem Sie bestimmte Nahrungsmittel meiden (siehe S. 98) sowie den Alkohol-, Zigaretten-, Drogen- oder Medikamentenkonsum ganz einstellen oder ihn zumindest einschränken (siehe S. 102).

F KANN DER EMBRYO KÖRPERLICHE EMPFINDUNGEN WAHRNEHMEN?

A Es ist unwahrscheinlich, daß der Embryo irgend etwas fühlen kann, bis das Nervensystem voll ausgebildet ist, Nerven und Muskeln miteinander verbunden sind (etwa 13. Woche) und das Gehirn sich ausreichend entwickelt hat, um Informationen an die Nerven weiterzugeben.

Bis zur neunten Woche

Die Grösse Ihres Kindes

Länge (Scheitel bis Steiß)
3 cm
Gewicht 3 g

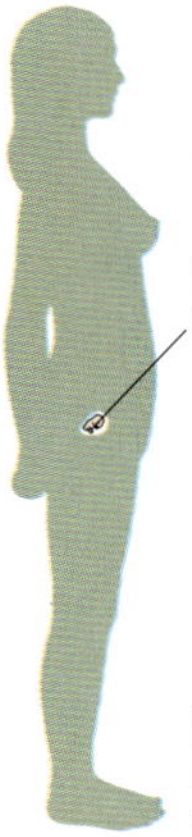

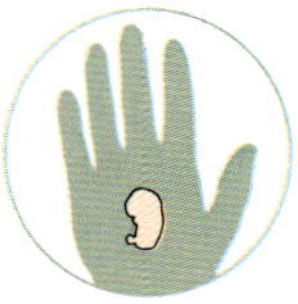

Die Größe Ihres Kindes im Vergleich zu Ihrer Hand

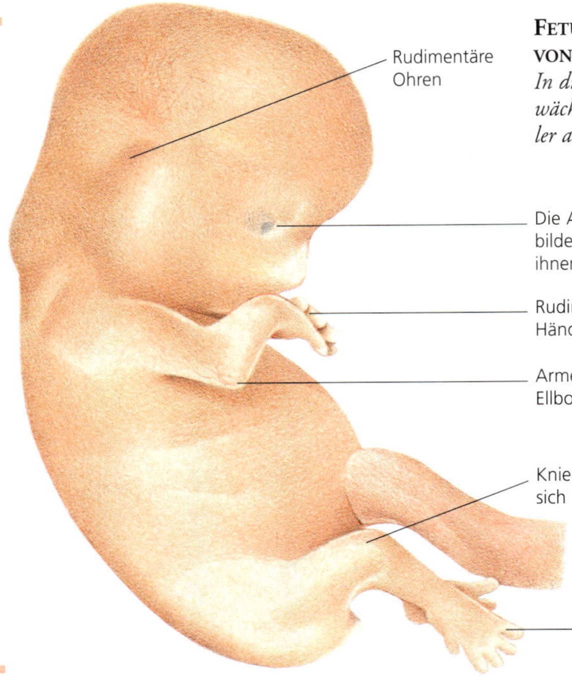

Fetus im Alter von acht Wochen
In diesen ersten Wochen wächst der Kopf viel schneller als der übrige Körper.

Wie wächst mein Kind?

Wie sieht mein Kind aus?

Mit neun Wochen ist Ihr Baby etwa 3 cm lang und wiegt etwa 3 g. Der Körper hat sich aufgerichtet, der Kopf hat eine stärker definierte Form und neigt sich nach vorn zur Brust. Die Gliedmaßen haben sich entwickelt, der kleine Schwanz ist fast völlig verschwunden. Ihr Baby ist jetzt viermal so groß wie in der sechsten Woche und wird als Fetus bezeichnet.

■ **Kopf und Gesicht** Der Kopf weist eine hohe Stirn auf. Ohren, Nase und Mund sind sichtbar, und primitive Knochen bilden das Gerüst für die Gesichtszüge. Schon jetzt sind Knospen für alle Zähne an Ort und Stelle, und auch die Geschmacksknospen entwickeln sich.

■ **Arme und Beine** Aus den Armknospen sprossen zuerst Handgelenke und Finger, dann werden sie länger, so daß die Arme einschließlich Ellbogen entstehen. Die Enden der stummelartigen Finger verdicken sich. Derselbe Prozeß spielt sich bei Beinen, Füßen und Zehen ab.

■ **Haut und Haar** Die Haut ist noch dünn und transparent, aber sie besteht jetzt aus zwei Schichten. Schweißdrüsen und ein dünner Haarflaum haben sich gebildet.

Was geschieht im Körperinnern meines Kindes?

Im Alter von neun Wochen befindet sich die Grundstruktur aller lebenswichtigen Organe an Ort und Stelle.

■ **Herz** Es besteht jetzt aus vier Kammern und ist voll entwickelt. Es schlägt 180mal pro Minute mit der zweifachen Geschwindigkeit des Herzens eines Erwachsenen.

■ **Gehirn und Nervensystem** Das Gehirn ist viermal so groß wie mit sechs Wochen. Zellen, die als Gliazellen (Klebezellen) bezeichnet werden, bilden sich im Neuralrohr. Sie sind lebenswichtig, weil sie dafür sorgen, daß sich die Nervenzellen miteinander verbinden, so daß Nachrichten vom Gehirn an den Körper weitergegeben werden können.

■ **Verdauungssystem** Mund, Eingeweide und Magen entwickeln sich sehr schnell, funktionieren aber noch nicht. Der mittlere Teil der Eingeweide wächst so schnell, daß sie sich für kurze Zeit am Bauch des Kindes vorwölben.

Das Lebenserhaltungssystem des Kindes

Das Plazentagewebe, das Baby und Fruchtblase zu Beginn umgibt, konzentriert sich in einem kreisförmigen Bereich an der Gebärmutterwand und bildet die Plazenta. Es übernimmt aber noch nicht alle Funktionen der Plazenta wie Atmung, Verdauung und Ausscheidung.

SCHWANGERSCHAFTSWOCHEN

1	2	3	4	5	6	7	8	9	10	11	12	13	14	15	16	17	18	19	2
ERSTES TRIMESTER												ZWEITE							

F WARUM IST DER KOPF IM VERGLEICH ZUM KÖRPER SO GROSS?

A Der heranwachsende Fetus scheint einen kleinen Körper zu haben, der von einem großen Kopf dominiert wird. Dies ist darauf zurückzuführen, daß Gehirn und Kopf in den ersten Wochen nach der Befruchtung viel schneller wachsen als der übrige Körper. Der hintere Kopfbereich entwickelt sich sogar noch schneller als die Vorderseite, so daß der Eindruck entsteht, der Kopf fiele oder neige sich nach vorn über den Körper.

F WANN ENTWICKELN SICH DIE GLIEDMASSEN?

A Sie wachsen langsamer als das Gehirn und die anderen inneren Organe. Mit etwa fünf Wochen zeigen sich die Anfänge der Gliedmaßen als kleine Knospen oder Hautfalten. Diese Knospen verdichten sich zu Knorpeln (das ursprüngliche Knochenmaterial), bis sich im Alter von acht bis neun Wochen einzelne Finger und Zehen gebildet haben. Langsam (nach etwa zwölf Wochen) entstehen im Knorpel Ossifikationszentren, in denen Kalzium abgelagert wird. Diese werden schließlich zu harten Knochen. In diesem Stadium sehen sich Hände und Füße recht ähnlich. Erst nach etwa zwölf Wochen lassen sie sich unterscheiden.

F WACHSEN ARME UND BEINE MIT DERSELBEN GESCHWINDIGKEIT?

A Zuerst entwickeln sich die Arme schneller als die Beine; dies ist ein natürlicher Vorgang, der sich im Babyalter fortsetzt, wenn das Kind längst nach Dingen greifen kann, bevor es lernt zu krabbeln oder zu laufen.

F WANN KANN DAS BABY SEHEN UND HÖREN?

A Mit sechs Wochen erscheinen primitive Augen und Ohren als kleine Schwellungen am Kopf. Im Alter von etwa neun Wochen sind sie leichter erkennbar, wenn die Entwicklung von Augen und Innenohr abgeschlossen ist. Die Augen sind jedoch noch unter den verschlossenen Lidern verborgen, und sie funktionieren erst, wenn sich das Nervensystem im zweiten Trimester ausgebildet hat.

F IST ES MÖGLICH, IN DIESEM STADIUM DAS GESCHLECHT FESTZUSTELLEN?

A Nein, die Scheide oder die männlichen Organe sind außen noch nicht sichtbar, obwohl der Genitalbereich leicht vorgewölbt ist. Nach zwölf Wochen wird diese Schwellung beim Jungen zum Penis und beim Mädchen zur Klitoris.

WAS EINE ULTRASCHALL-UNTERSUCHUNG ZEIGT

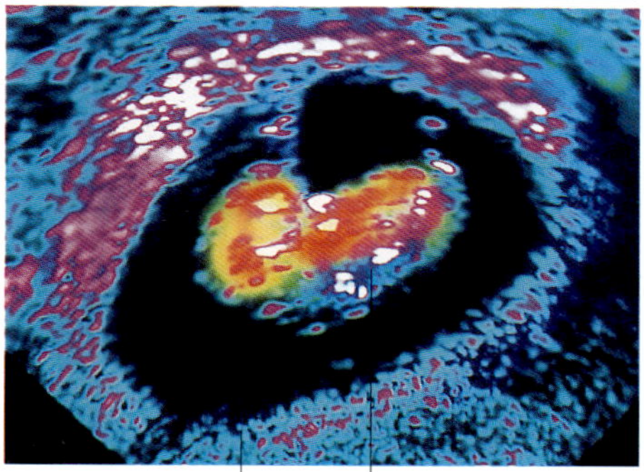

IN DER NEUNTEN WOCHE
Dieses Ultraschallbild zeigt, daß der Fetus in der neunten Woche langsam beginnt, einem menschlichen Wesen zu ähneln. Die Gesichtszüge treten stärker hervor, und der »Schwanz« ist verschwunden. Die Muskeln entwickeln sich ebenfalls, so daß Bewegungen auf dem Monitor sichtbar werden.

F WIE BILDET SICH DAS BLUT DES BABYS?

A In den ersten paar Wochen bildet sich das Blut aus Zellen im Dottersack (siehe S. 48). Gegen Ende des ersten Trimesters, etwa in der 10. bis 12. Schwangerschaftswoche, bildet sich die Leber richtig aus und übernimmt die Produktion von Blutzellen. Die Leber nimmt diese Aufgabe wahr, bis das Knochenmark im zweiten Trimester Blutzellen produziert.

F WIE ENTWICKELT SICH DAS HERZ?

A Mit sechs Wochen ist das Herz eine einzelne Röhre, die zu einer S-Form gebogen ist. In den nächsten Wochen unterteilt sich diese Röhre in vier Kammern, von denen zwei als Arterien bezeichnet werden und Blut aufnehmen. Die anderen beiden sind die Ventrikel, die das Blut in die Lunge und den übrigen Körper pumpen. Im Alter von neun bis zehn Wochen haben sich spezielle Klappen am Ausgang von Arterien und Ventrikel gebildet. Diese sorgen dafür, daß das Blut nur in eine Richtung gepumpt wird und nicht wieder zurück ins Herz fließt. Der Blutkreislauf des Kindes ist von dem der Mutter getrennt.

Bis zur zwölften Woche

Die Grösse Ihres Kindes

Länge (Scheitel bis Steiß)
6 cm
Gewicht 15 g

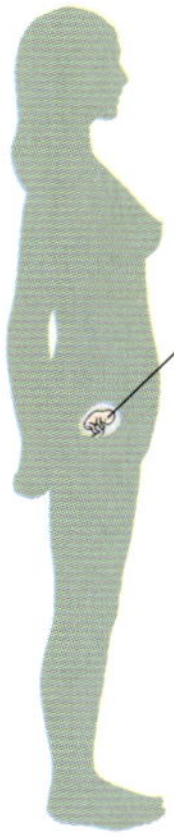

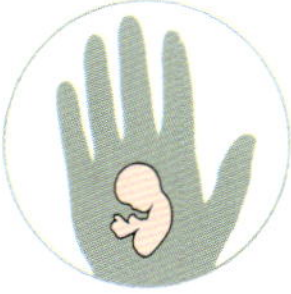

Die Größe Ihres Kindes im Vergleich zu Ihrer Hand

Kind im Alter von zwölf Wochen
Das Baby ähnelt immer stärker einem Menschen. Die lebenswichtigen Organe sind jetzt vollständig ausgebildet.

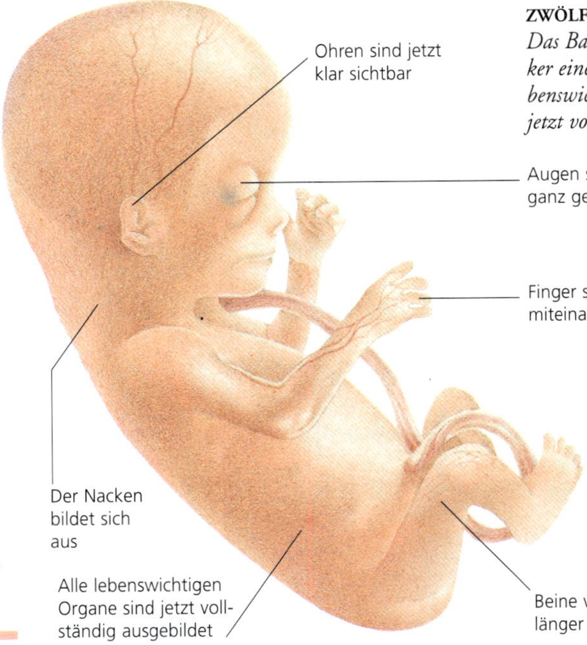

Wie wächst mein Kind?

Wie sieht mein Baby aus?

Im Alter von zwölf Wochen sieht der Fetus wie ein winziger Mensch aus. Er ist etwa 6 cm lang und wiegt etwa 15g. Er hat winzige Arme und Beine mit Fingern und Zehen, und seine Gesichtszüge sind stärker definiert. Der Körper ist gerader, und das erste Knochengewebe entwickelt sich. Der Kopf ist immer noch relativ groß, wird aber jetzt von dem andeutungsweise vorhandenen Nacken gestützt.

■ **Gesicht** Das Gesicht ist vollständig ausgebildet, verfügt über das Kinn, die hohe Stirn und die kleine Knopfnase eines Kleinkindes. Die Augen haben sich weiter entwickelt und befinden sich nun an der Gesichtsvorderseite und nicht mehr an den Seiten. Sie sind durch die versiegelten Lider völlig geschlossen. Die Ohren sitzen jetzt höher an den Seiten des Kopfes.

■ **Arme und Beine** Sie beginnen jetzt, sich zu bewegen.

■ **Haut und Haar** Die Haut des Fetus ist rot, durchscheinend und durchlässig, so daß das Fruchtwasser eindringen kann.

■ **Füße und Hände** Die Finger und Zehen sind jetzt stärker ausgeprägt, und Nägel beginnen zu wachsen.

Was geschieht im Körperinnern meines Kindes?

Gegen Ende der elften Schwangerschaftswoche haben sich die großen Organe vollständig entwickelt, aber sie sind noch nicht alle funktionsfähig.

■ **Herz** Das Herz ist jetzt vollständig entwickelt und pumpt Blut in alle Körperteile.

■ **Verdauungssystem** Der Magen hat sich entwickelt und ist mit Mund und Eingeweiden verbunden.

■ **Geschlechtsorgane** Eierstöcke und Hoden haben sich im Körperinnern entwickelt, doch obwohl sich die äußeren Geschlechtsorgane weiterentwickeln, kann das Geschlecht des Kindes anhand eines Ultraschallbildes noch nicht bestimmt werden.

Das Lebenserhaltungssystem des Kindes

Um die zwölfte Woche herum hat die Plazenta ihre endgültige Form erreicht, übernimmt die Aufgaben des Dottersacks und wird damit zum lebenserhaltenden System Ihres Kindes (siehe nächste Seite). Bei der Plazenta, die in diesem Stadium viel größer ist als das Baby, handelt es sich um ein dickes, scheibenförmiges Organ, das an einem Teil der Gebärmutter anhaftet. Nach dem anfänglich starken Wachstum der Plazenta verlangsamt es sich nun. Wenn das Kind geboren wird, hat sie etwa ein Sechstel des Gewichts des Neugeborenen.

SCHWANGERSCHAFTSWOCHEN

1	2	3	4	5	6	7	8	9	10	11	12	13	14	15	16	17	18	19	20
ERSTES TRIMESTER												ZWEITES							

F WAS IST DIE NABELSCHNUR?

A Dabei handelt es sich um die Schnur, die die Plazenta mit dem Nabel des Kindes verbindet. Sie besteht aus drei Blutgefäßen, die miteinander verschlungen sind. Zwei der Blutgefäße sind Arterien, die Blut vom Kind zur Plazenta transportieren, eins ist die Vene, die das Blut von der Plazenta zurück zum Baby leitet. Diese Blutgefäße sind von einer dicken, schützenden Substanz umgeben, die als Wharton-Sulze bezeichnet wird und von einer weiteren Hülle umgeben ist.

F KANN SICH DIE NABELSCHNUR VERKNOTEN?

A Ja, aber da sie gummiartig und glitschig ist, sind die Knoten normalerweise locker und verursachen keine Probleme. Sollte sich ein Knoten während der Geburt zuziehen, kann dies beim Kind eine Notlage auslösen, da es von seiner Sauerstoff- und Nährstoffversorgung abgeschnitten ist. Dies ist äußerst selten der Fall, kann aber mit Totgeburten in Verbindung gebracht werden, bevor die Geburt überhaupt eingesetzt hat.

F WANN KANN ICH DEN HERZSCHLAG HÖREN?

A Das Herz des Kindes kann in der zehnten Woche mit einem speziellen Gerät abgehört werden. Dabei werden Doppler-Ultraschallwellen (siehe S. 34) eingesetzt, also Hochfrequenzschallwellen, die für das Kind völlig ungefährlich sind. In diesem frühen Entwicklungsstadium schlägt das Herz des Fetus sehr schnell – etwa 160mal pro Minute. Diese Geschwindigkeit verlangsamt sich, während das Kind weiter heranwächst.

F WANN ENTWICKELN SICH DIE KNOCHEN?

A Die Knorpelgrundlagen entstehen etwa im Alter von sechs Wochen. Obwohl Gelenke und Knochen sich innrhalb von zwölf Wochen dem Umriß nach entwickelt haben, braucht der Prozeß, bei dem sich Knorpel in harten Knochen verwandelt (Ossifikation) viel länger. Harte Knochenzentren entstehen bereits, wenn sich das Kind noch im Mutterleib befindet. Die Knochen bilden sich jedoch noch während und nach der Geburt aus und sind erst mit Einsetzen der Pubertät voll entwickelt.

WAS IST DIE PLAZENTA UND WELCHE AUFGABE HAT SIE?

Die Plazenta ist ein Wunderwerk der Natur. Mit der Gebärmutterwand und über die Nabelschnur mit dem Kind verbunden, hat sie mehrere Funktionen: Sie produziert Hormone, die für die Aufrechterhaltung der Schwangerschaft lebenswichtig sind; sie dient als Filtermembran, ähnlich wie die Lunge, um Atmung, Verdauung und Ausscheidung für das Kind zu übernehmen. Ohne das Blut der Mutter und das des Fetus je zu vermischen, entzieht sie dem mütterlichen Blut Sauerstoff und Nährstoffe und scheidet Kohlendioxid und Abfallprodukte des Kindes aus.

WIE DIE PLAZENTA FUNKTIONIERT
An der Stelle, an der die Plazenta mit der Gebärmutterwand verbunden ist, besteht sie aus sehr feinen Blutgefäßen, die das Blut des Kindes enthalten. Sie sind vom mütterlichen Blut umgeben, und an dieser Stelle findet der Austausch von Flüssigkeiten, Nährstoffen und Gasen statt.

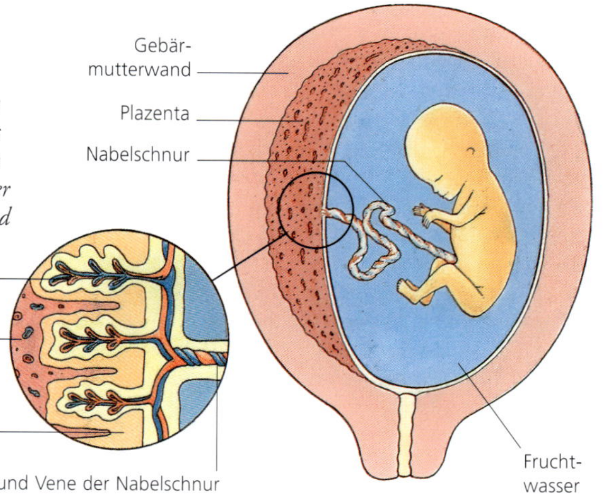

BIS ZUR SECHZEHNTEN WOCHE

DIE GRÖSSE IHRES KINDES

Länge (Scheitel bis Steiß) 12 cm

Gewicht 130 g

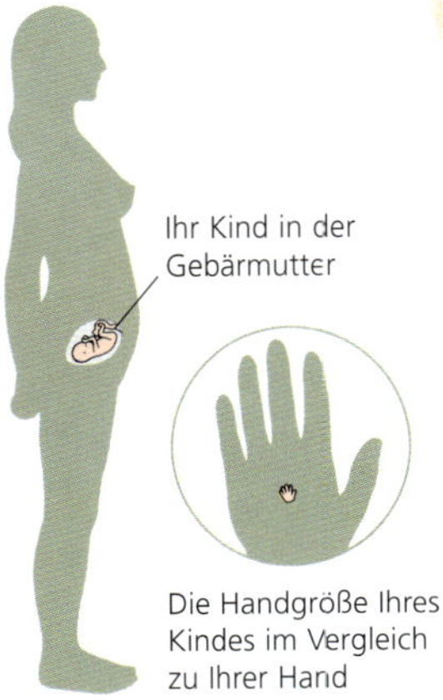

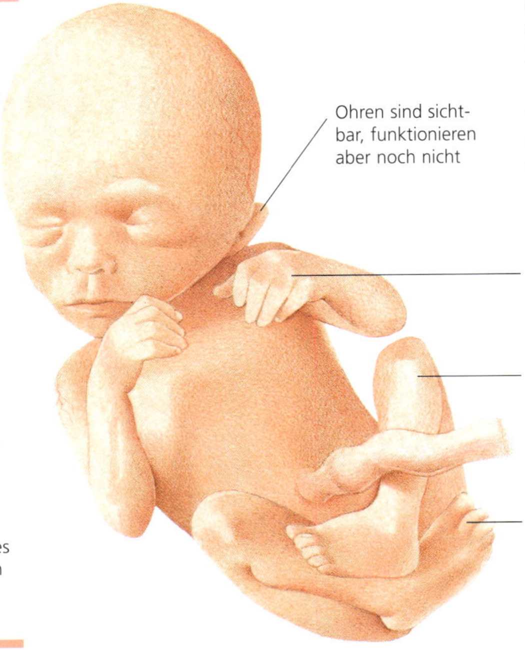

KIND IM ALTER VON SECHZEHN WOCHEN *Die Gesichtszüge und Gliedmaßen sind jetzt klar erkennbar, und der Fetus sieht nun wie ein kleiner Mensch aus.*

WIE WÄCHST MEIN KIND?

Wie sieht mein Kind aus?

Im Alter von sechzehn Wochen ist Ihr Baby etwa 12 cm lang (vom Scheitel bis zum Steiß gemessen) und wiegt etwa 130 g. Obwohl das Kind noch sehr klein ist, sind alle Gliedmaßen und Merkmale ausgebildet und passen vom Größenverhältnis her besser zueinander. Da noch keine Fettschicht vorhanden ist, sieht der Fetus dünn aus. Die Haut ist so zart und durchscheinend, daß die Blutgefäße darunter sichtbar sind. Das Kind ist außerdem sehr aktiv, kann eine Faust machen, am Daumen lutschen, Fruchtwasser schlucken und seine Ausscheidungen in das Fruchtwasser abgeben.

■ **Kopf** Die Gesichtsknochen haben sich gebildet, so daß eine Ultraschalluntersuchung zu diesem Zeitpunkt die zarten Gesichtszüge, beispielsweise Nase oder Mund, erkennen läßt. Da sich die Gesichtsmuskulatur entwickelt hat, kann das Kind sein Gesicht verziehen, seine Mimik aber nicht kontrollieren. Die Augen reagieren auf Lichtveränderungen, obwohl sie noch immer ganz verschlossen sind. Sehr feine Augenbrauen und Wimpern bilden sich heraus, und auf der Zunge entstehen die Geschmacksknospen. Im Alter von sechzehn Wochen werden die Knöchelchen im Ohr hart, und Ihr Baby nimmt die ersten Töne wahr.

■ **Arme und Beine** Die Beine haben die Armentwicklung jetzt eingeholt und werden länger als die Arme. Winzige Fingernägel bilden sich am Ende der zarten Finger.

Was geschieht im Körperinnern meines Kindes?

Die Bewegungen des Fetus werden aufgrund der Entwicklung des Nervensystems immer vielfältiger.

■ **Nervensystem** Eine Fettschicht (Myelinschicht) umgibt nun die Nerven, die die Muskeln mit dem Gehirn verbinden. Dies ist wichtig, weil Nachrichten vom Gehirn ausgesandt und empfangen werden können, wenn die Verbindungen hergestellt sind, so daß koordinierte Bewegungen möglich werden.

Das Lebenserhaltungssystem des Kindes

Im Innern der Fruchtblase ist das Kind vom schützenden Fruchtwasser umgeben, so daß es sich frei bewegen und Muskelspannung entwickeln kann. Ihr Kind kann in der einen Minute mit dem Kopf und in der nächsten mit den Füßen nach unten in der Fruchtblase liegen, aber Sie werden diese winzigen Bewegungen wahrscheinlich nicht spüren, weil die Flüssigkeit sie dämpft.

SCHWANGERSCHAFTSWOCHEN

1	2	3	4	5	6	7	8	9	10	11	12	13	14	15	16	17	18	19	20
ERSTES TRIMESTER												ZWEITES							

F WARUM IST MEIN BABY VON FRUCHTWASSER UMGEBEN?

A Das Fruchtwasser schützt Ihr Kind vor Stößen und hält die Temperatur in der Gebärmutter konstant. Bis zur 14. Woche wird das Fruchtwasser von der zarten Babyhaut absorbiert. Danach nehmen die Nieren ihre Arbeit auf, das Baby schluckt die Flüssigkeit und scheidet sie wieder in die Fruchtblase aus. Obwohl die Flüssigkeitsmenge, in der das Kind schwimmt, relativ konstant ist, wird sie ständig absorbiert und ersetzt, so daß sie nie schal wird. Bis etwa zur 34. Woche ist die Flüssigkeitsmenge so groß, daß sich das Baby bewegen und seine Muskulatur entwickeln kann.

F WARUM ERTRINKT EIN BABY NICHT IM FRUCHTWASSER?

A Das Kind kann noch nicht atmen und erhält den benötigten Sauerstoff aus dem Blut der Plazenta. Stellen Sie sich Ihr Kind wie einen Taucher vor, der die Plazenta wie eine Sauerstoffflasche einsetzt. Der einzige Unterschied zwischen Baby und Taucher besteht darin, daß der Sauerstoff des Kindes von der Plazenta direkt – unter Umgehung der Lungen – in seinen Kreislauf gelangt.

F WELCHE FÄHIGKEITEN HAT MEIN BABY IN DIESEM STADIUM?

A Alle Verbindungen zwischen Gehirn, Nervensystem und Muskeln sind jetzt vorhanden, so daß Ihr Baby in der Lage ist, nun viel kompliziertere Bewegungen auszuführen. Es kann seine Finger, Arme und Beine beugen und strecken. Bei Ultraschalluntersuchungen wurde festgestellt, daß es sogar an seinem Daumen lutscht oder nach der Nabelschnur greift. Die Blase des Babys füllt sich mit Fruchtwasser und entleert sich wieder als Vorbereitung auf ihre spätere Aufgabe.

F KANN ICH DIE BEWEGUNGEN IN DIESEM FRÜHEN STADIUM SCHON SPÜREN?

A Es kommt eigentlich selten vor, daß die werdende Mutter die Bewegungen schon so früh spürt, obwohl sich das Kind von der 13. Woche an einigermaßen koordiniert bewegen kann. Das Fruchtwasser dämpft diese noch geringfügigen Bewegungen. Manche Frauen berichten, daß sie bereits in der 16. Woche ganz leichte Bewegungen wie »Schmetterlinge« im Unterbauch spüren, aber dies ist ungewöhnlich. Mit zunehmendem Wachstum werden die Bewegungen immer deutlicher spürbar.

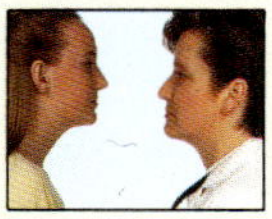

DISKUSSIONSPUNKT

WAS HAT AUSWIRKUNGEN AUF DIE GRÖSSE MEINES KINDES?

Familiäre und medizinische Gründe

Die Größe Ihres Babys hängt von vielen verschiedenen Faktoren ab. Man geht jedoch davon aus, daß primär die Gene eines Kindes dafür verantwortlich sind, wie groß es wird. Dies wiederum steht in Zusammenhang mit der Größe der Mutter. Wenn Sie also von kleiner Statur sind, wird Ihr Baby wahrscheinlich auch klein sein, und umgekehrt. Wenn Sie bereits ein Kind geboren haben, werden spätere Babys schwerer sein als das erste, und Jungen wiegen bei der Geburt normalerweise mehr als Mädchen. Das Geburtsgewicht sagt jedoch nicht unbedingt etwas über die Größe im Erwachsenenalter aus. Krankheiten können starke Auswirkung auf die Größe des Kindes haben; tritt beispielsweise eine Präeklampsie auf (siehe S. 127), kann dies zur Folge haben, das Sie ein kleines Kind zur Welt bringen, während es bei Diabetes genau umgekehrt ist (siehe S. 125).

Andere Faktoren

Lebensstil und Umgebung können die Größe Ihres Kindes ebenfalls beeinflussen. Was und wie Sie essen, ist wichtig für sein Wohlergehen. Wenn Sie sich ausgewogen ernähren, wird Ihr Baby alle notwendigen Nährstoffe erhalten, so daß es seine optimale Größe erreicht. Wenn Ihre Ernährung jedoch unausgewogen ist und zuwenig Vitamine und Mineralstoffe enthält, kann Ihr Kind ein geringeres Geburtsgewicht aufweisen, und das wiederum führt zu gesundheitlichen Störungen. Regelmäßiges starkes Rauchen hat zur Folge, daß das Kind klein bleibt, da sich durch das Rauchen die Sauerstoff- und Nährstoffmenge, die das Baby benötigt, verringert. Auch die ethnische Herkunft hat Einfluß auf die Größe Ihres Babys. Asiatische Frauen beispielsweise bringen aus genetischen und ernährungsbedingten Gründen kleinere Babys zur Welt als Frauen skandinavischer oder amerikanischer Herkunft.

BIS ZUR ZWANZIGSTEN WOCHE

DIE GRÖSSE IHRES KINDES

Länge (Scheitel bis Steiß)
16 cm
Gewicht 340 g

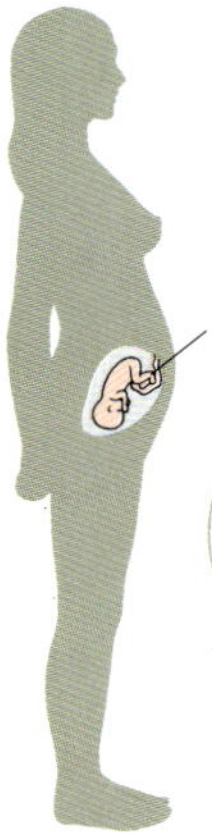

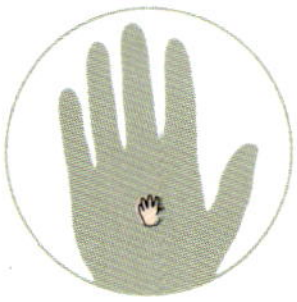

Die Handgröße Ihres Kindes im Vergleich zu Ihrer Hand

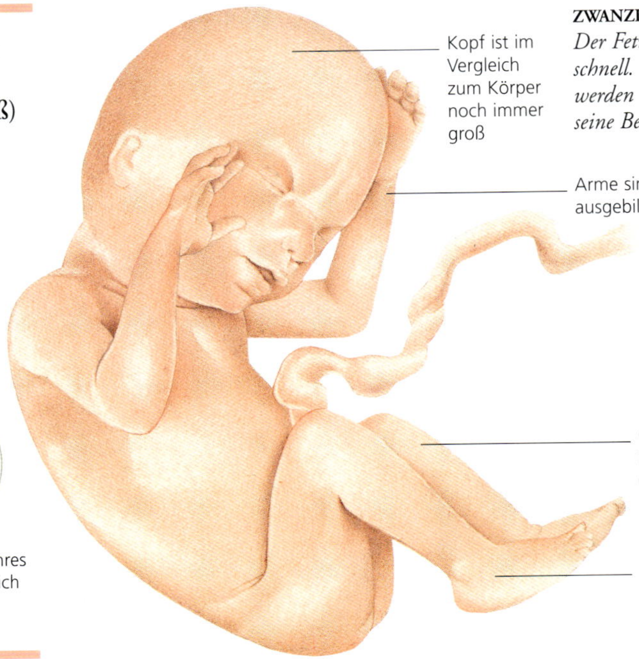

KIND IM ALTER VON ZWANZIG WOCHEN
Der Fetus wächst jetzt sehr schnell. In diesem Stadium werden Sie wahrscheinlich seine Bewegungen spüren.

WIE WÄCHST MEIN KIND?

Wie sieht mein Kind aus?
Im Alter von 20 Wochen ist Ihr Kind etwa 16 cm lang (vom Scheitel bis zum Steiß gemessen) und wiegt etwa 340 g. Die Wachstumsrate, die bisher sehr schnell war, verlangsamt sich jetzt, so daß Lunge, Verdauungs- und Immunsystem mehr Zeit haben zu reifen. Ihr Baby kann jetzt gut hören, und bei lauten Geräuschen schrickt es zusammen. Sie werden diese Bewegungen eindeutig spüren.

■ **Kopf und Gesicht** Die Augen sind noch immer geschlossen, aber langsame Augenbewegungen sind jetzt möglich. Die Geschmacksknospen sind sehr gut entwickelt, und die ersten Zahnwurzeln haben sich jetzt im Kiefer gebildet.

■ **Körper** Ihr Kind ist nicht mehr so dünn wie im letzten Monat, weil sich eine Fettschicht gebildet hat. Ein Teil dieses Fetts ist von bräunlicher Farbe (braunes Fett) und setzt sich im Nacken, im Nierenbereich und hinter dem Brustbein an. Schichten von normalem (weißem) Fett bilden sich ebenfalls an den übrigen Körperbereichen.

■ **Haut und Haar** Die Haut ist von einem feinen Haarflaum bedeckt, der als Lanugo-Behaarung bezeichnet wird, sowie von einer wachsartigen Schicht dicker weißer Creme, die man *Vernix caseosa* (Käseschmiere) nennt (siehe S. 63).

Was geschieht im Körperinnern meines Kindes?
Die Bewegungen sind jetzt viel stärker koordiniert, und die Fortpflanzungsorgane des Babys entwickeln sich rasch.

■ **Bewegungen** Ihr Kind ist viel aktiver und hat stärkere Kontrolle über seine Bewegungen, da Muskeln und Nervensystem stärker entwickelt sind. Die meisten großen Organe funktionieren jetzt.

■ **Geschlechtsorgane** Sie sind jetzt gut entwickelt und bei einer Ultraschalluntersuchung meist sichtbar. Bei einem Mädchen enthalten die Eierstöcke jetzt alle Eizellen (in diesem Stadium sind es etwa sieben Millionen), und Brustwarzen und -drüsen entstehen.

Das Lebenserhaltungssystem Ihres Kindes
Von diesem Zeitpunkt an übernimmt die vollentwickelte Plazenta alle Aufgaben, die zur Lebenserhaltung des Fetus bis zur Geburt notwendig sind. Neben der Versorgung mit Sauerstoff, Nährstoffen und schützenden Antikörpern, scheidet sie die Abfallprodukte aus. Obwohl die Plazenta weiter wächst, ist sie jetzt kleiner als der Fetus.

SCHWANGERSCHAFTSWOCHEN

1	2	3	4	5	6	7	8	9	10	11	12	13	14	15	16	17	18	19	2
ERSTES TRIMESTER												ZWEIT							

F WANN KANN ICH DIE BEWEGUNGEN MEINES BABYS SPÜREN?

A Möglicherweise spüren Sie die Bewegungen Ihres Babys noch nicht vor der 22. Woche, obwohl Sie von der 16. Woche an vielleicht hin und wieder ein »Flattern« wahrnehmen. Wenn Sie schon ein Kind geboren haben, sind Sie sich dieser leichten Bewegungen wahrscheinlich stärker bewußt. Sie werden jedoch erst etwa ab der 24. Woche regelmäßige Bewegungen spüren.

F WANN WACHSEN MEINEM BABY HAARE?

A Die ersten Haare erscheinen von der 14. Woche an im Brauenbereich und über der Oberlippe. Im Alter von etwa 20 Wochen ist das Baby vollständig von einem feinen Haarflaum bedeckt. Dieses Haar bezeichnet man als Lanugo-Behaarung, es fällt bei der Geburt aus. Sowohl die Lanugo-Behaarung als auch das Kopfhaar, das bei der Geburt spärlich oder voll sein kann, werden innerhalb der ersten drei Lebensmonate durch neues, stärkeres Haar ersetzt, das aus neuen Haarfollikeln wächst.

F WANN WERDE ICH WISSEN, OB MEIN BABY NORMAL IST ODER NICHT?

A Die meisten Kinder werden völlig normal und gesund geboren. Eine Ultraschalluntersuchung in der 18. bis 20. Woche ist normalerweise aufschlußreich genug, um etwaige Abnormitäten festzustellen. Bei dieser Untersuchung kann Ihr Arzt auch die großen Organe wie Gehirn und Herz überprüfen. Wenn es Hinweise auf genetische oder durch Chromosomen bedingte Schädigungen gibt (siehe S. 35), werden normalerweise in diesem Trimester weitere Tests durchgeführt. Wenn all diese Tests in Ordnung sind, ist es sehr wahrscheinlich, daß Ihr Kind normal entwickelt ist. Man sollte sich jedoch darüber im klaren sein, daß kein Test ein gesundes Baby garantieren kann, da manche geringfügigen Fehler nicht vor der Geburt entdeckt werden können (siehe S. 132).

FRAGEN, DIE SIE STELLEN KÖNNEN

Hat mein Kind die richtige Größe?

Bewegt sich mein Kind genug?

Wo befindet sich die Plazenta?

Entwickeln sich die großen Organe meines Kindes gut?

Steht meinem Kind genug Fruchtwasser zur Verfügung?

WAS SIE SEHEN KÖNNEN

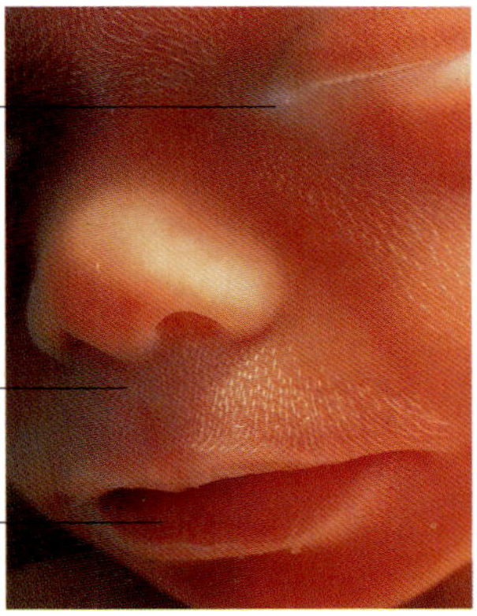

IM ALTER VON ZWANZIG WOCHEN
Nimmt man in der 18. bis 20. Woche eine Ultraschalluntersuchung vor, können Sie bereits sehr klare Gesichtszüge erkennen. Möglicherweise sieht man sogar die Zunge des Babys, die zwischen den geöffneten Lippen hervorschaut.

F KANN MEIN BABY IN DER GEBÄRMUTTER FRIEREN?

A Dies ist unwahrscheinlich, da es durch Ihren Körper geschützt ist und außerdem im warmen Fruchtwasser schwimmt, so daß es in einer Umgebung mit gleichmäßiger Temperatur lebt.

F KANN MEIN BABY DINGE AUSSERHALB DER GEBÄRMUTTER WAHRNEHMEN?

A Babys können hören und vom Ende des ersten Trimesters an auf akustische Reize mit Bewegungen oder einer Änderung des Herzschlags reagieren. Manche Mütter berichten, daß sich bei ihrem Kind das Bewegungsmuster bei verschiedenen Arten von Musik ändert.

F KANN MEIN BABY IRGEND ETWAS SEHEN?

A Bis etwa zur 22. Woche sind seine Augenlider geschlossen. Danach kann es nicht viel sehen, weil es sehr dunkel ist und Kinder bis einige Wochen nach der Geburt eine begrenzte visuelle Reichweite haben. Man glaubt jedoch, daß Babys Sonnenschein und Dunkelheit wahrnehmen.

Bis zur vierundzwanzigsten Woche

Die Grösse Ihres Kindes

Länge (Scheitel bis Steiß)
21 cm
Gewicht 630 g

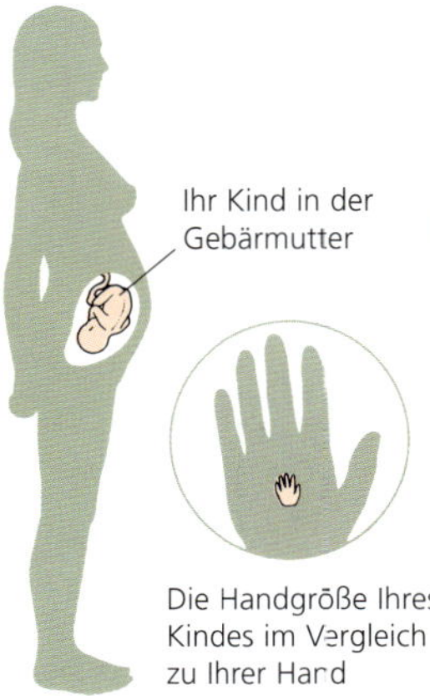

Kind im Alter von vierundzwanzig Wochen
Ihr Baby bewegt sich aktiv in der Gebärmutter hin und her und wird dabei kräftiger und geschickter.

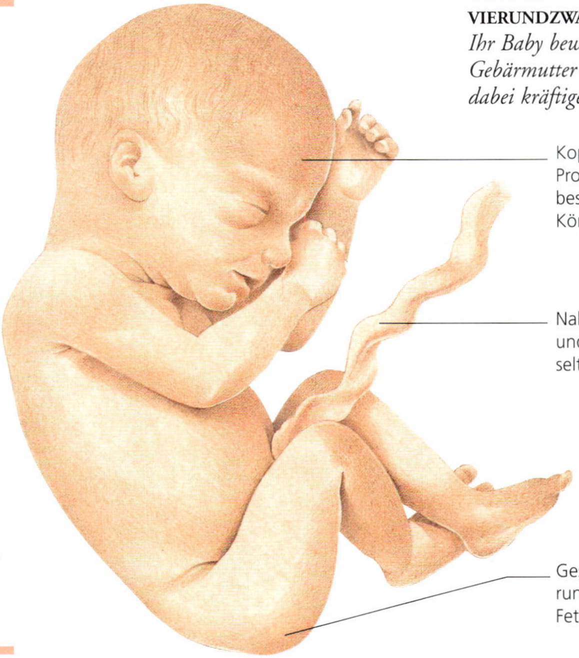

Wie wächst mein Kind?

Wie sieht mein Kind aus?
In der 24. Woche ist Ihr Baby nicht mehr so zart und hat wahrscheinlich im letzten Monat etwa 500 g zugenommen. Es ist jetzt etwa 21 cm lang (vom Scheitel bis zum Steiß gemessen) und wiegt etwa 630 g.

■ **Haut** Die Haut ist immer noch zart, aber nicht mehr durchscheinend. Sie hat jetzt eine rötliche Farbe und ist ziemlich faltig, da sich die Fettschichten noch bilden müssen.

■ **Augen** In der 22. bis 24. Woche öffnen sich die Augen.

Was geschieht im Körperinnern meines Kindes?
Umgeben von etwa 500 ml Fruchtwasser kann sich Ihr Baby in der Gebärmutter sehr gut bewegen. Es ist in der Lage zu treten, am Daumen zu lutschen, den Mund zu öffnen und zu schließen und auf Bewegungen oder laute Geräusche zu reagieren. Das Herz schlägt nur noch 140- bis 150mal pro Minute, und mit Hilfe eines CTG (Kardiotokograph) läßt sich die Herzfrequenz registrieren. Alle großen Organe (außer der Lunge) funktionieren jetzt.

■ **Gehirn und Nervensystem** Wenn man die Gehirnströme eines vierundzwanzig Wochen alten Kindes mit einem speziellen Gerät (Elektroenzephalogramm, EEG) messen würde, würden sie ähnliche Werte wie bei einem Neugeborenen aufweisen. Die Zellen, die das bewußte Denken kontrollieren, entwickeln sich, und Ihr Baby reagiert jetzt viel empfindlicher auf Töne und Bewegungen. Man nimmt an, daß sich zu diesem Zeitpunkt bereits ein Schlaf- und Wachzyklus herausgebildet hat.

■ **Lunge** Die Lunge, noch immer mit Fruchwasser gefüllt, ist das bis zu diesem Zeitpunkt am wenigsten ausgereifte Organ. Es dauert noch mehrere Wochen, bis sich all die unzähligen kleinen Bläschen für den Luftaustausch (Alveolen) gebildet haben.

■ **Verdauungssystem** Ihr Baby schluckt ständig Fruchtwasser und scheidet es wieder aus.

Das Lebenserhaltungssystem Ihres Kindes
Die Wände der winzigen Blutgefäße (Zotten) im Plazentagewebe werden im weiteren Verlauf der Schwangerschaft dünner und durchlässiger, so daß die an Ihr Baby abgegebene Nährstoffmenge wächst und größere Abfallmengen beseitigt werden.

SCHWANGERSCHAFTSWOCHEN

1	2	3	4	5	6	7	8	9	10	11	12	13	14	15	16	17	18	19	20
ERSTES TRIMESTER												ZWEITES							

F WELCHES IST DER FRÜHESTMÖGLICHE ZEITPUNKT, AN DEM EIN VORZEITIG GEBORENES BABY ÜBERLEBEN KANN?

A Die juristische Definition der Lebensfähigkeit (der Zeitpunkt, an dem ein Kind außerhalb der Gebärmutter überleben kann) ist die 24. Woche und später. Wird ein Kind vor diesem Zeitpunkt geboren, wird es wahrscheinlich nicht überleben. Man spricht dann von einer Fehlgeburt. Im Alter von 24 Wochen werden die inneren Organe des Fetus bei einer vorzeitigen Geburt möglicherweise beschädigt, so daß es körperlich oder geistig behindert sein kann. Wenn Sie nach 24 Wochen ein Kind zur Welt bringen, spricht man von einer Frühgeburt, und das Baby kommt in einer Spezialklinik wahrscheinlich in einen Brutkasten (siehe S. 214). Nach 28 Wochen nehmen die Risiken ab, und die Aussichten für das Überleben des Kindes sind sehr gut (über 90 Prozent).

F KANN MEIN BABY IN DER GEBÄRMUTTER IMMUNITÄT GEGENÜBER INFEKTIONEN ENTWICKELN?

A Ihr Körper stellt bestimmte Antikörper bereit, die über die Plazenta in den Kreislauf des Fetus gelangen und Ihrem Kind während der Schwangerschaft und mehrere Monate nach der Entbindung Immunität verleihen (durch das Stillen wird dieser Schutz noch erhöht). Ihr Kind kann in der Gebärmutter Antikörper produzieren, doch dies geschieht normalerweise nur dann, wenn Sie sich eine Infektion zuziehen, gegen die weder Sie noch Ihr Baby immun ist.

F IST ES RUHIG IN DER GEBÄRMUTTER?

A Ganz im Gegenteil – Untersuchungen belegen, daß es in der Gebärmutter ziemlich laut zugeht. Das Geräusch Ihres Blutes, das durch Arterien und die Plazenta rauscht, und die gurgelnden Geräusche des Darms lassen sich wahrscheinlich mit einem Aufenthalt unter Wasser in einem Schwimmbecken vergleichen. Ihr Kind kann außerdem Stimmen hören und lernt, Ihre Stimme von der Ihres Partners zu unterscheiden.

F WARUM IST MEIN BAUCH GRÖSSER/KLEINER ALS DER ANDERER FRAUEN?

A Manche Frauen haben bereits nach 24 Wochen einen großen Bauchumfang, während bei anderen Frauen die Schwangerschaft bis zur 30. Woche oder noch länger kaum zu sehen ist! Dies hängt ganz von Ihrer Körperform ab und davon, wie schlank oder übergewichtig Sie sind, sowie von der Stärke der Bauchmuskulatur und der Größe des Babys. Wenn Ihr Arzt bestätigt, daß sich Ihr Kind normal entwickelt, sollten Sie sich wegen Ihres Bauchumfangs keine Sorge machen. Er hat keinerlei Bedeutung.

WAS SIE SEHEN KÖNNEN

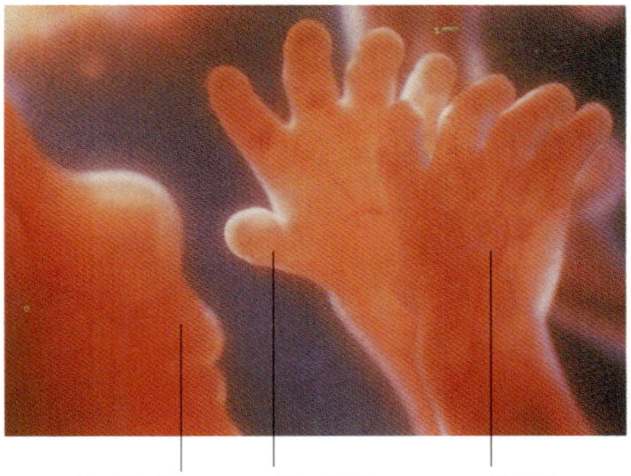

IN DER EINUNDZWANZIGSTEN WOCHE
Wenn Sie Ihr Kind jetzt in der Gebärmutter (wie hier) sehen könnten, würden Sie feststellen, daß seine Finger jetzt voll ausgebildet sind und greifen können. Dieses Baby scheint die Nabelschnur festzuhalten.

F WIRD MEIN BABY GRÖSSER UND GESÜNDER, WENN ICH MEHR ESSE?

A Falls Sie nicht unterernährt sind und plötzlich eine große Menge Nahrung zu sich nehmen, lautet die Antwort nein. Solange Ihre Nahrung die grundlegenden Nährstoffe zur Verfügung stellt, wächst Ihr Kind gleichmäßig weiter, unabhängig davon, was Sie tatsächlich essen (siehe S. 100). Es ist jedoch wichtig, während der Schwangerschaft nicht zuviel zu essen. Wenn Sie zuviel Gewicht zulegen, steigt das Risiko des Schwangerschaftsdiabetes (siehe S. 125). Ist ein Kaiserschnitt notwendig, wird die Operation durch Übergewicht komplizierter.

F WARUM SIND MANCHE BABYS IN DER GEBÄRMUTTER AKTIVER ALS ANDERE?

A Diese Frage läßt sich nur schwer beantworten. Manche Babys scheinen sich mehr zu bewegen als andere, aber der Grund dafür ist nicht bekannt. Es trifft aber auch zu, daß manche Frauen einfach stärker fühlen, wie sich ihr Kind bewegt.

BIS ZUR NEUNUNDZWANZIGSTEN WOCHE

DIE GRÖSSE IHRES KINDES

Länge (Scheitel bis Steiß)
26 cm
Gewicht 1100 g

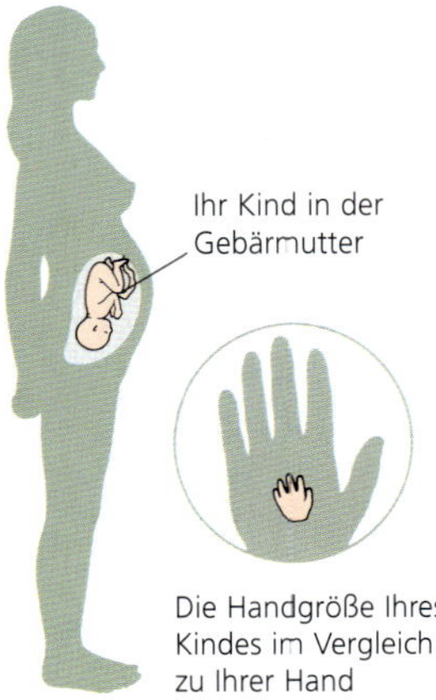

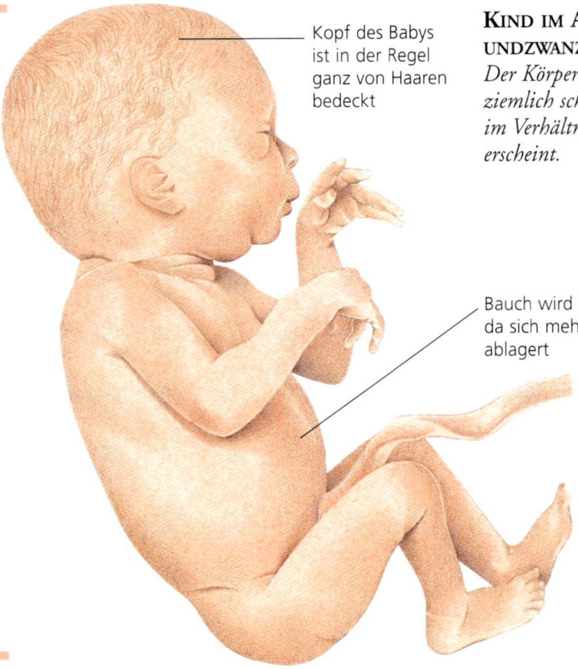

KIND IM ALTER VON ACHTUNDZWANZIG WOCHEN
Der Körper des Babys wächst jetzt ziemlich schnell, so daß der Kopf im Verhältnis nicht mehr so groß erscheint.

WIE WÄCHST MEIN KIND?

Wie sieht mein Kind aus?
In der 29. Woche ist Ihr Baby etwa 26 cm groß (vom Scheitel bis zum Steiß gemessen) und wiegt etwa 1100 g. Eine fettige Substanz, die Käseschmiere (*Vernix caseosa*) umgibt seine Haut und isoliert sie (siehe S. 63). Wenn Ihr Kind jetzt zur Welt käme, wäre es körperlich weit genug entwickelt, um zu überleben. Es würde jedoch besondere Pflege benötigen.

Was geschieht im Körperinnern meines Kindes?
Ihr Baby bewegt sich regelmäßig in der Gebärmutter.
■ **Gehirn** Es wächst viel schneller, und eine fettige, schützende Schicht umgibt die Nervenfasern. Diese wichtige Entwicklung ermöglicht eine schnellere Übertragung der Gehirnimpulse, so daß die Lernfähigkeit gesteigert wird.
■ **Bewegungen** Ihr Baby ist aufgrund seiner Gewichtszunahme und seines Längenwachstums jetzt stärker in der Gebärmutter eingeengt. Es kann jedoch immer noch seine Lage ändern. Da nicht mehr so viel Flüssigkeit zur Dämpfung vorhanden ist, spüren Sie diese Bewegungen stärker; sie können sogar von außen sichtbar sein.
■ **Lunge** In der 29. Woche haben sich in der Lunge die meisten der kleineren Luftwege und winzigen Lungenbläschen (Alveolen) gebildet. Genauso wichtig ist die Entwicklung einer Substanz namens Surfactant, die von den Zellen in der Lunge produziert wird. Surfactant unterstützt die Atmung, indem durch sie die Oberflächenspannung der Lungenauskleidung verringert wird. Dies verhindert, daß die Luftwege der Lunge beim Ausatmen kollabieren. Ein vor der Zeit geborenes Baby kann Probleme mit der Atmung haben, da diese Substanz noch nicht vorhanden ist. Bei einer Frühgeburt wird entweder der Mutter eine Steroidinjektion verabreicht, um die Lunge des Kindes zur Produktion von Surfactant anzuregen, oder das Baby erhält nach der Geburt künstliches Surfactant.

Das Lebenserhaltungssystem des Kindes
In diesem Stadium wächst die Plazenta langsamer als das Kind. Sie erhält jede Minute etwa 400 ml Blut aus Ihrem Kreislauf und tauscht Nährstoffe, Gase und Abfallprodukte aus. Die Plazenta ist recht wählerisch, was die Substanzen angeht, die von der Mutter in das Blut des Babys gelangen. So wird verhindert, daß einige schädliche Stoffe, wie beispielsweise bestimmte Drogen, in den kindlichen Kreislauf gelangen.

F SOLL SICH MEIN BABY NOCH BEWEGEN?

A Ja, in der 29. Woche sollte Ihr Baby sehr aktiv sein. Erst nach der 36. Woche wird Ihr Kind ruhiger werden, weil es dann weniger Platz hat und weniger Fruchtwasser vorhanden ist, in dem es sich bewegen kann. Vielleicht können Sie sehen oder mit der Hand spüren, wie sich Ihr Baby bewegt, wenn sich Ihr Bauch hebt und Ausbuchtungen sichtbar werden.

F KANN MEIN BABY DURCH TRETEN UND BEWEGUNGEN IN MEINEM INNERN SCHADEN ANRICHTEN?

A Obwohl nach der 28. Woche heftige Bewegungen häufig sind, kann Ihr Kind Sie nicht verletzen, weil das Fruchtwasser seine Bewegungen dämpft. Die dicke Gebärmutterwand schützt Magen, Leber und Darm der Mutter.

F MANCHMAL SPÜRE ICH EINEN HEFTIGEN SCHMERZ UNTERHALB DES RIPPENBOGENS. MUSS ICH MIR DESHALB SORGEN MACHEN?

A Wenn Ihr Baby mit dem Kopf nach unten in der Gebärmutter liegt und Sie tritt, kann dies direkt unterhalb des Rippenbogens schmerzen. Gelegentlich können Schmerzen unterhalb der Rippen auftreten, wenn sich der Kopf des Kindes in der Steißlage auf und ab bewegt (siehe S. 63). Dies ist nicht gefährlich, aber es kann unangenehm sein.

F WENN MEIN BABY JETZT MIT DEM KOPF NACH UNTEN LIEGT, BLEIBT ES DANN IN DIESER POSITION?

A Nein, nicht unbedingt. In diesem Stadium kann sich Ihr Kind noch bewegen und wird dies auch noch bis zur 35. oder 36. Woche tun. Danach ist es für Bewegungen zu groß, und nimmt normalerweise seine Geburtslage ein.

F WARUM BEKOMMEN BABYS SCHLUCKAUF?

A Gelegentlich haben Babys einen kurzen, stoßartigen »Schluckauf«, den Sie manchmal spüren können. Er wird wahrscheinlich dadurch verursacht, daß der Fetus seine Brust bewegt, um die Atmung zu üben. Diese Bewegungen sind bei Ultraschalluntersuchungen sichtbar. Man nimmt an, daß sich auf diese Weise die Lunge des Babys erweitert und richtig entwickelt. Das Kind kann im eigentlichen Sinn jedoch erst atmen, wenn es geboren wird.

WAS EINE ULTRASCHALL-UNTERSUCHUNG ZEIGT

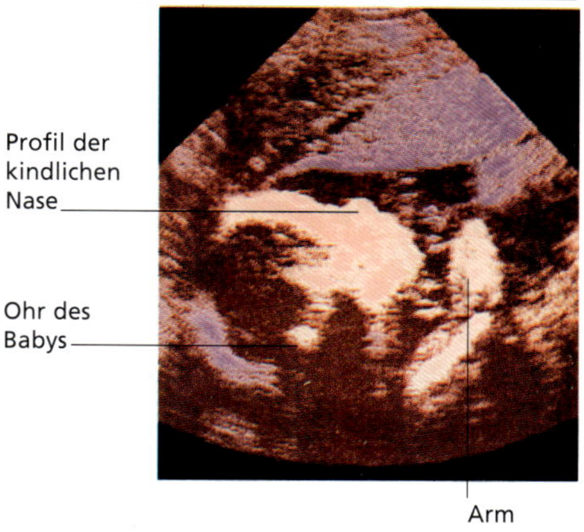

IN DER VIERUNDZWANZIGSTEN WOCHE
Dieses Ultraschallbild zeigt das Profil eines Kindes im Alter von sechs Monaten. In diesem Stadium sind alle Gesichtszüge ausgebildet, so daß das Baby bereits wie bei seiner Geburt aussieht, allerdings noch in der kleineren Version. Die Augen sind noch geschlossen.

F HABEN JUNGEN UND MÄDCHEN DASSELBE GEWICHT?

A Jungen wiegen im dritten Trimester der Schwangerschaft meist etwas mehr als Mädchen im selben Alter.

F WAS BEDEUTET ES, WENN MEIN BABY FÜR DIE ANZAHL DER SCHWANGERSCHAFTS-WOCHEN ZU KLEIN IST?

A Meist ist dies genetisch bedingt: Ihr Baby sollte von Anfang an nicht groß sein. Dies trifft besonders dann zu, wenn Sie und/oder Ihr Partner klein oder untergewichtig sind. Eine weitere mögliche Ursache kann sein, daß die Funktionsfähigkeit der Plazenta eingeschränkt ist und das Kind nicht genug Nährstoffe und Sauerstoff erhält. Man bezeichnet dies als »Plazentainsuffizienz«, was manchmal, aber nicht immer, mit der Entwicklung einer Präeklampsie in Zusammenhang steht (siehe S. 127). Ein möglicher, aber nicht so wahrscheinlicher Grund besteht darin, daß die errechnete Zeit nicht stimmt und Ihre Schwangerschaft noch nicht so weit fortgeschritten ist, wie alle glauben. Selten wird das kindliche Wachstum durch eine Infektion oder eine genetische oder Chromosomenschädigung behindert (siehe S. 52).

BIS ZUR FÜNFUNDDREISSIGSTEN WOCHE

DIE GRÖSSE IHRES KINDES

Länge (Scheitel bis Steiß)
32 cm
Gewicht 2500 g

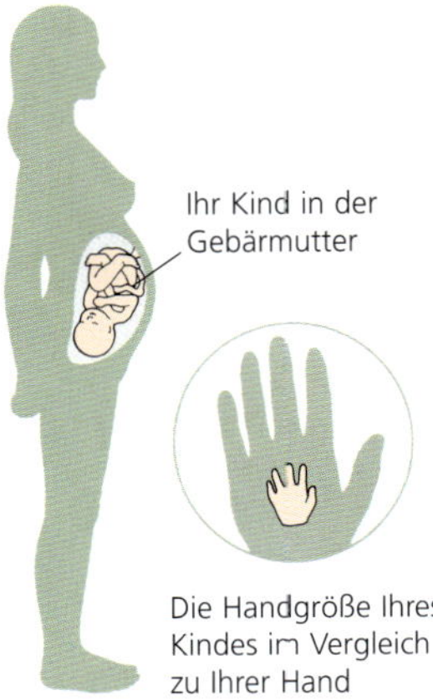

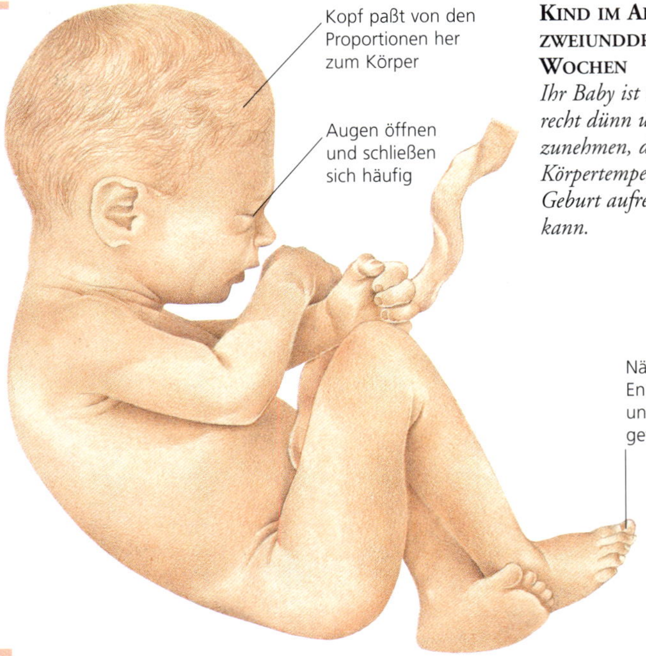

KIND IM ALTER VON ZWEIUNDDREISSIG WOCHEN
Ihr Baby ist immer noch recht dünn und muß etwas zunehmen, damit es seine Körpertemperatur nach der Geburt aufrechterhalten kann.

WIE WÄCHST MEIN KIND?

Wie sieht mein Kind aus?
In diesem Stadium der Schwangerschaft ist Ihr Kind 32 cm groß, wiegt 2500 g und ist vollständig ausgebildet. Der Kopf paßt von den Proportionen her nun besser zum Körper. Unter der Haut hat sich mehr Fett angesammelt. Dies hilft, die Körpertemperatur nach der Geburt zu regulieren, obwohl die Haut darüber noch sehr dünn ist.

■ **Gesicht** Die Haut im Gesicht Ihres Babys ist viel glatter und weist kaum noch Falten auf. Wenn zu diesem Zeitpunkt eine Ultraschalluntersuchung vorgenommen wird, sollte sich die Gesichtsstruktur ausreichend entwickelt haben, so daß das Profil Ihres Kindes klar erkennbar ist. Die Augen öffnen und schließen sich jetzt häufig und können Lichtveränderungen durch die Bauchwand wahrnehmen. Wenn Sie jetzt eine Frühgeburt hätten, würden sich die Augen Ihres Kindes automatisch öffnen und schließen.

■ **Arme und Beine** sind entwickelt und Muskeln und Nerven miteinander verbunden, so daß relativ koordinierte Bewegungen möglich sind. Das Kind liegt normalerweise mit angezogenen Armen und Beinen in der Gebärmutter und kann jetzt mit den Fingern greifen.

■ **Haut und Haar** Die Haut ist mit Zunahme der Fettschicht nicht mehr so durchscheinend. Sie ist rosafarben, und die Blutgefäße sind nicht mehr so leicht zu erkennen. Die Käseschmiere nimmt zu, und der Kopf des Babys kann mit Haaren bedeckt sein.

Was passiert im Körperinnern meines Kindes?
Die meisten großen Organe haben sich entwickelt, und das Baby nimmt in Vorbereitung auf die Geburt an Gewicht zu.

■ **Lunge** Sie entwickelt sich noch immer weiter. Wenn Ihr Kind jedoch jetzt geboren würde, hätte es eine sehr gute Chance zu überleben, wenn seine Atmung unterstützt würde.

■ **Gehirn und Nervensystem** Die Entwicklung ist abgeschlossen, aber wenn das Kind jetzt geboren würde, wären sein Saugreflex und die Koordination schlecht.

■ **Verdauungssystem** Mekonium (Kindspech), eine dunkelgrüne, dicke Substanz, die aus toten Zellen und Absonderungen aus Darm und Leber besteht, füllt die Eingeweide. Ihr Kind gibt möglicherweise Mekonium ab, wenn es während des Geburtsvorgangs in eine Notlage gerät.

Das Lebenserhaltungssystem des Kindes
Die Versorgung des Babys über die Plazenta ist jetzt, da diese ihre Reife erreicht hat, besonders effizient.

SCHWANGERSCHAFTSWOCHEN

1	2	3	4	5	6	7	8	9	10	11	12	13	14	15	16	17	18	19	2
ERSTES TRIMESTER												ZWEIT							

F IST DIE HAUT MEINES BABYS VOM FRUCHTWASSER NICHT VÖLLIG WEICH?

A Im dritten Trimester kann das Fruchtwasser, das Ihr Kind umgibt, nicht in seine Haut eindringen, im Gegensatz zum ersten und zum Anfang des zweiten Trimesters (siehe S. 55). Dies ist darauf zurückzuführen, daß sich etwa um die 28. Woche eine dicke, weiße, wachsige Schicht entwickelt, die als Käseschmiere (*Vernix caseosa*) bezeichnet wird. Sie schützt die Haut und verhindert, daß sie aufquillt. Außerdem erhöht sich in dieser Zeit die Menge einiger Salze und Mineralstoffe, die von der Haut des Kindes nur schwer aufgenommen werden, im Fruchtwasser.

F WIEVIEL SCHLAF BEKOMMT DAS BABY?

A Wie Sie wahrscheinlich festgestellt haben, wacht Ihr Kind oft gerade dann auf und beginnt zu strampeln, wenn Sie sich hinlegen. Babys liegen oft stundenlang ruhig in der Gebärmutter oder schlafen mehrere Stunden und sind dann anschließend einige Zeit wach und bewegen sich. Untersuchungen der Kindsbewegungen und der Veränderungen der Herzfrequenz zeigen, daß es abwechselnde Schlaf- und Wachzyklen gibt. Dieses Schlafmuster kann beim Neugeborenen weiterbestehen, bis sich ein regelmäßigerer Rhythmus eingestellt hat.

F KANN ICH ES IRGENDWIE BEEINFLUSSEN, OB MEIN BABY WACH IST ODER SCHLÄFT?

A Das Schlafmuster Ihres Babys besteht ganz unabhängig von dem Ihren. Oft ist es möglich, das Kind aufzuwecken, indem man leicht auf den Bauch drückt, aufsteht und umhergeht oder auch eine kohlehydratreiche Mahlzeit zu sich nimmt. Laute Geräusche können oft einige Aktivität auslösen, und manche Mütter berichten, daß ihr Baby aufwacht und/oder auf bestimmte Arten von Musik reagiert. Wissenschaftler setzen direkt am Bauch der Mutter vibrierende, akustische Stimulation ein, um das Kind zu wecken und so Änderungen der Herzfrequenz im wachen und schlafenden Zustand untersuchen zu können.

F MEIN BABY LIEGT MIT DEM KOPF NACH OBEN IN DER GEBÄRMUTTER. KOMMT DAS HÄUFIG VOR?

A Babys liegen bis zu den letzten Schwangerschaftswochen häufig mit dem Kopf nach oben in der Gebärmutter (Steißlage). Aus diesem Grund kommen zu früh geborene Kinder oft in dieser Position zur Welt. Etwa 30 Prozent aller Frühgeburten werden in der Steißlage geboren, aber nur drei bis vier Prozent der Babys, die in der 37. Woche zur Welt kommen, befinden sich in dieser Position.

WELCHE LAGE NIMMT MEIN KIND IN DER GEBÄRMUTTER EIN?

Die Position Ihres Babys in der Gebärmutter wird als »Lage« bezeichnet. Seine Lage wird mit der Bezeichnung des Körperteils – Kopf oder Steiß – beschrieben, der dem mütterlichen Becken am nächsten ist.

Wie die Position die Geburt beeinflussen kann

Normalerweise nimmt das Baby in der Gebärmutter eine Längslage ein. Sehr selten kommt es auch zu einer Querlage und einer Position zwischen Quer- und Längslage (Schräglage). Wenn sich Ihr Baby in einer dieser Lagen oder in der Steißlage befindet (siehe rechts), ist häufig nach Einsetzen der Wehen eine Kaiserschnittentbindung notwendig (siehe S. 182).

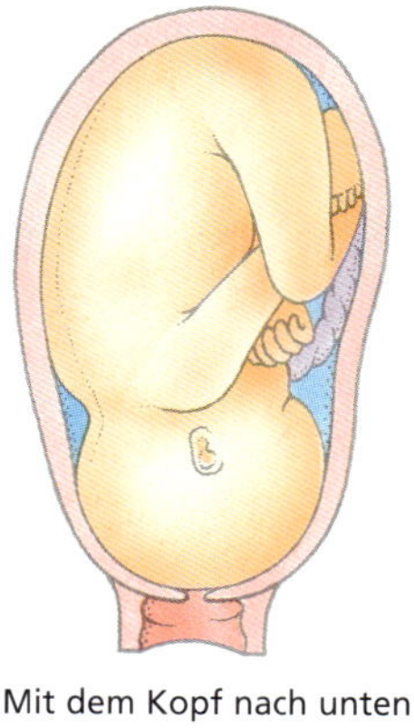

Mit dem Kopf nach unten

SCHÄDELLAGE

Dies ist die häufigste Geburtslage. Der Kopf befindet sich über dem Muttermund.

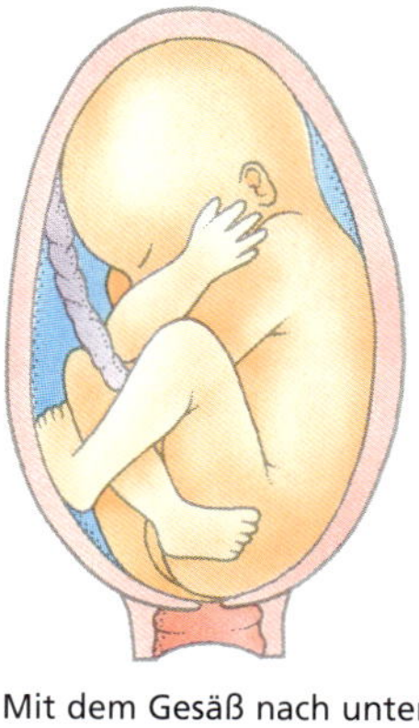

Mit dem Gesäß nach unten

STEISSLAGE

Nur etwa 3–4 Prozent der Babys befinden sich bei der Geburt in dieser Lage.

SCHWANGERSCHAFTSWOCHEN

21	22	23	24	25	26	27	28	29	30	31	32	33	34	35	36	37	38	39	40
TRIMESTER					DRITTES TRIMESTER														

In der vierzigsten Woche

Die Grösse Ihres Kindes

Länge (Scheitel bis Steiß)
36 cm
Gewicht 3500 g

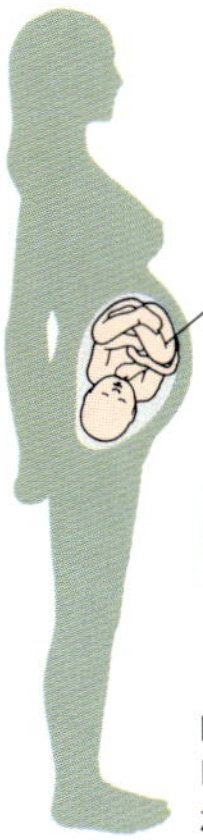

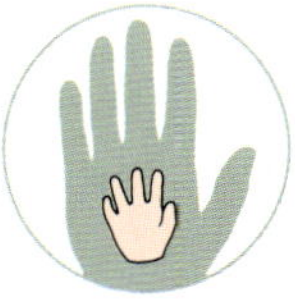

Die Handgröße Ihres Kindes im Vergleich zu Ihrer Hand

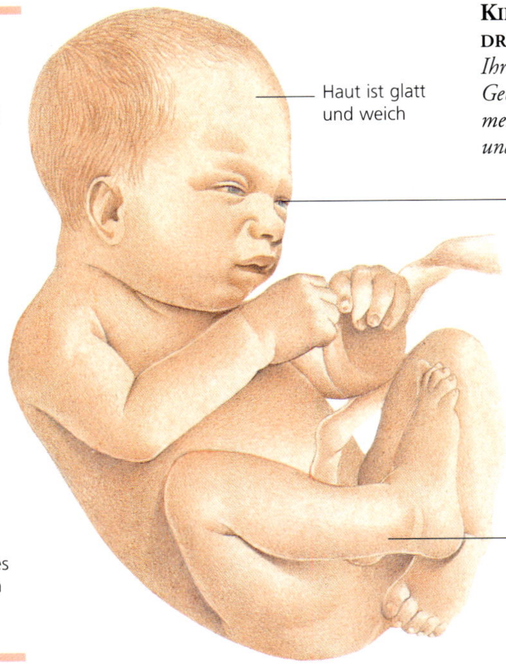

Kind in der achtunddreissigsten Woche
Ihr Baby ist jetzt bereit für die Geburt. Die Lanugo-Behaarung ist mehr oder weniger verschwunden, und das Kind ist viel molliger.

Wie wächst mein Kind?

Wie sieht mein Kind aus?
Babys sind im Durchschnitt 36 cm lang (vom Scheitel bis zum Steiß gemessen) und wiegen etwa 3500 g. In der 36. Woche ist Ihr Baby fast ganz ausgereift und würde bei der Geburt überleben, ohne in einer Spezialklinik behandelt werden zu müssen. In den letzten vier Schwangerschaftswochen nimmt das Kind stark an Gewicht zu. Unter der Haut entsteht eine dicke Fettschicht, so daß es bei der Geburt relativ mollig ist.

■ **Gesicht** Bei der Geburt ist das Gesicht recht voll, und die Augen sind immer blau, obwohl sich die Farbe bis zu sechs Monaten nach der Geburt ändern kann.

■ **Arme und Beine** Sie sind voll ausgewachsen, was in der 36. Woche auch auf Finger- und Zehennägel zutreffen sollte.

■ **Haut und Haar** Die Lanugo-Behaarung (siehe S. 57) ist in diesem Stadium fast vollständig verschwunden, obwohl bei der Geburt noch einige Bereiche vorhanden sein können. Die Haut kann blaß und rissig sein und sich schälen, und besonders auf den Handflächen können sich tiefe Falten abzeichnen.

■ **Geschlechtsorgane** Bei Mädchen ist bereits Brustgewebe vorhanden, und die Brustwarzen stehen hervor. Bei Jungen befinden sich die Hoden in der Regel schon im Hodensack.

Was passiert im Körperinnern meines Kindes?
Ihr Baby ist mollig und bereit für die Geburt. Empfinden und Koordination sind gut ausgebildet.

■ **Lunge** Die Lunge sollte jetzt voll ausgebildet sein, obwohl sie noch nicht endgültig ausgereift ist. Ihr Kind produziert jetzt in seinem Körper das Hormon Cortisol, das für die Lungen notwendig ist, um sich auf die Geburt vorzubereiten.

■ **Herz** Das Herz schlägt 110- bis 150mal pro Minute. Nach der Geburt des Kindes finden in seinem Kreislauf große Veränderungen statt, wenn sich die Lunge ausdehnt und damit Blut in das Lungengewebe fließen kann.

Das Lebenserhaltungssystem des Kindes
Die Plazenta, die Ihr Baby während der Schwangerschaft mit Nahrung und Sauerstoff versorgt hat, erreicht etwa in der 34. Woche ihre Reife. Dann hört sie auf zu wachsen und altert. Bei der Geburt weist sie etwa ein Sechstel des Gewichts des Kindes auf.

SCHWANGERSCHAFTSWOCHEN

1	2	3	4	5	6	7	8	9	10	11	12	13	14	15	16	17	18	19	20
ERSTES TRIMESTER												ZWEITES							

F WANN IST DIE LUNGE MEINES BABYS VOLLSTÄNDIG AUSGEREIFT?

A In der 37. Woche haben sich die Zellen, die die Luftwege der Lunge auskleiden, entwickelt, und die vielen Verzweigungen des Organs sind vorhanden, so daß für einen ausreichenden Gasaustausch bei der Geburt gesorgt ist. Wichtig ist in diesem Stadium, daß die Lunge genug Surfactant produziert hat, damit sie normal funktionieren kann.

F IST DER SCHÄDEL MEINES BABYS IN DER 40. WOCHE VOLL AUSGEBILDET?

A Das Gehirn des Babys ist von mehreren »flachen« Knochen umgeben, aber anders als beim Erwachsenen sind sie noch nicht miteinander verbunden. Die Knochen des Babyschädels sind weich. Sie können sich übereinander verschieben, so daß der Kopf den Geburtskanal und die Scheide passieren kann, ohne Schaden zu nehmen. Oben am Scheitel, wo die Schädelknochen aneinanderstoßen, befinden sich Zwischenräume, die sogenannten Fontanellen. Sie sind noch mehrere Monate nach der Geburt weich.

F WARUM BEWEGT SICH MEIN BABY JETZT IN DER 38. SCHWANGERSCHAFTSWOCHE WENIGER?

A Es ist normal, nach der 36. Woche weniger Aktivität zu spüren. Ihr Baby ist jetzt bereit für die Geburt, und in der Gebärmutter ist weniger Fruchtwasser und Platz vorhanden, um sich bewegen zu können.

F MUSS ICH MIR SORGEN MACHEN, WENN SICH MEIN BABY GAR NICHT BEWEGT?

A Obwohl sich Babys um den erwarteten Geburtstermin herum häufig nicht mehr so stark bewegen, sollten Sie Ihren Arzt aufsuchen, wenn Sie gar keine Bewegungen mehr feststellen oder plötzlich viel weniger, als Sie normalerweise gewöhnt sind. Wenn Ihr Arzt nicht erreichbar ist, suchen Sie die Entbindungsstation des Krankenhauses auf, wo die Herzfrequenz mit einem Überwachungssystem, dem sogenannten CTG (Kardiotokograph) überprüft werden kann.

F WIE WEISS ICH, OB DER KOPF DES BABYS INS BECKEN EINGETRETEN IST?

A Manche Frauen spüren eine deutliche Abnahme des Drucks im Bereich von Zwerchfell und Magen, so daß sie besser durchatmen können. Gleichzeitig nimmt der Druck auf die Blase und den Dammbereich zu, so daß Sie möglicherweise öfter Wasser lassen müssen.

WAS BEDEUTET ES, WENN DER SCHÄDEL INS BECKEN EINTRITT, UND WANN GESCHIEHT DIES?

Wenn der Schädel aus dem oberen Bereich Ihres Bauchs in Vorbereitung auf die Geburt tiefer ins mütterliche Becken eindringt, spricht man vom Eintreten des Kopfes.

Wann tritt der Kopf meines Babys ins Becken ein? Dies kann jederzeit zwischen der 36. Woche und dem Einsetzen der Wehen geschehen. Beim ersten Kind tritt dieser Zeitpunkt wahrscheinlich früher ein. Wenn der Kopf ins Becken eingetreten ist, heißt dies nicht, daß nun sofort der Geburtsvorgang einsetzen wird. Vielleicht müssen Sie noch mehrere Wochen warten. Sollte der Kopf nicht ins Becken eintreten, müssen Sie sich darüber keine Sorgen machen, da dies jederzeit bis zum Einsetzen der Wehen noch geschehen kann. Beim zweiten oder weiteren Kindern tritt der Kopf häufig erst ins Becken ein, wenn die Wehen schon eingesetzt haben.

EINTRITT DES KOPFES INS BECKEN
Der Kopf des Babys befindet sich bereits im Beckenbereich, ist aber noch nicht ganz eingetreten.

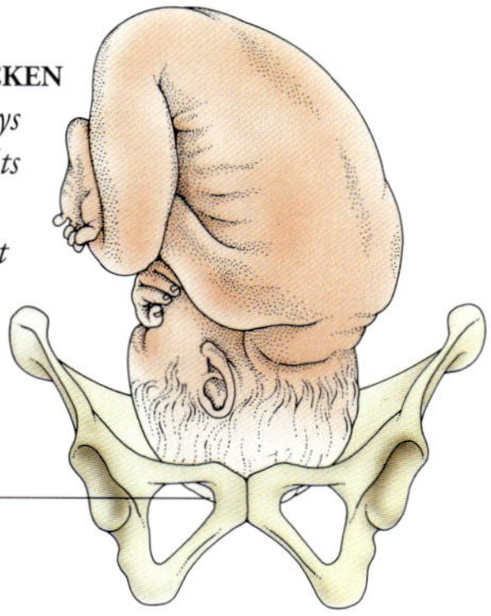

POSITION NACH EINTRITT DES KOPFES
Nach dem vollständigen Eintreten paßt der Kopf in die Aushöhlung des Beckens.

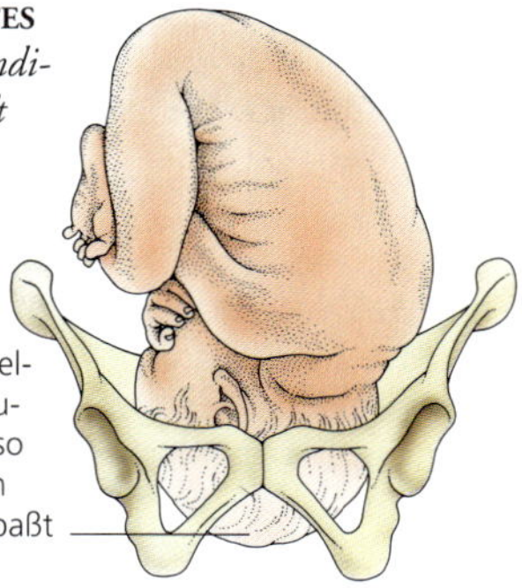

SCHWANGERSCHAFTSWOCHEN

21	22	23	24	25	26	27	28	29	30	31	32	33	34	35	36	37	38	39	40
TRIMESTER					DRITTES TRIMESTER														

ZWILLINGE UND MEHRLINGSGEBURTEN

F IST ES WAHRSCHEINLICHER, DASS ICH ZWILLINGE BEKOMME, WENN ES IN MEINER FAMILIE ZWILLINGE GIBT?

A Ja, das trifft zu. Zweieiige Zwillinge sind wahrscheinlicher, wenn eine nahe Verwandte Zwillinge oder Drillinge geboren hat oder wenn Sie selbst ein zweieiiger Zwilling sind. Die Geburt von eineiigen Zwillinge ist jedoch viel zufälliger und steht nicht immer in Zusammenhang mit der familiären Vorgeschichte.

F WIE HÄUFIG SIND ZWILLINGSGEBURTEN?

A Zwillinge werden häufiger geboren, wenn die Schwangere über fünfunddreißig Jahre alt ist oder eine Fruchtbarkeitsbehandlung, beispielsweise eine In-vitro-Fertilisation oder GIFT, hinter sich hat (siehe S. 15). Mehr als die Hälfte aller Drillingsgeburten ist auf künstliche Befruchtungstechniken zurückzuführen.

F WANN KANN MEIN ARZT BESTÄTIGEN, DASS ICH ZWILLINGE ERWARTE?

A Bereits in der 8. Woche kann man Zwillinge auf dem Ultraschallbild erkennen. Da jedoch ein hohes Fehlgeburtsrisiko besteht, wird die Diagnose »lebensfähiger« Zwillinge meist erst zu Anfang des zweiten Trimesters in der 12. bis 14. Woche gestellt.

F WELCHE RISIKEN BESTEHEN, WENN ICH ZWILLINGE ERWARTE?

A In diesem Fall gilt Ihre Schwangerschaft als Risikoschwangerschaft. An die Mutter und das Plazentasystem, von dem die Feten abhängen, werden besondere Ansprüche gestellt. Dies kann wiederum das Wachstum eines oder beider Kinder verlangsamen und bei der Mutter hohen Blutdruck verursachen. Außerdem besteht das Risiko einer Frühgeburt. Diese Risiken sind bei Drillings- oder anderen Mehrlingsschwangerschaften noch erhöht (siehe S. 130).

WIE ENTSTEHEN ZWILLINGE?

Zwillinge entstehen in einem frühen Stadium, wenn Ei- und Samenzelle sich vereinigt haben, oder kurz danach. Zwillinge sind entweder zweieiig (etwa 80 Prozent) oder eineiig (etwa 20 Prozent). Die unten abgebildeten Zwillinge liegen mit dem Kopf nach unten (Schädellage), aber sie können auch andere Positionen in der Gebärmutter einnehmen (siehe S. 185).

EINEIIGE ZWILLINGE

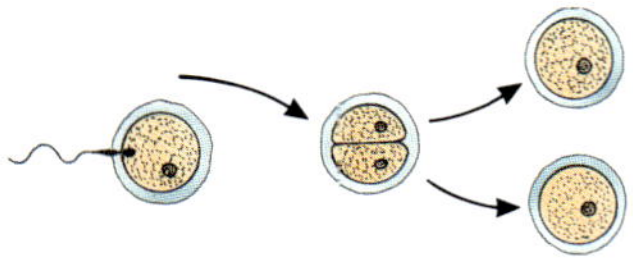

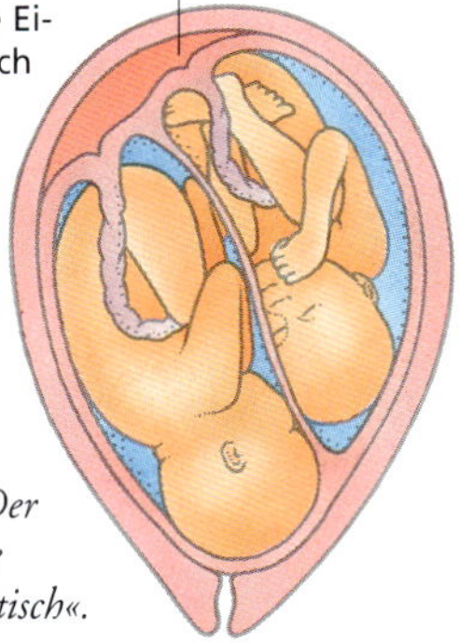

EINEIIGE ZWILLINGE
Wenn eine Eizelle von einer Samenzelle befruchtet wird und sich zweiteilt, haben die Embryonen dasselbe Geschlecht und sind aufgrund desselben genetischen Materials identisch. Der biologische Begriff für solche Zwillinge lautet »monozygotisch«.

ZWEIEIIGE ZWILLINGE

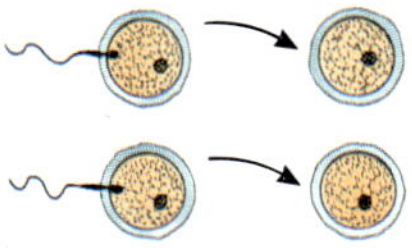

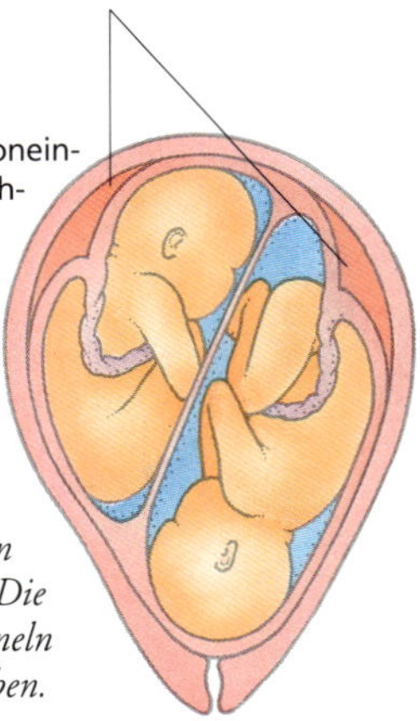

ZWEIEIIGE ZWILLINGE
Zweieiige (dizygotische) Zwillinge entstehen bei der Befruchtung zweier Eizellen zur selben Zeit, so daß sich zwei Embryonen in der Gebärmutter einnisten. Die Babys müssen sich nicht ähneln und dasselbe Geschlecht haben.

F IST EINE MEHRLINGSSCHWANGERSCHAFT IMMER EINE RISIKOSCHWANGERSCHAFT?

A Ja, man wird Sie sehr sorgfältig überwachen. Es werden regelmäßig Ultraschalluntersuchungen vorgenommen und zusätzliche Untersuchungstermine angeordnet.

F KÖNNEN SICH ZWEI BABYS IN DER GEBÄRMUTTER RICHTIG ENTWICKELN?

A Die Gebärmutter ist äußerst dehnbar, und es ist durchaus möglich, daß sich zwei und manchmal drei (oder mehr) Babys ganz normal entwickeln. In der Regel gibt es keine Wachstumsprobleme, wenn jedes für sich eine separate Fruchtblase hat. Es ist jedoch viel wahrscheinlicher, daß bereits vor der 40. Woche die Wehen einsetzen, weil der Platz in der Gebärmutter begrenzt ist.

F KÖNNEN DIE ZWILLINGE IN DER GEBÄRMUTTER ZUSAMMENSTOSSEN ODER EINANDER VERLETZEN?

A Zwillinge können in der Gebärmutter zusammenstoßen, weil sie recht aktiv sind. Bei Ultraschalluntersuchungen hat man festgestellt, daß sie auch miteinander zu spielen scheinen. Sie können sich jedoch nicht verletzen.

F SPIELT ES EINE ROLLE, OB MEINE ZWILLINGE EINEIIG SIND ODER NICHT?

A Ja, denn wenn sie eineiig sind und sich dieselbe Plazenta und Fruchtblase teilen, kann es zu mehr Problemen in ihrer Entwicklung und bei der Entbindung kommen als bei zweieiigen Zwillingen (siehe S. 130).

F WARUM WAREN BEI MEINER ERSTEN ULTRASCHALLUNTERSUCHUNG ZWILLINGE ZU SEHEN, WÄHREND JETZT NUR EIN BABY SICHTBAR IST?

A Wahrscheinlich kommt es viel häufiger zu Zwillingsschwangerschaften, als wir vermuten, aber im Frühstadium stirbt häufig ein Zwilling ab. Während der überlebende Zwilling heranwächst, wird der nicht lebensfähige Embryo wieder absorbiert. Im ersten Trimester sollte dies keine Probleme verursachen, doch wenn ein Zwilling zu einem späteren Zeitpunkt stirbt, kann das zu Schwierigkeiten führen (siehe S. 130).

F ENTWICKELN SICH ZWILLINGE UND DRILLINGE MIT DERSELBEN GESCHWINDIGKEIT WIE EINZELKINDER?

A Ja, sie entwickeln sich genauso schnell, werden aber wahrscheinlich nicht so groß wie ein einzelnes Kind, selbst wenn man die Tatsache miteinbezieht, daß sie normalerweise früher geboren werden.

F TEILEN SICH ZWILLINGE DIESELBE FRUCHTBLASE?

A Zweieiige Zwillinge, die bei der Befruchtung zweier Eizellen durch zwei Samenzellen entstehen und sich unabhängig voneinander entwickeln, haben jeweils eine eigene Nabelschnur, Plazenta und Fruchtblase. Obwohl eineiige Zwillinge sich eine Plazenta teilen, haben sie immer eine eigene Nabelschnur und meist auch eine eigene Fruchtblase.

F MAN HAT MIR GESAGT, DASS MEINE ZWILLINGE SICH UNTERSCHIEDLICH SCHNELL ENTWICKELN. WORAN LIEGT DAS?

A Zwillinge können von Anfang an eine unterschiedliche Größe haben und auch mit unterschiedlicher Geschwindigkeit wachsen. Es ist normalerweise kein Problem, wenn beide Babys zu Anfang unterschiedlich groß sind, aber normal wachsen, kann aber zu einem Problem werden, wenn sie anfänglich beide dieselbe Größe hatten und einer plötzlich viel langsamer wächst als der andere.

F WAS PASSIERT, WENN EIN ZWILLING LANGSAMER WÄCHST?

A Wenn es Wachstumsunterschiede gibt, wird man häufig Ultraschalluntersuchungen vornehmen. Abhängig vom Wohlergehen des kleineren Zwillings wird man möglicherweise die Geburt vorzeitig einleiten. Bei eineiigen Zwillingen kann ein auffälliger Größenunterschied auf einen seltenen Zustand hinweisen, der als Anastomose bezeichnet und durch eine abnorme Blutgefäßverbindung verursacht wird (siehe S. 131).

F STIMMT ES, DASS ICH DIE BEWEGUNGEN MEINER ZWILLINGE GETRENNT VONEINANDER SPÜREN KANN?

A Da jedes Baby ein ganz eigenes Bewegungsmuster hat und eine bestimmte Position in der Gebärmutter einnimmt, können viele Mütter spüren, welches Baby sich zu welcher Zeit bewegt.

FRAGEN, DIE SIE STELLEN KÖNNEN

Wachsen meine Babys mit derselben Geschwindigkeit?

Sind meine Zwillinge ein- oder zweieiig?

Ist jeder Zwilling von einer normal großen Menge Fruchtwasser umgeben?

Haben sie dasselbe Geschlecht oder verschiedene Geschlechter?

Ist eine oder sind zwei Plazentas vorhanden?

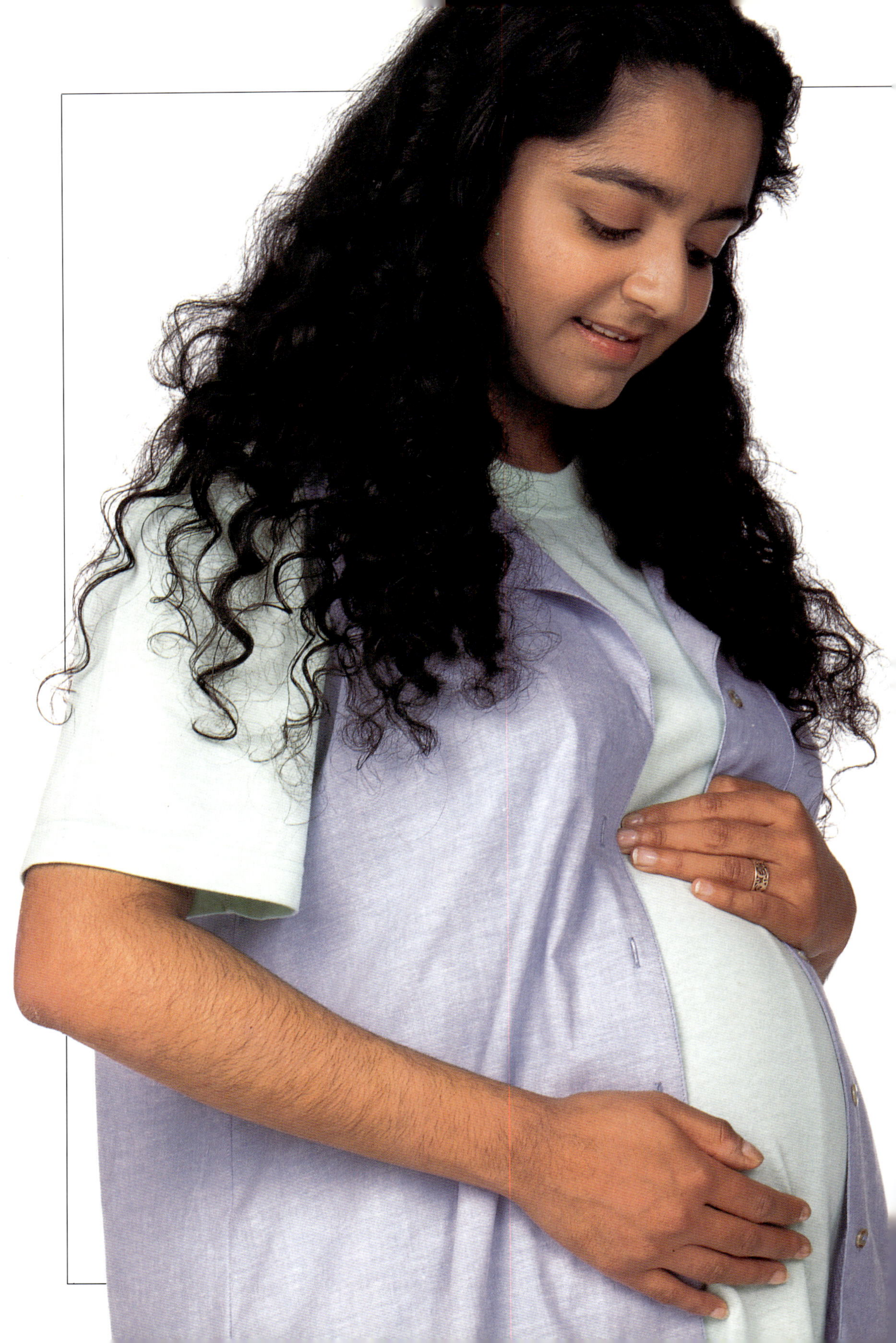

Die Veränderungen Ihres Körpers

In der Schwangerschaft sind starke Kräfte am Werk, die Ihren Körper verändern, damit Ihr Kind wachsen und sich entwickeln kann. Es werden sich Symptome und Gefühle einstellen, die Ihnen möglicherweise Unbehagen bereiten, selbst wenn Sie sich über die positiven Anzeichen Ihrer fortschreitenden Schwangerschaft freuen. Vielleicht fühlen Sie sich aber auch besser als je zuvor und sehen aus wie das blühende Leben. Damit Sie sicher sein können, daß alles normal verläuft, wollen wir uns in diesem Kapitel mit den körperlichen und emotionalen Veränderungen während der Schwangerschaft beschäftigen und Ihnen Ratschläge geben und Vorschläge machen.

WIE SICH IHR KÖRPER VERÄNDERT

SOBALD SIE schwanger sind, beginnt Ihr Körper sich zu verändern, damit er während der nächsten Wochen bereit ist, für das wachsende Leben zu sorgen. Da Ihr Körper in Zukunft die Funktion von zwei Systemen aufrechterhalten muß, werden Sie viel stärker belastet. Ihr Herz muß mehr Blut durch Ihren Körper pumpen, speziell zu Gebärmutter, Plazenta und Ihrem Kind, so daß sich Ihr Puls um etwa zehn Schläge pro Minute erhöht. Ihre Atmungsgeschwindigkeit nimmt zu, um mehr Sauerstoff für das Baby aufzunehmen und mehr Kohlendioxid auszustoßen. Auch die Stoffwechselrate steigt, um mit der größeren Arbeitslast fertig zu werden. Neben diesen körperlichen verursacht eine Schwangerschaft auch eine Reihe von emotionalen Anforderungen, die von Frau zu Frau variieren. Unten sehen Sie, wie sehr sich Ihr Körper verändern wird. Auf die Einzelheiten werden wir auf den nächsten Seiten ausführlich eingehen.

ENTWICKLUNGSSTADIEN

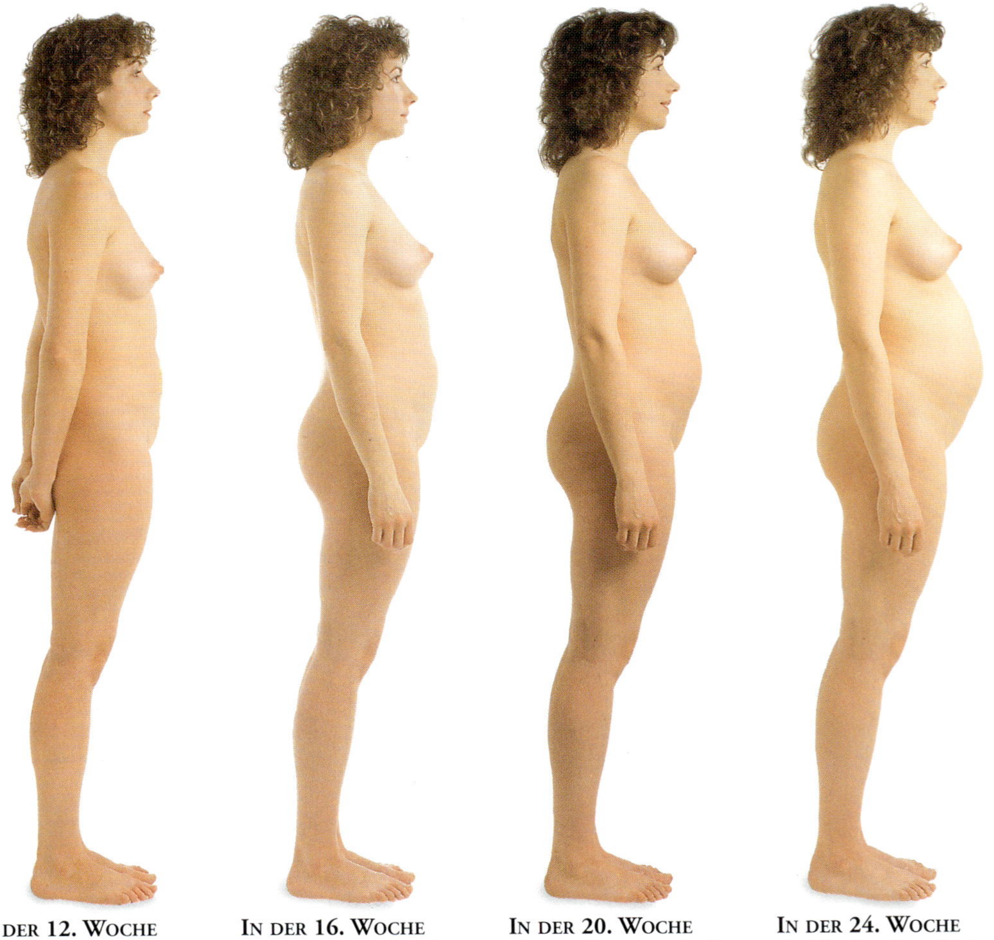

IN DER 12. WOCHE
Obwohl Ihr Baby schnell wächst, haben Sie noch keinen Bauch.

IN DER 16. WOCHE
Die Brustwarzen werden dunkler, da die Haut stärker pigmentiert ist.

IN DER 20. WOCHE
Ihr Bauch wächst schnell, aber Sie haben wahrscheinlich viel Energie.

IN DER 24. WOCHE
Gesicht, Hände und Oberkörper können durch Wassereinlagerungen anschwellen.

DIE STADIEN DER SCHWANGERSCHAFT

Die vierzig Wochen oder ungefähr neun Monate der Schwangerschaft werden in Trimester unterteilt, weil jeder dieser dreimonatigen Zeitabschnitte bestimmte Merkmale aufweist. Im ersten Trimester, den ersten zwölf Wochen also, ist kaum etwas zu sehen, obwohl sehr viel passiert: Die lebenswichtigen Organe Ihres Kindes bilden sich vollständig aus. Im zweiten Trimester, in der 13. bis 25. Woche also, wird Ihre Schwangerschaft äußerlich sichtbar, und Sie spüren, wie sich Ihr Baby bewegt. Im dritten Trimester, von der 26. Woche bis zur Entbindung, nimmt Ihr Bauch stark an Umfang zu, während Ihr Baby wächst und heranreift, so daß selbst einfache Arbeiten Sie ermüden und es Ihnen schwerfällt, nachts richtig zu schlafen.

Schwangerschaftszeitlinie

SCHWANGERSCHAFTSWOCHEN

1	2	3	4	5	6	7	8	9	10	11	12	13	14	15	16	17	18	19	20	21	22	23	24	25	26	27	28	29	30	31	32	33	34	35	36	37	38	39	40
ERSTES TRIMESTER												ZWEITES TRIMESTER													DRITTES TRIMESTER														

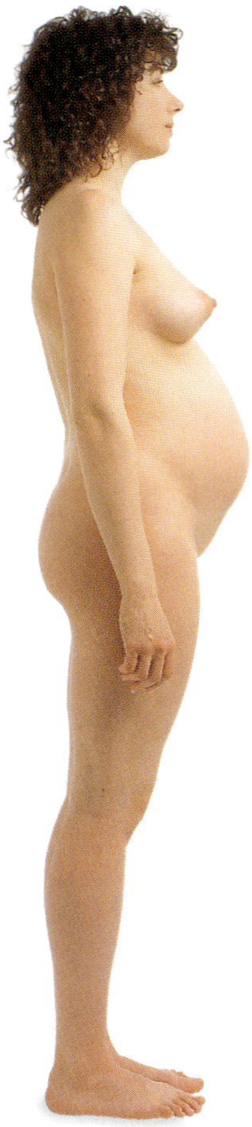

IN DER 28. WOCHE
Ihr Baby ist jetzt sehr aktiv, strampelt und dreht und wendet sich.

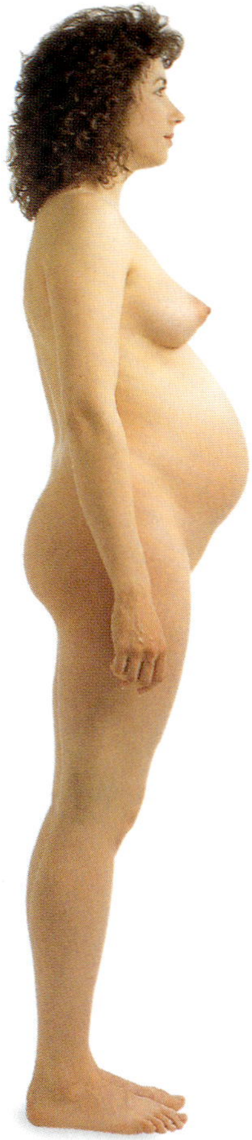

IN DER 32. WOCHE
Die Gebärmutter drückt auf die Organe und kann Unbehagen verursachen.

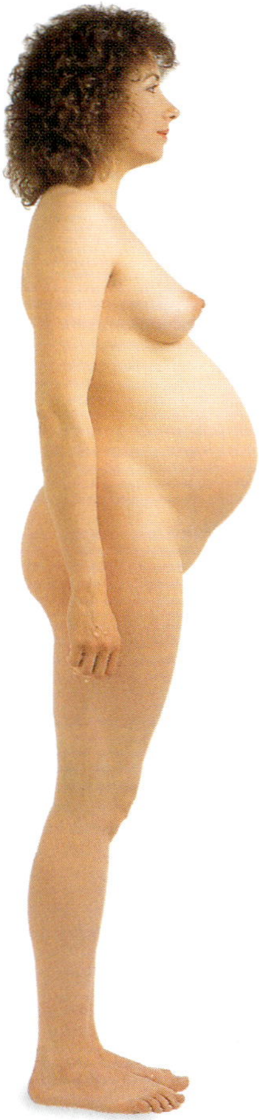

IN DER 36. WOCHE
Jetzt kann der Kopf des Babys bereits ins Becken eingetreten sein.

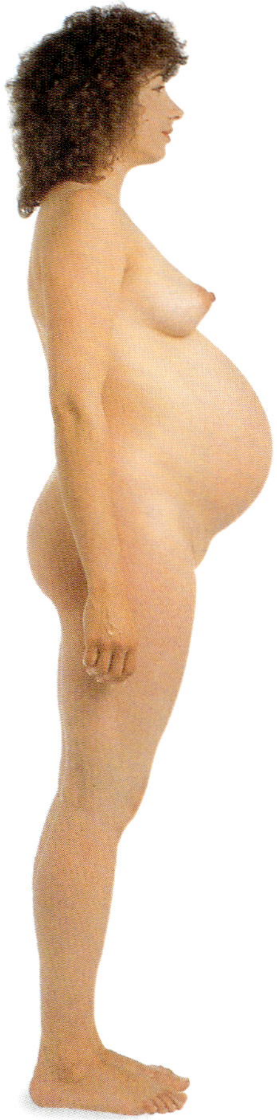

IN DER 40. WOCHE
Ihr Bauch ist jetzt so groß, daß es schwierig wird, nachts bequeme zu liegen.

Das erste Trimester

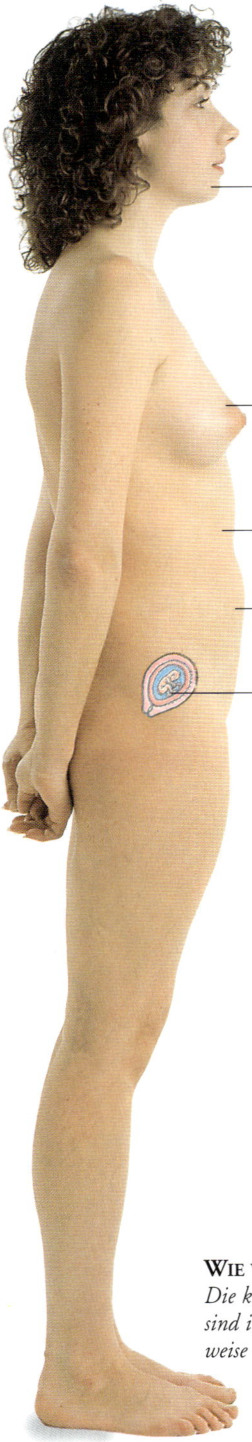

Wie werde ich aussehen?
Die körperlichen Veränderungen sind in diesem Stadium normalerweise nicht dramatisch. Sie und Ihr Partner werden sie wahrscheinlich als einzige feststellen.

WENN SIE SCHWANGER SIND, muß Ihr Körper auf die Bedürfnisse des entstehenden Lebens reagieren. Im ersten Trimester werden Hormone produziert (siehe Kasten Seite 73), um Ihren Körper auf die vor ihm liegende Arbeit vorzubereiten. Sie führen zu einer Vergrößerung der Brüste, die berührungsempfindlich werden, während sich die Milchkanäle entwickeln. Ihre Gebärmutter wächst, und die Muskeln der Gebärmutterwand werden dicker. In den ersten Wochen haben Sie jedoch keinen Bauch, weil die Gebärmutter bis Ende des dritten Monats noch im Becken liegt.

Was für Gefühle werde ich haben?

In den ersten Wochen werden Sie wahrscheinlich müde sein und morgens unter Übelkeit leiden. Die Aufregung, weil Sie ein Kind erwarten, wirkt diesen Symptomen oft entgegen. Im weiteren Verlauf der Schwangerschaft lassen diese Symptome meist nach.

Körperliche Phänomene
- Müdigkeit
- Übelkeit und möglicherweise Erbrechen
- Verstopfung
- Das Bedürfnis, häufig Wasser zu lassen
- Vorlieben für und Abneigungen gegen bestimmte Nahrungsmittel
- Veränderungen der Brust
- Ohnmachtsanfälle und Schwindel
- Aufgeblähter Bauch

Emotionen
- Zweifel, Freude und Angst (oder eine Mischung daraus)
- Reizbarkeit, Launenhaftigkeit, Weinerlichkeit
- Unentschiedenheit: Sie haben das Gefühl, nicht zielgerichtet handeln oder einfache Entscheidungen treffen zu können

Was geht mit meinem Körper vor?

Im Innern Ihres Körpers geschehen große Veränderungen:
- Die Stoffwechselrate steigt um 10–25 Prozent
- Herzfrequenz und Leistung erhöhen sich um bis zu 40 Prozent
- Die Muskelfasern der Gebärmutter verdicken und verlängern sich
- Die Brüste werden empfindlich und größer
- Die Warzenhöfe (der Bereich um die Brustwarzen) werden dunkler, und Milchkanäle bilden sich

SCHWANGERSCHAFTSWOCHEN

1	2	3	4	5	6	7	8	9	10	11	12	13	14	15	16	17	18	19	20
ERSTES TRIMESTER												ZWEITES							

Welche Auswirkungen haben diese Veränderungen auf mich?

F Ich fühle mich noch gar nicht schwanger und sehe auch nicht so aus. Ist das normal?

A Das ist völlig normal. Manche Frauen leiden in den ersten Schwangerschaftswochen weder an Übelkeit und/oder Müdigkeit, noch treten bei ihnen andere Probleme auf. Wenn Sie zu diesen Glücklichen gehören, versuchen Sie, sich zu entspannen und die Zeit zu genießen.

F Warum sitzt meine Kleidung an der Taille bereits stramm?

A Daran ist wahrscheinlich nicht Ihr Baby schuld. Wenn Sie nicht gerade Zwillinge oder Drillinge erwarten, ist eher der Darm der Grund dafür. Die Zunahme an Progesteron in der Schwangerschaft wirkt auf den Darm und verursacht Blähungen und Verstopfung, so daß Sie unter Völlegefühl leiden können. Dies wird sich im weiteren Verlauf der Schwangerschaft bessern, aber eine ballaststoffreiche Ernährung und die Aufnahme großer Flüssigkeitsmengen wirken dem entgegen (siehe S. 100). Essen Sie in den ersten Wochen jedoch nicht zuviel – das Baby braucht keine zusätzliche Nahrung.

Welche Rolle spielen die Hormone?

Die Produktion bestimmter Hormone nimmt in der Schwangerschaft stark zu, zusätzlich werden auch neue Hormone von den Eierstöcken, der Schilddrüse und später der Plazenta gebildet. Die Hirnanhangsdrüse (in der Mitte der Schädelbasis) kontrolliert einige dieser Hormone. Sie dienen dazu, Ihren Körper auf die Schwangerschaft vorzubereiten. Aufgrund der hormonellen Veränderungen können Nebenwirkungen auftreten, die aber nur anzeigen, daß die Schwangerschaft normal verläuft.

Progesteron

Dieses Hormon ist wichtig für die Aufrechterhaltung der Schwangerschaft und schließlich für das Einsetzen der Wehen. Seine vorrangige Funktion besteht darin, bestimmte Muskeln im Körper zu entspannen, um das vorzeitige Einsetzen der Wehen zu verhindern und die Blutgefäße zu erweitern; dies senkt den Blutdruck und führt dazu, daß Sie sich müde fühlen. Das Verdauungssystem arbeitet langsamer, was Verdauungsstörungen und Verstopfung zur Folge hat. Progesteron wirkt auf die Stimmung, erhöht die Körpertemperatur, steigert die Atmungsrate und kann Übelkeit verursachen.

Östrogen

Dieses Hormon führt zu einer Vergrößerung der Brustwarzen und regt die Entwicklung der Milchdrüsen an. Es stärkt die Gebärmutterwand und macht das Körpergewebe weicher, so daß sich Bänder und Gelenke dehnen können. Dies kann zu Krampfadern und Rückenschmerzen führen.

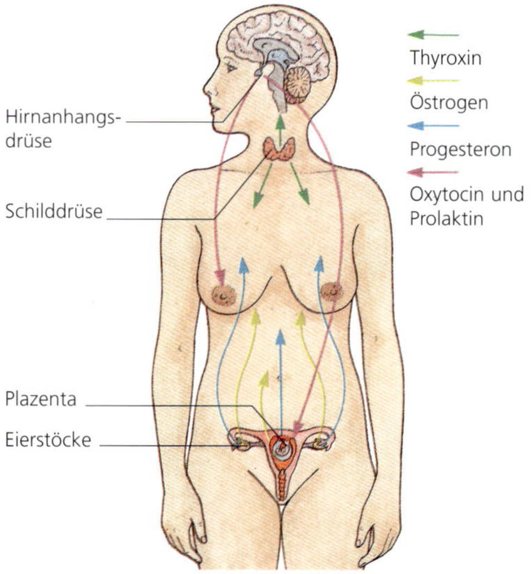

Hormonzunahme
Die Pfeile zeigen, woher die wichtigen Schwangerschaftshormone stammen. Progesteron und Östrogen werden von den Eierstöcken und später von der Plazenta produziert. Oxytocin und Prolaktin entstehen in der Hirnanhangsdrüse, Thyroxin wird von der Schilddrüse kontrolliert.

Andere hormonelle Veränderungen

Das Choriongonadotropin (HCG) und das Plazentahormon (*human placental lactogen*/HPL) werden von der Plazenta und nur während einer Schwangerschaft produziert. HPL steht im Zusammenhang mit der Vergrößerung der Brüste, während HCG die Schilddrüse stimuliert, so daß zusätzliches Thyroxin produziert wird, was Auswirkungen auf den Stoffwechsel haben kann. Oxytocin regt auch die Kontraktionen bei der Geburt an.

HÄUFIGE BESCHWERDEN

F **WARUM HABE ICH HITZEWELLEN?**

A Durch die Beschleunigung des Stoffwechsels wird zusätzliche Wärme erzeugt, und die Blutgefäße, speziell in der Haut, erweitern sich durch zusätzliches Blut. Besonders im Sommer treten Hitzewallungen auf. Sie können zwar nichts dagegen tun, aber es ist hilfreich, lockere Kleidung in mehreren Schichten zu tragen, die Sie je nach Bedarf ablegen können.

F **WARUM LEIDE ICH UNTER NASENBLUTEN?**

A Das vergrößerte Blutvolumen und Veränderungen bei der Blutgerinnung können Nasenbluten verursachen. Drücken Sie den weichen Teil Ihrer Nase unterhalb des Nasenrückens zusammen, bis die Blutung aufhört.

F **WARUM MUSS ICH SO HÄUFIG ZUR TOILETTE, OBWOHL DIE URINMENGE NUR GERING IST?**

A Dies ist darauf zurückzuführen, daß sich die Gebärmutter vergrößert und auf die Blase drückt. Im mittleren Trimester läßt der Druck nach, weil die Gebärmutter sich dann höher in den Bauch hinein verlagert. Doch gegen Ende der Schwangerschaft beginnt das Baby von oben auf die Blase zu drücken (siehe S. 122), und Sie werden wieder häufig Wasser lassen müssen.

F **ICH SPÜRE EIN BRENNEN BEIM WASSERLASSEN. WORAN LIEGT DAS?**

A Ein Brennen beim Urinieren, Schmerzen im Unterbauch oder Blut im Urin können Hinweis auf eine Harnwegsinfektion sein (siehe S. 120). Solche Infektionen treten in der Schwangerschaft häufig auf, und Sie sollten so schnell es geht Ihren Arzt aufsuchen. Möglicherweise erhalten Sie Antibiotika zur Behandlung der Infektion.

F **ICH ATME SEHR SCHNELL, IST DAS NORMAL?**

A Ihre Lunge paßt sich an die zusätzlichen Energiebedürfnisse Ihres Körpers an. Wenn sich der Stoffwechsel beschleunigt, wird mehr Kohlendioxid freigesetzt, das von der Lunge ausgestoßen werden muß. Gleichzeitig nimmt Ihr Körper mehr Sauerstoff auf, so daß sich die Lungenkapazität um etwa 40 Prozent erhöht. Aus diesem Grund wird mehr Gas ein- und ausgeatmet und die Atmungsrate gesteigert.

WIE GEHE ICH MIT MÜDIGKEIT UM?

Warum bin ich so müde?
Auch wenn Sie sich dessen vielleicht nicht bewußt sind, Ihr Körper muß jetzt mehr leisten als je zuvor. Um diese Leistung erbringen zu können, muß sich die Stoffwechselrate um ein Fünftel erhöhen. Ihr Herz pumpt schneller mehr Blut durch den Körper, und die Atmungsrate steigt ebenfalls an. Durch diese zusätzliche körperliche Belastung überrascht es nicht, daß Sie müde sind.

Wie müde darf ich sein?
Angefangen vom leichten Müdigkeitsgefühl bis zur völligen Erschöpfung ist alles normal. Neben den oben erwähnten Veränderungen leiden Sie möglicherweise auch unter Übelkeit, so daß es Ihnen schwerfällt, überhaupt etwas zu essen oder die Nahrung im Magen zu behalten.

Was kann ich tun, um meine allgemeine Müdigkeit zu vermindern?
Kämpfen Sie nicht dagegen an. Im weiteren Verlauf der Schwangerschaft werden Sie sich energiegeladener fühlen. In der Zwischenzeit lassen Sie es langsam angehen. Versuchen Sie, sich tagsüber oder am frühen Abend etwas auszuruhen, wenn sich Gelegenheit dazu bietet.

Wie bekomme ich nachts ausreichenden Schlaf?
Versuchen Sie, sich tagsüber auszuruhen, damit Sie abends nicht völlig erschöpft sind. Wenn dies nicht möglich ist, gehen Sie früher als normal zu Bett. Sorgen Sie gegen Ende des Tages für einen angenehm entspannten Zustand, indem Sie ein warmes Bad nehmen und ein warmes Milchgetränk zu sich nehmen (außer Sie leiden unter Übelkeit, siehe S. 112). Im ersten und letzten Trimester werden Sie wahrscheinlich nachts nicht ungestört durchschlafen können, da Sie öfter zur Toilette müssen. Vermeiden Sie daher den Genuß von Tee, Kaffee und Alkohol. Nehmen Sie auch keine Schlaftabletten ein, da Sie sich dann tagsüber angeschlagen fühlen.

Sollte ich den Arzt wegen meiner Müdigkeit befragen?
Wenn Sie sich nach mehreren Wochen immer erschöpfter fühlen, sollten Sie zum Arzt gehen. Er kann einen Bluttest durchführen, um festzustellen, ob Sie eventuell anämisch sind. Eine Anämie (Blutarmut) kann durch die Gabe von Eisentabletten behandelt werden (siehe S. 122).

F WAS SIND DAS FÜR SPINNENARTIGE ROTE LINIEN AUF MEINEN BEINEN? WERDEN SIE WIEDER VERSCHWINDEN?

A Dabei handelt es sich um kleine Blutgefäße in der Haut, die sich erweitert haben. Verursacht durch den Östrogenanstieg, sollten sie sich nach der Schwangerschaft wieder zurückbilden (dies ist jedoch nicht immer der Fall). Es ist kein Grund zur Beunruhigung.

F WARUM MAG ICH PLÖTZLICH KEINEN KAFFEE MEHR?

A Die Veränderung von Hormonen und Blutzusammensetzung hat Auswirkungen auf den Speichel. Plötzlich schmecken bestimmte Nahrungsmittel oder Getränke nicht mehr. Bisweilen wird die Meinung vertreten, daß dies ein Weg der Natur ist, die Schwangere von schädlichen Substanzen wie Alkohol zu schützen. Manche Frauen berichten, daß sie plötzlich Tee oder Kaffee trinken wollen, obwohl sie diese Getränke früher nie gemocht haben; das verdeutlicht die gegensätzliche Natur solcher Gelüste.

F MIR IST STÄNDIG ÜBEL. IST IRGEND ETWAS MIT MIR ODER MEINEM BABY NICHT IN ORDNUNG?

A Nein. Übelkeit am Morgen ist eins der häufigsten Symptome in der Frühschwangerschaft. Sie kann zu jeder Tageszeit auftreten oder auch den ganzen Tag über anhalten. Normalerweise tritt sie im ersten Trimester (bis zur 14. Woche) auf und wird mit der Gegenwart von Choriongonadotropin (HCG) erklärt, einem Hormon, das nur in der Schwangerschaft produziert wird (siehe S. 73).

F ICH MUSS MICH JEDEN TAG ÜBERGEBEN UND KANN NICHTS IM MAGEN BEHALTEN. WAS KANN ICH TUN?

A Wenn Sie fast ständig erbrechen müssen und weder Flüssigkeiten noch feste Nahrung bei sich behalten können, sollten Sie zum Arzt gehen. Möglicherweise verschreibt er Ihnen Tabletten oder verabreicht Ihnen Injektionen gegen Übelkeit. Wenn es Ihnen anschließend immer noch nicht besser geht, weist er Sie möglicherweise für ein, zwei Tage ins Krankenhaus ein.

Was kann ich gegen die Übelkeit tun?

Wenn es Ihnen morgens am schlechtesten geht, versuchen Sie, vor dem Aufstehen etwas Leichtes wie Zwieback oder trockenen Toast zu essen. Wenn die Übelkeit tagsüber anhält, essen oder trinken Sie häufiger kleine Mengen. Meiden Sie fetthaltige Lebensmittel und Milchgetränke. Manche Frauen berichten, daß Glukosegetränke oder Süßigkeiten die Übelkeit vermindern, andere schwören auf Kräuterheilmittel wie Ingwer-, Pfefferminz oder Kamillentee (siehe S. 105).

Rezept für Ingwertee
Geben Sie einen Teelöffel gemahlenen oder frischen Ingwer in eine Teekanne oder kleine Schüssel. Gießen Sie kochendes Wasser darüber, lassen Sie den Ingwer ein paar Minuten ziehen, und gießen Sie den Tee durch ein Sieb in eine Tasse oder ein Glas. Süßen Sie den Tee nach Belieben mit Zucker oder Honig.

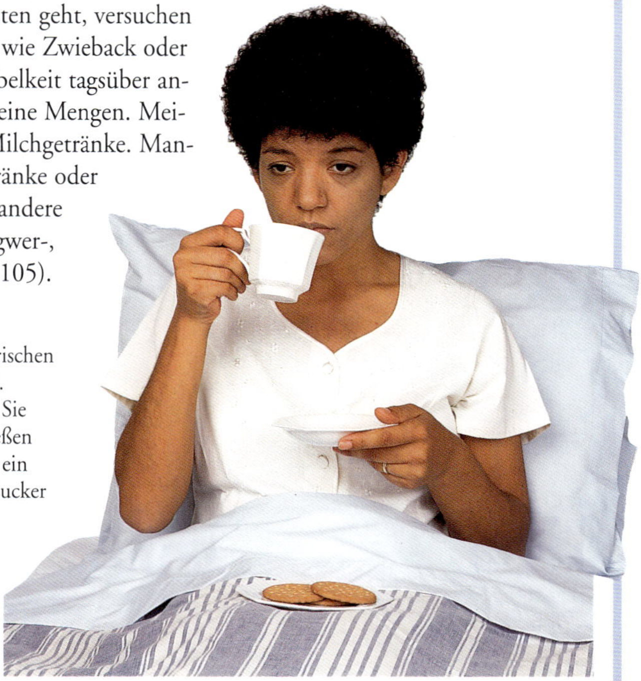

Vor dem Aufstehen
Essen Sie vor dem Aufstehen Zwieback oder trockenen Toast. Dies kann die morgendliche Übelkeit verhindern oder vermindern.

DAS ZWEITE TRIMESTER

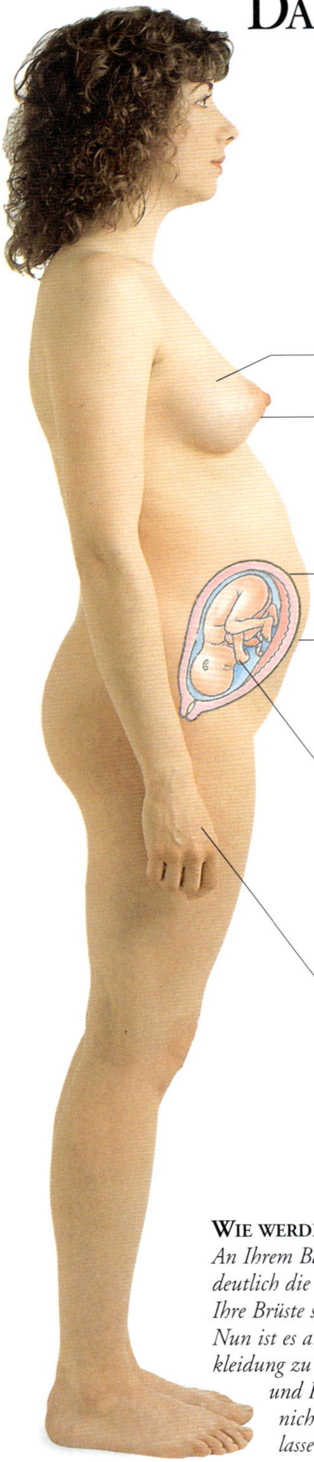

WAHRSCHEINLICH ist dies die schönste Zeit der Schwangerschaft. Sie sind energiegeladener und spüren zum erstenmal, wie sich Ihr Baby bewegt. Übelkeit und Müdigkeit der ersten Wochen lassen jetzt normalerweise nach, und während Ihr Bauch an Umfang zunimmt, wird Ihre Schwangerschaft für alle sichtbar.

WAS FÜR GEFÜHLE WERDE ICH HABEN?

Wahrscheinlich stecken Sie voller Vitalität und sind aufgeregt. Viele Probleme in diesem Stadium sind auf die Entspannung des Verdauungssystems zurückzuführen, was zu Verdauungsstörungen und Verstopfung führt.

Körperliche Phänomene

- Mehr Energie
- Sie müssen nicht mehr so häufig Wasser lassen
- Verstopfung
- Sodbrennen, Verdauungsstörungen, Blähungen
- Ohnmachtsanfälle oder Schwindel
- Die Brüste vergrößern sich weiter
- Verstopfung der Nase und gelegentliches Nasenbluten
- Größerer Appetit
- Leichte Schwellungen an Füßen, Fußknöcheln, Gesicht und Händen
- Krampfadern und/oder Hämorrhoiden können entstehen. In der 22. bis 24. Woche spüren Sie, wie sich Ihr Kind bewegt

Emotionen

- Das emotionale Auf und Ab ist möglicherweise immer noch vorhanden oder läßt von der Intensität her nach
- Sie nehmen Ihren Zustand an und fühlen sich jetzt wirklich schwanger
- Ihr Kurzzeitgedächtnis ist schlecht

WAS GEHT IN MEINEM KÖRPER VOR?

- Das Verdauungssystem arbeitet langsamer
- Der Magenpförtner (der Schließmuskel am Mageneingang) entspannt sich, so daß es zu Sodbrennen kommt
- Das Zahnfleisch entzündet sich leicht und kann bluten
- Das Herz arbeitet jetzt viel stärker als normal und pumpt pro Minute sechs Liter Blut durch den Körper
- Die Nieren filtern 25 Prozent mehr Blut
- Die Gebärmutter muß mit fünfmal mehr Blut versorgt werden als vor der Schwangerschaft

WIE WERDE ICH AUSSEHEN?
An Ihrem Bauch erkennt man jetzt deutlich die Schwangerschaft, und Ihre Brüste sind größer geworden. Nun ist es an der Zeit, Umstandskleidung zu kaufen, da sich Röcke und Hosen in der Taille nicht mehr schließen lassen *(siehe S. 86).*

SCHWANGERSCHAFTSWOCHEN

1	2	3	4	5	6	7	8	9	10	11	12	13	14	15	16	17	18	19	20
ERSTES TRIMESTER												ZWEITE							

Welche Auswirkungen haben diese Veränderungen auf mich?

F Meine Hautfarbe hat sich verändert und sieht fleckig aus. Ist das normal?

A Zusätzliche Östrogenmengen in der Schwangerschaft beeinflussen die melaninproduzierenden Zellen der Haut: In den Zellen entsteht das Pigment, das die Haut dunkler macht. Dies kann zu einer Farbveränderung an den Stellen führen, an denen die Haut sowieso schon dunkler ist, beispielsweise in der Umgebung von Sommersprossen und Muttermalen. Es kann auch ein dunklerer Bereich an Stirn, Nase, Mund und Kinn entstehen, der als Chloasma oder »Schwangerschaftsmaske« bezeichnet wird.

F Warum muss ich jetzt nicht mehr so häufig zur Toilette wie vorher?

A Wenn Sie das zweite Trimester erreicht haben, hat sich die Gebärmutter stärker nach oben in die Bauchhöhle verlagert, so daß der Druck auf die Blase nachläßt.

F Ich bin heute morgen in Ohnmacht gefallen. Ist das ein Grund zur Besorgnis?

A Ohnmachtsanfälle treten im zweiten Trimester recht häufig auf. Obwohl sie die Schwangere beunruhigen, sind sie nur selten ernster Natur. Häufig treten sie auf, wenn Sie lange stehen: Die Blutgefäße, speziell in den Beinen, erweitern sich, so daß sich das Blut in den unteren Körperbereichen ansammelt. Das Herz muß dann noch mehr arbeiten, um das Blut durch den Körper zu pumpen. Sprechen Sie mit Ihrem Arzt darüber. Er wird einen Bluttest durchführen, um eine Anämie auszuschließen (siehe S. 122).

F Kann ich irgend etwas unternehmen, damit ich nicht in Ohnmacht falle?

A Ja, vermeiden Sie es, längere Zeit zu stehen. Erheben Sie sich nicht zu schnell aus dem Bett, vom Stuhl oder Boden. Nehmen Sie regelmäßige Mahlzeiten ein, und packen Sie sich einen Vorrat an Keksen, Nüssen oder Obst ein. Wenn Ihnen schwindlig wird, setzen oder legen Sie sich hin, bis es Ihnen wieder besser geht. Holen Sie mehrmals tief Luft.

Warum sind meine Brüste so groß und empfindlich?

Die Hormone Östrogen, Progesteron, HPL, Oxytocin und Prolaktin bereiten den Körper auf das Stillen vor und sorgen dafür, daß die Brüste größer und empfindlicher werden und schmerzen können. Diese Empfindlichkeit muß aber nicht unbedingt die ganze Schwangerschaft über anhalten. Es ist wichtig, einen guten Büstenhalter zu tragen, um die Brust zu stützen.

Was passiert

Aufgrund der stärkeren Blutversorgung des Brustgewebes werden dunkelblaue Venen sichtbar, und neue Milchkanäle entstehen. Der dunkle Bereich um die Brustwarzen (Warzenhöfe) wird größer und dunkler. Die kleinen Erhebungen im Brustwarzenbereich (die sogenannten Montgomeryschen Tuberkel) werden ebenfalls größer und sondern eine Flüssigkeit ab, die die Brustwarzen mit Feuchtigkeit versorgt. Aus den Brüsten tritt bisweilen eine klare Flüssigkeit aus, das sogenannte Kolostrum, eine Vorform der Milch (siehe S. 203). Dies muß Sie nicht beunruhigen.

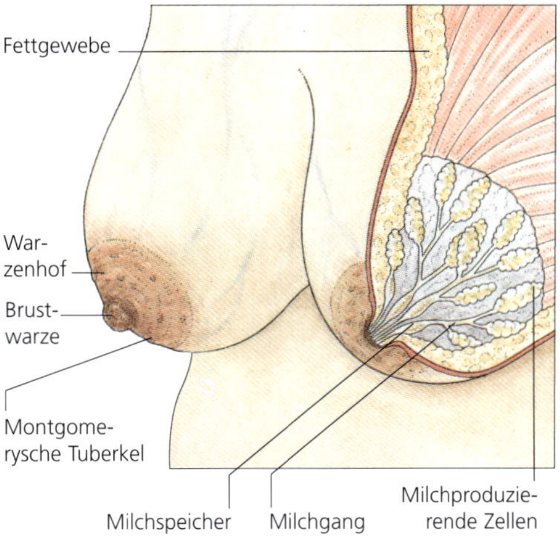

Veränderungen der Brust
Progesteron verursacht die größten Veränderungen der Brust während der Schwangerschaft, während Östrogen hauptsächlich für die Zunahme der Milchgänge zuständig ist.

HÄUFIGE BESCHWERDEN

F ICH SPÜRE OFT EINEN BRENNENDEN SCHMERZ IM MAGEN. IST DAS SODBRENNEN?

A Wahrscheinlich ja. Sodbrennen tritt in der Schwangerschaft häufig auf, wenn sich der Magenpförtner durch einen hohen Progesteronspiegel entspannt. Dieser Muskel verhindert normalerweise, daß der Mageninhalt wieder in die Speiseröhre gelangt. Der Mageninhalt reizt die Speiseröhre, was zu Sodbrennen führt. Später in der Schwangerschaft tritt Sodbrennen auf, weil die stark vergrößerte Gebärmutter auf den Magen drückt und Magensäure entweichen kann.

F KANN ICH IRGEND ETWAS GEGEN SODBRENNEN TUN?

A Versuchen Sie, häufig kleinere Mahlzeiten zu sich zu nehmen, die letzte vorzugsweise lange bevor Sie zu Bett gehen. Manchen Frauen hilft ein Glas Milch bei akutem Sodbrennen (doch dies kann wiederum Übelkeit verursachen, siehe S. 75). Es gibt verschiedene Kräuterheilmittel (siehe S. 105). Setzen Sie sich beim Essen aufrecht hin, um zu verhindern, daß der Magen zusammengedrückt wird. Meiden Sie auch stark gewürzte Speisen, es sei denn, Sie sind daran gewöhnt. Wenn Sie nachts unter Sodbrennen leiden, sollten Sie nicht völlig flach im Bett liegen, sondern den Oberkörper mit Kissen in eine höhere Position bringen. Wenn diese Vorschläge nicht helfen, verschreibt Ihr Arzt Ihnen möglicherweise ein Mittel, um die Magensäure zu neutralisieren.

F WARUM HABE ICH STÄNDIG VERDAUUNGSSTÖRUNGEN?

A Verdauungsstörungen treten in der Schwangerschaft häufig auf, weil ein hoher Progesteronspiegel die Verdauung verlangsamt; die Nahrung bleibt also länger im Magen. Versuchen Sie, häufig kleine Mahlzeiten zu essen. Große Mahlzeiten können ein unangenehmes Völlegefühl verursachen und zu Sodbrennen führen.

F WAS KANN ICH BEI VERSTOPFUNG TUN?

A Die Hormone, die die Verdauung verlangsamen, führen auch zu Darmträgheit. Essen Sie viel Obst, Gemüse und andere ballaststoffreiche Nahrungsmittel (siehe S. 100), und trinken Sie viel Wasser (etwa 2 Liter pro Tag). Manche Eisentabletten verursachen Verstopfung. Wenn Sie sie über einen längeren Zeitraum hinweg einnehmen, können auch Hämorrhoiden auftreten (siehe S. 82).

F BEKOMMEN ALLE SCHWANGEREN KRAMPFADERN?

A Frauen neigen eher zu Krampfadern, wenn in ihrer Familie eine Veranlagung dazu besteht. Krampfadern werden durch das Gewicht der Gebärmutter auf die Venen im Becken verursacht, was den Druck in den Venen im Unterkörper erhöht. Progesteron führt ebenfalls zu einer Erweiterung der Venen, so daß sich Blut in den Beinen, in der Vulva und im After sammelt. Sehr selten handelt es sich bei Rötung, Schwellung oder Schmerzen in den Waden um eine Venenthrombose (siehe S. 129). Falls diese Symptome auftreten, sollten Sie sofort zum Arzt gehen.

F MEINE BEINE SIND GESCHWOLLEN UND SCHWER. IST DAS NORMAL?

A Derselbe Druck, der Krampfadern verursacht, kann zu einem Anschwellen der Beine durch Wasseransammlungen führen. Dies macht sich normalerweise um die 24. Woche herum bemerkbar und kann gegen Ende der Schwangerschaft sehr unangenehm sein. Selten sind geschwollene Beine ein Anzeichen für eine Präeklampsie (siehe S. 127).

F WIE KANN ICH KRAMPFADERN UND GESCHWOLLENEN BEINEN VORBEUGEN?

A Tragen Sie Stützstrumpfhosen, und legen Sie möglichst oft die Beine hoch. Versuchen Sie, Ihren Salzverbrauch zu reduzieren, und achten Sie darauf, daß Sie nicht zu stark zunehmen. Leichte tägliche Gymnastik (siehe S. 106) verbessert die Zirkulation ebenfalls.

F ICH HABE STARKEN AUSFLUSS AUS DER SCHEIDE. LEIDE ICH UNTER EINER INFEKTION?

A Die Scheidenabsonderungen werden im zweiten Trimester stärker, aber sie sollten klar und schleimig sein. Wenn andere Symptome auftreten, wie Jucken, Wundsein oder ein ungewöhnlich starker Geruch, leiden Sie möglicherweise an einer Infektion, die behandelt werden muß (siehe S. 121).

F MEIN ZAHNFLEISCH BLUTET NACH DEM ZÄHNEPUTZEN. WAS HAT DAS ZU BEDEUTEN?

A Hormonveränderungen führen dazu, daß das Zahnfleisch dicker und weicher wird. Es kann dann zu Verletzungen kommen, wenn Sie eine harte Zahnbürste verwenden oder scharfe Speisen essen. Dies wiederum kann Blutungen und Infektionen (Gingivitis) verursachen. Achten Sie darauf, daß Sie vorsichtig bürsten und regelmäßig Zahnseide verwenden.

GEWICHTSZUNAHME

F WELCHE GEWICHTSZUNAHME IST NORMAL?

A Das hängt ganz von Ihrem Körpertyp ab. Eine Gewichtszunahme zwischen 11 und 16 kg bis zum Ende der Schwangerschaft ist normal. Es gibt jedoch viele Abweichungen, und manche Frauen nehmen in einer normalen Schwangerschaft sehr wenig zu. Bei einer Mehrlingsschwangerschaft ist die Gewichtszunahme nicht doppelt so hoch; die durchschnittliche Zunahme beträgt 18 kg.

F WENN ICH VIEL ZUNEHME, WIRD MEIN BABY DANN GRÖSSER UND DIE ENTBINDUNG SCHWERER SEIN?

A Wahrscheinlich nicht, denn nicht Ihr Baby nimmt das zusätzliche Gewicht zu, sondern Sie. Ob Sie ein großes oder kleines Baby zur Welt bringen, hängt von anderen Faktoren als der Nahrungsmenge ab (siehe S. 55).

F IST ES LEICHT, NACH DER GEBURT WIEDER ABZUNEHMEN?

A Die Zeit, die Sie zur Wiedererlangung Ihrer Figur brauchen, variiert. Manche Frauen sind schon wenige Wochen nach der Entbindung wieder schlank, während es bei anderen viel länger dauert (siehe S. 220). Eine gesunde Ernährung vor, während und nach der Geburt sowie Gymnastik nach der Entbindung helfen Ihnen dabei, schnell wieder schlank zu werden.

F WIE KANN ICH MEIN GEWICHT WÄHREND DER SCHWANGERSCHAFT UNTER KONTROLLE HALTEN?

A Es gibt keine allgemein gültige Formel, sondern nur den Rat, sich ausgewogen zu ernähren und auf regelmäßige Bewegung zu achten. Dies kann in einer Schwangerschaft besonders schwierig sein, wenn der Appetit auf bestimmte Lebensmittel besonders groß ist.

KANN MEINE GEWICHTSZUNAHME ANLASS ZUR SORGE SEIN?

In medizinischen Kreisen ist man der Meinung, daß eine durchschnittliche Gewichtszunahme von 11,5 kg bis zur Geburt ideal ist, aber Sie können auch mehr oder weniger zunehmen. Ihr Arzt wird sich wegen Ihres Gewichts wahrscheinlich keine Sorgen machen, es sei denn, Sie nehmen zuwenig oder zuviel zu. Eine schlechte Ernährung (die zu einer geringen Zunahme führt) kann bei Ihrem Baby zu einem unterdurchschnittlichen Geburtsgewicht führen. Eine zu starke Zunahme kann Rückenprobleme oder Krampfadern verursachen oder ein Hinweis auf eine Präeklampsie sein. Ideal ist eine langsame und stetige Gewichtszunahme bis zum dritten Trimester, aber es gibt keine festen Regeln.

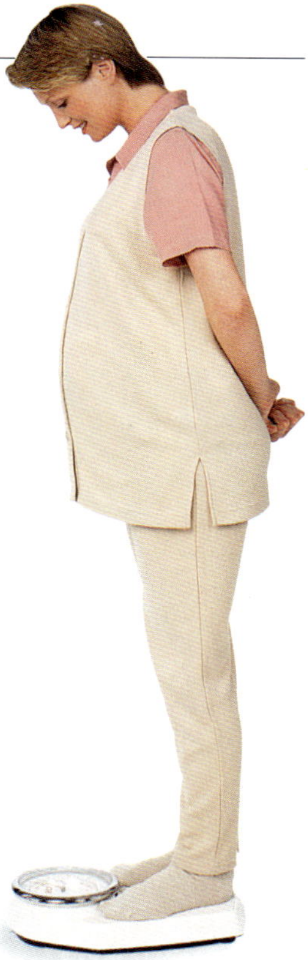

Durchschnittliche Gewichtsverteilung
Fetus, Plazenta und Fruchtwasser machen nur knapp über ein Drittel Ihrer Gewichtszunahme aus. Das übrige Gewicht ist auf die Vergrößerung von Brüsten und Gebärmutter zurückzuführen sowie auf zusätzliches Körperfett, das größere Blutvolumen und Wasser, das sich im Körper ansammelt. Zur dramatischsten Gewichtszunahme kommt es normalerweise im dritten Trimester (siehe S. 80).

DURCHSCHNITTLICHE GEWICHTSZUNAHME

Blutvolumen	1,3 kg
Brüste	0,4 kg
Gebärmutter	1 kg
Fetus	3,4 kg
Plazenta	0,7 kg
Fruchtwasser	0,8 kg
Fett	3,5 kg
Wasser im Gewebe (Die Menge kann bis zu 4,5 kg ausmachen)	1,5 kg
Insgesamt	12,6 kg

Das dritte Trimester

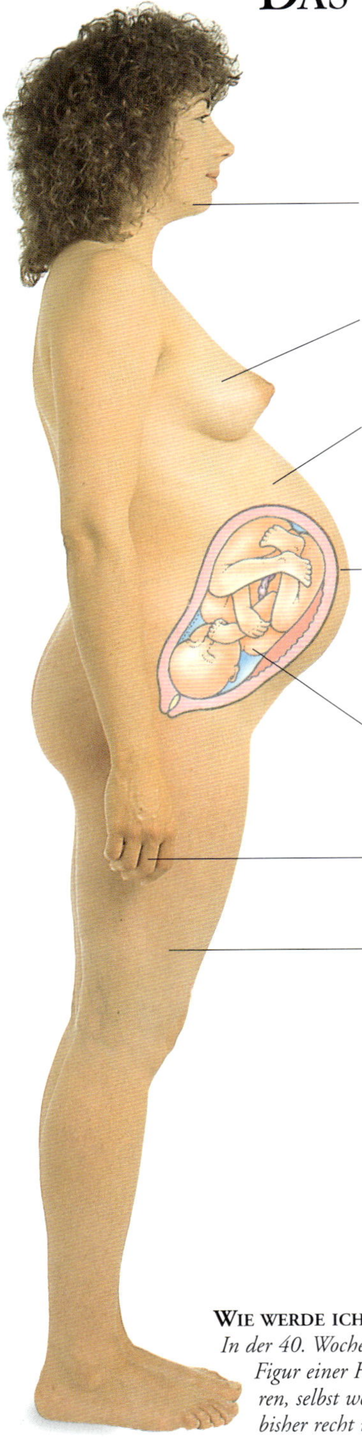

Wie werde ich aussehen?
In der 40. Woche haben Sie die Figur einer Hochschwangeren, selbst wenn Ihr Bauch bisher recht unauffällig war.

In diesem Stadium haben Sie wahrscheinlich das Gefühl, schon ewig schwanger zu sein, und die Aufregung der ersten Monate ist jetzt dem ungeduldigen Wunsch gewichen, Ihr Kind zu sehen und den Bauch loszuwerden. Vielleicht haben Sie so viele Tagträume über Ihr Baby, daß Sie sich kaum noch auf andere Dinge konzentrieren können. Ihr Körperumfang nimmt rasch zu, und Sie sind kurzatmig und fühlen sich müde, während sich die Gebärmutter vergrößert und gegen das Zwerchfell drückt. Sie fühlen sich erleichtert, wenn der Kopf das Babys im letzten Monat ins mütterliche Becken eintritt (siehe S. 65).

Was für Gefühle werde ich haben?

Auf alles, was Sie jetzt tun, hat die Größe Ihres Bauchs Auswirkungen. Selbst das Bücken, Schlafen und Atmen wird schwierig.

Körperliche Phänomene

- Kurzatmigkeit
- Müdigkeit, obwohl manche Frauen kurz vor Ende der Schwangerschaft sich erneut energiegeladen fühlen
- Schwierigkeiten, sich zu bewegen
- Stärkerer Harndrang
- Nächtliche Schlafstörungen

Emotionen

- Ihre Launenhaftigkeit läßt nach.
- Sie sehen die Schwangerschaft mit weniger Begeisterung.
- Ungeduld und Ruhelosigkeit, der Wunsch, daß die Geburt bereits vorüber wäre
- Tagträume über das Baby, Angst vor der Entbindung

Was geht in meinem Körper vor?

Ihr Körper verändert sich, um die immer größer werdende Gebärmutter und das Kind darin zu beherbergen.

- Das Baby wächst und drückt auf die unteren Rippen
- Die Atmungsrate steigert sich weiter
- Die Bänder, speziell im Hüft- und Beckenbereich, dehnen sich
- Die Brustwarzen können Kolostrum abgeben
- Braxton-Hicks-Kontraktionen (siehe Seite 81) können einsetzen
- Die Blutversorgung der Gebärmutter hat seit der Empfängnis um das Zehnfache zugenommen

SCHWANGERSCHAFTSWOCHEN

1	2	3	4	5	6	7	8	9	10	11	12	13	14	15	16	17	18	19	2
ERSTES TRIMESTER												ZWEITE							

Welche Auswirkungen haben die Veränderungen auf mich?

F Kann ich irgend etwas tun, um Schwangerschaftsstreifen zu vermeiden?

A Leider gibt es keine Pillen oder Cremes, die irgend etwas bewirken. Schwangerschaftsstreifen haben nicht direkt etwas mit Ihrem Bauchumfang zu tun. Wahrscheinlich stehen sie in Zusammenhang mit dem Kollagen- und Elastingehalt der Haut. Die Streifen können in der Schwangerschaft rot und auffällig sein, doch in den Wochen nach der Entbindung verblassen sie und nehmen eine silbrig-weiße Farbe an.

F Mein Bauch spannt sich mehrmals täglich an. Was hat das zu bedeuten?

A Vielleicht spüren Sie im letzten Trimester, wie sich Ihr Bauch häufiger am Tag etwa 30 Sekunden lang anspannt. Dieser Vorgang, als Braxton-Hicks-Kontraktionen bezeichnet, bedeutet, daß Ihre Gebärmutter für die Entbindung »übt«. Es bedeutet nicht, daß die Wehen bereits eingesetzt haben oder bald einsetzen. Echte Wehen sind ganz anders: Sie treten regelmäßig auf, sind normalerweise stärker und schmerzhaft (siehe S. 156). Wenn der errechnete Geburtstermin näher rückt, treten Braxton-Hicks-Kontraktionen häufiger auf. In diesem Fall versuchen Sie die Kontraktionen für Ihre Atemübungen zu nutzen (siehe S. 151).

F Meine Finger sind angeschwollen. Werden sie so bleiben?

A Viele Frauen leiden gegen Ende der Schwangerschaft unter leichten Schwellungen an Fingern, Händen und Fußknöcheln. Sie gehen nach der Geburt des Babys wieder zurück.

F Warum ist mein Gesicht angeschwollen und so rundlich geworden?

A Dies ist auf die Wirkung des Hormons Östrogen und ein Steroid namens Cortisol zurückzuführen, das die Fettverteilung in Ihrem Körper verändert. In einer normalen Schwangerschaft kommt es außerdem zu zusätzlichen Wasseransammlungen unter der Haut. Gelegentlich sind allgemeine, aber deutliche Schwellungen der Beine, Arme und des Gesichts Symptome für eine Präeklampsie (S. 127), ein ernster Zustand, der medizinischer Behandlung bedarf. Erwähnen Sie Anzeichen für Schwellungen gegenüber Ihrem Arzt.

F Worum handelt es sich bei der Flüssigkeit, die aus meinen Brüsten austritt?

A Diese wäßrige Absonderung wird als Kolostrum bezeichnet. Es handelt sich um die erste Milch, die Sie normalerweise gleich nach der Geburt produzieren. In der zweiten und nachfolgenden Schwangerschaften wird Kolostrum manchmal schon einige Zeit vor der Geburt gebildet.

F Wenn ich lache, niese oder huste, tritt etwas Urin aus. Was kann ich dagegen tun?

A Das Gewicht der Gebärmutter, das auf Blase und Beckenboden drückt, führt dazu, daß etwas Urin austreten kann. Man bezeichnet dies als Streßinkontinenz (S. 120). Gymnastische Übungen zur Stärkung der Beckenbodenmuskulatur sind wichtig und während und nach der Schwangerschaft von großem Vorteil (siehe S. 107). Tragen sie eine Slipeinlage oder Binde.

Ist es ungefährlich, sich körperlich zu betätigen?

Wenn Ihre Schwangerschaft ohne Beschwerden verläuft und Sie über die Energie, Motivation und den Willen verfügen, können Sie durchaus körperlich aktiv sein, aber es wird Ihnen schwerer fallen, sich schnell zu bewegen. Leichte Aktivitäten wie Spaziergänge oder Schwimmen tun gut, und es besteht auch kein Grund, keine Hausarbeiten zu erledigen oder arbeiten zu gehen. Sie dürfen es jedoch nicht übertreiben und sollten Aktivitäten wie etwa schwere Kisten heben vermeiden.

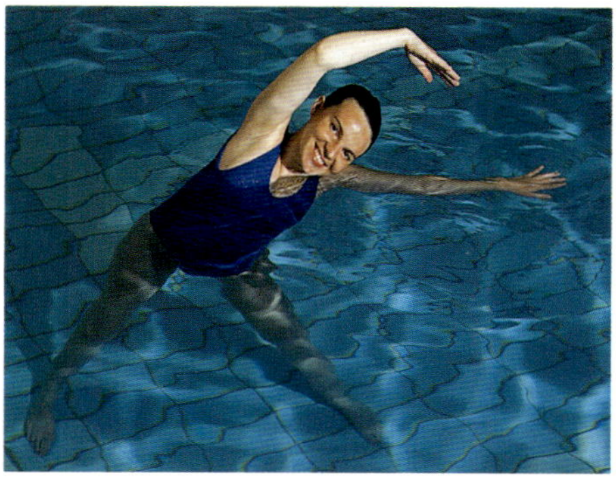

Fit bleiben und das Leben geniessen
Sie können sich körperlich betätigen, wenn Sie genug Energie dazu haben.

Häufige Beschwerden

F Mein Bauch ist jetzt sehr gross und lästig. Was kann ich tun?

A Gegen die Beschwerden und das Unbehagen in der letzten Schwangerschaftsphase können Sie nicht viel tun, da Ihr Baby jetzt sehr groß ist und viel Platz einnimmt. Wahrscheinlich können Sie nicht mehr auf dem Rücken liegen, da das Gewicht der Gebärmutter auf das Hauptblutgefäß drückt. Dies führt zu einem Absinken des Blutdrucks, was wiederum Schwächgefühle auslöst. In diesem Schwangerschaftsstadium drückt das Kind wahrscheinlich auch Ihre Rippen nach außen, so daß sie schmerzen. Es gibt bestimmte Positionen, die diesen Druck ein wenig ausgleichen (siehe S. 113). Wenn der Kopf des Babys ins Becken eintritt, werden einige dieser Beschwerden nachlassen.

Was kann ich bei Krämpfen tun?

Bei Verkrampfungen der Muskeln kommt es zu quälenden Schmerzen. Man weiß nicht, was solche Krämpfe verursacht, aber sie können mit einem niedrigen Kalziumspiegel in Verbindung stehen und treten häufig nachts auf, speziell in den Zehenspitzen.

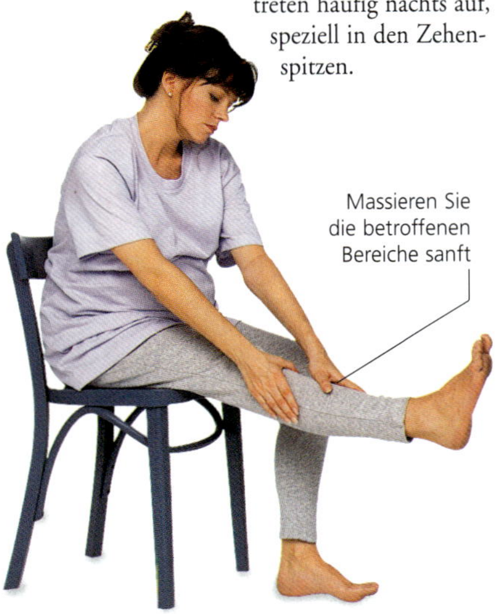

Was Sie tun können

Um den Muskel zu entspannen, versuchen Sie, das Bein zu strecken und die Zehen in Richtung Körper zu ziehen. Ein Glas Milch (Milch enthält Kalzium) kann Krämpfe in den Beinen lindern.

F Ist es normal, ständig ausser Atem zu sein?

A Es ist normal, wenn Sie das Gefühl haben, nicht genug Luft zu bekommen. Auch die Gebärmutter, die immer größer wird und gegen Zwerchfell und Lunge drückt, erschwert die Atmung. Auch die Zunahme an Progesteron kann zur Kurzatmigkeit beitragen (siehe S. 73).

F Warum sind meine Handflächen gerötet und brennen?

A Sie leiden unter einem Zustand, der als Palmarerythem bezeichnet wird. Er tritt häufig aufgrund der erhöhten Durchblutung des Hautgewebes auf und ist nicht ernst.

F Mein ganzer Körper scheint ständig zu jucken. Was ist nicht in Ordnung?

A Ihr Bauch wird größer und die Haut dehnt sich, um das wachsende Baby aufzunehmen. Diese Dehnung kann zu Hautjucken führen. Cremes, Lotionen gegen Juckreiz und Badeöl dienen als Feuchtigkeitsmittel für die Haut und mindern den Juckreiz. Selten muß man wegen starkem Jucken am ganzen Körper, speziell gegen Ende der Schwangerschaft, den Arzt aufsuchen, denn dies könnte ein Hinweis auf eine Erkrankung der Leber sein (siehe S. 126).

F Ich habe Hämorrhoiden. Kann ich irgend etwas dagegen tun?

A Hämorrhoiden sind Krampfadern im After, die anschwellen, wenn das Baby Druck auf die großen Venen im Becken ausübt. Dieser Druck wiederum reduziert den Rückfluß des Blutes aus den Beckenorganen zum Herzen. Hämorrhoiden können schmerzhaft sein, und die Geburt Ihres Kindes ist im Grunde das einzige Heilmittel. Achten Sie darauf, daß Sie nicht unter Verstopfung leiden. Ihr Arzt kann Ihnen beruhigende Salben für Hämorrhoiden verschreiben. Wenn sie schmerzen, setzen Sie sich zehn Minuten lang auf eine Packung Eis oder tiefgefrorene Erbsen, die Sie in ein Handtuch wickeln. Übungen für die Beckenbodenmuskulatur können zur Vermeidung von Hämorrhoiden beitragen (siehe S. 107).

F Mein Herzschlag ist manchmal unregelmässig. Ist das ungewöhnlich?

A »Ausgelassene« Herzschläge werden auch als Herzklopfen bezeichnet, und normalerweise sind sie kein Anlaß zur Sorge. Wenn dies jedoch sehr häufig auftritt, oder wenn Sie atemlos sind oder dabei Schmerzen in der Brust verspüren, sollten Sie zum Arzt gehen.

WARUM SCHMERZEN RÜCKEN UND HÜFTEN?

Während der gesamten Schwangerschaft werden Hormone produziert, die Bänder und Gelenke speziell im Beckenbereich entspannen, so daß die Bänder elastisch werden und sich dehnen, um den Geburtsvorgang für das Baby zu erleichtern. Zusätzlich kann das Gewicht des wachsenden Kindes die Bauchmuskulatur schwächen und Druck auf den Lendenwirbelbereich ausüben. Wenn sich Ihr Schwerpunkt ändert, neigen Sie außerdem dazu, sich nach hinten zu lehnen, was zu weiteren Belastungen führt. Wenn die Rückenschmerzen bei Ihnen konstant und stark sind, fragen Sie Ihren Arzt. Krankengymnastik lindert die Beschwerden.

VERSCHIEDENE ARTEN VON RÜCKEN- UND GELENKSCHMERZEN

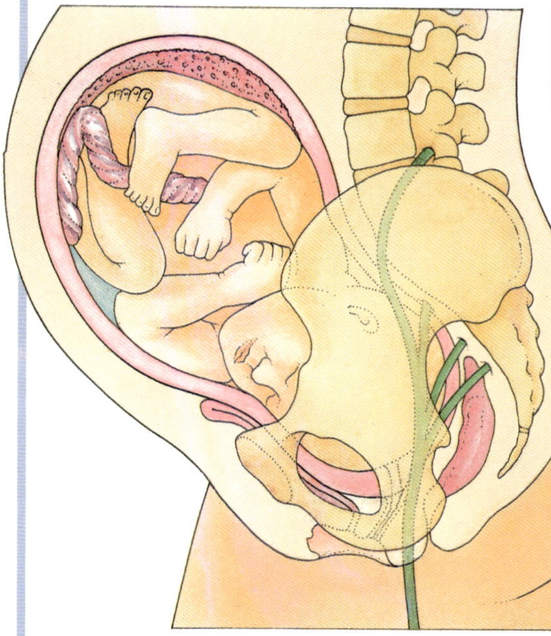

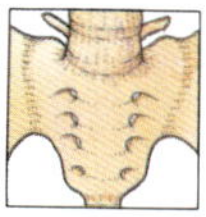

Verbindung zwischen Kreuz- u. Darmbein

Ständige Schmerzen im Rückenbereich
Durch Verbindungen zwischen Kreuz- und Darmbein ist der untere Bereich der Wirbelsäule mit dem Becken verbunden. In der Schwangerschaft werden diese Verbindungen instabil und führen zu Schmerzen beim Laufen, Stehen oder Bücken.

Behandlung Tragen Sie Schuhe mit flachen Absätzen, und achten Sie auf die richtige Körperhaltung (siehe S. 110). Suchen Sie bei starken Schmerzen Ihren Arzt auf.

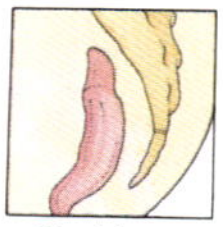

Steißbein

Schmerzen im unteren Wirbelsäulenbereich
Das Steißbein kann sich in seiner Position zum Kreuzbein ein wenig verschieben, was speziell im Sitzen quälende Schmerzen verursacht. Diese Schmerzen sind häufig auf eine frühere Verletzung zurückzuführen.

Behandlung Sie können ein Schmerzmittel (Paracetamol) einnehmen. Nach der Geburt kann Ihnen ein Physiotherapeut helfen.

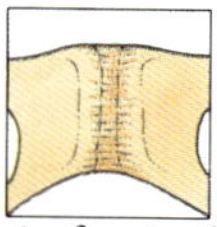

Schambeinfuge (Symphyse)

Schmerzen im vorderen Beckenbereich
Das Becken besteht aus verschiedenen miteinander verbundenen Knochen, die eine ringförmige Struktur bilden. Vorn, wo die Knochen aufeinandertreffen, befindet sich die Symphyse. Wenn sich die Bänder um diese Verbindungsstelle in der Spätschwangerschaft lockern, reiben die Beckenknochen gegeneinander, was beim Laufen zu starken Schmerzen führt. Sehr selten trennen sich diese Knochen vollständig – man bezeichnet dies als Diastase oder Amylase der Symphyse.

Behandlung Normalerweise muß der Arzt oder ein Krankengymnast aufgesucht werden. Vielleicht müssen Sie einen speziellen Stützgürtel tragen, um den Druck zu erleichtern.

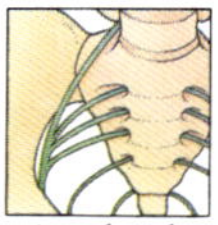

Ischiasnerv

Heftige/konstante/periodisch auftretende Schmerzen in Rücken, Gesäß und Beinen
Wenn der Kopf Ihres Babys ins Becken eintritt, drückt er oft direkt auf die Beckenknochen, was Auswirkungen auf den Ischiasnerv haben kann und zu starken Rücken- und Beinschmerzen führt. Oder die Beine fühlen sich taub an (Ischias, siehe S. 120).

Behandlung Man begegnet diesen Schmerzen am besten, indem man sich einige Zeit auf eine feste Matratze legt. Möglicherweise bewegt sich der Kopf des Babys, so daß der Druck von den Nerven genommen wird. Übungen, bei denen das Becken nach vorn gekippt wird, können ebenfalls helfen (siehe S. 108).

VERÄNDERUNGEN IN DER FAMILIE

F SOLLTE ICH UNSER KIND AUF DIE ANKUNFT DES NEUEN BABYS VORBEREITEN?

A Zuerst sagen Sie Ihrem Kind, daß ein neues Baby unterwegs ist, und erklären, was dies zu bedeuten hat. Danach bereiten Sie es auf Veränderungen in seinem Tagesablauf hin. Sie sollten dieses Thema mit positiver Einstellung, aber großer Vorsicht und Sensibilität angehen (siehe Seite 85).

F WARUM IST ES WICHTIG, MEIN KIND AUF DIE ANKUNFT DES NEUEN BABYS VORZUBEREITEN?

A Nach der Geburt Ihres Babys wird Ihr Kind eine große Veränderung in seinem Leben erfahren. Schließlich war es bisher ein Einzelkind und hat nicht nur all Ihre Aufmerksamkeit erhalten, sondern auch die von engen Familienmitgliedern und Freunden. Unabhängig vom Alter Ihres Kindes war es einige Zeit lang Ihr »Baby« und soll diese Rolle jetzt aufgeben, um ein großer Bruder oder eine große Schwester zu werden.

F WIE WIRD MEIN KIND REAGIEREN?

A Wahrscheinlich wird es mit gemischten Gefühlen reagieren, die von Aufregung über einen neuen Spielkameraden bis hin zu der Sorge reichen, daß das neue Baby jetzt Ihr Liebling sein wird. Vielleicht haben Sie zu Anfang den Eindruck, daß Ihr Kind von der Nachricht völlig unbeeindruckt ist, später aber ungezogen reagiert. Möglicherweise begreift es aber gar nicht, was da vor sich geht, und reagiert erst nach der Geburt. Unabhängig von der Reaktion Ihres Kindes muß es beruhigt werden und braucht Ihr Verständnis.

F WIE ÄNDERE ICH DEN TAGESABLAUF MEINES KINDES, DAMIT ICH MICH UM DAS NEUE BABY KÜMMERN KANN?

A Wenn Sie große Veränderungen im Tagesablauf Ihres Kindes vornehmen wollen, sollten Sie damit schon mehrere Monate vor der Geburt des Babys beginnen. Wenn Ihr Kind etwa aus seinem Gitterbett in ein richtiges Bett umziehen oder in den Kindergarten gehen soll, sollten Sie diese neuen Abläufe schon einige Zeit vor der Geburt einführen, da diese Veränderungen sonst unausweichlich mit der Ankunft des Babys in Verbindung gebracht werden. Alternativ können Sie Veränderungen im Tagesablauf Ihres Kindes aber auch einige Monate nach der Geburt des neuen Babys durchführen.

F ICH HABE EIN KIND IM TEENAGERALTER. KANN EIN NEUES BABY PROBLEME VERURSACHEN?

A Manche Teenager haben überhaupt keine Probleme, mit der Tatsache zurechtzukommen, daß ihre Mutter schwanger ist. Anderen ist es äußerst peinlich, so dokumentiert zu sehen, daß ihre Mutter bzw. ihre Eltern noch eine intime sexuelle Beziehung haben. Es kann einigen Unmut gegenüber dem Baby geben, weil sie den Neuankömmling als Rivalen betrachten. Diese Reaktionen sind sehr häufig, und Sie sollten die Situation wie mit einem Erwachsenen diskutieren. Vielleicht können Sie Ihrem Sohn oder Ihrer Tochter versichern, daß er oder sie immer einen besonderen Platz in Ihrem Herzen einnimmt.

F KÖNNEN MEINE ÄLTEREN KINDER BEI DER GEBURT ANWESEND SEIN?

A Dies hängt von vielen Faktoren ab. Die erste und wichtigste Überlegung ist die, ob Sie sich sicher sind, daß Ihre Kinder damit zurechtkommen. Viele Kinder empfinden diesen Vorgang, der ja Schmerzen verursacht, als sehr beunruhigend, so daß man ihnen diese Erfahrung besser nicht zumuten sollte. Wenn Sie Ihr Baby im Krankenhaus zur Welt bringen, wäre ein weiterer Nachteil, daß Ihr Kind stundenlang herumsitzen und warten müßte. Sollte es zu Komplikationen kommen, müßte möglicherweise Ihr Partner das Kind hinausbringen. Bei einer Hausgeburt ist dies einfacher, da Sie Ihr Kind im richtigen Augenblick hereinrufen können, damit es bei der eigentlichen Geburt dabeisein kann (siehe S.144).

F WIE KANN ICH ZEIT ALLEIN MIT DEM BABY VERBRINGEN, OHNE MEIN KIND ZU VERLETZEN?

A Sie könnten für ein liebevolles Verhältnis zwischen Ihrem Kind und einem anderen Erwachsenen sorgen, der hin und wieder für Sie einspringt. So haben Sie nicht nur mehr Zeit für Ihr Baby, sondern bereichern auch das Gefühlsleben Ihres Kindes. Vielleicht beziehen Sie Ihren Partner, den Großvater oder die Großmutter oder auch eine Freundin in Ihren Tagesablauf mit ein. Sie sollten jedoch auch dafür sorgen, daß das ältere Kind, was die ungeteilte Aufmerksamkeit betrifft, nicht zu kurz kommt. Sie könnten Ihren Partner oder eine Freundin bitten, mit dem Baby spazierenzufahren, so daß Sie Zeit für Ihr älteres Kind haben.

So bereiten Sie Ihr Kind vor

Die Ankunft eines neuen Babys ist eine schwere Zeit für ein älteres Kind, da es sich ausgeschlossen fühlt. Mit ihm Pläne zu schmieden und es auf den Neuankömmling vorzubereiten hilft, es vor Frustrationen zu bewahren. Wie Sie es auf das neue Baby vorbereiten, kann ihm eine völlig andere Sichtweise vermitteln.

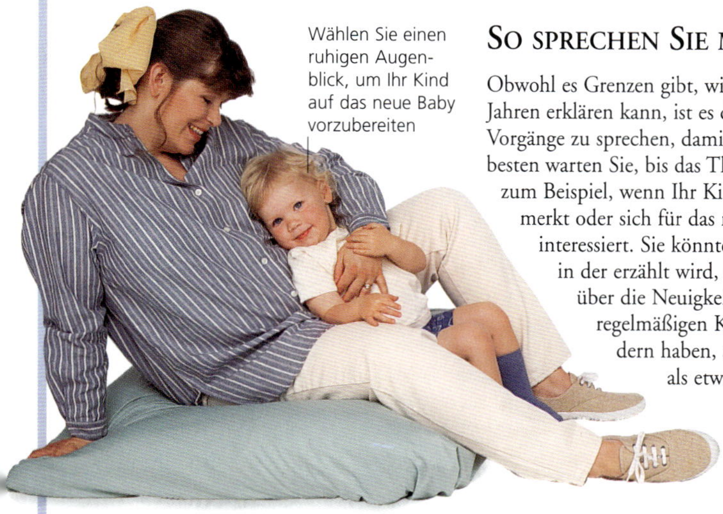

Wählen Sie einen ruhigen Augenblick, um Ihr Kind auf das neue Baby vorzubereiten

So sprechen Sie mit einem Kleinkind

Obwohl es Grenzen gibt, wieviel man einem Kind unter zwei Jahren erklären kann, ist es dennoch wichtig, natürlich über die Vorgänge zu sprechen, damit es sich keine Sorgen macht. Am besten warten Sie, bis das Thema zufällig zur Sprache kommt, zum Beispiel, wenn Ihr Kind Ihren größeren Bauchumfang bemerkt oder sich für das neue Baby eines Spielkameraden interessiert. Sie könnten ihm auch eine Geschichte vorlesen, in der erzählt wird, woher Babys kommen, und dann über die Neuigkeit sprechen. Es ist hilfreich, wenn Sie regelmäßigen Kontakt zu anderen Familien mit Kindern haben, so daß die Ankunft eines neuen Babys als etwas Normales empfunden wird.

So sprechen Sie mit einem älteren Kind

Je älter das Kind ist, desto mehr können Sie erklären und ihm die Neuigkeit auch früher mitteilen. Ein älteres Kind interessiert sich möglicherweise für die Vorgänge in Ihrem Körper und das Wachstum des Babys. Lassen Sie es Ihren Bauch befühlen, damit es die Bewegungen des Fetus spürt. Beziehen Sie Ihr Kind bei der Namenssuche mit ein. All dies trägt dazu bei, daß die bevorstehende Geburt zu einem positiven Familienereignis wird.

Familie und Freunde können helfen
Ermutigen Sie andere Familienmitglieder und Freunde, sich besonders um das ältere Kind zu kümmern. Es sollte nicht das Gefühl haben, daß sich alle Aufmerksamkeit auf das neue Baby konzentriert.

Geschenke
Das neue Baby wird viele Geschenke bekommen, so daß sich das ältere Kind möglicherweise ausgeschlossen fühlt. Wenn Sie Ihre Sachen fürs Krankenhaus packen, wickeln Sie ein Geschenk für Ihr Kind von dem neuen Baby ein. Bitten Sie die Großeltern und enge Familienmitglieder, etwas für das ältere Kind mitzubringen, wenn sie das neue Baby besuchen.

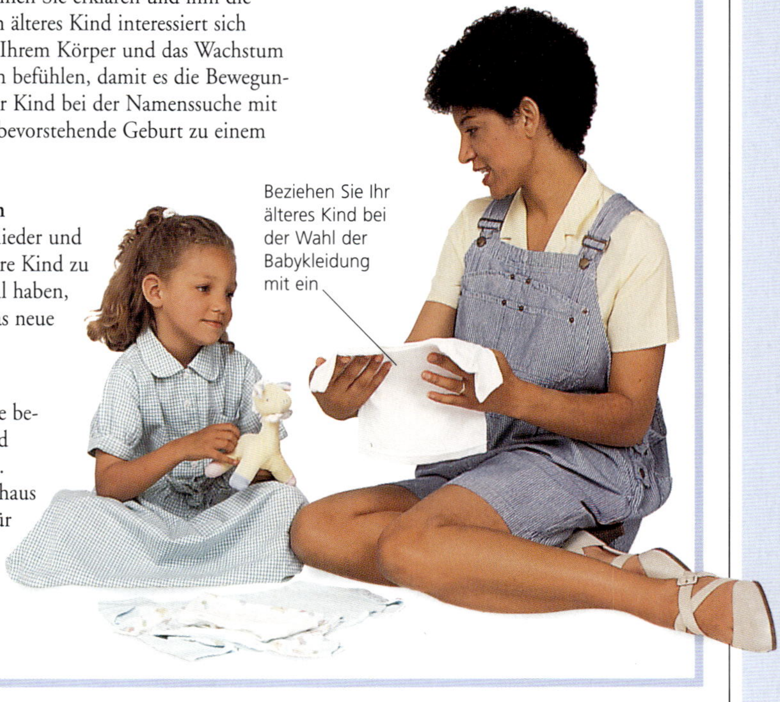

Beziehen Sie Ihr älteres Kind bei der Wahl der Babykleidung mit ein

Umstandskleidung

Wie Sie sich während der Schwangerschaft kleiden, hängt von Ihrem persönlichen Geschmack und Lebensstil ab. Beim Kauf von Umstandskleidung werden Sie feststellen, daß es in Kaufhäusern, Fachgeschäften, Katalogen und sogar in einigen Ladenketten heute aktuelle und modische Kleidung für Schwangere gibt. Eine Auswahl an weiten Blusen oder Pullovern, ein paar locker sitzende Kleider oder Leggings für Schwangere reichen wahrscheinlich für die meisten Schwangerschaftsmonate aus.

Einkaufsliste

Sie müssen kein Vermögen für teure Umstandskleidung ausgeben. Kaufen Sie einige Grundkleidungsstücke wie die hier aufgeführten, und leisten Sie sich zusätzlich noch ein paar besondere Kleidungsstücke.

- Hose oder Leggings für Schwangere
- Umstandskleider
- Locker sitzende Blusen
- Große Sweatshirts oder Pullover
- Stützende Büstenhalter
- Stützstrumpfhosen oder -strümpfe für Schwangere
- Baumwollsocken
- Bequeme Schuhe mit flachen Absätzen
- Nachthemden (vorzugsweise vorn zum Knöpfen, so daß Sie sie anschließend zum Stillen tragen können)

Extras

- Eine elegante Jacke
- Ein schickes Outfit für den Abend
- Badeanzug für Schwangere
- Gymnastikanzug für Schwangere
- Sportschuhe

Die beste Zeit zum Einkaufen

Die meisten Frauen sehen sich im dritten oder vierten Monat nach lockerer Kleidung um, wenn sie den Taillenbund nicht mehr schließen können. Doch kaufen Sie nicht alles auf einmal: Sie müssen die Kleidungsstücke passend zu ihrem veränderten Umfang und entsprechend der jeweiligen Jahreszeit auswählen.

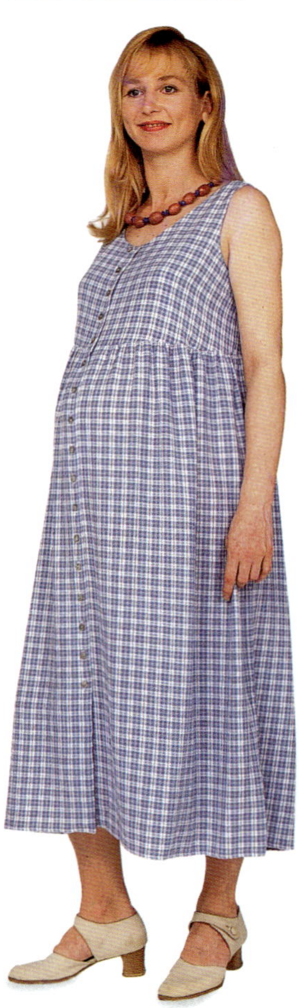

Jahreszeitliche Kleidung
Denken Sie an verschiedene Jahreszeiten: Sie werden in einer bestimmten Zeit schwanger, doch wenn Sie weite Kleider brauchen, wird das Wetter ganz anders sein.

Warum Bequemlichkeit an erster Stelle steht

Unabhängig von Ihrem bevorzugten Garderobenstil sollten Sie darauf achten, daß die Kleidung bequem sitzt und gut aussieht. Nichts ist schlimmer, als sich in ein Kleid zu zwängen, das unter den Achseln einschneidet und über Busen oder Bauch spannt. Da Sie voraussichtlich während der Schwangerschaft mehr schwitzen, sollten Sie am besten Naturfasern wie Baumwolle, Wolle oder Leinen wählen, da sie atmungsaktiv sind.

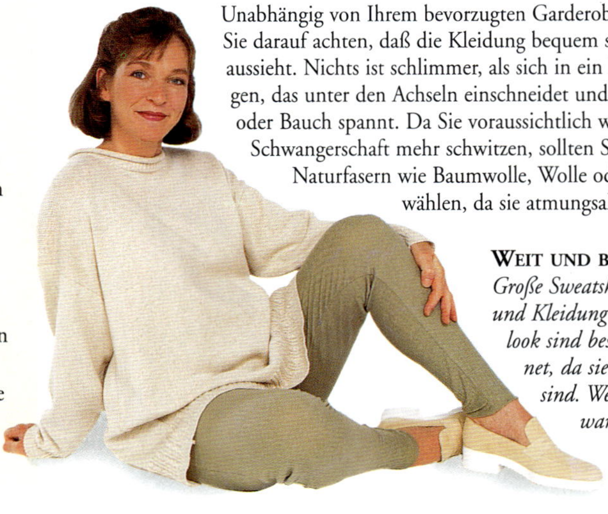

Weit und bequem
Große Sweatshirts oder Blusen und Kleidung im Schichtenlook sind besonders gut geeignet, da sie atmungsaktiv sind. Wenn Ihnen zu warm wird, können Sie eine Schicht ablegen.

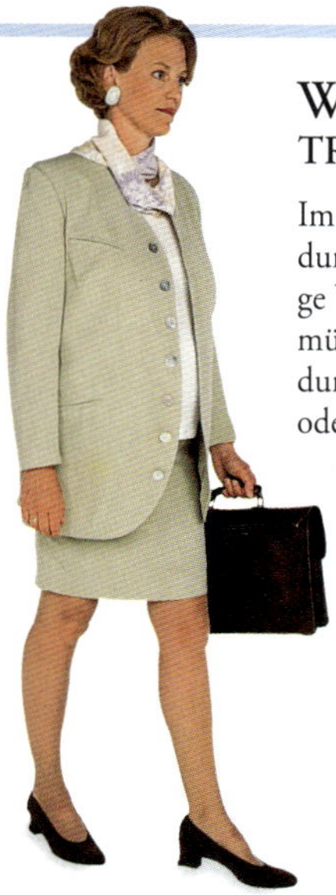

Was Sie bei der Arbeit tragen können

Im Beruf müssen Sie möglicherweise elegantere Kleidung tragen als zu Hause, speziell dann, wenn es strenge Vorschriften für die Garderobe gibt. In diesem Fall müssen Sie Geld in konventionellere Umstandskleidung investieren. Kombinieren Sie eine elegante Jacke oder ein Kostüm mit einem anderen Rock und/oder einer Hose mit elastischem Taillenbund und locker sitzenden Blusen. Auch Kleider lassen sich mit Blazern kombinieren.

Körpergerechte Eleganz
Sie müssen keine locker sitzende Kleidung tragen. Körpergerechte und auf Figur geschnittene Kostüme sind geeignet, solange Sie sich wohl darin fühlen.

Schuhe

Bequeme Schuhe mit flachen Absätzen sind für die Schwangerschaft am besten geeignet. Füße, Fußknöchel und Waden müssen gut gestützt werden, da sich die Bänder (genau wie im Becken) leicht dehnen. Wenn Sie an Umfang zunehmen, verändert sich Ihr Gleichgewicht. Mit hohen Absätzen fühlen Sie sich vielleicht unsicher auf den Beinen. Außerdem verführen hohe Absätze zu einer schlechten Haltung – Rückenschmerzen sind die Folge. Gegen Ende der Schwangerschaft können Füße und Fußknöchel anschwellen, so daß Sie vorübergehend eine größere Schuhgröße brauchen. Wählen Sie Schuhe mit rutschfester Sohle.

Unterwäsche

Die wichtigsten Teile der Umstandskleidung sollten neue Büstenhalter sein. Kaufen Sie BHs, die gut passen und die Brust stützen.

Stützbüstenhalter
Ihre Brüste werden gleich zu Anfang größer. Sie können stark anschwellen und schwer werden. Ohne Stütze werden sie schlaff, speziell nach der Geburt des Babys oder nach dem Abstillen. Ein guter Stützbüstenhalter ist wichtig, aber Sie sollten Ihre Größe nicht einfach raten. Nehmen Sie bei sich Maß, oder lassen Sie sich in einem Fachgeschäft beraten. Für einen bequemen Sitz wählen Sie spezielle BHs für werdende Mütter mit hohem Baumwollanteil, breiten Trägern und einem breiten Band unter den Körbchen. Kaufen Sie am Anfang nur zwei BHs und weitere, wenn die Brüste zunehmen. Nach der Geburt Ihres Kindes kaufen Sie sich zwei oder drei Stillbüstenhalter. Manche Frauen tragen auch gerne nachts einen leichten BH als Stütze.

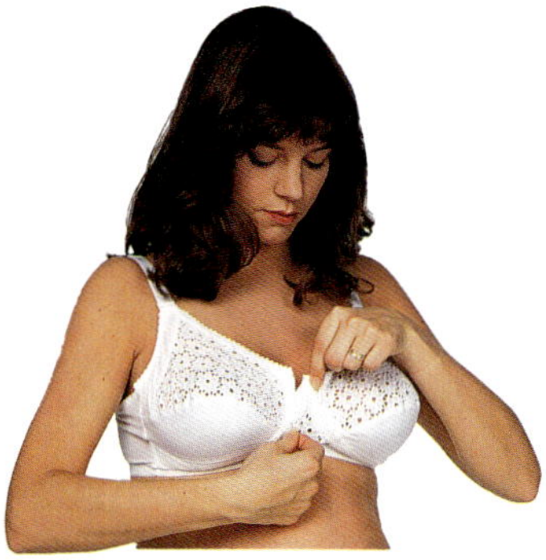

Stillbüstenhalter
Ein normaler BH mit Rückenverschluß ist zum Stillen nicht geeignet. Wählen Sie einen Stillbüstenhalter, bei dem die Körbchen vorn einzeln geöffnet werden können. Manche besitzen Körbchen, die sich per Reißverschluß öffnen lassen, andere sind mit Haken versehen.

Schlüpfer
Vermeiden Sie Schlüpfer mit straffem Taillen- und elastischem Beinabschluß, die kneifen können. Wählen Sie Minislips, deren oberer Rand unter dem Bauch sitzt, oder spezielle Schlüpfer für Schwangere, die den Bauch bedecken. Sie haben vorn einen Einsatz aus dehnbarem Gewebe (rechts).

Stützstrumpfhosen und -strümpfe
Stützende Strumpfwaren wirken müden, schmerzenden Beinen, geschwollenen Fußknöcheln und Krampfadern entgegen oder lindern diese Beschwerden. Dies trifft besonders dann zu, wenn Sie in der Schwangerschaft arbeiten.

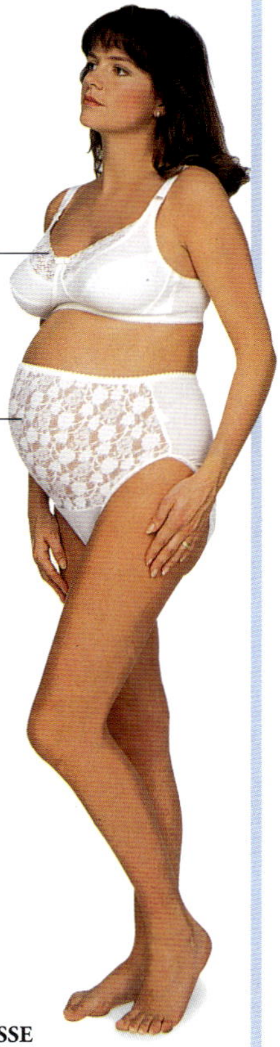

Grundbedürfnisse
Unterwäsche für die Schwangerschaft sollte stützende Wirkung haben und bequem sein.

ZWILLINGE UND MEHRLINGSGEBURTEN

F MUSS ICH BESONDERS AUF MICH ACHTEN?

A Wenn Sie erfahren, daß Sie Zwillinge oder Mehrlinge erwarten, kann dies ein Schock sein, speziell wenn es in Ihrer Familie noch nie Zwillinge gegeben hat. Sie müssen häufiger zum Arzt gehen (siehe S. 22) und mehr auf sich achten, als wenn Sie nur mit einem Kind schwanger wären. Gönnen Sie sich ausreichend Ruhe, und ernähren Sie sich gesund. Wahrscheinlich wird Ihre Schwangerschaft nicht die vollen vierzig Wochen dauern, und wenn Sie berufstätig sind, werden Sie vielleicht früher als geplant aufhören zu arbeiten. Wenn Sie bereits Kinder haben, versuchen Sie, Hilfe im Haushalt zu bekommen.

WANN FINDE ICH ES HERAUS?

Ihr Arzt schlägt möglicherweise eine frühe Ultraschalluntersuchung vor, wenn Ihr Bauchumfang für das errechnete Geburtsdatum zu groß ist oder wenn es in Ihrer Familie Zwillinge gibt. Wahrscheinlich erfahren Sie jedoch bei der ersten routinemäßigen Ultraschalluntersuchung in der 12. bis 14. oder in der 18. bis 22. Woche, daß Sie Zwillinge erwarten. Selten kommt es vor, daß das zweite Baby bei einer frühen Ultraschalluntersuchung übersehen wird, weil es hinter dem ersten versteckt liegt. Früher haben Frauen oft erst in der 24. Woche erfahren, daß sie mit zwei Kindern schwanger waren.

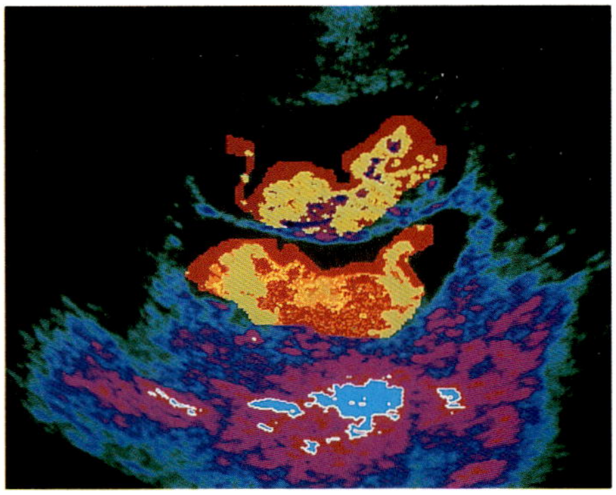

ULTRASCHALLBILD VON ZWILLINGEN IN DER GEBÄRMUTTER
Diese Aufnahme nach dem ersten Trimester zeigt beide Kinder (rot und gelb) jeweils in einer eigenen Fruchtblase. Es sind zweieiige Zwillinge.

F WIE WIRKT SICH EINE MEHRLINGSGEBURT AUF MEINEN KÖRPERUMFANG AUS?

A Nicht nur das Gewicht der Babys trägt zu einem größeren Bauchumfang bei, sondern auch die Tatsache, daß eine zusätzliche oder eine größere Plazenta vorhanden ist, das Zweifache der normalen Fruchtwassermenge sowie zusätzliche Flüssigkeitseinlagerungen im Körper. Ihr Bauch wird in der 11. Woche sichtbar, ein oder zwei Wochen früher als mit nur einem Kind. In der 20. Woche nimmt Ihr Bauch an Größe zu, und bereits in der 32. Woche wird die Gebärmutter gegen den Brustkorb drücken. Es ist jedoch unwahrscheinlich, daß Sie die vollen vierzig Schwangerschaftswochen durchlaufen. Die meisten Zwillinge oder Drillinge kommen aufgrund der Gebärmutterkapazität in der 36. bis 37. Woche zur Welt. Meist sind sie auch kleiner als ein einzelnes Baby.

F MUSS ICH MEHR ESSEN, WENN ICH MEHR ALS EIN BABY ERWARTE?

A Wenn Sie Zwillinge oder mehr Kinder erwarten, müssen Sie nicht unbedingt mehr essen, aber Sie sollten darauf achten, was Sie zu sich nehmen. Da Sie der Nährstofflieferant für zwei oder mehr heranwachsende Babys sind, außerdem Ihren eigenen Energiespiegel aufrechterhalten und mit den zusätzlichen körperlichen Anforderungen zurechtkommen müssen, ist es sehr wichtig, daß Sie sich gesund ernähren (siehe S. 100). Lassen Sie sich von Ihrem Partner bei Einkauf und Essenszubereitung helfen, damit Sie sich tagsüber ausruhen können und keine Mahlzeiten auslassen.

F KANN DIE GEBURT VON ZWILLINGEN MEINEM KÖRPER SCHADEN?

A Die Vorstellung, mit mehr als einem Baby schwanger zu sein und mehrere Kinder auf einmal zu gebären, kann beängstigend sein. Möglicherweise machen Sie sich auch Gedanken wegen der Auswirkungen auf Ihren Körper. Manche Frauen sorgen sich, daß eine Mehrlingsgeburt ihrer Gebärmutter oder ihrem Bauch schaden könnte. Dies ist auszuschließen. Wenn sich die Gebärmutter im letzten Teil der Schwangerschaft dehnt, ist es wahrscheinlich, daß die Wehen früher einsetzen. Viele Frauen sind auch besorgt darüber, daß mehr als ein Baby zu auffälligeren Schwangerschaftsstreifen führt. Aber diese sind eher auf den Kollagen- und Elastingehalt ihrer Haut als auf die Größe ihres Bauchumfangs zurückzuführen.

F MUSS ICH MIT DEN DOPPELTEN BESCHWERDEN RECHNEN, WENN ICH ZWILLINGE ERWARTE?

A Bei einer Zwillingsschwangerschaft erwarten Sie alle »normalen« Schwangerschaftsprobleme, aber die Symptome können stärker sein und früher auftreten.

- **Morgendliche Übelkeit** Sie kann bei Mehrlingsschwangerschaften stärker sein und über das erste Trimester hinausreichen.
- **Anämie** Sie werden zu stärkerer Blutarmut neigen, die durch einen Eisenmangel bedingt ist, da an Ihren Eisenvorrat besondere Anforderungen gestellt werden. Ihr Arzt wird Ihr Blut daraufhin untersuchen und in der Regel zusätzliche Eisen- und Folsäuretabletten verschreiben.
- **Kurzatmigkeit und Schmerzen im Bauch** Da die Gebärmutter gegen das Zwerchfell drückt und Ihr Herz stärker arbeitet, weil es mehr Blut durch den Körper pumpen muß, sind Sie vielleicht kurzatmig und leiden unter Schmerzen im Bauch. Diese Symptome verstärken sich, wenn Sie Zwillinge erwarten. Es ist nicht ratsam, zu lange in einer Position zu sitzen, da dies die Schmerzen verstärkt. Versuchen Sie, wenig und häufiger zu essen, statt große Mahlzeiten zu sich zu nehmen, damit keine Blähungen oder Verdauungsstörungen auftreten.
- **Rückenschmerzen** Diese können bei Zwillingen aufgrund des zusätzlichen Gewichts stärker sein.
- **Krampfadern und Hämorrhoiden** Aufgrund des zusätzlichen Drucks auf die Venen, sind diese Erscheinungen bei Zwillingen häufiger. Vermeiden Sie zu langes Stehen, sorgen Sie für regelmäßige, leichte Gymnastik, und tragen Sie Stützstrumpfhosen.

F IST ES WAHRSCHEINLICHER, DASS ERNSTE KOMPLIKATIONEN AUFTRETEN?

A Ja, bei einer Mehrlingsschwangerschaft ist es wahrscheinlicher, daß es zu Komplikationen wie Präeklampsie und Ödemen kommt (siehe S. 127). Sie können auch zu einem früheren Zeitpunkt als normal auftreten. Die Wahrscheinlichkeit, daß die Geburt vorzeitig eintritt, ist höher, wenn Sie mehr als ein Baby erwarten. Zu früh geborene Kinder kommen nach der Geburt in der Regel in den Brutkasten (siehe S. 214). Doch da Sie und Ihre Babys bei einer Mehrlingsschwangerschaft einem höheren Risiko ausgesetzt sind, wird der Arzt Ihnen besondere Aufmerksamkeit schenken. Es werden auch mehr Vorsorgeuntersuchungen durchgeführt als normal. Potentielle Probleme sollten bereits in einem frühen Stadium erkannt werden, so daß die entsprechenden Maßnahmen ergriffen werden können.

F WO BEKOMME ICH HILFE UND RAT?

A Vielleicht gibt es in Ihrer Gegend eine Selbsthilfegruppe, die den Kontakt zu Müttern mit Zwillingen oder Drillingen herstellt oder Informationsmaterial zur Verfügung stellt. Sprechen Sie mit anderen Eltern, die Ihre Gefühle verstehen und praktische Hilfe anbieten. Vielleicht können sie Ihnen auch Ratschläge erteilen, was die zusätzliche finanzielle Belastung angeht, zu der es bei Mehrlingsgeburten kommt. Gleichzeitig erfahren Sie, wie sie nach der Geburt das Leben mit zwei oder mehr Babys bewältigt haben und heute mit ihren Kinder zurechtkommen (siehe S. 232).

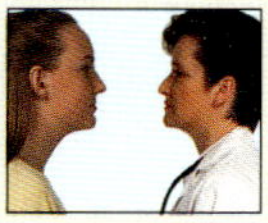

DISKUSSIONSPUNKT

BRAUCHE ICH MEHR RUHE?

Ruhe im Krankenhaus
Früher wurden Frauen, die Zwillinge erwarteten, routinemäßig mehrere Wochen vor der Geburt ins Krankenhaus eingewiesen, da man glaubte, dies verringere das Risiko einer vorzeitigen Geburt. Untersuchungen haben jedoch ergeben, daß durch erzwungene Bettruhe das frühzeitige Einsetzen der Wehen nicht unbedingt verhindert oder die Überlebenschancen der Babys verbessert werden. In speziellen Fällen – wenn Sie Drillinge oder Vierlinge erwarten –, ist eine Einweisung ins Krankenhaus zur Beobachtung immer noch ratsam, speziell dann, wenn während der Schwangerschaft Komplikationen aufgetreten sind; es ist jedoch keine routinemäßig durchgeführte Maßnahme.

Achten Sie auf ausreichende Ruhe
Ausreichende Ruhe und Entspannung ist bei einer Mehrlingsschwangerschaft besonders wichtig, da Sie unter größerer Müdigkeit leiden werden. Wenn Sie viel Ruhe bekommen, fühlen Sie sich besser, und das Auftreten von Problemen wie Krampfadern und Rückenschmerzen kann in Grenzen gehalten werden. Ruhe und Entspannung sind auch deshalb wichtig, weil der Blutdruck erhöht sein und dies zu einer Präeklampsie führen kann (siehe S. 127). Leichte körperliche Betätigung wie Schwimmen und Spazierengehen sind ideale Entspannungsmöglichkeiten. Schwimmen ist sehr hilfreich bei Rückenschmerzen und allgemeinen Beschwerden.

SEX IN DER SCHWANGERSCHAFT

F WIR GENIESSEN UNSER SEXUALLEBEN, ABER IST ES UNGEFÄHRLICH, WÄHREND DER SCHWANGERSCHAFT MITEINANDER ZU SCHLAFEN?

A Es ist normalerweise völlig ungefährlich, während der Schwangerschaft Sex zu haben. Ein gesundes Sexualleben hat sogar Vorteile, da die Beziehung zum Partner aufrechterhalten wird, Sie sich entspannen können und daran erinnert werden, daß Sie nicht nur eine werdende Mutter, sondern auch eine sinnliche Frau sind. Außerdem ist es eine gute körperliche Übung. Der Geschlechtsverkehr kann Ihr Baby nicht verletzen, da es geschützt in seiner Fruchtblase liegt.

F WANN IST SEX IN DER SCHWANGERSCHAFT NICHT RATSAM?

A Sex ist nicht ratsam, wenn es schon einmal zu einer Fehlgeburt oder dem vorzeitigen Einsetzen der Wehen gekommen ist oder unerklärliche Blutungen aufgetreten sind und nachdem die Fruchtblase geplatzt ist. Sex ist ebenfalls zu vermeiden bei einer tiefliegenden Plazenta *(Placenta praevia)* oder einer teilweisen Ablösung der Plazenta von der Gebärmutterwand (siehe S. 128), da die Penetration das Risiko von Blutungen erhöht. Wenn Sie unter einer Infektion leiden, ist dies kein Grund, nicht miteinander zu schlafen, da Ihr Baby in der Fruchtblase geschützt ist.

WELCHE SEXUELLEN STELLUNGEN SIND ANGENEHM?

Wenn Sie einen Anreiz brauchten, um Ihr Liebesspiel aufregender zu gestalten, bietet die Schwangerschaft hierfür eine Gelegenheit. Die meisten Stellungen sind in den ersten Monaten durchführbar, aber wenn der Bauchumfang zunimmt, ist es unangenehm, wenn Ihr Partner sich auf Sie stützt. Später in der Schwangerschaft sollten Sie Positionen ausprobieren, die Rücksicht auf Ihren Bauch und Ihre berührungsempfindlichen Brüste nehmen. Finden Sie heraus, welche der hier vorgestellten Position am meisten Spaß machen.

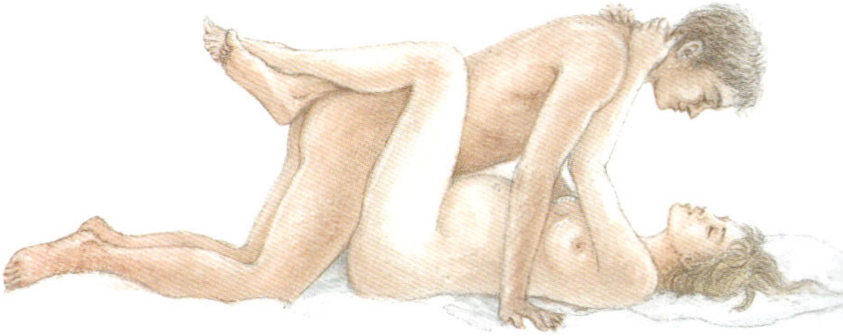

FRAU IN DER OBEREN POSITION (UNTEN)
Diese Position funktioniert gut vom zweiten Trimester an. Später in der Schwangerschaft können Sie diese Stellung anpassen, so daß Sie eher auf Ihrem Partner hocken, statt auf ihm zu liegen.

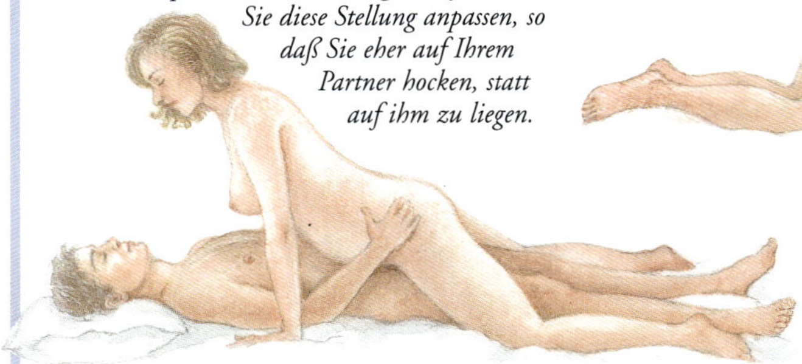

ANGEPASSTE MISSIONARSSTELLUNG (OBEN)
In dieser Position liegt Ihr Partner oben, stützt sich jedoch ab, so daß sein Gewicht nicht auf Ihrem Bauch ruht. Diese Stellung ist nur in den ersten Monaten zu empfehlen.

SEITENLAGE (RECHTS)
Ihr Partner liegt auf der Seite, während Sie auf dem Rücken liegen und Ihre Beine um seine geschlungen haben. Diese Position ermöglicht es Ihnen nicht nur, einander anzusehen, während Sie sich lieben, sondern es wird auch kein Druck auf Ihren Bauch ausgeübt, und Sie haben viel Gelegenheit zum Vorspiel.

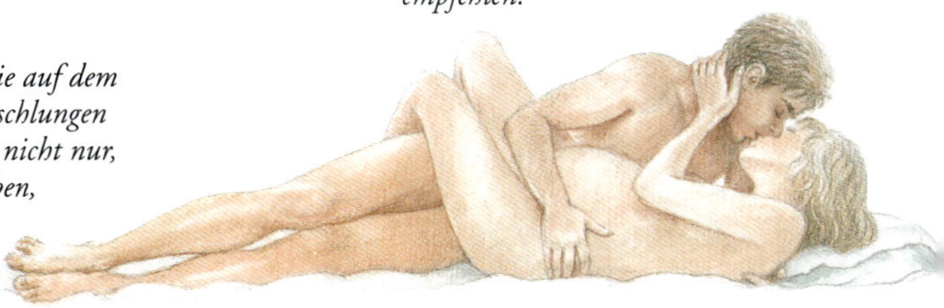

F WARUM HAT MEIN PARTNER DAS INTERESSE AM SEX VERLOREN, JETZT, WO ICH SCHWANGER BIN?

A Manche Männer finden nichts erotischer als eine Frau, die schwanger ist, während andere besorgt reagieren, so daß ein starker Beschützerinstinkt zutage tritt. Manche Männer befürchten, daß Sex Ihnen oder dem Baby schaden oder eine Frühgeburt auslösen könnte. Versuchen Sie, mit Ihrem Partner über seine Ängste zu sprechen, und versichern Sie ihm, daß es natürlich ist, während einer Schwangerschaft Sex zu haben.

F WARUM HABE ICH PLÖTZLICH MEHR INTERESSE AM SEX ALS VORHER?

A Dieses Gefühl ist während der Schwangerschaft völlig normal. Manche Frauen fühlen sich besonders sinnlich, wenn sie schwanger sind, so daß sie ihr Sexualleben mehr als je zuvor genießen. Vielleicht ist dies auf die hormonellen Veränderungen zurückzuführen, die Ihnen ein starkes Wohlgefühl und Zufriedenheit vermitteln, so daß Ihr Körper besonders empfindsam auf Berührungen reagiert.

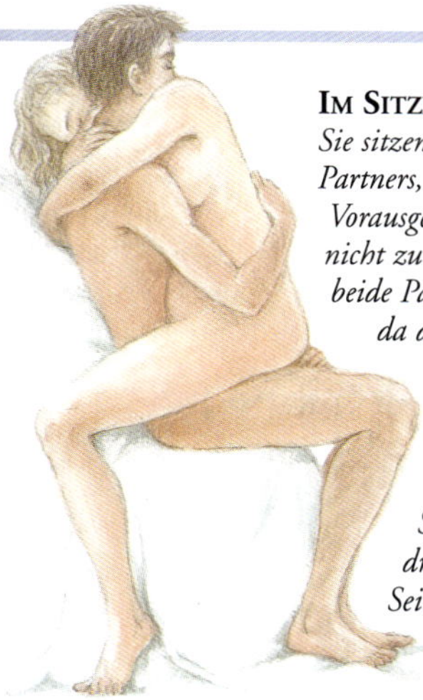

IM SITZEN (LINKS)
Sie sitzen so auf dem Schoß Ihres Partners, daß Sie ihn ansehen. Vorausgesetzt, Ihr Bauch ist nicht zu groß, kann dies für beide Partner angenehm sein, da die Penetration recht tief sein kann. Auch wenn Ihr Bauch sehr umfänglich geworden ist, können Sie diese Stellung ausführen, aber drehen Sie sich zu einer Seite.

EINDRINGEN VON HINTEN (UNTEN)
Sie knien auf allen vieren, während Ihr Partner hinter Ihnen kniet und in Sie eindringt. In dieser Position wird kein Druck auf Ihren Bauch ausgeübt, und Ihr Partner ist zusätzlich in der Lage, Ihre Brüste, die Klitoris und den Bauch zu stimulieren.

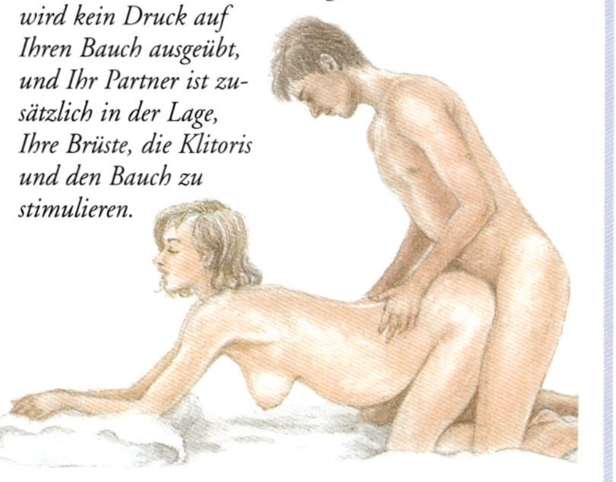

F ICH HABE ÜBERHAUPT KEINEN SPASS AM SEX MEHR. IST DAS NORMAL?

A Die Veränderungen, die bei der einen Frau sinnliche Gefühle weckt, führen bei der anderen dazu, daß sie Sex jetzt ablehnt. Manche Frauen leiden unter so starker Übelkeit oder Müdigkeit, daß sie in den ersten Monaten nicht im entferntesten an Sex denken. Später ist der Bauch im Weg, so daß ihnen das Ganze zu beschwerlich wird. All dies ist völlig normal und kein Grund zur Beunruhigung.

F ICH HABE KEIN INTERESSE MEHR AM SEX. WIE KANN ICH VERHINDERN, DASS DIES UNSERER BEZIEHUNG SCHADET?

A Sie müssen bezüglich dieser Gefühle zu Ihrem Partner ehrlich sein, weil er Ihr mangelndes Interesse am Sex als Affront gegen seine Person verstehen könnte. Außerdem schadet Sex, der aus Pflichtbewußtsein oder widerwillig gewährt wird, einer Beziehung mehr als gar keiner. Sie könnten versuchen, Ihr Liebesspiel aufregender zu gestalten, indem Sie mit verschiedenen, bequemeren Stellungen experimentieren (siehe links). Bedenken Sie auch, daß es noch andere Möglichkeiten gibt, Ihre Liebe auszudrücken. Zärtlich sein oder eine Massage wären Alternativen (siehe S. 114).

F KÖNNEN DURCH SEX DIE WEHEN AUSGELÖST WERDEN?

A Wenn Sperma mit dem Gebärmutterhals in Berührung kommt und Sie kurz vor dem errechneten Geburtstermin stehen oder dieser bereits überschritten ist, können Wehen ausgelöst werden. Sperma enthält nämlich eine Substanz, das Prostaglandin, das eingesetzt wird, um den Muttermund reifen zu lassen, wenn die Geburt künstlich eingeleitet werden muß. Machen Sie sich jedoch keine Sorgen, daß Sex während der Schwangerschaft zum vorzeitigen Einsetzen der Wehen führt.

F KANN EIN ORGASMUS EINE FEHLGEBURT AUSLÖSEN?

A Nein, es besteht kein Zusammenhang zwischen Orgasmus und Fehlgeburt. Gegen Ende der Schwangerschaft kann ein Orgasmus jedoch Braxton-Hicks-Kontraktionen (siehe S. 81) von einer halben Stunde Dauer auslösen. Aber es handelt sich dabei nur um das Anspannen der Gebärmutter.

GEFÜHLSSCHWANKUNGEN

F WIE SOLL ICH MICH JETZT FÜHLEN, DA ICH SCHWANGER BIN?

A Genau wie zwei Frauen nie ganz gleich sind, gibt es keine bestimmte emotionale Reaktion auf eine Schwangerschaft. Eine Schwangerschaft verstärkt die Gefühle – Sie dürften sich noch nie so hochgestimmt, aber auch noch nie so verunsichert gefühlt haben. Wahrscheinlich rührt der Anblick von Babys Sie jetzt, selbst wenn Sie sich vorher nicht besonders für kleine Kinder interessiert haben. Ihr Gefühlsleben wird eine ständige Berg- und Talfahrt sein.

F WIR HABEN DIESES BABY GEPLANT, ABER MEINE ERSTE REAKTION DARAUF WAR, DASS ICH WEINEN MUSSTE. WARUM IST DAS SO?

A Zwiespältige Gefühle sind völlig normal. Sie sollten also nicht denken, daß mit Ihnen etwas nicht in Ordnung ist. Es besteht ein großer Unterschied zwischen dem Wunsch nach einem Baby und der Tatsache, wirklich schwanger zu sein. Ein Baby verändert Ihren Lebensstil, und selbst Frauen, die sich ein Kind gewünscht haben, bedauern nicht selten den Verlust ihrer Freiheit.

F ICH DENKE NUR NOCH AN MEINE SCHWANGERSCHAFT. IST DAS NORMAL?

A Im weiteren Verlauf Ihrer Schwangerschaft können sich Ihre Gedanken nach innen wenden, speziell dann, wenn dies Ihr erstes Baby ist. Es ist eine natürliche Reaktion auf das Wunder, wenn neues Leben heranwächst. Machen Sie sich keine Sorgen darüber, daß Sie alle Welt mit Ihren Gefühlen langweilen – wenn Sie sich über Ihre Schwangerschaft freuen, sollten Sie ruhig in diesen Gefühlen schwelgen. Sprechen Sie mit Ihrem Partner über das, was Sie beschäftigt.

F STÄNDIG VERGESSE ICH DINGE. HAT DAS IRGEND ETWAS MIT MEINER SCHWANGERSCHAFT ZU TUN?

A Die Meinungen darüber gehen auseinander. Manche Mediziner sind der Ansicht, daß das Thema Vergeßlichkeit in der Schwangerschaft zu wichtig genommen wird, da viele Frauen in der Lage sind, während der gesamten Schwangerschaft ihren beruflichen Verpflichtungen nachzukommen. Machen Sie sich Listen und Notizen – vielleicht hilft dies.

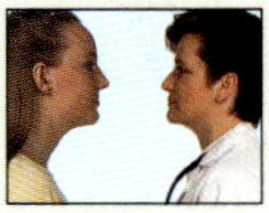

DISKUSSIONSPUNKT

WARUM MACHE ICH SOLCHE HOCHS UND TIEFS DURCH?

Starke Stimmungsschwankungen sind in der Schwangerschaft häufig. Wenn Sie sich Ihren Gefühlen ausgeliefert fühlen, hilft es, sich klarzumachen, warum dies so ist.

Hormonelle Veränderungen
Ihr Körper wird von Hormonen überschüttet (siehe S.73). Diese hormonellen Veränderungen haben sowohl emotionalen als auch körperlichen Einfluß. Die Auswirkungen sind je nach Schwangerschaftsstadium verschieden und unterscheiden sich von Frau zu Frau. In den ersten Schwangerschaftsmonaten werden Sie sich wahrscheinlich als besonders unstet empfinden. Um die Mitte der Schwangerschaft gewöhnen Sie sich an Ihren Zustand, während es in den letzten Wochen wieder auf und ab mit Ihren Gefühlen geht.

Sich mit Veränderungen auseinandersetzen
Obwohl die Hormone Auswirkungen auf Ihre Stimmung haben können, ist es vielleicht nicht fair, allein sie für Ihre emotionalen Wechselbäder verantwortlich zu machen. Sie müssen sich auch mit einer einschneidenden Lebensveränderung auseinandersetzen. Für die meisten Frauen ist das erste Kind die größte Herausforderung Ihres Lebens. Sie können nicht abschätzen, welche Auswirkungen die Erfahrung mit Kindern für sie und ihren Partner haben wird. Neben angenehmen Tagträumen und freudiger Erwartung treten daher auch Gefühle wie Angst und Unsicherheit auf. Wenn Sie jedoch sehr depressiv sind, sollten Sie mit Ihrem Arzt darüber sprechen (siehe S. 126).

Gespräche mit anderen
Alles wird nur noch schlimmer, wenn Sie Ihre Gedanken und Emotionen für sich behalten. Sprechen Sie mit Ihrem Partner über Ihre Sorgen, oder diskutieren Sie Ihre Ängste mit anderen Müttern, vielleicht in einem Babykurs. Wahrscheinlich stellen Sie fest, daß Sie mit Ihren Gefühlen nicht allein sind.

F ICH HABE LEBHAFTE TRÄUME, SPEZIELL ÜBER DEN VERLUST MEINES BABYS. IST DAS EIN SCHLECHTES OMEN?

A Nein, viele werdende Mütter berichten von solchen Träumen. Sie spiegeln wahrscheinlich die Ängste und die Unsicherheit im Hinblick auf die Zukunft wider. Aber Sie sollten sich deshalb keine Sorgen machen.

F ICH BIN MIR SICHER, DASS MIT MEINEM BABY ETWAS NICHT STIMMT. IST DIES EIN NORMALES GEFÜHL?

A Negative Gedanken über die Zukunft machen sich oft als Ängste in bezug auf die Gesundheit des ungeborenen Kindes bemerkbar. Die meisten Schwangeren befürchten zu irgendeinem Zeitpunkt, daß ihr Baby mit einem Geburtsfehler zur Welt kommen könnte, selbst wenn Tests durchgeführt wurden, die bestätigen, daß keinerlei Schäden vorliegen. Möglicherweise sind diese Gefühle auf eine frühere Fehlgeburt zurückzuführen oder darauf, daß in der medizinischen Vorgeschichte der Familie Abnormitäten aufgetreten sind. Manche Mütter, die bereits ein normales Kind geboren haben, fürchten, daß sie beim nächstenmal nicht so viel Glück haben werden. Wenn die routinemäßig durchgeführten Tests keinen Hinweis auf Schädigungen ergeben, ist es unwahrscheinlich, daß irgend etwas nicht stimmt. Grundsätzlich aber gibt es trotz der Menge von Tests keine absolute Garantie dafür, daß keine Probleme auftreten werden. Wenn Sie ganz besonders beunruhigt sind, sollten Sie mit Ihrem Arzt darüber sprechen.

F ICH KANN ES GAR NICHT ABWARTEN, MEIN BABY ZU BEKOMMEN. WARUM BIN ICH SO UNGEDULDIG?

A Ein paar Wochen vor der Geburt werden Sie wahrscheinlich das Gefühl haben, seit Ewigkeiten schwanger zu sein. Es waren lange neun Monate, und je näher der Geburtstermin rückt, desto ungeduldiger werden Sie auf das Einsetzen der Wehen und die Geburt Ihres Babys warten. Versuchen Sie, sich zu entspannen und ruhig abzuwarten (siehe S. 112).

F WARUM MÖCHTE ICH DAS KINDERZIMMER IN MEINEM ZUSTAND NEU TAPEZIEREN?

A Gegen Ende der Schwangerschaft verspüren viele Frauen einen starkes Berdürfnis, das Kinderzimmer neu zu streichen oder zu tapezieren, Babykleidung zu kaufen oder die Schränke zu reinigen. Dieses »Nistverhalten« kann ein Anzeichen dafür sein, daß das Baby bald kommt. Wenn Sie aufgehört haben zu arbeiten, brauchen Sie vielleicht einfach nur eine gewisse Beschäftigung, aber Sie sollten keine ehrgeizigen Projekte angehen, da Sie Ihre Energiereserven für die Geburt benötigen.

EINE POSITIVE BEZIEHUNG AUFRECHTERHALTEN

Eine Schwangerschaft bringt Veränderungen mit sich, die die emotionale und körperliche Beziehung belasten können. Gegenseitiges Verständnis und eine positive Einstellung können jedoch helfen, Ihr Leben zu bereichern.

Unterstützung anbieten
Es ist wichtig, daß Sie beide das Gefühl haben, die Schwangerschaft gemeinsam durchstehen zu wollen. Sprechen Sie über das, was geschieht. So können Sie Ihre sich verändernden Bedürfnisse und Ängste besser verstehen. Das gemeinsame Erleben der Belastungen und Freuden der Schwangerschaft kann ein starkes Band zwischen Ihnen sein.

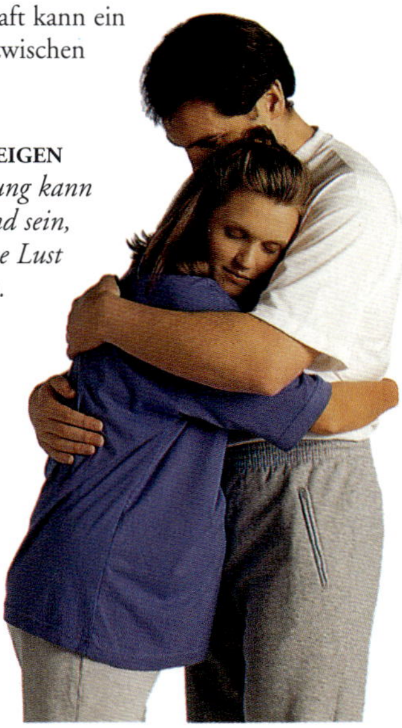

FÜRSORGE ZEIGEN *Eine Umarmung kann sehr beruhigend sein, wenn Sie keine Lust auf Sex haben.*

Zeit füreinander finden
Körperliche und emotionale Veränderungen haben zur Folge, daß Sex in der Schwangerschaft nicht immer die Prioritätenliste anführt, was bisweilen zu Spannungen führen kann. Versuchen Sie nicht, ständig darüber nachzudenken, wie oft Sie miteinander schlafen, sondern sorgen Sie lieber dafür, daß es etwas ganz Besonderes ist, wenn Sie es tun. Wenn Sie das Liebesspiel in der gewohnten Weise als unbequem empfinden, probieren Sie neue Stellungen (siehe S. 90) oder nicht penetrierenden Sex wie Masturbation, oralen Sex oder Massage aus. Nehmen Sie sich Zeit für andere Dinge, die Sie beide gerne tun, denn dies ist der Übergang vom Paar- zum Familienleben.

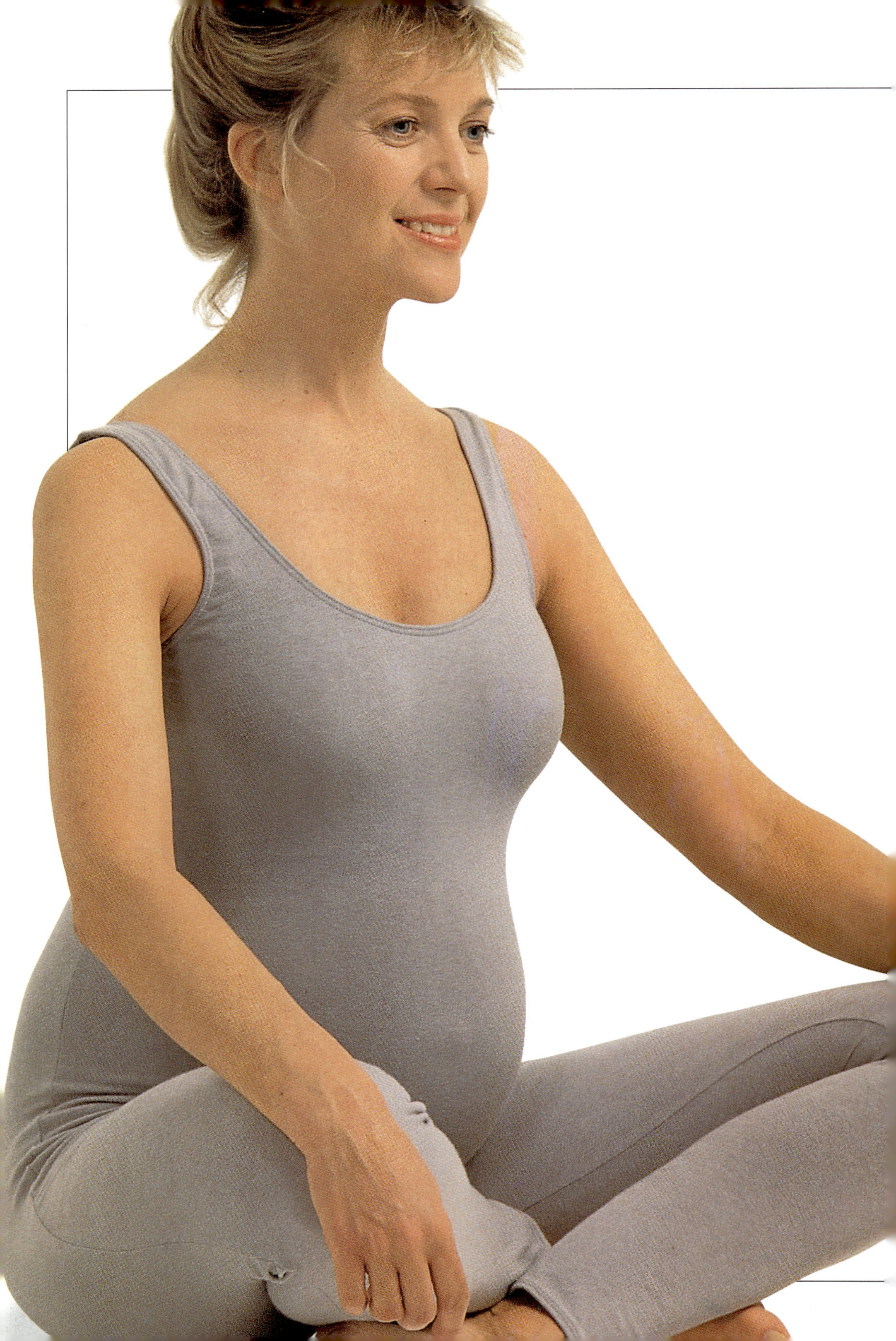

So bleiben Sie fit und gesund

5

Schwangerschaft und Geburt fordern Ihrer Vitalität und Gesundheit viel ab. Aus diesem Grund ist es wichtig, sich bis zur Geburt Ihres Babys und für die Zeit danach fit und gesund zu halten. In diesem Kapitel wollen wir Ihnen das Wissen, die Motivation und das Selbstbewußtsein für eine gesunde Schwangerschaft vermitteln. Dazu gehören auch eine ausgewogene Ernährung, vernünftige körperliche Betätigung und die Fähigkeit, Anspannungen und Streß zu reduzieren. Außerdem erfahren Sie, welche Lebensmittel und Medikamente Sie meiden sollten und welche Naturheilmittel und Techniken für Sie und Ihr Kind von Vorteil sind.

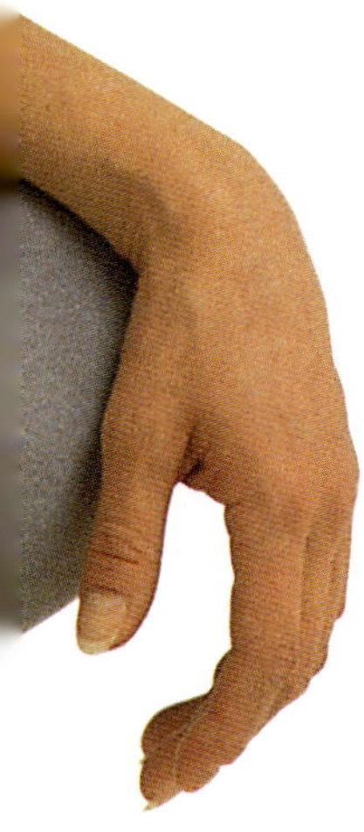

Eigene Bedürfnisse beachten

F SOLLTE ICH MICH IN DER SCHWANGERSCHAFT BESONDERS UM MEIN WOHLERGEHEN KÜMMERN?

A Je gesünder und entspannter Sie sind, um so leichter können Sie den Anforderungen einer Schwangerschaft gerecht werden. Ein gesunder Lebensstil beinhaltet eine ausgewogene Ernährung, regelmäßige körperliche Betätigung und viel Ruhe. All dies wird Ihnen zu mehr Energie verhelfen, so daß Sie vielleicht einige der üblichen Schwangerschaftsbeschwerden vermeiden können. Wenn Sie zum Beispiel auf eine ausgewogene, ballaststoffreiche Ernährung achten, werden Sie voraussichtlich nicht unter Verstopfung – einer häufigen Beschwerde in der Schwangerschaft – leiden.

F WAS KANN ICH FÜR MEINE GESUNDHEIT TUN?

A Gesund zu sein, bedeutet, die richtigen Nahrungsmittel zu essen (siehe S. 100) und auf regelmäßige körperliche Betätigung zu achten. Dazu zählt nicht nur die Schwangerschaftsgymnastik (siehe S. 106), sondern auch aerobe Aktivitäten wie Schwimmen oder ein flotter Spaziergang. Aber beginnen Sie nicht mit einem anstrengenden Trainingsprogramm.

F IST ES FÜR MEIN BABY VON NUTZEN, WENN ICH GESUND LEBE?

A Ja, im allgemeinen trifft es zu, daß es besser für die Entwicklung Ihres Kindes ist, wenn Sie gesund und ausgeglichen sind. Viele Dinge, die Sie in der Schwangerschaft essen und trinken, können Auswirkungen auf Ihr Baby haben. Daher ist es vernünftig, sich gesund zu ernähren und alles zu vermeiden, was Ihnen oder Ihrem Kind irgendwie schaden könnte (siehe S. 98).

F WO SOLL ICH ANFANGEN?

A Führen Sie sich einmal genau vor Augen, wie Sie mit Ihrem Körper umgehen, und überlegen Sie, wie Sie netter zu sich sein können. Wenn Sie rauchen oder viel Alkohol trinken, sollten Sie Ihren Konsum zumindest reduzieren (siehe S. 102). Vielleicht müssen Sie Ihre Ernährung ein wenig umstellen (siehe S. 100) oder mehr körperliche Betätigung in Ihren Tagesablauf einplanen. Sehen Sie Ihren neuen Lebensstil positiv – er ist nicht nur für Sie und Ihr Baby von gesundheitlichem Nutzen, sondern macht Ihnen vielleicht sogar Spaß.

F WIRD MEINE SCHWANGERSCHAFT UND ENTBINDUNG LEICHTER, WENN ICH FIT BIN?

A Je fitter Sie sind, desto vitaler werden Sie bei der Entbindung sein und um so schneller nach der Geburt in den Normalzustand zurückkehren. Wenn Sie regelmäßig Sport getrieben und sich gut ernährt haben, fühlen Sie sich energiegeladener und können sich besser um das Baby kümmern. Sie werden dann auch schneller Ihre alte Figur wiedererlangen. Gymnastik ist ebenfalls eine große Hilfe bei Streß. Wenn Sie körperlich fit und gesund sind, werden Sie mehr Freude an Ihrer Schwangerschaft haben und weniger unter Angstgefühlen leiden.

F ICH HABE PROBLEME, MICH ZU ENTSPANNEN UND DAS LEBEN LOCKER ZU NEHMEN. WAS KANN ICH TUN?

A Das Erlernen von Entspannungstechniken kann Ihnen helfen, während der Schwangerschaft locker zu sein (siehe S. 112). Sich um die Bedürfnisse des Körpers zu kümmern, bedeutet auch, daß man sich nicht überanstrengen sollte. Dies ist leichter gesagt als getan, wenn Sie einen anspruchsvollen Beruf und/oder mehr Kinder haben, aber es ist wichtig, für Entspannung zu sorgen, so daß Streß erst gar nicht entsteht. Massage ist eine wunderbare Entspannungsmöglichkeit (siehe S. 114).

F WAS KANN ICH FÜR EIN GUTES AUSSEHEN TUN?

A Eine Schwangerschaft verändert den Körper auf drastische Weise: Nicht nur Ihr Bauchumfang nimmt zu, sondern auch Haut, Haare, Zähne und Nägel verändern sich. Sie sollten sich daher während der Schwangerschaft besonders gut pflegen (siehe nächste Seite). Verwöhnen Sie sich – das steigert Ihr Selbstbewußtsein, wenn Sie sich gegen Ende der Schwangerschaft sehr unattraktiv fühlen. Aromatherapie, Massage und andere Schönheitsbehandlungen sind nur einige Möglichkeiten, die Ihnen zur Verfügung stehen.

F MIR IST STÄNDIG HEISS, ICH FÜHLE MICH UNBEHAGLICH. WORAN LIEGT DAS?

A Da mehr Blut durch Ihren Körper zirkuliert, ist Ihnen wärmer, und wahrscheinlich schwitzen Sie auch stärker. Dies kann in den Hautfalten zu Ausschlägen führen – speziell in der Leistengegend und unter den Brüsten. Aus diesem Grund sollten Sie sich zur Erfrischung häufiger waschen. Versuchen Sie auch, nicht zuviel zuzunehmen (siehe S. 79).

Gut aussehen und sich wohl fühlen

Hormonveränderungen während der Schwangerschaft können Ihnen ein gesundes und strahlendes Aussehen verleihen, aber auch eine ganz gegensätzliche Wirkung haben.

Ihr Teint

Die in Ihrem Körper zirkulierende größere Blutmenge bewirkt, daß Ihr Haut mehr Feuchtigkeit erhält, geschmeidiger wird und weniger Pickel aufweist. Doch bei bestimmten Hauttypen können Schwangerschaftshormone Hautprobleme verursachen: Östrogen verlangsamt die Talgproduktion, trocknet die Haut aus und färbt Sommersprossen dunkler. Da sich die Hautstruktur verändern kann, brauchen Sie möglicherweise eine andere Feuchtigkeitscreme. Ihr Arzt wird Ihnen raten, während der Schwangerschaft keine Medikamente mehr gegen Akne zu nehmen.

Fettige Haut

Wenn Ihre Haut normalerweise trocken ist, sollten Sie sich keine Sorgen machen, da es sich wahrscheinlich um einen vorübergehenden Zustand handelt, der nur während der Schwangerschaft auftritt. Verwenden Sie zur täglichen Gesichtspflege eine adstringierende Lotion und eine spezielle Feuchtigkeitscreme für fettige Haut. Wenn Sie eine Make-up-Grundierung verwenden, sollten Sie ein fettfreies Produkt wählen.

Trockene Haut

Verwenden Sie keine Seife, die Ihre Haut austrocknen kann, indem ihr die natürlichen feuchtigkeitsspendenden Fette entzogen werden. Verwenden Sie statt dessen eine Baby- oder sanfte Waschlotion für Gesicht und Körper. Badeöl kann die Haut feucht halten, aber bleiben Sie nicht zu lange in der Badewanne liegen, da dies Ihre Haut noch weiter austrocknet.

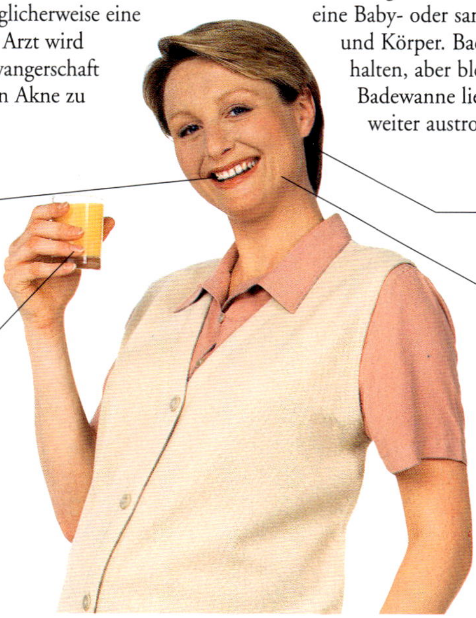

Zahnfleischentzündungen sind in der Schwangerschaft häufiger. Lassen Sie also regelmäßig Ihre Zähne kontrollieren

Ihre Nägel können schneller wachsen und sich leichter spalten als normal

Ihr Haar kann in der Schwangerschaft fester und gesünder sein

Der höhere Hormonspiegel und die stärkere Durchblutung können Auswirkungen auf die Haut haben

Ihr Haar

Haare fallen regelmäßig aus und wachsen wieder nach. Wenn Sie schwanger sind, bleibt Ihr Haar in der Wachstumsphase, so daß es dicker und vielleicht auch glänzender wird. Für manche Frauen ist dies von Vorteil, da ihr Haar jetzt besser aussieht als vor der Schwangerschaft. Andere hingegen klagen über widerspenstiges, struppiges Haar. Wenn Sie dieser Gruppe angehören, läßt sich ein Kurzhaarschnitt wahrscheinlich besser pflegen und leichter handhaben. Auch ein milderes Shampoo kann hilfreich sein. Einige Monate nach der Geburt des Babys kann es zu einem dramatischen Haarausfall kommen, da die Wachstumsphase der Haare zu Ende geht. Machen Sie sich nicht zu viele Sorgen – sie wachsen wieder nach.

Zähne und Zahnfleisch

Sobald Sie schwanger sind, sollten Sie einen Termin beim Zahnarzt vereinbaren. Die Schwangerschaft hat Auswirkungen auf das Zahnfleisch – das Gewebe wird weicher und neigt zu Infektionen. Aus diesem Grund ist es wichtig, daß Sie regelmäßig Ihre Zähne durchchecken lassen. Sagen Sie Ihrem Zahnarzt, daß Sie schwanger sind, da Röntgenuntersuchungen vermieden werden sollten, wenn Sie nicht unbedingt nötig sind.

Die Nägel

Sie können in der Schwangerschaft schneller wachsen oder leichter brüchig werden und sich spalten oder abbrechen. In diesem Fall sollten Sie sie kurz schneiden. Tragen Sie bei der Garten- und Hausarbeit Handschuhe.

EINE GESUNDE ERNÄHRUNG

F WAS SOLL ICH ESSEN?

A Sie brauchen keine besondere Ernährung, nur weil Sie schwanger sind, aber Sie sollten sich gesund ernähren, da die Schwangerschaft besondere Anforderungen an Ihren Körper stellt. Heute weiß man, daß die Ernährung der Schwangeren große Auswirkungen auf die Gesundheit Ihres Kindes haben kann. Achten Sie daher auf eine ausgewogene, vielseitige Ernährung und auf regelmäßige und häufige kleine Mahlzeiten. In den letzten drei Schwangerschaftsmonaten sollten Sie die tägliche Kalorienzufuhr um etwa zweihundert Kalorien erhöhen, was etwa einer Banane oder einem Glas Milch entspricht.

F WELCHE NAHRUNGSMITTEL SIND AM BESTEN GEEIGNET?

A Häufig werden Nahrungsmittel wie getrocknetes Obst, Weizenkleie, Weizenkeime, Avocados etc. empfohlen, Nahrungsmittel also, die sehr nahrhaft sind, aber vielleicht nicht zu den Dingen gehören, die Sie sonst essen oder gern mögen. Es ist viel besser, in bezug auf die Ernährung realistisch zu sein und zu essen, was Ihnen schmeckt, denn sonst geraten Sie leichter in Versuchung, öfter über die Stränge zu schlagen und mehr zu essen, als Ihnen guttut, und so unerwünschte Pfunde zuzulegen. Achten Sie einfach darauf, daß Sie die wichtigsten Nährstoffe mit Ihrer Grundnahrung aufnehmen (siehe S. 99 f.).

F WELCHE NAHRUNGSMITTEL SOLLTE ICH VERMEIDEN?

A Streichen Sie sehr fetthaltige Nahrungsmittel wie Schweinefett oder Schweineschwarte, Speck und sahnehaltige Soßen aus Ihrem Speiseplan. Sie können in den ersten drei Monaten zu Übelkeit und unerwünschter Gewichtszunahme beitragen. Achten Sie auf den Fettgehalt von Fertignahrung wie Plätzchen, Gebäck und Kuchen. Vermeiden Sie bestimmte Nahrungsmittel, die ein Infektionsrisiko in sich bergen und Ihrem Baby Schaden zufügen können (siehe Tabelle S. 102).

F MUSS ICH ZUSÄTZLICH VITAMINE NEHMEN?

A Wenn Ihre Ernährung ausgewogen und ausreichend ist, muß sie nicht durch Vitamingaben ergänzt werden, es sei denn, Sie sind Vegetarierin (siehe unten). Eine Ausnahme bildet Folsäure, die vor der Befruchtung und im ersten Trimester wichtig ist (siehe S. 12).

F SOLLTE ICH MEHR TRINKEN?

A Da Ihr Blutvolumen zunimmt, müssen Sie Ihre Flüssigkeitsaufnahme erhöhen. Trinken Sie lieber Wasser anstelle von kalorienhaltigen Erfrischungsgetränken. Selbst wenn sich in Ihrem Körper Wasser ansammelt, sollten Sie die Flüssigkeitsaufnahme nicht reduzieren. Trinken Sie bis zu sechs Glas Wasser pro Tag. Auf diese Weise kann auch einer Verstopfung entgegengewirkt werden.

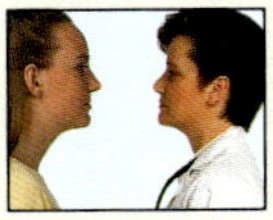

DISKUSSIONSPUNKT

WIE GESUND IST EINE VEGETARISCHE ERNÄHRUNG?

Eine gesunde Alternative
Vegetarierin zu sein, bedeutet nicht unbedingt, daß Ihre Ernährung in der Schwangerschaft einseitig ist. Sie müssen jedoch den Mangel an Aminosäuren, die normalerweise mit Fleischgerichten aufgenommen werden, ausgleichen, indem Sie eine Kombination aus unvollständigem Gemüseeiweiß zu sich nehmen, das in Hülsenfrüchten, Nüssen, Tofu und Vollkorn (Reis und Vollkornbrot) enthalten ist. In der Regel haben Vegetarier einen niedrigeren Cholesterinspiegel als Fleischesser und nehmen durch Obst und Gemüse mehr Ballaststoffe auf.

Die richtigen Nährstoffe
Ihr Baby holt sich alle Nährstoffe, die es braucht, aus Ihrem Körper. Wenn Sie nicht genug Eisen aufnehmen, kann es zu einer Anämie kommen (siehe S. 122). Wenn Sie keinen Fisch, Eier, Nüsse und Bohnen essen, werden Sie höchstwahrscheinlich Eisen und Kalzium und wahrscheinlich auch Vitamin B_{12} brauchen. Eine Anämie macht nicht nur sehr müde, sondern hat auch Auswirkungen auf das Wachstum Ihres Kindes und Ihren allgemeinen Gesundheitszustand. Ihr Körper kommt auch nicht so gut mit Blutungen zurecht, die während der Geburt auftreten könnten.

F IST VON SNACKS UND JUNK FOOD WÄHREND DER SCHWANGERSCHAFT ABZURATEN?

A Snacks an sich sind keine schlechte Sache (es ist besser einen Snack zu essen, anstatt stundenlang keine Nahrung zu sich zu nehmen), aber Sie sollten auf möglichst gesunde Zwischenmahlzeiten achten. Frisches Obst, Nüsse, Rosinen und rohes Gemüse sind viel besser für Sie als Junk food wie Kartoffelchips, Schokolade, Pommes frites, Kuchen und Gebäck. Sie enthalten viele Kalorien, Fette, Zucker und Salz, versorgen Sie zwar schnell mit Energie, weisen aber wenig Nährstoffe auf, die für Wachstum und Entwicklung des Babys wichtig sind. Sie sind außerdem häufig mit künstlichen Farb- und anderen Zusatzstoffen versetzt. Natürlich schadet es nicht, hin und wieder zu »sündigen«, aber generell sollten Snacks in der Schwangerschaft eine untergeordnete Rolle in Ihrer Ernährung spielen.

F KANN ICH FAST FOOD ESSEN UND INS RESTAURANT GEHEN?

A Obwohl Fast food nicht so schlecht für Sie ist wie Junk food, kann es dennoch fett- und kohlehydratreich sein; außerdem werden bei langer Warmhaltung viele Vitamine und Mineralstoffe in den Nahrungsmitteln zerstört. Gerichte im Restaurant, beispielsweise frisch zubereitete Pizza, schaden nicht, solange Sie auf eine ausreichende Grundernährung achten (siehe S. 100).

F WIEVIEL SOLLTE ICH ZUNEHMEN?

A Ihr Gewicht während der Schwangerschaft ist nicht so sehr von Bedeutung, es sei denn, Sie sind stark unter- oder übergewichtig (siehe S. 79). Wichtiger ist die Wachstumsrate Ihres Babys. Sie hängt nicht von Ihrem Gewicht oder davon ab, wieviel Sie essen, sondern von der Effizienz der Plazenta und der Qualität Ihrer Nahrung, die die entsprechenden Nährstoffe zur Verfügung stellt. Sie werden sich jedoch wohler fühlen, wenn Sie gleichmäßig und nicht mehrere Pfunde auf einmal zunehmen.

F ICH HABE VERSUCHT ABZUNEHMEN. KANN ICH WEITER DIÄT HALTEN?

A Es ist keine gute Idee, während der Schwangerschaft auf die schlanke Linie zu achten, da Sie in dieser Zeit eine nahrhafte und ausgewogene Ernährung brauchen, damit Ihr Baby all die Nährstoffe bekommt, die es für seine gesunde Entwicklung benötigt. Sie brauchen außerdem viel Energie, um mit den zusätzlichen körperlichen Anforderungen von Schwangerschaft und Geburt zurechtzukommen. Auch wenn Sie auf Ihr Gewicht achten, werden und sollten Sie zunehmen, wenn Ihr Schwangerschaft normal verläuft.

WELCHE GRUNDNÄHRSTOFFE BRAUCHE ICH?

Eiweiß

Dies ist ein wichtiger Nährstoff, der in der Leber in Aminosäuren aufgespalten wird und neues Gewebe aufbaut. Er ist wichtig für das gesunde Wachstum und die Entwicklung Ihres Kindes. Normalerweise sollte man 45 g pro Tag zu sich nehmen und in der Schwangerschaft zusätzlich 6 g. Eiweiß kommt in Eiern, Fisch, Fleisch, Käse und Molkereiprodukten vor.

Kohlehydrate

Kohlehydrate sind entweder Zucker oder Stärke und eine wichtige Nahrungsgruppe, die den größten Teil Ihres Brennstoffs und Energie liefert. Essen Sie auf Stärke basierende Kohlehydrate wie Nudeln und Kartoffeln anstelle solcher auf Zuckerbasis (siehe S. 100), da sie Energie langsamer über einen längeren Zeitraum hinweg freisetzen und weniger Kalorien haben.

Fette

Diese bauen die Zellwände auf und sind wichtig für die Entwicklung des Nervensystems Ihres Kindes. Sie sollten zwar nicht zu viel Fett zu sich nehmen, aber Fette auch nicht völlig aus Ihrer Ernährung streichen. Der Grund, warum Fette in Diäten ein solches Tabu sind, ist der, daß sie doppelt soviel Kalorien pro Gramm enthalten wie Eiweiß oder Kohlehydrate, so daß man schneller große Kalorienmengen zu sich nimmt.

Vitamine

Sie sind für einen allgemein guten Gesundheitszustand unerläßlich, aber manche Vitamine, beispielsweise die Vitamine der B- und C-Gruppe, werden vom Körper nicht gespeichert, so daß man sie täglich mit der Nahrung aufnehmen muß. Alle Vitamine sind nicht nur für die Entwicklung des Babys wichtig, sondern auch für Ihr Immunsystem, die Blutbildung und das Nervensystem. Folsäure ist wichtig zur Verhinderung von *Spina bifida* bei Ihrem Kind (siehe S. 12). Meiden Sie Leber; sie enthält viel Vitamin A und kann Probleme verursachen (siehe S. 103).

Mineralstoffe

Eisen ist für den Ablauf bestimmter chemischer Prozesse im Körper notwendig, außerdem ist es wichtig für die Produktion von Hämoglobin in den roten Blutkörperchen. Ohne Eisen kann Ihr Körper kein Hämoglobin produzieren, so daß Sie anämisch werden (siehe S. 122). Kalzium wird für gesunde Knochen und Zähne benötigt und ist in der Schwangerschaft ebenfalls unerläßlich. Zink ist wichtig für die Wundheilung und für viele Verdauungsprozesse.

Was ist eine ausgewogene Ernährung?

In der Schwangerschaft sollten Sie genug Eißweiß, Vitamine, Kohlehydrate, Fette und Mineralien zu sich nehmen sowie täglich Ballaststoffe, um eine ausgewogene Ernährung sicherzustellen. Die Nahrungspyramide (rechts) zeigt die Nahrungsmittelgruppen und wieviel Sie davon jeweils verzehren sollten. Sie werden gesünder sein, wenn Sie die Aufnahme von gesättigten Fettsäuren, Zucker (oben) und Salz einschränken, aber mehr Eiweiß (Wachstum) und Kohlehydrate (Energie) essen (unten). Das Menü auf Seite 101 ist ein Beispiel für ausgewogene Ernährung.

Fette und Zucker
Diese Nahrungsmittel einschränken

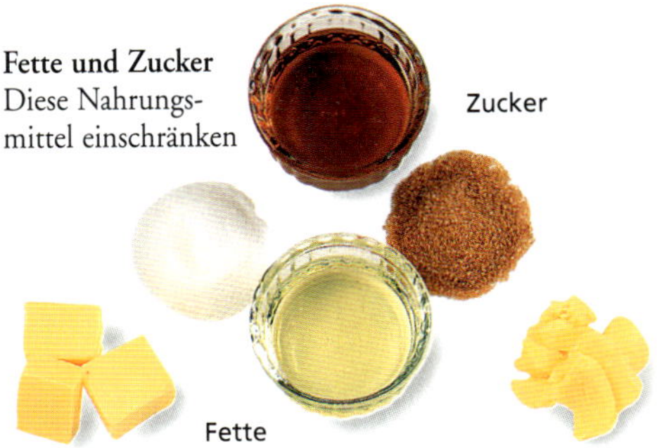

Eier, Fleisch, Fisch, Nüsse, Hülsenfrüchte/Molkereiprodukte
2 Portionen Eiweiß; 2–4 Portionen Molkereiprodukte pro Tag

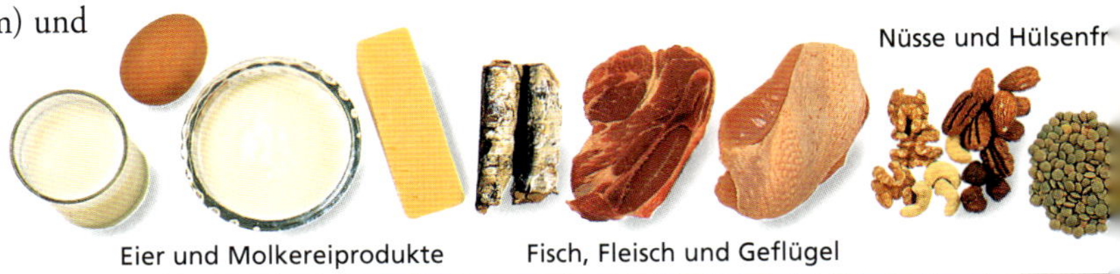

Obst und Gemüse
4–5 Portionen pro Tag

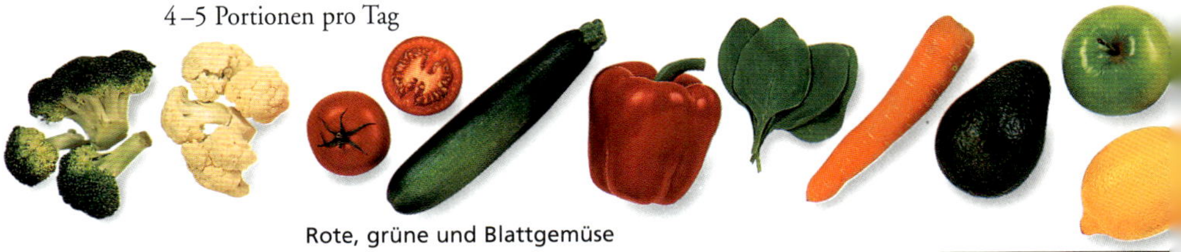

Kohlehydrate
4–6 Portionen pro Tag

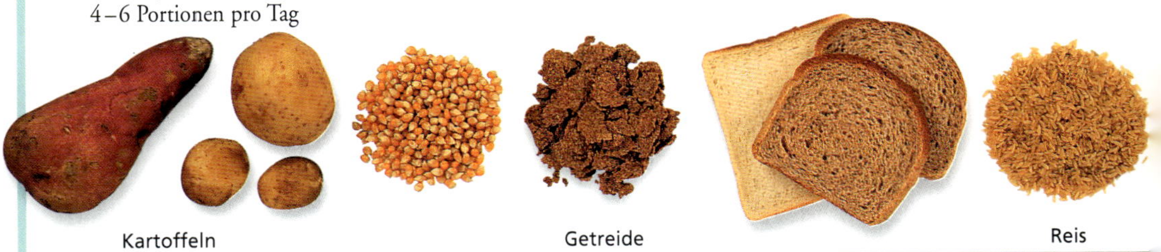

Ihre Grundnahrung

Dies sind die wichtigsten Lebensmittelgruppen und die Mengen, die Sie für gute Gesundheit während der Schwangerschaft brauchen. Die oben abgebildeten und rechts aufgeführten Nahrungsmittel enthalten wichtige Vitamine und Mineralstoffe. Wenn Sie häufig im Restaurant essen, ist Ihre Ernährung so lange ausreichend, wie Sie sicherstellen, daß Ihr Körper die Grundnahrung erhält.

Fette und Zucker
Essen Sie diese Nahrungsmittel in Maßen. Sie brauchen Fette für Ihre Gesundheit, aber sie sind sehr kalorienhaltig. Von den beiden Fettarten sollten Sie weniger von den gesättigten essen (tierische Fette, Käse, Sahne und Butter), da sie einen hohen Cholesteringehalt haben. Einfach und mehrfach ungesättigte Fettsäuren wie Sonnenblumen-, Oliven- und Safloröl sind besser fürs Herz. Vermeiden Sie süße Snacks.

Eier, Fleisch, Fisch, Nüsse/ Hülsenfrüchte
2 Portionen pro Tag in beliebiger Auswahl von folgenden Nahrungsmitteln:

- 85 g rotes Fleisch oder Geflügel
- 120–170 g Fisch
- 30–60 g Käse oder 1 Ei
- 120 g Hülsenfrüchte, Getreide oder Zerealien

Eier, Fleisch, Fisch und Molkereiprodukte sind gute Eiweißquellen. Als Vegetarierin sollten Sie Tofu, Nüsse, Getreide und Hülsenfrüchte essen.

Die Nahrungsmittel-pyramide

Für eine vernünftige Ernährung während der Schwangerschaft und die Zeit danach wählen Sie Nahrungsmittel aus allen hier abgebildeten Gruppen. Achten Sie darauf, daß Sie die Einnahme von Fetten (oben) reduzieren und mehr Eiweiß und Kohlehydrate essen (unten).

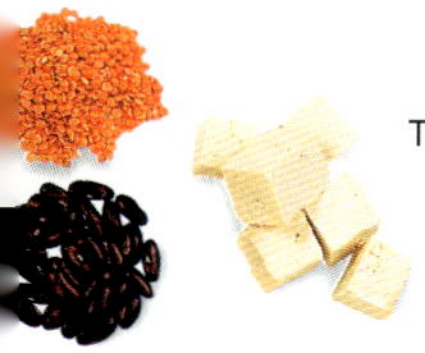
Tofu

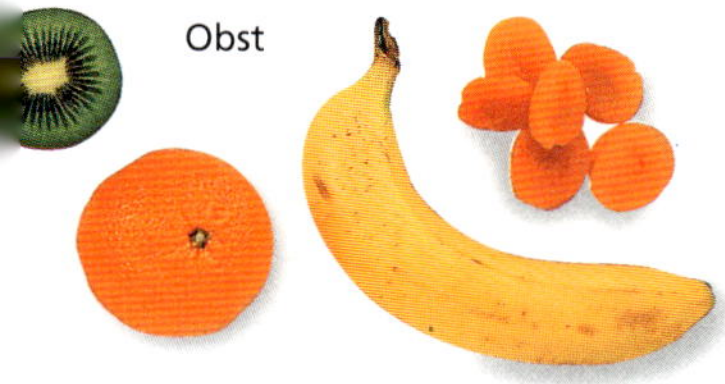
Obst

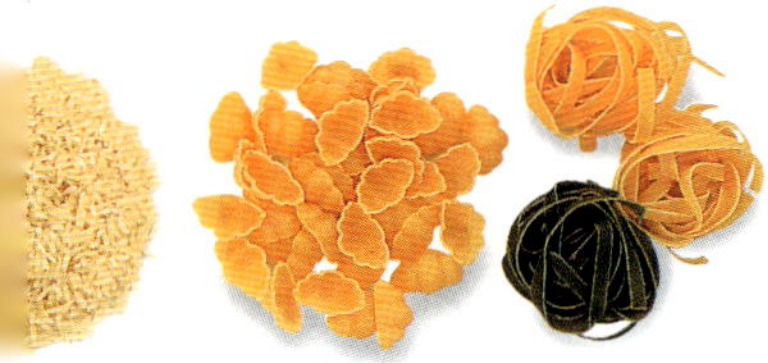
Nudeln

Menüvorschlag für Schwangere

Dieses Menü gibt Ihnen eine Vorstellung davon, wieviel Sie täglich essen sollten, um sich und das sich entwickelnde Kind mit den notwendigen Grundnahrungsmitteln zu versorgen.

Frühstück

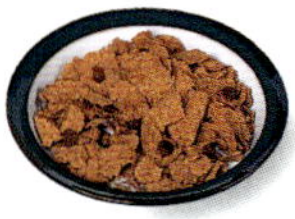
Portion Zerealien mit fettarmer Milch

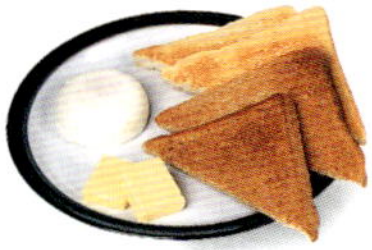
Poschiertes Ei auf Toast

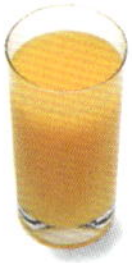
Obstsaft

Morgendliche Zwischenmahlzeit

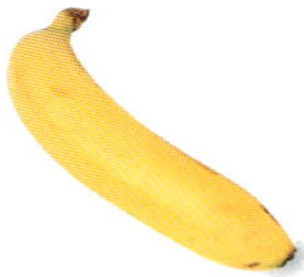
Ein Stück Obst

Mittagessen

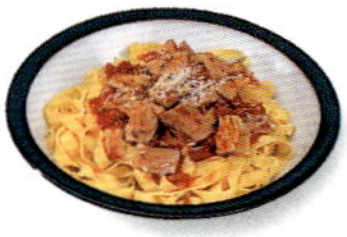
Nudeln mit Tomaten-Thunfisch-Soße

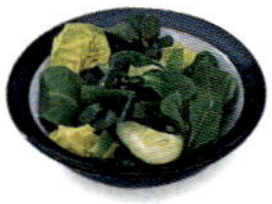
Grüner Salat

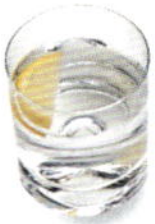
Ein Glas Wasser

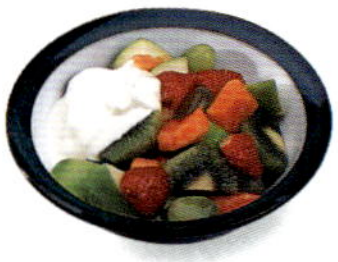
Obstsalat und Joghurt

Zwischenmahlzeit am Nachmittag

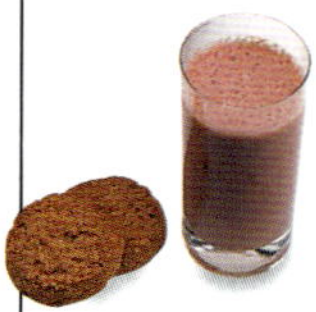
Milchshake und Plätzchen

Abendessen

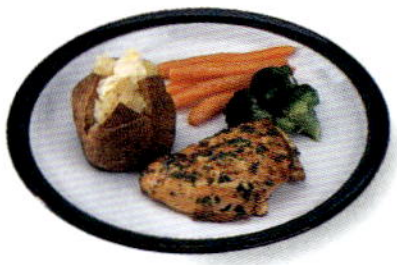
Hühnchen, gebackene Kartoffel und frisches Gemüse

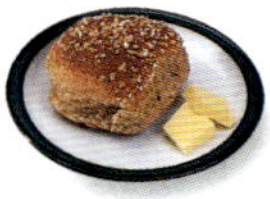
Brötchen mit Butter

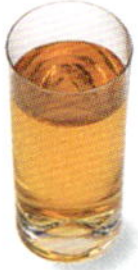
Obstsaft

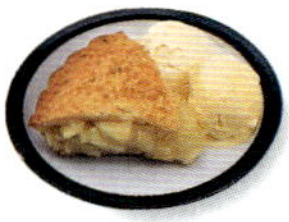
Obstpie und Eiskrem

Getränk am Abend

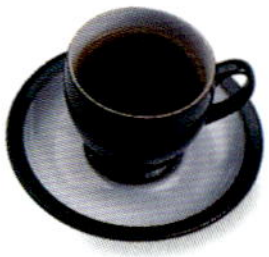
Kräutertee oder heißes Milchgetränk

Molkereiprodukte
2–4 Portionen pro Tag in beliebiger Auswahl folgender Nahrungsmittel:
- 200 ml fettarme Milch
- 30–60 g Käse
- 1 Joghurt

Molkereiprodukte liefern Eiweiß, Fett, Kalzium (für gesunde Zähne und Knochen) und die Vitamine A, B und D. Fettarme Milch enthält dieselbe Menge Kalzium und Vitamine, aber viel weniger Fett als Vollmilch.

Obst und Gemüse
4–5 Portionen pro Tag in beliebiger Auswahl folgender Nahrungsmittel:
- 100 g Gemüse (mindestens ein dunkelgrünes Blattgemüse)
- 1 gemischter Salat
- 1 Stück Obst/Trockenobst

Diese Nahrungsmittel enthalten Ballaststoffe und die Vitamine B, C und K, einige davon Kalium und Zink. Dunkelgrüne Gemüse liefern Eisen, Magnesium und Folsäure.

Kohlehydrate
4–6 Portionen pro Tag folgender Nahrungsmittel in beliebiger Auswahl:
- 1 Scheibe Brot
- 60–120 g Nudeln, Reis oder Kartoffeln
- 1 Portion Zerealien à 60 g

Kohlehydrate auf Stärkebasis sind eine Quelle für Energie, die langsam freigegeben wird, sowie für Ballaststoffe, Eiweiß und Vitamin B. Sie brauchen mehr aus dieser Gruppe, wenn Sie schwanger sind oder stillen.

GESUNDE MUTTER, GESUNDES KIND

F WIE KANN ICH SICHERGEHEN, DASS ICH NICHTS TUE, WAS DER GESUNDHEIT MEINES BABYS SCHADET?

A Ein großer Teil der Dinge, die Sie essen, trinken oder inhalieren, geht durch Ihren Körper auf Ihr Kind über. Es ist daher ratsam, die Dinge wegzulassen oder zu reduzieren, die bekannterweise schädlich sind, wie etwa Alkohol, Rauchen und Drogen. Vermeiden Sie auch potentiell schädliche Nahrungsmittel (siehe Tabelle unten).

F SOLLTE ICH AUFHÖREN ZU RAUCHEN?

A Ja, denn das Rauchen und selbst das passive Rauchen reduziert Sauerstoff und Nährstoffe, die über die Plazenta an Ihr Baby weitergegeben werden. Außerdem erhöht es das Risiko von Blutungen und einer Fehl- oder Frühgeburt.

F ICH MÖCHTE GERN DAS RAUCHEN AUFGEBEN, ABER WIE SCHAFFE ICH DAS?

A Die Entscheidung, das Rauchen aufzugeben, fällt Ihnen wahrscheinlich leichter, wenn Sie in der Frühschwangerschaft an Übelkeit leiden. Ist dies nicht der Fall, kann es schwer für Sie sein, das Rauchen aufzugeben oder zu reduzieren. Es hilft, wenn Ihr Partner oder ein Freund, der sich das Rauchen ebenfalls abgewöhnen will, Sie dabei unterstützt. Sie könnten sich auch einer Selbsthilfegruppe anschließen. Reduzieren Sie die Zahl der gerauchten Zigaretten langsam. Wenn es Ihnen absolut unmöglich ist, das Rauchen aufzugeben, so ist eine Gesamtmenge von fünf Zigaretten pro Tag für Sie und das Baby weniger schädlich als zehn Zigaretten oder mehr. Andere Techniken, die Ihnen helfen, sich das Rauchen abzugewöhnen, sind Aversionstherapie, Hypnose und Akupunktur. Verwenden Sie keine Nikotinpflaster.

NAHRUNGSMITTEL, DIE INFEKTIONEN AUSLÖSEN KÖNNEN

Obwohl die Chance, sich eine dieser seltenen Infektionen zuzuziehen, gering ist, wird das Risiko weiter sinken, wenn Sie die hier aufgeführten Richtlinien befolgen.

Listeriose
Diese durch die Bakterie *Listeria monocytogenes* verursachte Infektion ist sehr selten. Die Symptome ähneln einer Magen-Darm-Grippe (siehe S. 122). Sie kann eine Fehl- oder Totgeburt auslösen.

Toxoplasmose
Normalerweise verläuft diese Infektion ohne Symptome, kann aber beim Baby sehr ernste Probleme zur Folge haben. Sie wird durch den direkten Kontakt mit dem Erreger *Toxoplasma gondii* verursacht, der sich in Katzenkot, rohem Fleisch und nicht pasteurisierter Ziegenmilch findet. Auch die Erde im Obst- und Gemüsegarten kann kontaminiert sein.

Salmonellen
Die Verunreinigung mit Salmonellen kann eine bakerielle Lebensmittelvergiftung verursachen. Dies schadet dem Kind meist nicht direkt, aber jede Krankheit, die mit Fieber, Erbrechen, Durchfall und Austrocknung einhergeht, kann eine Fehlgeburt auslösen.

WELCHE NAHRUNGSMITTEL	RISIKO
Leber und Leberpasteten	Listeriose
Nicht pasteurisierte Molkereiprodukte, besonders Weichkäse wie Camembert, Brie und Käse mit Edelpilzschimmel	Listeriose
Gekochte und tiefgefrorene Fertiggerichte, speziell Hühnchen und Meeresfrüchte	Listeriose
Nicht durchgebratenes Fleisch, speziell Schweinefleisch	Toxoplasmose
Nicht ausreichend gekochte Eier und Geflügel	Salmonellen
Innereien und auf Innereien basierende Produkte, wie beispielsweise Panhas. Preiswerte Beefburger und Würstchen, die aus dem Fleisch von Milchkühen hergestellt wurden.*	*Siehe unten

* Obwohl es bisher keine eindeutigen Beweise für eine Verbindung zwischen BSE *(bovine spongiforme encephalopathie)* und Erkrankungen des menschlichen Gehirns wie die Creutzfeld-Jakob-Krankheit gibt, ist es besser, diese Produkte zu meiden.

F KANN ICH ÜBERHAUPT ALKOHOL TRINKEN?

A Es ist unmöglich zu sagen, wo die Grenze des Alkoholkonsums liegt, da seine Wirkung von Frau zu Frau variiert. Sicher ist jedoch, daß regelmäßiger, starker Alkoholgenuß bei Ihrem Baby zu mentalen und körperlichen Schäden führen kann. Sie sollten Alkohol in den ersten drei Monaten ganz meiden. Danach können Sie hin und wieder ein Glas Wein oder Bier zum Essen trinken.

F WIE STEHT ES MIT DROGEN ODER MEDIKAMENTEN?

A Zuerst einmal gilt: Vermeiden Sie alle Medikamente, speziell in der Frühschwangerschaft, es sei denn, Ihr Arzt verschreibt sie Ihnen (siehe Tabelle rechts). Wenn Sie rezeptfreie Medikamente in der Apotheke kaufen, sollten Sie dem Apotheker sagen, daß Sie schwanger sind. Die Ärzte sind sehr vorsichtig, was die Verschreibung von Medikamenten in der Schwangerschaft betrifft, speziell während des ersten Trimesters. Manche Medikamente sind absolut tabu (siehe S. 233), andere gelten als unbedenklich; zu ihnen zählen die empfohlene Dosis Paracetamol und einige Antibiotika wie Amoxicillin und Erythromycin, die bei Hals- und Harnwegsinfektionen verschrieben werden können.

F WAS PASSIERT, WENN ICH MEDIKAMENTE NEHMEN MUSS, DIE MÖGLICHERWEISE SCHÄDLICH SIND?

A In besonderen Situationen muß Ihr Arzt Ihnen vielleicht ein Medikament verschreiben, das dem Baby schaden könnte. Dies wird nur dann der Fall sein, wenn die Krankheit, für die Sie das Medikament brauchen, ein größeres Risiko für Sie oder die Gesundheit Ihres Kindes darstellt als das Medikament selbst. Chinin, das zur Behandlung von Malaria dient, kann beispielsweise eine Fehlgeburt oder vorzeitige Wehen auslösen, doch die Risiken der Krankheit an sich sind viel größer. Wenn Sie unter Epilepsie oder Erkrankungen der Schilddrüse leiden, bedarf es ebenfalls einer gründlichen Behandlung (siehe S. 124).

F WARUM IST DER VERZEHR VON LEBER IN DER SCHWANGERSCHAFT NICHT EMPFEHLENSWERT?

A Vor nicht allzu langer Zeit wurde Schwangeren noch empfohlen, Leber wegen ihres Eisengehalts zu essen. Wir wissen heute jedoch, daß Leber neben Eisen viel Vitamin A enthält, das in großen Dosen Geburtsfehler verursachen kann. Eine ausgewogene Ernährung mit Molkereiprodukten, Gemüse, speziell Möhren, und Obst liefert genug Vitamin A.

Drogen und Schwangerschaft

Es ist nicht ratsam, Drogen zu nehmen, da Sie sich und Ihr Kind einer Reihe von Gefahren aussetzen. Selbst scheinbar relativ harmlose Drogen wie Cannabis können Ihrem Baby schaden. Neben den direkten, unten aufgeführten Risiken setzen Sie sich außerdem der Gefahr aus, sich mit AIDS zu infizieren, wenn Sie Injektionsnadeln gemeinsam mit anderen benutzen.

Um Rat fragen

Gehen Sie zum Arzt oder in eine Selbsthilfegruppe, wenn Sie schwanger sind und Drogen nehmen. Wenn Sie sich regelmäßig von der Straße mit Drogen versorgen, müssen Sie dies Ihrem Arzt mitteilen, weil eventuell eine besondere Versorgung für das Kind nach der Geburt notwendig ist.

DROGE	WIRKUNG
Amphetamine	Haben ein geringes Geburtsgewicht zur Folge
Cannabis	Löst frühzeitig Wehen aus. Möglicherweise Risiko von Chromosomenschädigung
Kokain	Löst frühzeitig Wehen, ernste Plazentablutungen aus; hat geringes Geburtsgewicht zur Folge
Ecstasy	Neben den möglichen Auswirkungen für Sie, beispielsweise Dehydrierung und Persönlichkeitsveränderungen, kann die Einnahme von Ecstasy das Risiko von starken Plazentablutungen erhöhen
Heroin und Methadon	Haben ein niedriges Geburtsgewicht zur Folge, vorzeitig einsetzende Wehen, eine höhere Rate von Zwillingsgeburten. Nach der Entbindung: Das Baby leidet unter Entzugserscheinungen, einer erhöhten Neigung zu Krämpfen; plötzlicher Kindstod ist möglich
LSD	Verursacht Geburtsdefekte

VON NATUR AUS GESUND

F WAS VERSTEHT MAN UNTER NATURHEILKUNDE UND ERGÄNZENDEN HEILMETHODEN?

A Jede Behandlung, die nicht als traditionelle moderne Medizin klassifiziert wird, fällt unter diese Bezeichnung (beispielsweise Reflexzonenmassage, Homöopathie, Akupunktur, Aromatherapie und chinesische Medizin sowie Osteopathie und Chiropraktik). Eine ergänzende Therapie kann jedoch gleichzeitig mit der modernen Medizin angewandt werden. Sie zielt darauf ab, Sie ganzheitlich zu behandeln. Neben der Suche nach speziellen Symptomen wird Ihr Lebensstil, Ihre Ernährung und der emotionale Bereich in die Therapiefindung mit einbezogen.

F KÖNNEN MIR ERGÄNZENDE HEILMETHODEN IN DER SCHWANGERSCHAFT HELFEN?

A Diese Heilmethoden haben sich im Lauf der Jahrhunderte durch Anwendung und Beobachtung entwickelt, und obwohl es sich nur schwer nachweisen läßt, wie effektiv sie tatsächlich sind, scheinen sie bei manchen Menschen sehr erfolgreich zu sein. In der Schwangerschaft können viele zusätzliche Beschwerden wie Rückenschmerzen, Übelkeit und Verstopfung auftreten. Naturheilmittel bieten hier Linderung und sind die ideale Alternative für traditionelle Medikamente, die gerade jetzt vermieden werden sollten.

F WO KANN ICH SOLCHE HEILMITTEL BEZIEHEN?

A Sie können sich homöopathische und Kräuterheilmittel von Naturheilpraktikern verschreiben lassen, aber auch selbst Kräuterheilmittel herstellen. In der Schwangerschaft ist es jedoch besser, sich genau nach den Rezepten zu richten. Wenn Sie andere Heilmethoden wie Reflexzonentherapie, Akupunktur und Aromatherapie in Betracht ziehen, sollten Sie einen qualifizierten Mediziner oder Naturheilpraktiker aufsuchen.

F SIND MEDIKAMENTE AUS DER NATURHEILKUNDE UNBEDENKLICH?

A Die meisten sind unbedenklich. Manche Naturheilkräuter und Öle aus der Aromatherapie sollten während der Schwangerschaft nicht zum Einsatz kommen. Wenn Sie hinsichtlich der Verwendung eines bestimmten Mittels Zweifel haben, fragen Sie am besten einen Naturheilpraktiker um Rat. Bei Zweifel und Bedenken sollten Sie außerdem immer mit Ihrem Arzt sprechen, bevor Sie zu solchen Mitteln greifen.

WELCHE THERAPIEN KÖNNEN EINGESETZT WERDEN?

Reflexzonenmassage
Um Beschwerden in anderen Körperbereichen zu verringern, wird auf bestimmte Punkte auf der Fußsohle Druck ausgeübt. Dies stimuliert die Nervenendigungen. In der Schwangerschaft können sie Kreislaufprobleme, Rückenschmerzen und allgemeine Schmerzen lindern. Die Therapie wird zusammen mit der traditionellen Medizin auch bei Bluthochdruck oder Schwangerschaftsdiabetes eingesetzt. Manche Frauen nutzen die Reflexzonenmassage während des Geburtsvorgangs zur Schmerzlinderung.

Homöopathie
Homöopathische Medikamente regen die Selbstheilungskräfte des Körpers an. Kleinste Mengen von pflanzlichen-, tierischen und Mineralstoffextrakten werden dazu verwendet: Je geringer die Dosis, desto stärker die Wirkung. Beschwerden wie Übelkeit, Erbrechen, Sodbrennen und Verdauungsstörungen können auf diese Weise behandelt werden, aber starke Dosen sollten während der Schwangerschaft nicht eingenommen werden.

Akupunktur
Dieser Zweig der chinesischen Medizin basiert auf der Vorstellung, daß eine Lebenskraft, die als *chi* bezeichnet wird, durch den Körper fließt und Beschwerden auf ein Ungleichgewicht dieses Flusses zurückzuführen sind. Das Gleichgewicht wird wiederhergestellt, indem feine Nadeln in bestimmte Punkte des Körpers eingestochen werden, damit das *chi* frei zirkulieren kann. Für viele Frauen stellt die Akupunktur in der Schwangerschaft eine Hilfe bei der Behandlung von Beschwerden wie morgendliche Übelkeit, Kopfschmerzen, Allergien, Verdauungsstörungen und Depressionen, aber auch für solche wie Bluthochdruck dar. Manche Frauen setzen Akupunktur auch während der Geburt zur Schmerzlinderung ein.

Andere Heilmittel
Die Aromatherapie, bei der ätherische Öle von Pflanzen verwendet und bei Massagen eingesetzt werden, können in der Schwangerschaft zur Entspannung beitragen (siehe S. 114). Es ist nicht möglich, hier alle alternativen Therapien aufzuzählen, aber Sie können sich für weitere Informationen an bestimmte Organisationen wenden (siehe S. 232).

WELCHE KRÄUTERHEILMITTEL KANN ICH WÄHREND DER SCHWANGERSCHAFT NEHMEN?

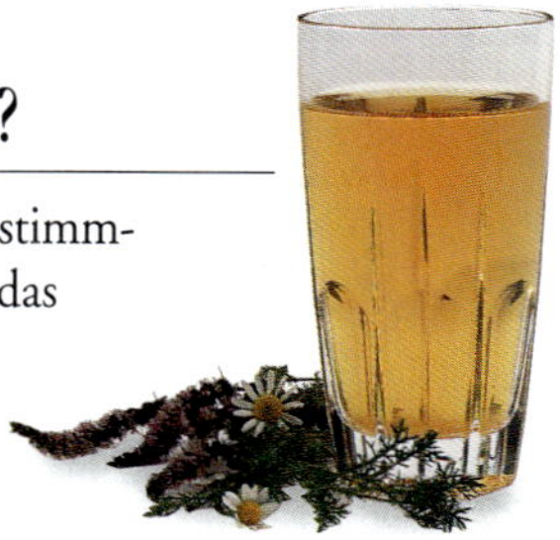

Kräuterheilmittel sind seit Tausenden von Jahren Teil der Heilkunde bestimmter Kulturen. Mehrere Systeme der Kräuterheilkunde, zu denen auch das komplexe chinesische gehört, haben sich überall auf der Welt entwickelt. Die bekannteren Heilmittel der westlichen Welt, in der Tabelle unten, können bei Beschwerden angewandt werden.

Wie Kräuterheilmittel wirken
Kräuterheilmittel helfen, den Geist zu beruhigen und zu stärken und die Körperfunktionen zu verbessern. Speziell Kräuterheilmittel sind in der Lage, Schwangerschaftsbeschwerden wie morgendliche Übelkeit, Verstopfung, Anämie und Sodbrennen zu vermindern. Kräutertonika haben auch die Eigenschaft, die Gebärmutter auf die Geburt vorzubereiten: etwa Tee aus Himbeerblättern, der die Muskeln der Gebärmutter entspannt.

Kräuterheilmittel einsetzen
Naturheilmittel gibt es in verschiedenen Formen. Kräutertees werden zubereitet, indem man etwa 30 g getrocknete oder 75 g frische Kräuter zehn Minuten in 500 ml kochendem Wasser ziehen läßt. Diese Mischung wird durchgeseiht und heiß oder kalt getrunken. Eine Kräuter-Alkohol-Tinktur, von der einige Tropfen auf die Zunge gegeben werden, kann man in der Apotheke kaufen. Fragen Sie nach, ob man die Kräuter ohne Bedenken anwenden kann.

BESCHWERDEN	NATURHEILMITTEL	BEHANDLUNGSMETHODE	WIRKUNG
Übelkeit	Ingwer	Trinken Sie einen Kräutertee, oder nehmen Sie bei Bedarf 2–5 Tropfen Tinktur mit Wasser ein	Beruhigende Wirkung auf das Verdauungssystem, beugt Erbrechen vor
	Pfefferminze	Trinken Sie einen Kräutertee nach den Mahlzeiten, oder nehmen Sie eine Tinktur ein	Fördert die Verdauung, steigert den Fluß der Verdauungssäfte und vermindert Übelkeit
Anspannung	Helmkraut	Trinken Sie einen Kräutertee, oder nehmen Sie eine Tinktur mit Wasser ein. Kann auch in Pulverform in einer Kapsel genommen werden	Dient als entspannendes Mittel und hat eine beruhigende Wirkung, erleichtert Anspannung, Angst und Streß
Depression	Johanniskraut	Trinken Sie einen Kräutertee, oder nehmen Sie dreimal täglich eine Tinktur mit Wasser ein	Dient traditionell zur Behandlung nervöser Störungen und hilft bei Depressionen
Verstopfung	Löwenzahn	Trinken Sie einen Kräutertee; Löwenzahnblätter können auch als Salat gegessen werden	Ein entgiftendes Kraut, das Leber und Nieren anregt
Sodbrennen	Feldulme	Nehmen Sie sie in Pulverform in einer Kapsel ein, oder lösen Sie sie in Wasser auf. Verwenden Sie nicht mehr als 5 g	Hat beruhigende Wirkung auf den Verdauungsprozeß
Wasser im Gewebe	Rote Schuppenmiere	Als Kräutertee trinken. Kann auch in Pulverform in einer Kapsel genommen werden	Traditionell als harntreibendes Mittel verwendet, entspannt es die Blase und regt den Harnfluß an

SCHWANGERSCHAFTSGYMNASTIK

F **WIE AKTIV SOLLTE ICH IN DER SCHWANGERSCHAFT SEIN?**

A Wenn Ihr Lebensstil Sie nicht durch normale Beschäftigungen wie Hausarbeit, Spaziergänge oder Gartenarbeit aktiv hält, fühlen Sie sich wahrscheinlich besser, wenn Sie in der Schwangerschaft regelmäßig ein paar leichte Übungen machen. Wenn Sie nicht besonders viel Bewegung haben, steigert beispielsweise das Schwimmen Fitneß und Vitalität und hilft Ihnen, mit der Belastung der Schwangerschaft und den Anforderungen der Geburt besser fertig zu werden. Achten Sie darauf, wie Ihr Körper reagiert, und überanstrengen Sie sich nicht. Wahrscheinlich wird es erst zum Ende der Schwangerschaft hin beschwerlicher, gymnastische Übungen durchzuführen.

F **GIBT ES SPEZIELLE ÜBUNGEN FÜR SCHWANGERE?**

A Ja, die Übungen für die Beckenbodenmuskulatur (siehe Kasten auf Seite 107). Das Gewicht des Babys belastet die Muskeln des Beckenbodens. Es ist deshalb wichtig, sie in der Schwangerschaft zu stärken. Auch nach der Geburt sollten Sie diese Übungen fortsetzen. Die Beckenbodenmuskulaturübungen helfen, das Gewicht des Babys und der Gebärmutter zu tragen und den Harndrang unter Kontrolle zu halten. Es gibt auch bestimmte Übungen, die sowohl zur Stärkung der Muskeln als auch zur Verbesserung Ihrer Gelenkigkeit beitragen, so daß die Schwangerschaft insgesamt erträglicher für Sie ist (siehe S. 108) und Beschwerden wie Rückenschmerzen gelindert werden (siehe S. 110).

WELCHE ÜBUNGEN SIND AM BESTEN?

Schwimmen ist eine ausgezeichnete Übung, da das Wasser Ihr Körpergewicht trägt und es Ihnen ermöglicht, Ihre Muskeln ohne Anstrengung zu kräftigen. Auch Ihre Vitalität kann gesteigert werden. In manchen Schwimmbädern oder Vereinen werden spezielle Kurse für Schwangere angeboten. Sie sind ideal, wenn Sie keine besonders gute Schwimmerin sind, da die Übungen im Stehen im flachen Wasser durchgeführt werden. Flotte Spaziergänge, Yoga und Tanzen sind ebenfalls gute Alternativen, fit und gelenkig zu bleiben.

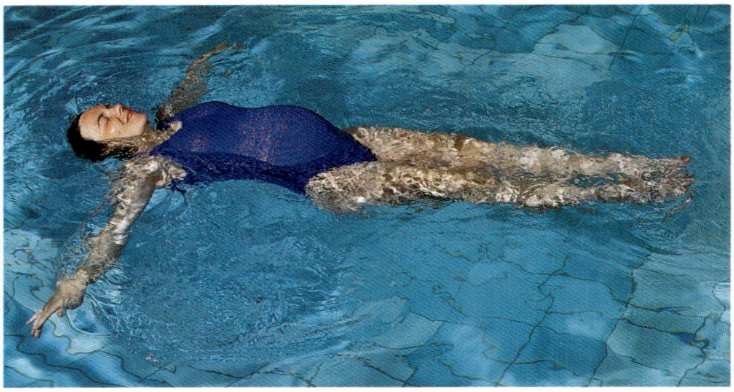

SCHWIMMEN
Dies kann besonders gegen Ende der Schwangerschaft angenehm sein, da Sie sich im Wasser viel beweglicher fühlen. Vermeiden Sie das Brustschwimmen, wenn Sie Schmerzen im Bereich der Wirbelsäule haben (siehe S. 83).

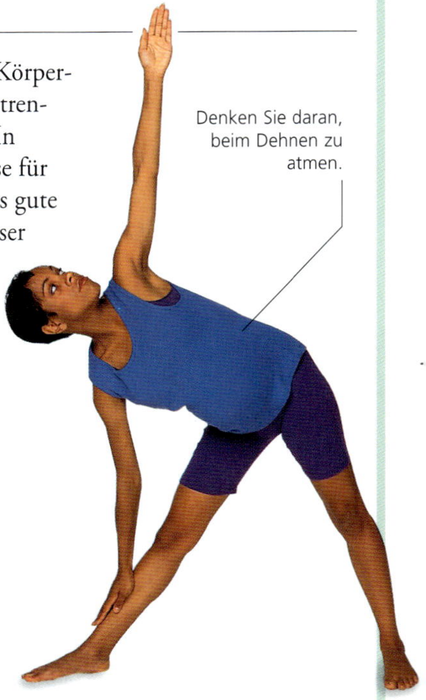

YOGA ODER LEICHTE STRETCHÜBUNGEN
Leichte Yoga- oder Stretchübungen sind bestens dazu geeignet, sich zu entspannen, die Mobilität der Gelenke sowie Kreislauf und Atmung zu verbessern.

F WIE OFT SOLLTE ICH GYMNASTIK TREIBEN?

A Mehrmals pro Woche ist ideal, aber es muß nicht immer dieselbe Aktivität sein. Sorgen Sie für Abwechslung: Gehen Sie an einem Tag Schwimmen, machen Sie an einem anderen einen Spaziergang und nehmen Sie an einem dritten an einem Gymnastik- oder Yogakurs teil. Wenn Sie an diese Art von regelmäßiger Übung gewöhnt sind, können Sie damit fortfahren, solange es angenehm für Sie ist, aber achten Sie immer auf die Signale Ihres Körpers, und gehen Sie die Sache nötigenfalls langsam an. Wenn Sie bisher keinen Sport getrieben haben, sollten Sie langsam damit beginnen und Ihre Vitalität nach und nach steigern. Ein paar Stretchübungen jeden zweiten Tag sind besser als ein anstrengendes Training alle vierzehn Tage.

F GIBT ES SPEZIELLE GYMNASTIKKURSE FÜR SCHWANGERE?

A Heute gibt es viele Kurse speziell für Schwangere. Manche bieten eine bestimmte Schwangerschaftsgymnastik an, andere Yoga und wieder andere geben Anleitung für eine aktive Geburt. Auch Schwimmbäder und Vereine bieten Wassergymnastik für Schwangere an, die von qualifiziertem Personal geleitet wird.

F WAS SOLL ICH BEI DER GYMNASTIK ANZIEHEN?

A Achten Sie auf stützende Sportschuhe. Wählen Sie bequeme Kleidung, die atmungsaktiv ist. Tragen Sie beim Turnen auch einen Stützbüstenhalter.

F WANN SOLLTE ICH KRAFTVOLLE ÜBUNGEN VERMEIDEN?

A Zu bestimmten Zeiten sind kraftvolle Übungen in der Schwangerschaft nicht empfehlenswert, und zwar dann, wenn Sie in einer früheren Schwangerschaft schon einmal Probleme hatten oder wenn der Arzt Ihnen abrät, wenn Sie Fieber haben und sich nicht wohl fühlen und wenn es sehr heiß ist. Achten Sie vor allen Dingen darauf, daß Sie sich bei ungewohnten Übungen nicht bis zur Erschöpfung verausgaben.

F GIBT ES BESTIMMTE AKTIVITÄTEN, DIE ICH VERMEIDEN SOLLTE?

A Dies ist nicht der richtige Zeitpunkt, um an anstrengenden oder gefährlichen Aktivitäten teilzunehmen, bei denen Sie oder das Baby verletzt werden könnten. Sportarten, die Sie meiden sollten, sind athletische Disziplinen wie Hochsprung oder Sprints und solche, bei denen intensiv trainiert werden muß. Auch von Sportarten mit hohem Verletzungsrisiko, wie etwa Reiten und Skifahren, ist abzuraten.

DER BECKENBODEN

Der Beckenboden stützt die Organe im Becken (Blase, Gebärmutter und einen Teil des Darms). Durch die Beckenbodenmuskulatur werden auch Blase und Darm kontrolliert. Diese Muskeln können durch das Gewicht des Babys gedehnt werden, so daß es zu Streßinkontinenz kommt (siehe S. 120).

AUFBAU DES BECKENBODENS
Diese »Hängematte« aus Muskeln und Fasergewebe befindet sich im unteren Beckenbereich und ist zwischen den Beckenknochen aufgehängt.

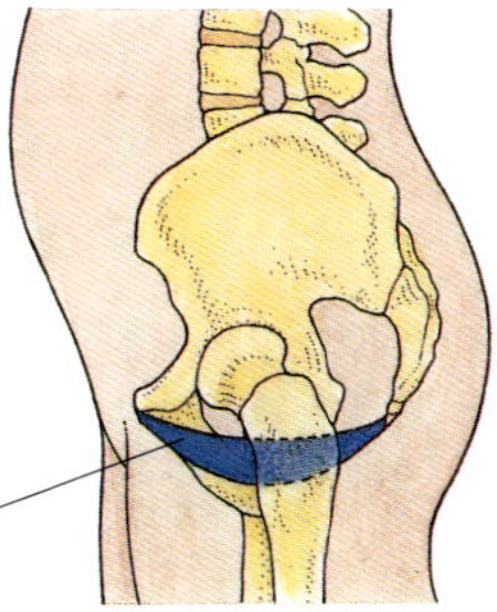

ÜBUNGEN FÜR DEN BECKENBODEN

Kräftigen Sie die Beckenbodenmuskulatur, indem Sie After, Scheide und Harnröhre anziehen und zusammenkneifen, als ob Sie den Harnfluß stoppen wollten. Halten Sie die Spannung.

Langsame Muskelanspannung
Ziehen Sie nach oben, und halten Sie die Spannung; zählen Sie dabei bis zehn. Ein paar Sekunden lang entspannen, dann die Übung wiederholen.

Schnelle Muskelanspannung
Spannen Sie die Muskeln mehrmals stark an, und entspannen Sie sie wieder.

Wie oft
Üben Sie mehrmals täglich, speziell gegen Ende der Schwangerschaft und sobald wie möglich nach der Geburt. Wenn Ihre Muskeln kräftiger werden, steigern Sie die Anzahl der Übungen und die Länge der Anspannung.

Testen Sie sich selbst
Um zu überprüfen, ob Sie die Übung richtig machen, können Sie einen der folgenden Tests durchführen:

- Beim Wasserlassen prüfen, ob Sie den Harnfluß stoppen oder verlangsamen können.
- Halten Sie einen Spiegel zwischen die Beine, um festzustellen, ob die Muskeln zwischen Scheide und After nach oben gezogen werden.
- Stecken Sie einen Finger in die Scheide, um zu spüren, wie sie sich bei der Übung zusammenzieht.

Stretching-Grundübung

Der Gebärvorgang stellt Ihre körperliche Leistungsfähigkeit stark auf die Probe. Auch die Babypflege kann anstrengende Arbeit sein, so daß Sie sich gut vorbereiten sollten. Diese leichten Dehn- und Kräftigungsübungen können Kraft und Gelenkigkeit verbessern. Außerdem reduzieren sie Schmerzen und Müdigkeit.

Tips für die Gymnastik

- Versuchen Sie die Übungen in Ihren Tagesablauf einzubauen.
- Üben Sie gemeinsam mit einer Freundin oder dem Partner.
- Wärmen Sie sich auf, und lassen Sie den Körper anschließend wieder abkühlen.
- Wenn Sie es nicht gewohnt sind zu turnen, bauen Sie Kraft und Vitalität langsam auf.
- Wenn Sie in einem Kurs neu sind, sollten Sie nicht versuchen, mit erfahreneren Teilnehmerinnen mitzuhalten.
- Sagen Sie der Kursleiterin, daß Sie schwanger sind.
- Die Gymnastik sollte nie Schmerzen verursachen oder zu Übelkeit, Schwindel oder Atemnot führen. Kommt es zu Schmerzen oder Unwohlsein, hören Sie sofort auf.
- Trinken Sie viel Flüssigkeit (vorzugsweise Wasser), um eine Dehydrierung zu vermeiden.

Beckenkippen

Diese Übungen kräftigen Lendenwirbelbereich und Bauchmuskulatur und beugen einer schlechten Haltung vor.

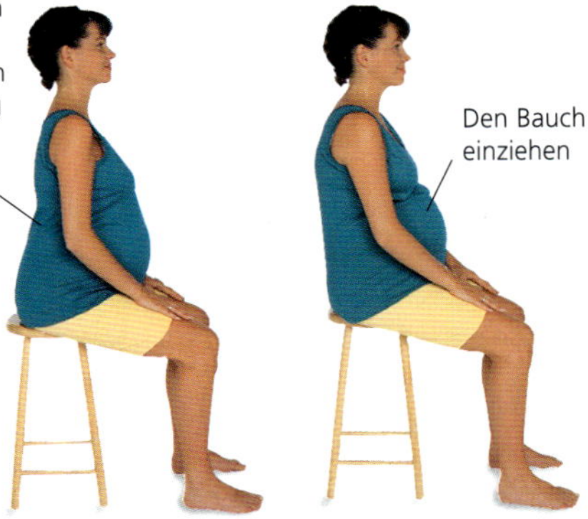

Sitzen
Sie sitzen auf einem Hocker, Füße flach am Boden. Die Hüften wiegend nach vorn schieben, Bauch einziehen, dann zurückwiegen. Wiederholen Sie die Übung.

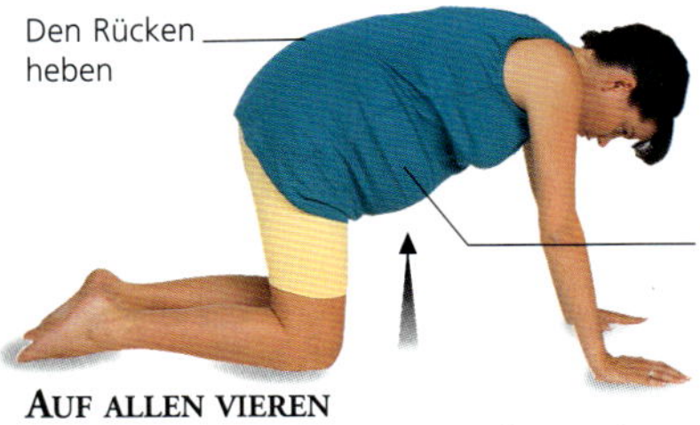

Auf allen Vieren
Auf Hände und Knie gestützt, den Rücken anheben und die Bauchmuskeln anspannen. Dann den Rücken wieder gerade halten, die Bauchmuskeln weiter fest anspannen.

Hüften und Rumpf

Ihre Mobilität läßt sich durch drehende und kreisende Übungen verbessern, die den Rumpfbereich lockern. Das erleichtert auch die Geburt.

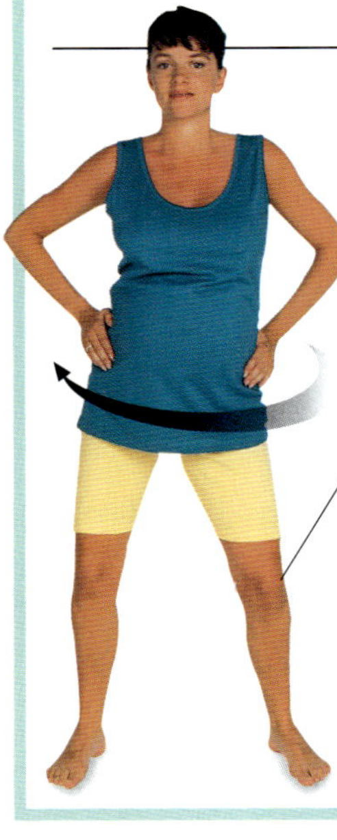

Hüftkreisen
Sie stehen mit gegrätschten Beinen und leicht gebeugten Knien, die Hände liegen auf den Hüften. Langsam aus der Taille heraus fünf- bis zehnmal in die eine, dann in die andere Richtung kreisen.

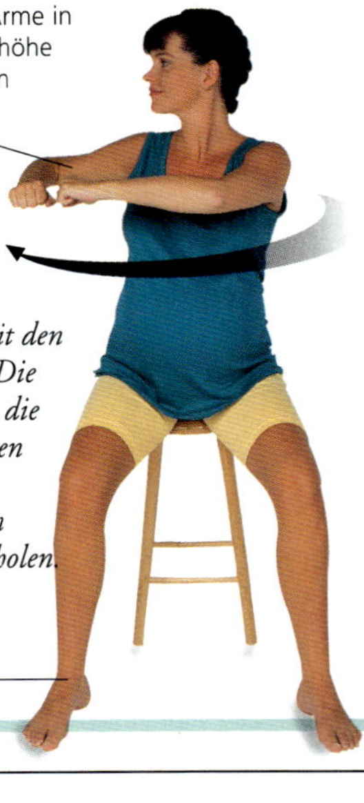

Drehen
Sie sitzen auf einem Stuhl, mit den Füßen flach auf dem Boden. Die Knie sind geöffnet. Heben Sie die Arme in Brusthöhe, und drehen Sie Ihren Körper so weit wie möglich erst nach rechts, dann nach links. Mehrmals wiederholen.

Stretching für die Beine

Die Beine tragen während der Schwangerschaft viel zusätzliches Gewicht, so daß Ihnen das Dehnen und Kräftigen der Beinmuskeln zugute kommt. Die Übungen verbessern auch die Durchblutung der Beine, so daß Sie sich später in der Schwangerschaft wohler fühlen.

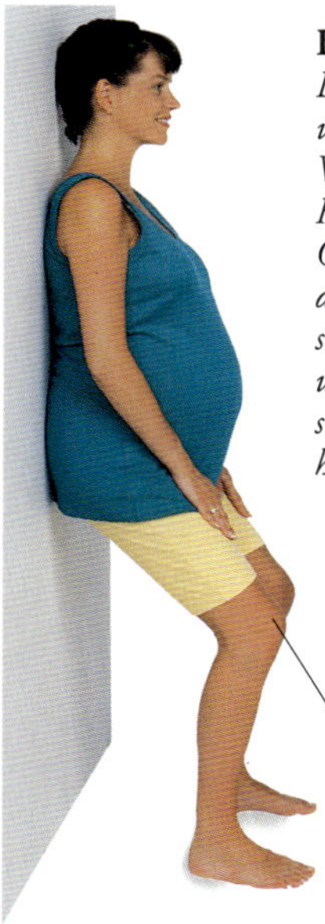

Dehnübungen für die Beine
Lehnen Sie sich mit dem Rücken und gegrätschten Beinen an eine Wand. Beugen sie langsam die Knie, bis Sie ein Ziehen in der Oberschenkelmuskulatur spüren, das jedoch nicht unangenehm sein sollte. Halten Sie die Spannung, und zählen Sie bis 20, bevor Sie sich wieder aufrichten. Wiederholen Sie diese Übung fünfmal.

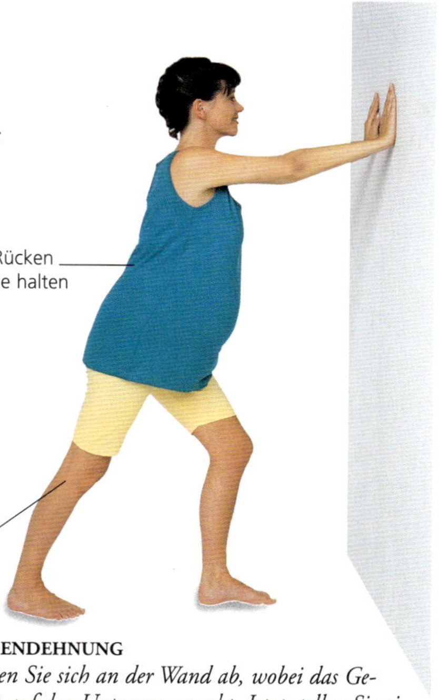

Wadendehnung
Stützen Sie sich an der Wand ab, wobei das Gewicht auf den Unterarmen ruht. Jetzt stellen Sie einen Fuß hinter den anderen, Zehenspitzen zeigen zur Wand. Halten Sie die Spannung ein paar Sekunden lang, und wiederholen Sie die Übung mit dem anderen Bein. Fünfmal wiederholen.

Füsse und Fussknöchel

Die Schwangerschaftshormone bewirken, daß sich die Gefäßwände entspannen, wodurch der Blutfuß in Richtung Herz verlangsamt wird. Dies kann zur Entstehung von Krampfadern und geschwollenen Fußknöcheln und Beinen führen. Machen Sie diese Übungen regelmäßig tagsüber, um die Blutzirkulation in den Beinen anzuregen. Dies ist wichtig für Frauen, die am Schreibtisch sitzen oder lange stehen müssen.

Auf und ab
Beugen Sie einen Fuß nach oben und nach unten, ohne die Zehen anzuspannen. Wiederholen Sie das Ganze mit dem anderen Fuß – 10- bis 20mal pro Tag.

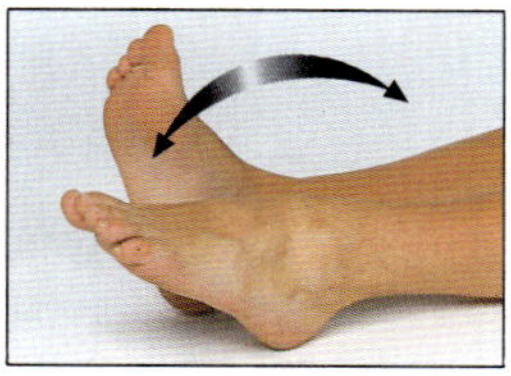

Kreisen
Führen Sie mit jedem Fuß 10 Kreisbewegungen in eine Richtung und dann in die andere durch.

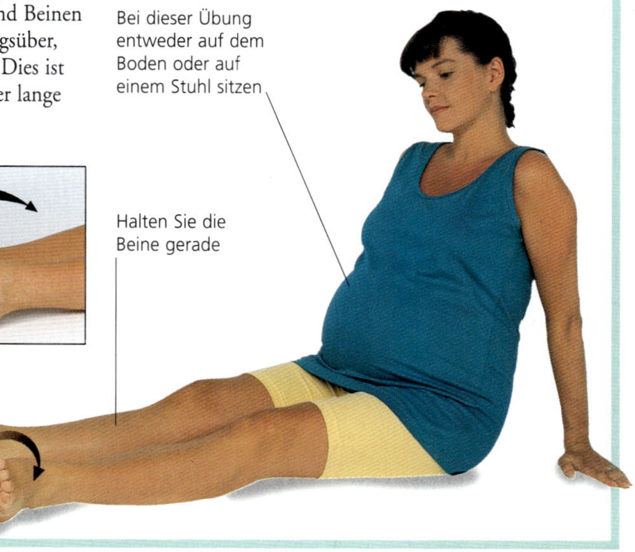

Dem Rücken Beachtung schenken

Rückenschmerzen in der Schwangerschaft haben verschiedene Ursachen. Zu Beginn der Schwangerschaft können Hormone dafür verantwortlich sein, daß sich Bänder und Gelenke der Wirbelsäule leichter dehnen, so daß es zu Rückenbeschwerden kommt. Zusätzlich zieht das Gewicht des Babys die Wirbelsäule nach vorn. Hier einige Vorschläge, wie sich Rückenschmerzen lindern lassen (siehe auch Kasten unten).

Ihre Haltung

Achten Sie bewußt darauf, wie Sie sitzen oder stehen: Ihr Rücken sollte immer eine gerade Linie und kein Hohlkreuz bilden, und lassen Sie die Schultern nicht nach vorne sacken, sondern drücken Sie sie nach hinten durch.

Richtig
Wenn der Bauch an Umfang zunimmt, gerät man leicht in Versuchung, sich nach hinten zu neigen. Dies übt jedoch Druck auf Bänder und Gelenke der Wirbelsäule aus.

Falsch
Den Bauch vorzustrecken, führt zu einem Hohlkreuz, was Schmerzen im unteren Rückenbereich verstärkt.

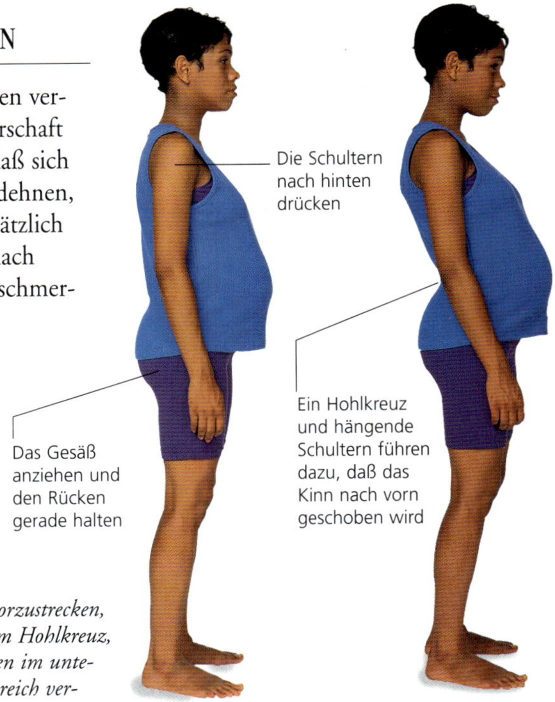

Richtig

Falsch

Richtig sitzen

Es ist auch wichtig, richtig zu sitzen, speziell dann, wenn Sie viel Zeit am Schreibtisch verbringen oder fernsehen.

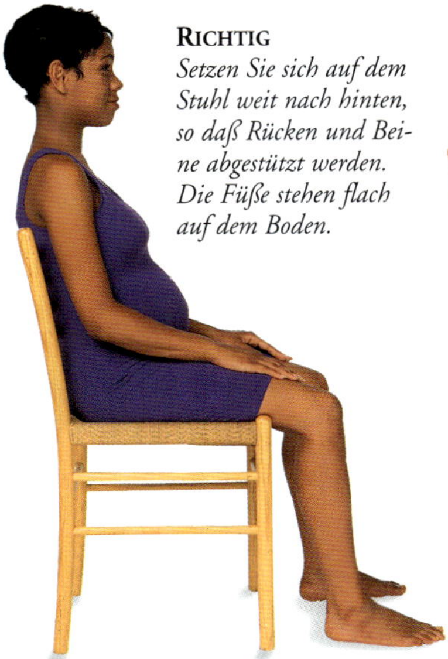

Richtig
Setzen Sie sich auf dem Stuhl weit nach hinten, so daß Rücken und Beine abgestützt werden. Die Füße stehen flach auf dem Boden.

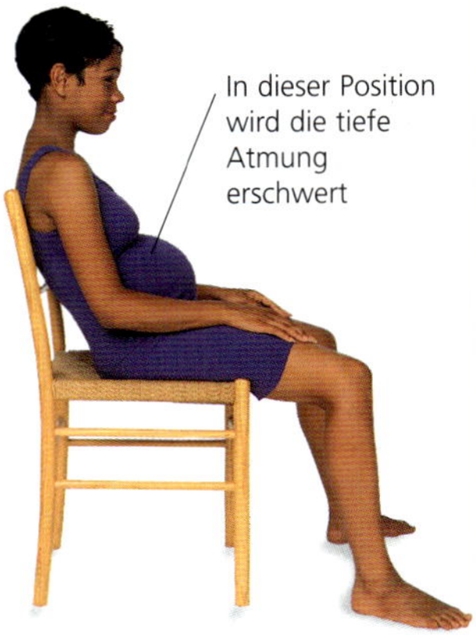

Falsch
Diese Position belastet Rücken und Hals und kann das Zwerchfell nach oben drücken, so daß die Lunge eingeengt wird.

Rückenschmerzen lindern

Rückenschmerzen sind bisweilen die schlimmsten Beschwerden einer ansonsten problemlosen Schwangerschaft, aber es gibt Möglichkeiten, sie zu reduzieren:

- Verbessern Sie Ihre Haltung.
- Eine gute Rückenmassage kann Rückenschmerzen erleichtern (siehe S. 114).
- Halten Sie den betroffenen Bereich mit einer Wärmflasche warm.
- Leichte Dehnübungen (siehe S. 111) halten Muskeln und Gelenke geschmeidig.
- Nehmen Sie zur Schmerzlinderung Paracetamol ein. Dieses Medikament ist unbedenklich.
- Suchen Sie Ihren Arzt oder einen Krankengymnasten auf, wenn die Symptome stark sind.

Den unteren Rücken dehnen

Sie können Schmerzen in diesem Bereich reduzieren, indem Sie ein paar einfache Dehnübungen ausführen. Die Übung zum Kippen des Beckens (siehe S. 108) hilft ebenfalls, diesen Bereich zu kräftigen.

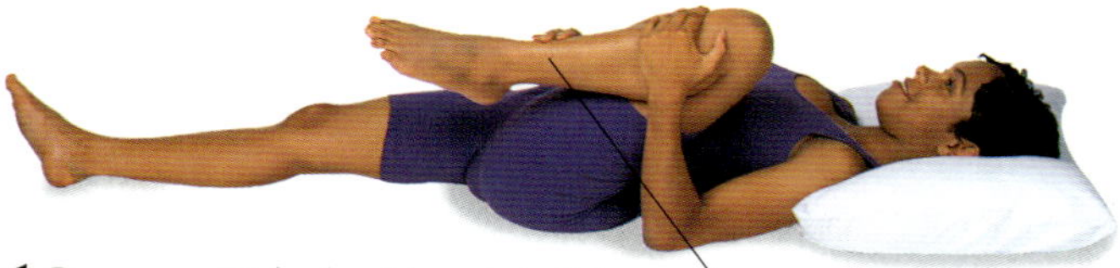

Den Fußknöchel zum Stützen mit der anderen Hand umfassen

1 Der untere Rückenbereich und ein Bein liegen flach auf dem Boden auf. Das andere Bein wird in Richtung Brust geführt und mit den Armen umfaßt. Halten Sie es ein paar Augenblicke lang fest. Wiederholen Sie die Übung mit dem anderen Bein.

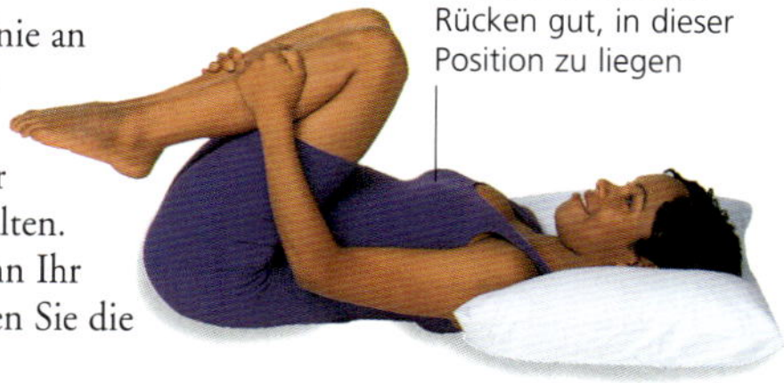

Es tut dem unteren Rücken gut, in dieser Position zu liegen

2 Ziehen Sie beide Knie an die Brust, und umfassen Sie sie mit beiden Armen. Ein paar Augenblicke lang festhalten. Langsam loslassen. Wenn Ihr Bauch zu groß ist, ziehen Sie die Beine seitlich an.

So stehen Sie auf

Es ist wichtig, während der Schwangerschaft den Rükken zu schützen. Durch den Bauchumfang können die Muskeln dort nicht wie sonst eingesetzt werden.

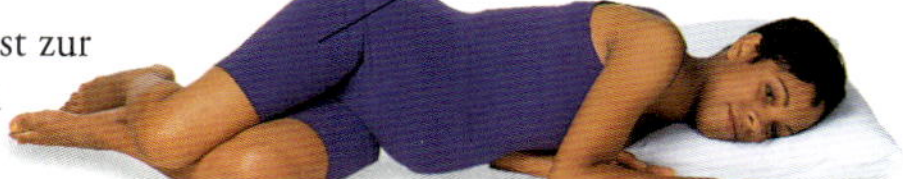

Ein Bein auf dem anderen ruhen lassen

1 Drehen Sie sich zuerst zur Seite, so daß Sie sich aufrichten können.

2 Stützen Sie sich mit den Händen ab, so daß Ihr Gewicht auf den Armen liegt.

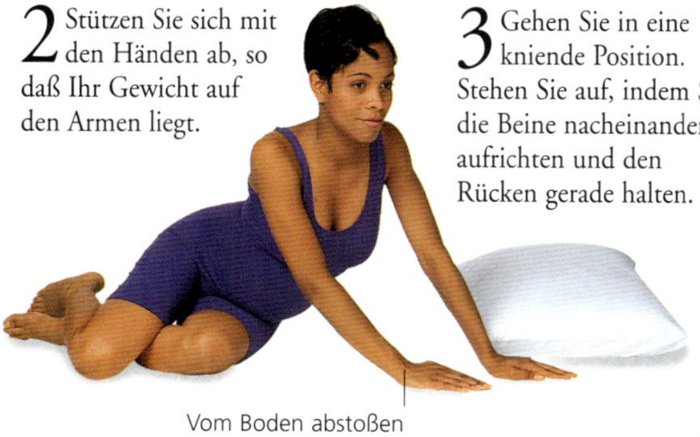

Vom Boden abstoßen

3 Gehen Sie in eine kniende Position. Stehen Sie auf, indem Sie die Beine nacheinander aufrichten und den Rücken gerade halten.

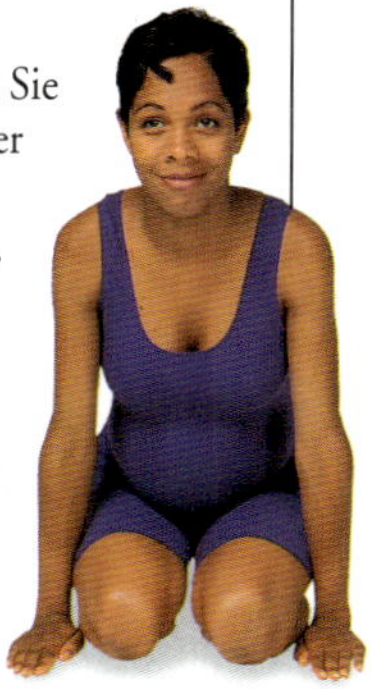

Ein Kind hochheben

Wenn Sie ein Kleinkind richtig hochheben, dürfte das kein Problem sein. Doch das wird im selben Maß schwieriger, wie Ihr Bauch wächst.

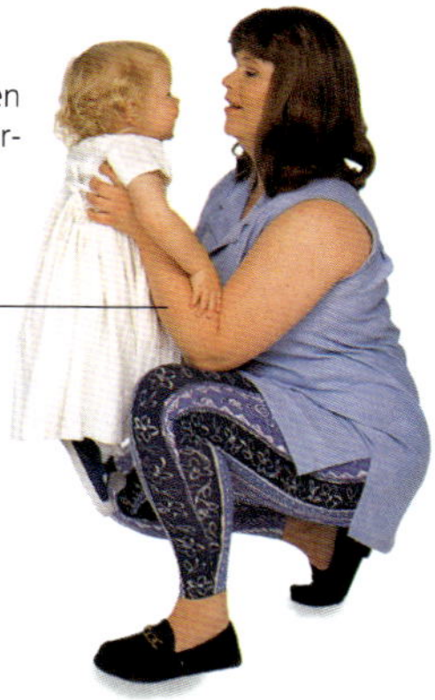

Das Kind nah an den Körper heranziehen, bevor Sie es hochheben

1 Um Ihr Kind hochzuheben, gehen Sie in die Knie, so daß Sie mit ihm auf gleicher Höhe sind.

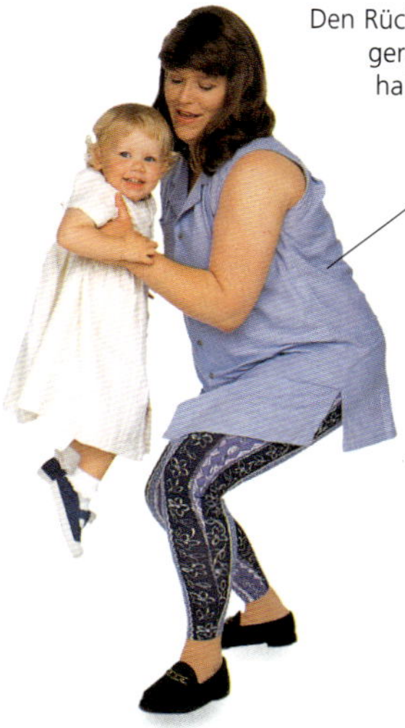

Den Rücken gerade halten

2 Beim Hochheben den Rücken gerade halten und die Beine einsetzen. Das Kind möglichst nah am Körper halten.

Ruhe und Entspannung

F WARUM IST ES WICHTIG, IN DER SCHWANGERSCHAFT ZU LERNEN, WIE MAN SICH ENTSPANNT?

A Je entspannter Sie sind, um so angenehmer verläuft die Schwangerschaft. Geist und Körper funktionieren besser, Sie fühlen sich gesünder, und Ihr Baby wird gut gedeihen. Sie verfügen über mehr Energie, denn Anspannung und Streß führen zu körperlicher Erschöpfung. Außerdem können Sie besser schlafen.

F WORIN BESTEHT DER UNTERSCHIED ZWISCHEN RUHE UND ENTSPANNUNG?

A Wenn Sie sich tagsüber ausruhen oder im Sessel sitzen und fernsehen, ruhen Sie körperlich, sind aber nicht unbedingt entspannt, denn Ihr Geist ist dabei aktiv, während der Körper steif und angespannt sein kann. Haben Sie jedoch den Zustand völliger Entspannung erreicht, sind alle negtiven Gedanken ausgeschaltet, so daß der Geist ruhig und positiv gestimmt ist. Das hat zur Folge, daß sich auch Körper und Muskeln entspannen.

F WIE KANN MAN SICH AM BESTEN VOLLSTÄNDIG ENTSPANNEN?

A Sie müssen nicht still sitzen oder liegen, um sich zu entspannen. Regelmäßig einen Spaziergang zu machen oder schwimmen zu gehen, kann körperliche Anspannung vermindern und den Geist frei machen. Auch Massage und Aromatherapie (siehe S. 114) tragen zur Entspannung bei. Am effektivsten begegnet man Streß jedoch, indem man Entspannungstechniken erlernt (siehe S. 113).

F WIE KÖNNEN ENTSPANNUNGSTECHNIKEN HELFEN?

A Wenn Sie regelmäßig Entspannungsübungen durchführen, werden Sie feststellen, daß diese Sie von körperlichem und mentalem Streß befreien, so daß Sie mit den Erfordernissen des Alltags besser zurechtkommen. Sie werden schneller erkennen, wann Anspannung auftritt, und lernen, wie man damit umgeht. Dies ist besonders wichtig, wenn Sie in der Schwangerschaft unter Schlafstörungen leiden.

Welches ist die beste Schlafposition?

Gegen Ende der Schwangerschaft wird es schwierig, nachts ausreichend und gut zu schlafen, da das Baby dann strampelt und sich dreht und wendet. Auf dem Bauch zu schlafen ist unbequem und nicht ratsam. Am besten schlafen Sie auf der Seite. So wird der Rücken und damit der Kreislauf entlastet, und das Blut kann ungehindert zirkulieren. In dieser Position können Sie auch die Entspannungsübungen auf der nächsten Seite durchführen.

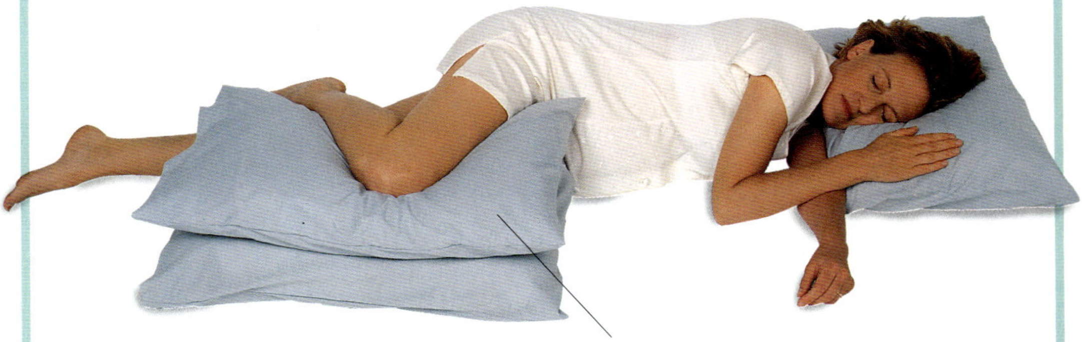

Machen Sie es sich bequem
Legen Sie sich auf die bevorzugte Körperseite und ein oder zwei Kissen unter das obere Bein. Vielleicht brauchen Sie zusätzlich ein Kissen unter dem Bauch.

Ein oder zwei Kissen unter das obere Bein legen

Sich Zeit zur Entspannung nehmen

Der einzige Unterschied zwischen dem aktiven Leben einer schwangeren und einer nichtschwangeren Frau besteht darin, daß die Schwangere mit dem zusätzlichen Körpergewicht und den Beschwerden, die das wachsende Leben verursacht, zurechtkommen muß. Im weiteren Verlauf der Schwangerschaft werden Sie sich wahrscheinlich Zeit nehmen müssen, um sich mental und körperlich zu entspannen. Auf diese Weise bekommen Sie Verkrampfungen und Müdigkeit in den Griff.

Machen Sie es sich bequem

Setzen oder legen Sie sich bequem hin. Wenn Sie lieber auf einem Stuhl sitzen, achten Sie darauf, daß der Rücken durch ein Kissen gestützt wird und die Füße flach auf dem Boden, auf einem Kissen oder einer anderen Stütze ruhen. Alternativ können Sie den Kopf auf Ihre verschränkten Arme und diese auf mehrere Kissen legen (siehe unten). Sie können die Augen schließen oder Sie geöffnet lassen, je nachdem, was Sie weniger ablenkt.

Bewusst atmen

Atmen Sie langsam durch den Mund aus, um die Lunge völlig zu entleeren. Dann schließen Sie den Mund und atmen langsam durch die Nase ein. Sie werden feststellen, daß Sie dabei tiefer Luft holen als normal. Wenn Sie auf diese Weise einatmen, wird außerdem verbrauchte Luft aus den unteren Lungenbereichen ausgeschieden. Wiederholen Sie diese Atemzüge mehrmals. Ihr Körper wird sich dabei entspannen. Machen Sie auf diese Weise weiter, bis Sie in einem langsamen, angenehmen Rhythmus atmen.

Beruhigen Sie Ihren Geist

Den Geist zu beruhigen, ist genauso wichtig, wie den Körper zu entspannen, aber dazu bedarf es einiger Übung und Geduld. Versuchen Sie, Ablenkungen in Ihrer Umgebung auszuschalten: Stellen Sie Fernsehen und Musik ab, ziehen Sie den Stecker für das Telefon heraus. Schließen Sie die Augen, und konzentrieren Sie sich auf eine gleichmäßige Atmung und was Sie empfinden, während Ihr Körper sich entspannt. Wenn Ihre Gedanken zu den bekannten Sorgen abschweifen, denken Sie bewußt an etwas anderes. Visualisieren Sie eine angenehme Szene, in der Sie sich wohl fühlen. Stellen Sie sich alles im Detail vor, so daß Sie das Gefühl haben, tatsächlich dort zu sein. Versuchen Sie, dies mindestens zwanzig Minuten lang durchzuhalten. Öffnen Sie dann die Augen, und strecken Sie sich leicht, um die Übung zu beenden.

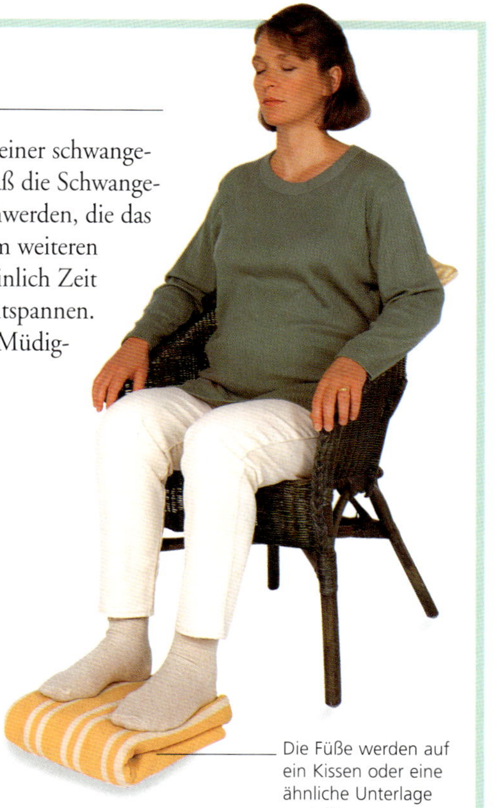

Auf dem Stuhl sitzen
Wenn Sie sich nicht hinlegen wollen, können Sie die Entspannungsübung auch sitzend auf einem Stuhl durchführen. Stützen Sie den unteren Rückenbereich mit einem Kissen ab, und stellen Sie die Füße auf ein Kissen oder eine gefaltete Decke.

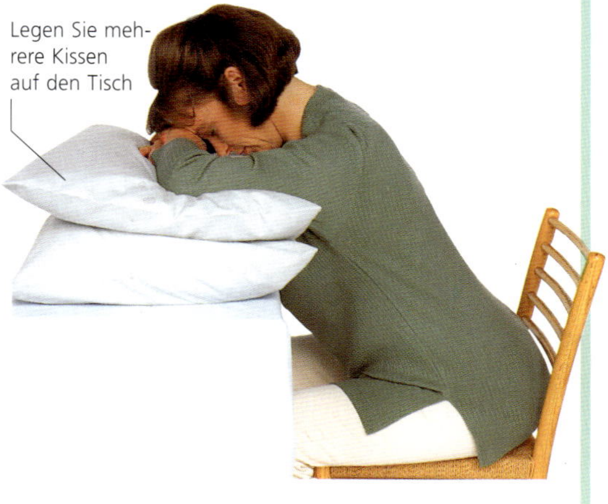

Am Tisch
Diese Position, in der Sie sich strecken können, ist besonders gegen Ende der Schwangerschaft bequem, wenn Ihr Kind hoch unter Ihrem Zwerchfell liegt und die Atmung erschwert.

Massage in der Schwangerschaft

F WELCHE VORTEILE BIETET EINE MASSAGE IN DER SCHWANGERSCHAFT?

A Die Massage, seit Jahrhunderten bereits als Heilmethode anerkannt, ist ein Hilfsmittel, um Schmerzen und Muskelverspannungen zu lindern. Außerdem vermittelt sie ein starkes Wohlgefühl. Sie hilft bei Anspannung, stärkt die Vitalität und steigert sie. Auch der Kreislauf wird durch eine Massage angeregt, was eine beruhigende und stärkende Wirkung hat. Regelmäßige Massagen in der Schwangerschaft helfen Ihnen, sich zu entspannen, Müdigkeit abzubauen und Schmerzen, speziell Rückenschmerzen, zu vermindern.

F WIE FÜHRT MAN EINE MASSAGE DURCH?

A Die Muskeln und das weiche Gewebe werden mit streichenden Bewegungen bearbeitet, gerieben und sanft und rhythmisch mit beiden Händen geknetet.

F IST EINE MASSAGE IN DER SCHWANGERSCHAFT UNBEDENKLICH?

A Es ist unbedenklich, über die meisten Körperbereiche zu streichen, aber starkes Reiben oder Kneten des Bauches ist nicht ratsam. Sie werden feststellen, daß es, abgesehen vom ersten Trimester, nicht angenehm ist, auf dem Bauch zu liegen. Bestimmte ätherische Öle sollten nicht verwendet werden, da sie eine zu stark adstringierende Wirkung haben (siehe unten).

F WIE STEHT ES MIT MASSAGEN BEI DER KOSMETIKERIN?

A Solche Massagen sind in Ordnung, aber Sie sollten der Kosmetikerin sagen, daß Sie schwanger sind, da es bestimmte Einschränkungen gibt. Besser ist es, die Massage von einem Physiotherapeuten, einem gelernten Masseur oder einem qualifizierten Aromatherapeuten durchführen zu lassen.

F WAS IST AROMATHERAPIE?

A Aromatherapie ist die Behandlung des ganzen Körpers mit ätherischen Ölen oder Essenzen aus Pflanzen und Blüten, um den Körper ins Gleichgewicht zu bringen und den Geist zu entspannen. Diese Öle werden von der Haut entweder durch eine Massage oder bei einem Bad aufgenommen. Sie können aber auch durch Verdunstung inhaliert werden. Aromatherapeuten verwenden auch Kräuter und Tees als Mittel zur Entgiftung des Körpers.

F WELCHE BESCHWERDEN KANN DIE AROMATHERAPIE LINDERN?

A In der Schwangerschaft kann die Aromatherpie eingesetzt werden, um Übelkeit, schmerzhafte Braxton-Hicks-Kontraktionen, Ödeme und Sodbrennen zu lindern. Sie ist ebenfalls zu empfehlen bei Müdigkeit, Schlaflosigkeit, Depressionen und Angst.

Welche ätherischen Öle kann ich verwenden?

Öle, die bei einer Massage verwendet werden, sind die »Essenzen« von Pflanzen oder Blüten. Jedes Öl wirkt anders, hat einen anderen Duft und manchmal eine andere Farbe. Öle können antiseptisch oder antibiotisch, adstringierend und stimulierend, beruhigend und aphrodisiakisch wirken.

Ätherische Öle, die zu empfehlen sind
Kamille, Zitrus, Geranie, Lavendel, Orange, Sandelholz

Ätherische Öle, die zu vermeiden sind
Basilikum, Salbei, Ysop, Wachholderbeere, Majoran, Myrrhe, Kiefer, Rosmarin, Thymian, Lorbeer

Rezepte für Massagebehandlungen
Mischen Sie die folgenden Öle in einem kleinen Gefäß oder einer kleinen Flasche, und tragen Sie es mit warmen Händen auf.

Zur Entspannung 50 ml Weintraubenkernöl, 5 ml Weizenkeimöl, 8 Tropfen Orangenöl, 8 Tropfen Sandelholz

Als Feuchtigkeitsmittel für die Haut 25 ml Avocado, 25 ml Mandelöl, 5 ml Weizenkeimöl, 10 Tropfen Kamille, 5 Tropfen Sandelholz, 5 Tropfen Weihrauch

Während der Schwangerschaft 50 ml Mandelöl, 5 ml Weizenkeimöl, 4 Tropfen Lavendel, 4 Tropfen Sandelholz, 2 Tropfen Mandarine, 2 Tropfen Geranie

Entspannung durch Massage

Massage kann Spannungen reduzieren und das natürliche Energieniveau des Körpers wiederherstellen. In der Schwangerschaft und bei der Geburt kann eine beruhigende Massage Ihnen helfen, sich zu entspannen. Legen oder setzen Sie sich in einen warmen Raum. Am besten ziehen Sie sich aus und decken die Bereiche, die nicht massiert werden, mit warmen Handtüchern ab.

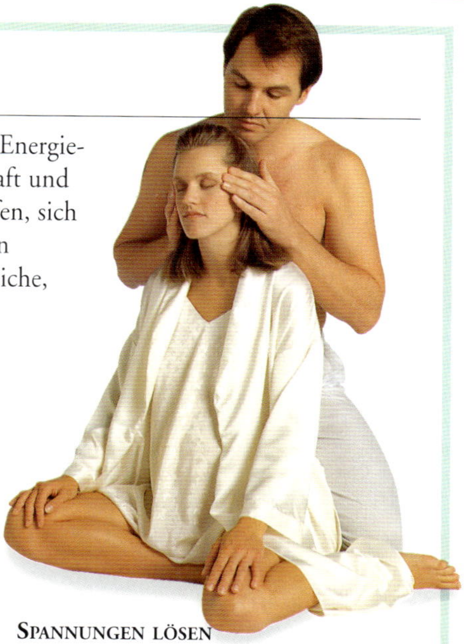

So beginnen Sie

Ihr Partner sollte die Massage mit streichelnden Bewegungen beginnen, indem er die Fingerkuppen sanft, aber rhythmisch bewegt und dann mit den Händen verspannte Muskeln stärker bearbeitet. Mit den Handflächen kann Druck ausgeübt werden, die Knöchel werden bei sehr stark verspannten Bereichen eingesetzt.

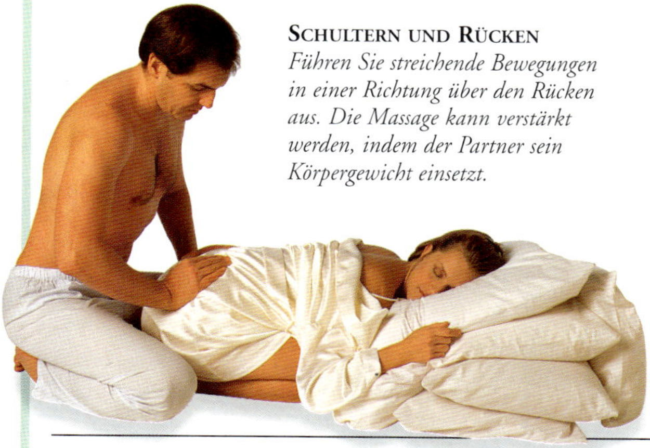

Schultern und Rücken
Führen Sie streichende Bewegungen in einer Richtung über den Rücken aus. Die Massage kann verstärkt werden, indem der Partner sein Körpergewicht einsetzt.

Spannungen lösen
Führen Sie kleine, kreisförmige Bewegungen über Gesicht, Stirn und Schläfen aus. So verschwinden Spannungskopfschmerzen.

Massagehinweise

- Die Hände anwärmen; Schmuck ablegen.
- Duftöle, Puder oder Cremes erleichtern es, über die Haut zu gleiten.
- Nicht den Bauch oder die Brüste kneten.

Massage bei Rückenschmerzen

Die beste Position für eine Rückenmassage ist zu Beginn der Schwangerschaft die Bauchlage auf Bett oder Boden. Später setzen Sie sich auf den Rand eines Sofas oder Sessels und stützen die Arme auf der Rückenlehne auf, oder Sie legen sich auf einer festen Matratze oder bequemen Bodenoberfläche auf die Seite.

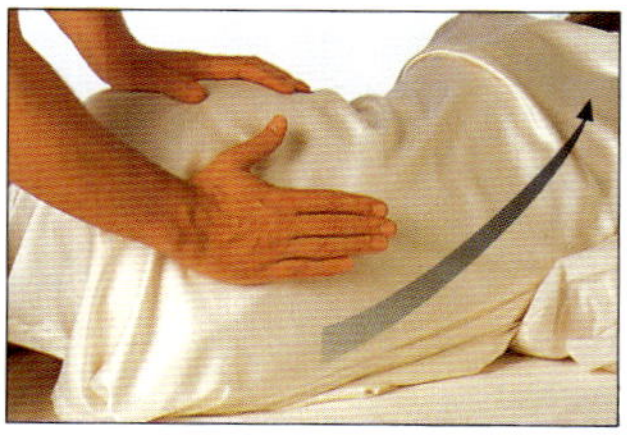

Streichen
Beginnen Sie die Rückenmassage mit festen Streichbewegungen, die am unteren Ende der Wirbelsäule ansetzen und bis zum Nacken gehen.

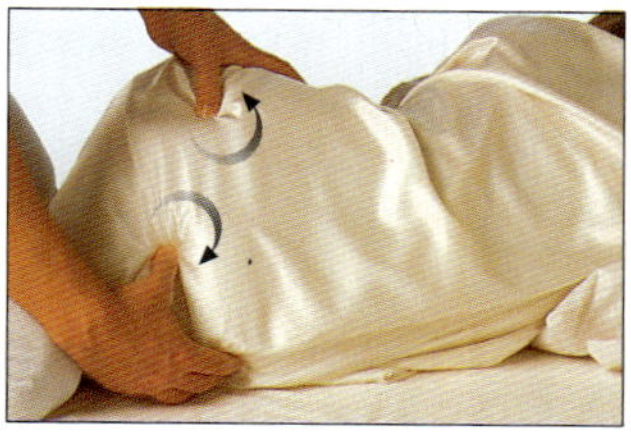

Kreisbewegungen
Sanfter Druck, der am unteren Ende der Wirbelsäule mit kreisförmigen Daumenbewegungen ausgeführt wird, vermindert Muskelverspannungen.

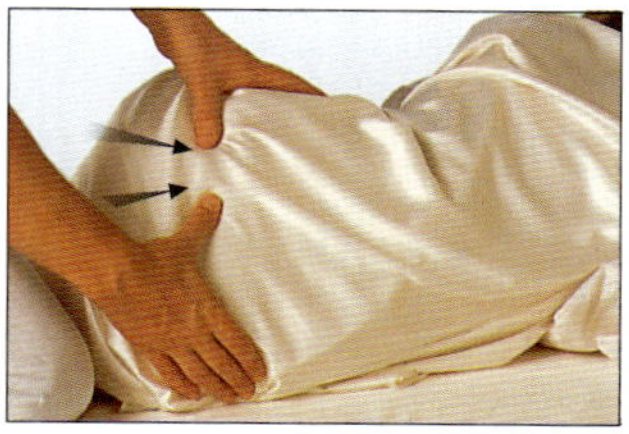

Tiefer Druck
Gleichmäßig ausgeübter Druck beidseits der Wirbelsäule ist besonders gut geeignet, um Schmerzen im unteren Rückenbereich zu lindern.

BERUF UND REISE

F KANN ICH WEITERHIN BERUFSTÄTIG SEIN?

A Es kann gut für Sie sein, teilweise oder auch die ganze Schwangerschaft hindurch zu arbeiten, auch wenn sich in den letzten Monaten die körperliche Belastung vielleicht erhöht. Aber es gibt auch Vorteile: Tagsüber halten Sie sich unter Menschen auf und führen trotz Ihrer körperliche Veränderungen ein normales Leben.

F GIBT ES ARBEITEN, DIE ICH IN MEINEM ZUSTAND NICHT VERRICHTEN SOLLTE?

A Im Gesetz ist festgelegt, daß Ihr Arbeitgeber Sie nicht zu Arbeiten während der Schwangerschaft und Stillzeit heranziehen darf, die Ihrer Gesundheit und der Ihres Kindes schaden könnten. Das heißt, daß Ihre Arbeitsbedingungen verändert werden müssen oder eine geeignete Alternative gefunden werden muß. Man kann Sie nicht entlassen, weil Sie schwanger sind (siehe S. 230).

F WANN SOLLTE ICH MEINEN ARBEITGEBER INFORMIEREN?

A Sie sollten Ihren Arbeitgeber und Ihre Kollegen sobald wie möglich davon unterrichten, daß Sie schwanger sind, so daß diese Verständnis haben, wenn Sie morgens einmal später erscheinen, weil Sie sich elend fühlen, unter Übelkeit leiden oder Ihre Vorsorgeuntersuchungstermine wahrnehmen müssen. Sie sind verpflichtet, Ihrem Arbeitgeber mitzuteilen, wann Ihr letzter Arbeitstag ist und ob und wann Sie wieder an Ihren Arbeitsplatz zurückkehren werden (siehe S. 230). Es handelt sich um eine gesetzliche Vorschrift, die Ihr Recht auf Lohnfortzahlung und Rückkehr an Ihren Arbeitsplatz garantiert.

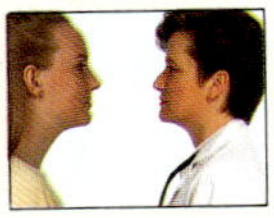

DISKUSSIONSPUNKT

MUTTERSCHAFTSURLAUB

Wann Sie aufhören sollten zu arbeiten
Dies hängt davon ab, wie Sie sich fühlen, wie weit Sie zur Arbeit fahren müssen und wie belastend Ihre Arbeit ist, aber Sie können Ihre Berufstätigkeit sechs Wochen vor dem errechneten Geburtstermin aufgeben. Von diesem Datum an erhalten Sie Mutterschaftsgeld. Sie müssen bereits früher aufhören zu arbeiten, wenn Sie im Zusammenhang mit der Schwangerschaft erkranken oder ein anderes medizinisches Problem vorliegt. Ihr Arzt stellt Ihnen dann eine Arbeitsunfähigkeitsbescheinigung aus. Die meisten Frauen hören in der 34. bis 36. Woche auf zu arbeiten; bei Zwillingen haben Sie vielleicht den Wunsch, Ihre Arbeit früher zu beenden (siehe S. 88).

Wenn Sie aufgehört haben zu arbeiten
Es ist möglich, daß sich Ihre Prioritäten ändern, wenn Sie sich auf Ihr neues Leben vorbereiten. Sie können diesen Zeitabschnitt positiv nutzen, indem Sie sich Gedanken über Ihre Zukunft machen oder sich kreativ betätigen. Aber vielleicht wissen Sie auch nicht, was Sie mit Ihre Zeit anfangen sollen. Versuchen Sie, das Beste daraus zu machen.

Die Rückkehr an den Arbeitsplatz – Die Entscheidung liegt bei Ihnen
Viele Frauen lieben ihren Beruf und möchten ihre Karriere nach der Geburt des Babys fortsetzen. Vielleicht müssen Sie auch aus finanziellen Gründen in den Beruf zurückkehren, oder Sie arbeiten wieder, weil es Sie zufriedener macht, neben der Familie auch noch ein anderes Betätigungsfeld zu haben. Sie müssen selbst wissen, was das beste für Sie ist, und versuchen, sich von den Meinungen anderer in Ihrer Entscheidung nicht beeinflussen zu lassen. Wenn Ihr Baby erst da ist, haben Sie immer noch die Möglichkeit, Ihre Meinung zu ändern.

Wenn Ihr Baby von einer anderen Person betreut wird
Vor der Geburt können Sie nicht wissen, wie es für Sie sein wird, Ihr Kind in die Obhut einer anderen Person zu geben. Nachdem Sie ein paar Monate lang jeden Tag mit Ihrem Baby verbracht haben, ist es ganz natürlich, Trennungsschmerz zu empfinden. Unabhängig davon, wie Sie sich entscheiden, werden Sie von Zeit zu Zeit Schuldgefühle haben. Doch was gut für Sie ist, ist normalerweise auch gut für Ihr Kind.

F WIE SEHEN MEINE RECHTE UND DIE FINANZIELLEN LEISTUNGEN IN DER SCHWANGERSCHAFT AUS?

A Es ist wichtig, sich beraten zu lassen, da sich die Rechte und finanziellen Leistungen für Schwangere häufig ändern. Erkundigen Sie sich beim Betriebsrat oder im Personalbüro nach den neuesten Vorschriften, und besorgen Sie sich alle Formulare, die Sie benötigen (siehe S. 230).

F BEKOMME ICH FREIE ZEIT FÜR MEINE ARZTBESUCHE?

A Alle Schwangeren haben das Recht, ihre Vorsorgeuntersuchungstermine ohne Verdienstausfall wahrzunehmen. Dazu zählen auch Schwangerschaftskurse, unabhängig davon, wie lange Sie bereits beschäftigt sind oder wie viele Stunden Sie im Monat arbeiten.

F ICH LEIDE UNTER ÜBELKEIT UND MÜDIGKEIT. SOLLTE ICH MEINE BERUFSTÄTIGKEIT AUFGEBEN ODER VERSUCHEN DURCHZUHALTEN?

A Das erste Trimester ist normalerweise das schwerste, aber auch diese Phase geht vorüber.

Tips für die Berufstätigkeit während der Schwangerschaft

- Arbeitgeber müssen laut Gesetz Sorge dafür tragen, daß schwangere und stillende Mütter sich ausruhen können. Wenn Ihre Firma über einen Ruheraum verfügt, sollten Sie versuchen, ihn täglich aufzusuchen.
- Wenn möglich, vermeiden Sie langes Stehen. Arbeiten Sie nicht längere Zeit ohne Pause, und versuchen Sie, mittags etwas zu essen, statt einkaufen zu gehen.
- Nehmen Sie sich tagsüber ein paar Minuten Zeit, um leichte Übungen für Hals, Beine, Füße und Schultern durchzuführen (siehe S. 108).
- Wenn Ihre Arbeit besonders belastend ist oder wenn Sie medizinische Probleme haben, sollten Sie Ihrem Arbeitgeber vorschlagen, Ihre Arbeitszeit zu reduzieren oder Sie zu Hause arbeiten zu lassen.
- Reduzieren Sie Ihre täglichen Pflichten, indem Sie, was die Hausarbeit betrifft, nicht so perfekt sind oder Ihren Partner bitten, Ihnen mehr zur Hand zu gehen.

Fragen, die Sie stellen können

Wenn ich weiter arbeite, wird es dann schwerer für mich, mit meiner Schwangerschaft zurechtzukommen?

Auf welche finanziellen Leistungen habe ich Anspruch?

Muß ich nach der Geburt in meinen Beruf zurückkehren, um Mutterschaftsgeld zu bekommen?

Unterwegs und auf Reisen

Ist es ungefährlich für das Baby, wenn ich weiter Auto fahre?

Es ist für das Baby genauso gefährlich oder ungefährlich wie für Sie. Doch nach der 37. Woche ist es speziell auf langen Reisen ratsam, eine Begleitperson mitzunehmen, die auch die Aufgabe des Fahrers übernimmt. Außerdem ist es eine Vorsichtsmaßnahme für den Fall, daß frühzeitig die Wehen einsetzen. Für manche Frauen ist es in den letzten Wochen auch schwierig, sich hinter das Lenkrad zu zwängen.

Soll ich im Auto den Sicherheitsgurt anlegen?

Das Gesetz schreibt vor, daß Fahrer und Beifahrer ihre Sicherheitsgurte anlegen. Eine Schwangerschaft entbindet Sie nicht von dieser Vorschrift, es sei denn, Sie haben ein Attest Ihres Arztes. Der Sicherheitsgurt kann aufgrund Ihres Bauchumfangs unbequem sein, aber er schützt Mutter und Baby bei einem Unfall. Sollten Sie in einen Unfall verwickelt werden, müssen Sie anschließend Ihren Arzt aufsuchen, selbst wenn Sie glauben, unverletzt geblieben zu sein. In seltenen Fällen kann der Sicherheitsgurt die Plazenta oder Gebärmutter verletzen.

Wann ist eine Flugreise unbedenklich?

Wenn Ihre Schwangerschaft normal verläuft, sollte es keine Probleme geben. Die meisten Fluggesellschaften lassen jedoch Schwangere nach der 34. Woche nicht mehr an Bord. In den letzten vier bis sechs Schwangerschaftswochen sollte man auf Flugreisen lieber verzichten, da jederzeit die Wehen einsetzen können.

Kann ich mich vor einer Reise impfen lassen?

Die Ärzte neigen dazu, Schwangeren lieber keine Schutzimpfungen mit Lebendimpfstoffen zu verabreichen, obwohl es unwahrscheinlich ist, daß sie dem Baby schaden. Wenn Sie in ein Land reisen, in dem Polio, Gelbfieber oder Malaria auftreten, sollten Sie sich impfen lassen, da diese Krankheiten eine größere Gefahr für Sie und Ihr Baby darstellen als die Impfung selbst.

Soll ich Medikamente mit in den Urlaub nehmen?

Falls Ihnen vom Arzt keine Medikamente verschrieben wurden, nehmen Sie nur Paracetamol mit. Tabletten gegen Reisekrankheit sollten vermieden werden. Wenn Sie in ein Gebiet reisen, in dem Medikamente schwer zu beschaffen sind, sollten Sie ein Mittel gegen Durchfall dabeihaben, damit der Körper nicht dehydriert und mit Mineralstoffen versorgt wird.

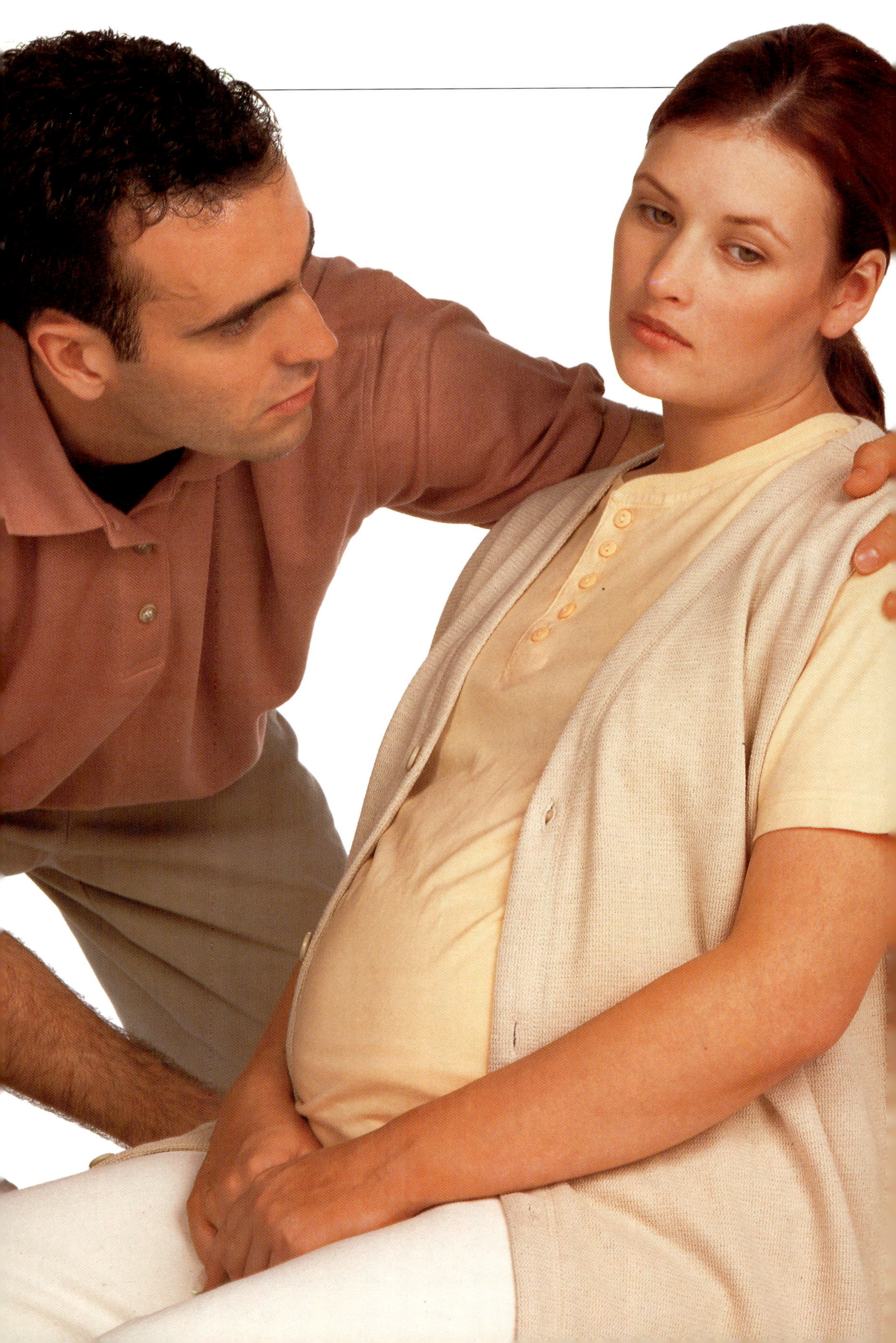

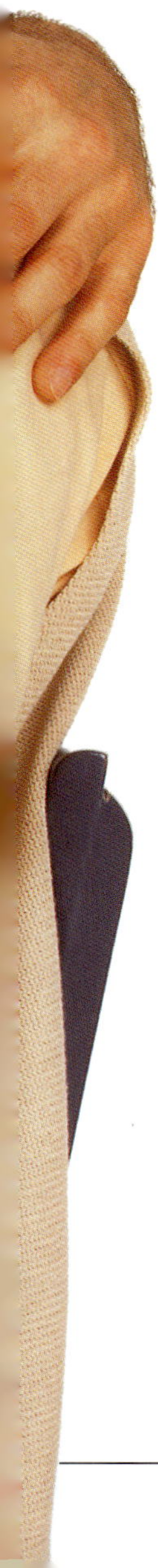

PROBLEME IN DER SCHWANGERSCHAFT

Nur wenige Schwangerschaften verlaufen ganz ohne Probleme oder irgendwelche Beschwerden. Die meisten sind geringfügig. Wie viele andere Paare werden Sie und Ihr Partner auch kleine Beschwerden als beunruhigend empfinden, doch die meisten können relativ schnell behoben werden. Nur sehr selten gibt es Anzeichen für eine ernste Krankheit. In diesem Kapitel erfahren Sie, worauf Sie während der Schwangerschaft achten sollten, welche Probleme häufiger auftreten, aber keiner weiteren Behandlung bedürfen, und auf welche Ihr Arzt hingewiesen werden sollte. Wenn Sie verstehen, was in Ihrem Körper vorgeht, können Sie mit unerwarteten Entwicklungen leichter fertig werden.

Häufige Beschwerden

F **BEI WELCHEN PROBLEMEN MUSS ICH DEN ARZT AUFSUCHEN?**

A Die unzähligen Veränderungen, die Ihr Körper in der Schwangerschaft erfährt, können viele Probleme verursachen. Die meisten sind völlig normal und bedürfen keiner medizinischen Behandlung. Manchmal kommt es in der Schwangerschaft jedoch zu ernsthaften Störungen, beispielsweise Infektionen (siehe Seite 121) oder Diabetes (siehe S. 125), die vom Arzt behandelt werden müssen. Erwähnen Sie Dinge, die Ihnen Sorge bereiten, immer gegenüber Ihrem Arzt, damit er Sie beruhigen oder gegebenenfalls Maßnahmen ergreifen kann.

F **WODURCH WERDEN DIE SCHMERZEN IN MEINEM BAUCH VERURSACHT?**

A In der Schwangerschaft geht es nicht ohne Zwicken und Stechen im Bauch ab. Die Hauptursache dafür sind die sich dehnenden Bänder der Gebärmutter sowie die im Becken und am Kreuzbein. Diese Schmerzen lassen häufig nach einem Positionswechsel oder wenn Sie sich hinlegen nach. Vielleicht hilft auch leichte Körperbewegung oder Schwimmen.

F **ICH HABE SCHMERZEN IM UNTERBAUCH, UND MIR IST ÜBEL. WAS HAT DAS ZU BEDEUTEN?**

A Nicht alle Schmerzen sind einfach auf die Schwangerschaft zurückzuführen. Wenn Sie Bauchschmerzen haben, die mit Übelkeit oder Erbrechen einhergehen, können diese durch Verdauungsstörungen, eine Lebensmittelvergiftung (Gastroenteritis), Zystitis (Blasenentzündung, Seite 121) oder eine Blinddarmentzündung verursacht werden. Alle diese Erkrankungen können während einer Schwangerschaft auftreten. Manche Krankheiten, etwa eine Zystitis, zeigen während der Schwangerschaft etwas andere Symptome. Fragen Sie Ihren Arzt, wenn Sie glauben, daß irgend etwas nicht in Ordnung ist.

F **ICH LEIDE HÄUFIG UNTER MIGRÄNE. WERDEN SICH DIE ATTACKEN WÄHREND DER SCHWANGERSCHAFT VERSCHLIMMERN?**

A Migräneattacken stehen möglicherweise in Verbindung mit der Durchblutung des Gehirns, die durch einen hohen Östrogenspiegel beeinflußt wird. Manche Symptome der Migräne ähneln jenen der Präeklampsie. Wenn die Kopfschmerzen mit Sehstörungen einhergehen, sollten Sie Ihren Arzt aufsuchen.

F **WAS IST EIN MYOM, UND KANN ES AUSWIRKUNGEN AUF MEINE SCHWANGERSCHAFT HABEN?**

A Ein Myom ist eine gutartige Muskelgeschwulst in der Gebärmutter und wird normalerweise festgestellt, wenn eine Ultraschalluntersuchung oder eine innere Untersuchung stattfindet. Myome entstehen selten während einer Schwangerschaft, aber wenn Sie bereits eins haben, kann der schwangerschaftsbedingte hohe Östrogenspiegel dazu führen, daß es sich vergrößert. Wenn ein Myom sich zurückbildet, kann dies Schmerzen im Bauch verursachen. Nur selten hat ein Myom Auswirkungen auf das Kind oder die Entbindung, es sei denn, daß es sehr groß ist oder den Muttermund blockiert. Ein Myom kann auch das Risiko starker Blutungen nach der Geburt erhöhen (siehe S. 178).

F **TRITT INKONTINENZ IN DER SCHWANGERSCHAFT HÄUFIG AUF?**

A Das Austreten einer kleinen Urinmenge beim Husten, Niesen, Lachen oder Laufen kommt von Mitte bis Ende des zweiten Trimesters der Schwangerschaft besonders häufig vor. Man bezeichnet dies als Streßinkontinenz. Sie können das Problem mindern, indem Sie die Übungen für die Beckenbodenmuskulatur durchführen (S. 107) und weniger Tee und Kaffee trinken. Eine Harnwegsinfektion ist häufig die Ursache für Streßinkontinenz oder verschlimmert eine bereits vorhandene. Wenn vor der Schwangerschaft Inkontinenz aufgetreten ist und diese sich nun verstärkt, sollten Sie Ihre Blase von einem Urologen untersuchen lassen.

F **WARUM VERSPÜRE ICH SCHMERZEN UND SCHWÄCHE IM BECKEN UND IN DEN BEINEN, WENN ICH STEHE?**

A Wenn Sie sich der 37. Woche nähern, tritt der Kopf des Babys in Ihr Becken ein und drückt auf die Beckenknochen, so daß sich die Bänder dehnen; das macht sich unangenehm im Beckenbereich bemerkbar. Der Kopf des Babys kann auch gegen den Ischiasnerv drücken, jenen Nervenstrang, der für Bewegung, Schmerzen und Empfindungen in den Beinen verantwortlich ist, so daß es in einem oder beiden Beinen zu Taubheit, Kribbeln, Schwäche oder Schmerzen kommt. Man bezeichnet diese häufig vorkommenden Beschwerden als Ischias. Wenn sie ernst sind, sollten Sie Ihren Arzt aufsuchen, um andere mögliche Ursachen, etwa einen Bandscheibenvorfall, auszuschließen (siehe S. 83).

Infektionen in der Schwangerschaft

Infektionen werden durch Viren oder Bakterien hervorgerufen. Windpocken, Röteln und Herpes entstehen durch Viren und können nicht mit Antibiotika behandelt werden. Bakterien sind lebende Organismen, die in Ihren Körper eindringen und sich in Gewebe und Blutkreislauf vermehren. Dazu zählen Bakterien, die Harnwegsinfektionen, Lebensmittelvergiftung und Durchfall verursachen. Ernste bakterielle Infektionen sind beispielsweise die Toxoplasmose und Listeriose. Im Gegensatz zu Viren können sie mit Antibiotika behandelt werden. Lange Zeit war man der Meinung, daß sich in einer Schwangerschaft das Infektionsrisiko erhöhe. Diese Vermutung hat sich aber bis heute nicht bestätigt.

Können sich Infektionen auf mein Kind auswirken?
Obwohl es für Bakterien oder Viren ungewöhnlich ist, über die Plazenta auf das Baby überzugehen, bilden Röteln, Toxoplasmose und Listeriose eine Ausnahme (siehe S. 102). Das Baby kann indirekt von einer Infektion (etwa einer Niereninfektion) betroffen sein, die vorzeitige Wehen auslöst.

Harnwegsinfektionen
Eine Harnwegsinfektion kann jeden Teil des Harnwegsystems, einschließlich Blase und Nieren, betreffen. Zu den Symptomen zählen ständiger Harndrang oder brennende Schmerzen beim Wasserlassen, Schmerzen im Unterbauch und Blut im Urin sowie Fieber, wenn die Infektion nicht behandelt wird. Wenn Sie unter diesen Symptomen leiden, müssen Sie mit Antibiotika behandelt werden. Eine Therapieverzögerung kann zu einer Niereninfektion führen, eine ernste Erkankung, die möglicherweise eine Fehlgeburt oder vorzeitige Wehen zur Folge hat.

Soor
Dabei handelt es sich um eine häufige und normalerweise harmlose Infektion der Scheide, die durch einen Pilz verursacht wird. Die Hauptsymptome sind eine Entzündung und Jucken der Scheide sowie weißer Ausfluß. In der Schwangerschaft wird diese Infektion mit Creme und Scheidenzäpfchen behandelt. Naturheilmittel wie Honig oder Joghurt werden ebenfalls verwendet, aber man weiß nicht, wie wirkungsvoll sie sind.

Toxoplasmose
Wenn Sie glauben, daß Sie sich infiziert haben könnten (siehe S. 102), wird Ihr Blut auf Antikörper untersucht, die Ihr Körper im Kampf gegen die Infektion produziert. Sind Antikörper vorhanden, werden Sie an einen Facharzt überwiesen, um festzustellen, ob Ihr Baby in irgendeiner Weise betroffen ist. Der Fetus muß möglicherweise behandelt werden, und sein Wachstum wird durch häufige Ultraschalluntersuchungen überprüft. Bleibt die Infektion unentdeckt, besteht das Risiko einer Fehl- oder Totgeburt; auch könnte Ihr Kind geistig behindert oder blind zur Welt kommen.

Listeriose
Dieses Bakterium kommt in Weichkäse, Pasteten und vorgekochten Gerichten vor (siehe S. 102). Wenn der Verdacht einer Infektion besteht, wird ein Bluttest vorgenommen. Bei einem positiven Ergebnis kommen Antibiotika zur Anwendung. Möglicherweise muß auch Ihr Kind früher geholt werden. Eine Listeriose kann vorzeitige Wehen, eine Fehl- oder Totgeburt auslösen. Wenn Ihr Baby vorzeitig entbunden werden muß, kann es sehr krank sein und braucht möglicherweise Antibiotika, um einer Blutvergiftung und Hirnhautentzündung vorzubeugen.

Röteln
Zu Infektionen mit diesem Virus kommt es heute selten in einer Schwangerschaft, da die meisten jungen Erwachsenen bereits in der Schule gegen Röteln geimpft wurden. Eine Rötelninfektion kann bei Ihrem Baby Herz- und Gehirnschäden, Taubheit und grauen Star verursachen. Wenn die Rötelninfektion in die ersten drei Schwangerschaftsmonate fällt, besteht ein Risiko von über fünfzig Prozent, daß auch Ihr Baby davon betroffen ist. Danach verringert sich das Risiko.

Windpocken
Windpocken können eine ernste Lungeninfektion oder Lungenentzündung auslösen, wenn Sie sich in der Schwangerschaft anstecken, aber es besteht meist keine Gefahr für das Kind. Wenn Sie zu irgend jemandem Kontakt hatten, der mit Windpocken infiziert war, und nicht immun sind, wird man Ihnen Immunoglobuline injizieren, um das Risiko zu verringern.

Herpes
Dieser Virus kann schmerzhafte Bläschen in der Scheide und im Scheidenbereich verursachen. Das Risiko, das Baby bei der Geburt zu infizieren, ist selbst bei einer wiederkehrenden Herpesattacke gering. Wenn die erste Attacke jedoch in die Schwangerschaft fällt und Sie zur Zeit der Entbindung unter Geschwüren leiden, wird man Ihnen möglicherweise eine Entbindung per Kaiserschnitt vorschlagen, da das Risiko einer Infektionsübertragung auf das Kind, die zu einer Schädigung des Gehirns führen kann, groß ist.

Welche Beschwerden müssen behandelt werden?

Die meisten Beschwerden, die in der Schwangerschaft auftreten, sind nichts Ungewöhnliches und kein Grund zur Besorgnis. Wahrscheinlich sind Sie sogar ein Zeichen dafür, daß die Schwangerschaft normal verläuft. Wenn die Beschwerden jedoch anhalten oder immer wiederkehren,

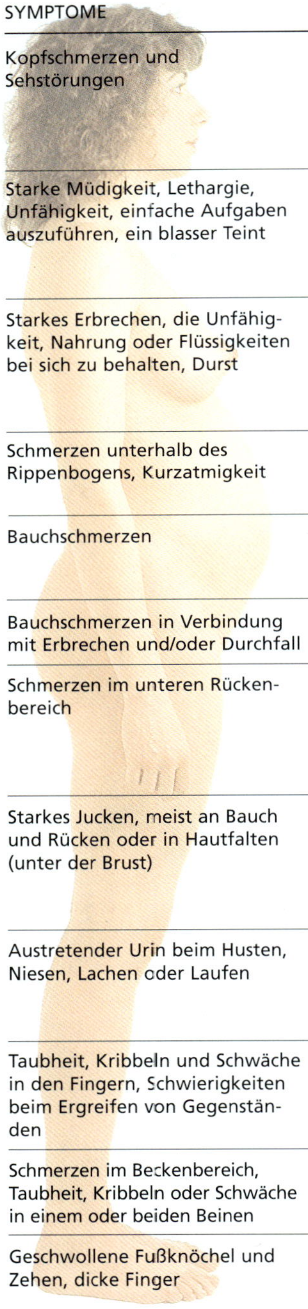

SYMPTOME	MÖGLICHE URSACHEN	HÄUFIGE/MILDE FÄLLE
Kopfschmerzen und Sehstörungen	Migräne; Präeklampsie	Kann in der Schwangerschaft mit hohem Östrogenspiegel in Zusammenhang stehen. Genau wie manche Frauen bei Einnahme der Pille, die Östrogen enthält, Kopfschmerzen bekommen, kann eine Schwangerschaft dieselbe Auswirkung haben.
Starke Müdigkeit, Lethargie, Unfähigkeit, einfache Aufgaben auszuführen, ein blasser Teint	Anämie	Eine Anämie wird durch Eisenmangel in der Nahrung oder durch die Anforderungen der Schwangerschaft verursacht. Dadurch wird das Hämoglobin in den roten Blutkörperchen reduziert.
Starkes Erbrechen, die Unfähigkeit, Nahrung oder Flüssigkeiten bei sich zu behalten, Durst	Starke morgendliche Übelkeit	Morgendliche Übelkeit tritt häufig auf, kann aber unterschiedlich schwer ausgeprägt sein. Wenn Sie mehr als ein Baby erwarten, kann sich die morgendliche Übelkeit verschlimmern oder länger anhalten.
Schmerzen unterhalb des Rippenbogens, Kurzatmigkeit	Lage des Babys	In der Spätschwangerschaft drückt die Gebärmutter auf die inneren Organe, die wiederum auf die Rippen drücken.
Bauchschmerzen	Größe des Babys	Die Muskeln und Bänder dehnen sich, um der Gebärmutter Platz zu machen.
Bauchschmerzen in Verbindung mit Erbrechen und/oder Durchfall	Lebensmittelvergiftung; Zystitis; Blinddarmentzündung	Die Ursache steht in keinem Zusammenhang mit der Schwangerschaft.
Schmerzen im unteren Rückenbereich	Gewicht und Lage des Babys	Hormone führen dazu, daß die Verbindungsstellen und Bänder des Beckens und der Wirbelsäule weich werden und dadurch der Rücken belastet wird; dies wird durch eine schlechte Haltung noch verstärkt.
Starkes Jucken, meist an Bauch und Rücken oder in Hautfalten (unter der Brust)	Trockene Haut; Hautausschlag; Leberprobleme	Kann auf Trockenheit aufgrund eines Vitamin B-Mangels zurückzuführen sein; Krampfadern verursachen Jucken; ein Hautausschlag (Hautwolf/Intertrigo) kann eine Folge von Übergewicht und starkem Schwitzen sein.
Austretender Urin beim Husten, Niesen, Lachen oder Laufen	Gewicht des Babys; Zystitis	Die Gebärmutter übt Druck auf die Blase aus, was zu Inkontinenz führt; dies tritt von der Mitte der Schwangerschaft an häufig auf.
Taubheit, Kribbeln und Schwäche in den Fingern, Schwierigkeiten beim Ergreifen von Gegenständen	Wasseransammlung im Körper	Schwellungen im Handgelenk drücken auf die Nerven, so daß es zu Schmerzen und Schwäche kommt. Man bezeichnet dies als Karpaltunnelsyndrom.
Schmerzen im Beckenbereich, Taubheit, Kribbeln oder Schwäche in einem oder beiden Beinen	Ischias; Bandscheibenvorfall	Gegen Ende der Schwangerschaft tritt der Kopf des Babys ins mütterliche Becken ein, dehnt die Bänder und kann auch auf den Ischiasnerv drücken.
Geschwollene Fußknöchel und Zehen, dicke Finger	Wasseransammlung im Körper (Ödem); Präeklampsie	Kann durch das vergrößerte Blutvolumen verursacht werden. Die Beschwerden verschlimmern sich bei heißem Wetter.

sollten Sie Ihren Arzt darüber informieren, da sie für eine möglicherweise ernstere Störung symptomatisch sein könnten. Die Tabelle unten listet häufige Schwangerschaftsbeschwerden und ihre Symptome auf und erklärt, ob sie der Behandlung bedürfen und Anzeichen für eine ernstere Erkrankung sein können. Sollten Sie eines der unten aufgeführten Symptome bei sich feststellen, versuchen Sie nicht, selbst eine Diagnose zu stellen, sondern fragen Sie Ihren Arzt.

IN SCHWEREN FÄLLEN	BEHANDLUNG
Wenn Sie nach der 20. Schwangerschaftswoche unter starken Kopfschmerzen, Sehstörungen und/oder Punkten vor den Augen leiden, kann dies ein Anzeichen für eine Präeklampsie sein (siehe S. 127). Suchen Sie sofort einen Arzt auf.	Vorbeugung ist die beste Medizin, denn neben der Einnahme von Paracetamol sind die meisten Behandlungsmethoden während der Schwangerschaft nicht unbedenklich. Beugen Sie Migräneattacken vor, indem Sie darauf achten, daß Sie nie hungrig oder durstig sind, und vermeiden Sie Auslöser wie helles Licht, Streß, Lärm, Käse, Schokolade und Rotwein.
In schweren Fällen wird Ihre Immunität herabgesetzt und die Fähigkeit gemindert, mit den Anforderungen der Schwangerschaft fertig zu werden.	Ernähren Sie sich ausgewogen. Die Nahrungsmittel sollten ausreichend Eisen, Folsäure und Vitamine enthalten (siehe S. 100). Ihr Arzt verschreibt Ihnen möglicherweise Eisentabletten; Sie können deren Aufnahme in den Körper verbessern, indem Sie sie mit einem säurehaltigen Getränk wie Orangensaft oder einem Vitamin-C-Getränk einnehmen.
Sie können unter Dehydrierung und Energiemangel leiden, speziell wenn die Übelkeit nach dem ersten Trimester noch anhält. Vielleicht liegt auch eine Harnwegsinfektion vor (siehe S. 121).	Trinken Sie viel; sehr starke morgendliche Übelkeit muß möglicherweise im Krankenhaus behandelt werden, um einem Nährstoff- und Flüssigkeitsmangel vorzubeugen. Man wird Ihnen Mittel gegen Übelkeit, die in der Schwangerschaft unbedenklich sind, als Injektionen oder Zäpfchen verabreichen.
Das Baby kann sich in der Steißlage befinden, oder Sie erwarten mehr als ein Kind.	Schmerzen und Druck lassen nach, wenn Sie auf der Seite statt auf dem Rücken liegen oder den Kopf auf Ihre höher liegenden Arme betten (siehe S. 113).
Dies wird normalerweise nicht zu einem ernsten Problem.	Die Schmerzen gehen zurück, wenn Sie die Position wechseln oder sich hinlegen; Schwimmen kann helfen, da der Körper im Wasser das Gewicht der Gebärmutter nicht tragen muß.
Deutet auf eine Lebensmittelvergiftung (Gastroenteritis), Zystitis oder Blinddarmentzündung hin.	Wenn Sie sich übergeben und/oder Schmerzen und Durchfall haben, gehen Sie zum Arzt.
Wenn die Schmerzen sehr stark sind, hat dies seine Ursache in der Belastung des Kreuzbeins, so daß das Laufen erschwert wird (siehe S. 83).	Achten Sie auf Ihre Haltung (siehe S. 110), und vermeiden Sie Drehbewegungen; heben Sie keine schweren Gegenstände, und lassen Sie sich massieren (siehe S. 114). In schweren Fällen müssen Sie von einem Osteopathen behandelt werden, der mit der Therapie von Schwangeren Erfahrung hat. Bitten Sie Ihren Arzt, Ihnen einen solchen Fachmann zu empfehlen.
In seltenen Fällen läßt dies auf ein Leberproblem (Cholestase) schließen, doch in diesem Fall sind auch noch andere Symptome vorhanden (siehe S. 126).	Eine spezielle Creme oder Lotion aus der Apotheke kann bei Ausschlägen helfen. Möglicherweise verschreibt Ihr Arzt Ihnen Antihistamine; Sie können auch Körperpuder verwenden, um die Haut trocken zu halten. Wenn Verdacht auf eine Leberschädigung (Cholestase) besteht, müssen Sie sofort an einen Facharzt überwiesen werden.
Wenn dies zusammen mit anderen Symptomen wie Bauchschmerzen oder Blut im Urin auftritt, kann es Anzeichen für eine Zystitis sein (siehe S. 121).	Führen Sie die Übungen für die Beckenbodenmuskulatur aus (siehe S. 107), und trinken Sie weniger Tee, Alkohol und Kaffee. Tragen Sie bei Bedarf eine Binde oder Slipeinlage. Wenn die Beschwerden nach der Schwangerschaft anhalten, wird Ihr Arzt Sie an einen Urologen überweisen.
Dies wird normalerweise nicht zu einem ernsten Problem.	Versuchen Sie, keine schweren Gegenstände zu heben, arbeiten Sie nicht an Tastaturen, und lassen Sie die Hände in Ihrem Schoß ruhen. Wenn die Schmerzen stark sind, können Sie Paracetamol einnehmen. Bei anhaltenden Symptomen sollten Sie einen Physiotherapeuten aufsuchen.
Der Ischiasnerv kann eingeklemmt sein. Bei sehr starken Schmerzen kann es sich um einen Bandscheibenvorfall handeln.	Die Schmerzen sollten vor der Geburt aufhören oder nachlassen, wenn der Kopf des Babys vollständig ins Becken eingetreten ist (siehe S. 65).
Heftige Symptome können auf starke Ödeme hinweisen. Der Blutdruck sollte überwacht werden, um eine Präeklampsie auszuschließen.	Vermeiden Sie es, lange zu stehen; tragen Sie eine Stützstrumpfhose. Nehmen Sie nicht weniger Flüssigkeit zu sich, da dies das Problem nicht aus der Welt schafft und zu Dehydrierung führen kann.

PROBLEMSCHWANGERSCHAFTEN

F WELCHE SCHWANGERSCHAFTEN MÜSSEN BESONDERS ÜBERWACHT WERDEN, UND IST MEIN BABY IN GEFAHR?

A Dabei handelt es sich um Schwangerschaften, die genau beobachtet werden müssen, weil Sie unter einer chronischen Erkrankung wie Asthma, Diabetes oder Epilepsie leiden oder weil es aufgrund der Schwangerschaft zu einer ernsten Erkrankung kommt (siehe S. 126). In diesem Fall werden Sie von Ihrem Arzt genau überwacht.

F ICH LEIDE UNTER ASTHMA. WELCHE AUSWIRKUNGEN HAT DAS AUF MEINE SCHWANGERSCHAFT ODER MEIN BABY?

A Leichtes Asthma sollte in einer Schwangerschaft keine Probleme verursachen, wenn Sie es mit einem Steroid-Inhalationsgerät unter Kontrolle halten. Schweres Asthma, das in letzter Zeit Anlaß für eine Krankenhauseinweisung war und täglich mit Tabletten behandelt werden muß, wird für Sie und Ihr Kind nur dann zu einem Problem, wenn die Anfälle zunehmen und die Sauerstoffversorgung Ihres Babys dadurch gefährdet ist. Stellen Sie die Einnahme Ihrer Asthmamedikamente nur dann ein, wenn Ihr Arzt Ihnen dazu rät.

F ICH LEIDE UNTER EPILEPSIE. WIRD MEINE SCHWANGERSCHAFT NORMAL VERLAUFEN?

A Epilepsie sollte Sie nicht daran hindern, eine normale Schwangerschaft zu haben. Es ist keine Erbkrankheit, so daß sie nicht auf Ihr Kind übertragen werden kann. Ihr Arzt wird die Dosierung Ihrer Medikamente vor oder während der Schwangerschaft ändern, um sicherzustellen, daß Ihre Anfälle unter Kontrolle sind.

F SOLL ICH AUFHÖREN, MEINE EPILEPSIE-MEDIKAMENTE WÄHREND DER SCHWANGERSCHAFT EINZUNEHMEN?

A Nein. Epilepsie kann sich während der Schwangerschaft verschlimmern. Sie müssen die Medikamente nehmen, um Ihre Anfälle unter Kontrolle zu halten.

F ICH HABE SCHILDDRÜSENPROBLEME. HAT DIES AUSWIRKUNGEN AUF MEIN BABY?

A Wenn Sie unter einer Erkrankung der Schilddrüse leiden, wird deren Funktion regelmäßig mit Hilfe von Bluttests überprüft. Ihre Medikamente sollten keine Auswirkung auf Ihr Kind haben, aber seine Schilddrüsenfunktion kann in Mitleidenschaft gezogen sein und muß nach der Geburt überprüft werden.

KANN HIV MEINE SCHWANGERSCHAFT BEEINFLUSSEN?

Wenn Sie wissen, daß Sie HIV-positiv, aber ansonsten gesund sind, sollte Ihre Schwangerschaft davon nicht beeinflußt werden. Es gibt keine Hinweise darauf, daß eine Schwangerschaft die Chancen für den Ausbruch von AIDS erhöhen. Achten Sie in dieser Zeit besonders auf Ihre Gesundheit, denn Ihre Widerstandskraft gegenüber Infektionen ist während der Schwangerschaft herabgesetzt. Sie sollten Eisen- und Folsäuretabletten nehmen, um einer Anämie und schwächenden Infektionen vorzubeugen.

Erhalte ich eine spezielle Überwachung?
In den meisten großen Krankenhäusern wird für die Überwachung von Schwangeren, die mit HIV infiziert sind und daher mit einer großen emotionalen Belastung fertig werden müssen, besondere Vorsorge getroffen. In der Regel kümmern sich die Hebamme und mehrere Ärzte aus verschiedenen Fachbereichen der Klinik um Sie, darunter auch ein Geburtshelfer und ein Urologe. Obwohl diese Personen davon Kenntnis haben, daß Sie HIV-positiv sind, wird diese Information auf Wunsch streng vertraulich behandelt und weder im Krankenblatt noch im Mutterpaß vermerkt.

Wie hoch ist das Risiko für mein Baby?
Das Risiko, HIV auf Ihr Baby zu übertragen, solange es sich noch in der Gebärmutter befindet, ist wahrscheinlich höher, wenn Sie sich während der Schwangerschaft mit HIV infizieren, da Ihr Körper keine Möglichkeit hat, das Virus zu bekämpfen. Vielleicht rät man Ihnen zu einem Kaiserschnitt. Das Risiko, HIV zu übertragen, wird durch AZT (Azidothymid) verringert, ein Medikament, das man Ihnen während der Geburt verabreicht. Das Risiko einer Übertragung von HIV auf das Baby wird durch das Stillen erhöht, weshalb Sie es vermeiden sollten.

F KANN EINE SICHELZELLANÄMIE MEINEM BABY ODER MIR IN DER SCHWANGERSCHAFT SCHADEN?

A Die Sichelzellanämie ist eine Krankheit, die sich auf die roten Blutkörperchen auswirkt und chronische Blutarmut verursachen kann. Sie ist bei Schwarzafrikanern und Menschen aus dem Mittelmeerraum häufiger anzutreffen (siehe S. 30). Wenn Sie die Veranlagung zu dieser Krankheit haben und latent anämisch sind, kann sich dies während der Schwangerschaft verstärken. Sie brauchen Eisen- und Folsäuretabletten oder eine Bluttransfusion, wenn die Anämie stark ausgeprägt ist. Außerdem muß Ihre Schwangerschaft besonders überwacht werden. Sichelzellanämie kann eine Frühgeburt auslösen. Beim Kind entwickeln sich Symptome dieser Krankheit erst nach der Geburt. Man wird entsprechende Tests vornehmen.

F ICH HABE THALASSÄMIE. WELCHE AUSWIRKUNGEN HAT DAS AUF MEIN BABY?

A Die Thalassämie ist eine vererbbare Blutkrankheit, die sich auf die roten Blutkörperchen auswirkt und eine in zwei Formen auftretende Anämie verursacht. Die leichtere Variante wird häufig nicht einmal bemerkt und richtet wenig Schaden an. Die schwere Form jedoch kann das Wachstum stark beeinträchtigen und lebenswichtige Organe schädigen. Die betroffenen Kinder zeigen die Symptome der Thalassämie erst im Alter von drei bis vier Monaten. Aus diesem Grund werden bei der Schwangerschaftsvorsorge Tests durchgeführt, um festzustellen, ob diese Krankheit vorliegt (siehe S. 30). In seltenen Fällen rät man den Eltern zu einer Abtreibung, wenn die Überlebenschancen des Fetus gering sind. Ein Kind, das mit einer ernsteren Form der Thalassämie geboren wird, erhält nach der Geburt eine Bluttransfusion.

WIE WIRKT SICH DIABETES AUF MEINE SCHWANGERSCHAFT AUS?

Es gibt zwei Arten von Diabetes in der Schwangerschaft: ein bereits bestehender *Diabetes mellitus* und ein Gestations- oder Schwangerschaftsdiabetes. Diabetes kann kontrolliert werden, um die Risiken gering zu halten.

Ein bereits bestehender Diabetes mellitus
Sie und Ihr Baby werden die ganze Schwangerschaft über klinisch beobachtet. Eine Schwangerschaft verstärkt den Diabetes normalerweise nicht, aber der Insulinbedarf und die Blutzuckerregulierung wird sich ändern. Es besteht auch die Gefahr, daß es zu Bluthochdruck (Präeklampsie) oder vorzeitig einsetzenden Wehen kommt.

Diabetes, der sich aufgrund der Schwangerschaft entwickelt
Wenn sich der Diabetes in der Schwangerschaft entwickelt, spricht man vom Gestationsdiabetes, der weniger ernst ist als der normale Diabetes. Der Blutzuckergehalt kann entweder durch die Ernährung oder durch Insulingaben kontrolliert werden. Dieser Diabetes geht nach der Geburt des Babys wieder zurück.

Wie der Gestationsdiabetes diagnostiziert wird
Die Anzeichen für Diabetes sind Durst, häufiger Harndrang, Schwächegefühl und Gewichtsverlust. In der Schwangerschaft treten diese klassischen Symptome möglicherweise nicht auf, da andere Stoffwechselveränderungen stattfinden; Diabetes wird oft nur durch routinemäßig durchgeführte Blut- und Urintests diagnostiziert.

Diabetes kontrollieren
Um sicherzustellen, daß Ihre Schwangerschaft komplikationslos verläuft, muß Ihre Ernährung streng kontrolliert werden, damit ein normaler Blutzuckerspiegel aufrechterhalten werden kann. Ihr Arzt wird mit Ihnen über Ihre Ernährung sprechen. Wichtig ist, daß Sie viele Kohlehydrate in Form von Nudeln und Kartoffeln und ausreichend Ballaststoffe verzehren, aber Fette und Zucker meiden. Nehmen Sie häufiger kleine Mahlzeiten zu sich, und lassen Sie keine Mahlzeiten aus. Gehen Sie zum Arzt, wenn Sie sich plötzlich unwohl, schwindlig oder fiebrig fühlen oder wenn die Kindsbewegungen nachlassen.

Diabetes und Ihr Baby
Eine regelmäßige Kontrolle des Blutzuckers in den ersten Schwangerschaftswochen verringert das Risiko, daß sich bei Ihrem Baby Geburtsfehler, beispielsweise ein Wolfsrachen, entwickeln. Kinder von Müttern mit Diabetes können entweder sehr groß werden oder sind in ihrem Wachstum beeinträchtigt. Bei sorgfältiger Überwachung der Schwangerschaft und kontrollierter Ernährung, sollte sich Ihr Kind gut entwickeln und bei der Geburt gesund sein.

Schwangerschaftsvorsorge bei Diabetes
Ihr Arzt wird Ihren Blutzuckerspiegel überwachen; möglicherweise muß die Insulingabe erhöht werden. Auch Blutdruck und Urin werden überprüft. Nach der 20. Schwangerschaftswoche werden alle zwei bis vier Wochen Ultraschalluntersuchungen durchgeführt, um das Wachstum des Fetus zu kontrollieren. Wenn Ihr Baby zu groß ist, wird der Arzt zu einer Geburtseinleitung um die 37. Woche raten.

SYMPTOME, DIE BEUNRUHIGEN

F KANN ES AUFGRUND DER SCHWANGERSCHAFT ZU ERNSTEN KRANKHEITSZUSTÄNDEN KOMMEN?

A Ja, es gibt krankhafte Zustände, die durch eine Schwangerschaft verursacht werden. In diesem Fall müssen Sie einen Facharzt aufsuchen. Zu diesen Krankheiten zählen die Präeklampsie (siehe S. 127), die Thrombose (siehe S. 129) und in seltenen Fällen Lebererkrankungen (siehe rechts). Der Zweck der Schwangerschaftsvorsorge besteht in der Aufdeckung dieser und anderer Krankheiten, in ihrer Überwachung und Handhabung, bevor sie sich zu einer ernsthaften Schädigung auswachsen können. Wenn Ihnen einige der potentiellen Probleme, die bei Ihnen auftreten könnten, bekannt sind, sollten Sie Ihren Arzt darauf hinweisen.

F MEINE HAUT JUCKT SEHR STARK. WAS KANN ICH TUN?

A Dies kommt in der Schwangerschaft häufig vor und wird normalerweise durch Trockenheit der Haut oder einen Ausschlag verursacht. Der Zustand kann mit speziellen Feuchtigkeitscremes kontrolliert werden. Manchmal verschreibt der Arzt Antihistamintabletten.

F KANN DAS HAUTJUCKEN EINE ERNSTE URSACHE HABEN?

A Ja. Es gibt eine seltene Erkrankung der Leber, die als Schwangerschafts-Cholestase bezeichnet wird. Sie kann vorzeitige Wehen oder eine Totgeburt auslösen. Die Anzeichen sind stark juckende, gelbliche Haut, dunkler Urin und allgemeines Unwohlsein.

KOMMEN DEPRESSIONEN IN DER SCHWANGERSCHAFT HÄUFIG VOR?

Viele Frauen leiden in der Schwangerschaft unter starken Depressionen. Man führt dies auf die hormonellen Veränderungen im ersten Trimester zurück, und der Zustand bessert sich häufig ohne jede Behandlung. Das Auftreten von Depressionen ist wahrscheinlicher, wenn Sie schon vor der Schwangerschaft unter Depressionen gelitten haben. Depressionen treten häufiger auf, wenn Sie Beziehungsprobleme haben, wenn die Schwangerschaft nicht geplant war oder wenn Sie sich nicht sicher sind, ob Sie jetzt ein Baby wollen.

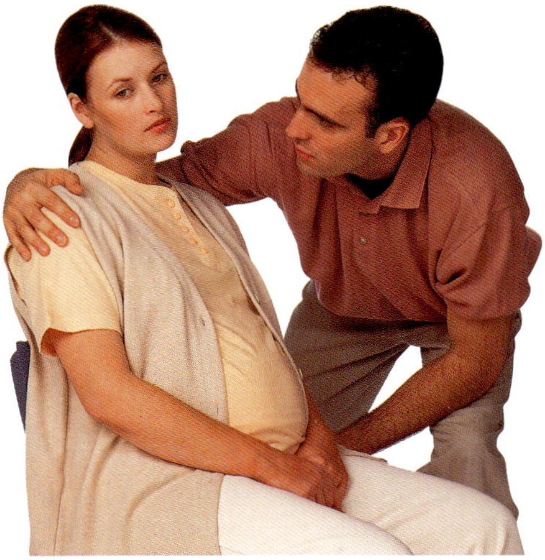

LANG ANHALTENDE DEPRESSIONEN
Die hormonellen Veränderungen, die den Beginn der Schwangerschaft begleiten (siehe S. 73), können Depressionen verursachen.

Depressionssymptome
Die frühen Anzeichen einer Depression sind folgende: Sie sind gereizt und ängstlich, speziell, was Ihr Baby betrifft; Sie sind ständig müde; Sie haben keine Energie, und es fällt Ihnen schwer, sich über irgend etwas zu freuen. Sie können nachts nur schwer einschlafen, da Sie sich Sorgen machen, oder Sie wachen in den frühen Morgenstunden auf und fühlen sich gestreßt oder mutlos.

Depressionen erleichtern
Mildere Formen von Depression in der Schwangerschaft lassen sich meist durch Beruhigung und liebevolle Zuwendung des Partners, anderer Familienmitglieder oder Freunde bessern. Wenn die Depressionen sehr stark sind und Sie in eine verzweifelte Situation geraten, sollten Sie sich Ihrem Arzt anvertrauen. Eine professionelle Beratung kann hilfreich sein, vielleicht empfiehlt der Arzt Ihnen auch eine medikamentöse Behandlung. Es gibt Mittel, mit denen sich eine Depression wirkungsvoll therapieren läßt und die für Sie und Ihr Baby unbedenklich sind. Im ersten Trimester sollten jedoch möglichst auch solche Medikamente vermieden werden.

Was ist Präeklampsie?

Präeklampsie ist eine Krankheit, die nur während der Schwangerschaft auftritt. Die Symptome sind Bluthochdruck, Eiweiß im Urin, angeschwollene Beine, Fußknöchel und Finger (Ödem), Kopfschmerzen, Übelkeit und Erbrechen, verschwommenes Sehen oder Sehstörungen, Bauchschmerzen und starke Gewichtszunahme. Nur selten kommt es vor der 24. Woche zu dieser Krankheit, aber sie kann plötzlich auftreten. Die Symptome reichen von mäßig angeschwollenen Fußknöcheln und leichtem Blutdruckanstieg bis zum voll ausgebildeten Krankheitsbild mit gefährlich hohem Blutdruck und Krämpfen; man bezeichnet dies als Eklampsie (siehe unten).

Wie häufig tritt eine Präeklampsie auf?
Bei etwa sieben Prozent der Frauen kommt es in der ersten Schwangerschaft zu einer Präeklampsie. In nachfolgenden Schwangerschaften ist sie jedoch viel seltener. Wenn Sie unter hohem Blutdruck, *Diabetes mellitus* oder einer Nierenkrankheit leiden, ist eine Präeklampsie wahrscheinlicher. Die Risiken steigen auch, wenn Sie über 35 sind, bereits einmal unter Präeklampsie gelitten oder eine Mehrlingsschwangerschaft haben. In diesem Fall werden Sie vom Arzt die ganze Schwangerschaft hindurch besonders aufmerksam überwacht.

Ich hatte in meiner ersten Schwangerschaft Präeklampsie. Heißt das, daß ich auch in Zukunft bei Schwangerschaften damit rechnen muß?
Die Chancen, eine Präeklampsie zu entwickeln, verringern sich in der zweiten Schwangerschaft, wenn es in der ersten nicht dazu gekommen ist. Eine sehr kleine Anzahl von Frauen, bei der in der ersten Schwangerschaft eine starke Präeklampsie aufgetreten ist, müssen aus nicht bekannten Gründen auch in nachfolgenden Schwangerschaften damit rechnen.

Ist es wahrscheinlicher, daß ich unter Präeklampsie leide, wenn meine Mutter eine Toxämie hatte?
Toxämie, Gestose, schwangerschaftsinduzierter Bluthochdruck und Eiweiß im Urin, Schwangerschaftsbluthochdruck und präeklamptische Toxämie sind alles Bezeichnungen für die Präeklampsie. Wenn diese bei nahen Verwandten aufgetreten ist, müssen Sie sich keine großen Sorgen machen, da Frauen, deren Mütter oder Schwestern davon betroffen waren, nur ein leicht erhöhtes Risiko haben. Die Chance, nicht unter Präeklampsie zu erkranken, beträgt immer noch über neunzig Prozent.

Kann eine Präeklampsie verhindert werden?
Da die Ursache der Präeklampsie nicht bekannt ist, kann ein möglicher Ausbruch nicht verhindert werden. Ihr Arzt kennt die Symptome, weshalb Sie alle Vorsorgeuntersuchungen wahrnehmen sollten. Wenn Sie schon vor der Schwangerschaft unter hohem Blutdruck gelitten haben, kann es sein, daß Sie während der Schwangerschaft andere Tabletten nehmen müssen. Ihr Blutdruck wird im Abstand von zwei Wochen kontrolliert. Frauen, die nach der 12. bis 14. Woche ein hohes Eklampsierisiko haben, werden mit niedrigen Aspirindosen behandelt.

Wie wird eine Präeklampsie behandelt?
Bei einer milden Form dieser Erkrankung müssen Sie nicht ins Krankenhaus, doch Blutdruck und Urin werden häufiger kontrolliert. Entspannung, Ruhe, leichte Bewegung und eine nährstoffreiche Ernährung werden empfohlen. Wenn starke Kopfschmerzen und Sehstörungen auftreten und sich Ihr Baby nicht wie normal bewegt, müssen Sie zur Beobachtung ins Krankenhaus. Steigt Ihr Blutdruck weiter an, werden Sie medikamentös behandelt. Bei starker Präeklampsie wird das Baby oft vorzeitig, häufig per Kaiserschnitt, geholt.

Welche Auswirkungen hat eine Präeklampsie auf das Baby?
Der Fetus kann durch eine Funktionsstörung der Plazenta (Plazentainsuffizienz) ernsthaft geschädigt werden, so daß seine Entwicklung beeinträchtigt ist. Unter Umständen muß das Kind vorzeitig entbunden werden.

Wann wird eine Präeklampsie zur Eklampsie?
Dies ist dann der Fall, wenn eine Präeklampsie nicht sorgfältig überwacht wird. Bei einer Eklampsie leidet die Schwangere unter Krämpfen und kann das Bewußtsein verlieren. Diese Symptome treten in den späteren Stadien der Präeklampsie vor, während oder nach der Entbindung auf und können für das Kind und/oder die Mutter eine Gefahr darstellen und zum Tod führen. Zum Glück ist eine Eklampsie heute äußerst selten, da die Medizin inzwischen so weit fortgeschritten ist, daß sie diese Krankheit bereits im Vorstadium behandeln kann.

Ist die vorzeitige Entbindung die einzige Therapie bei starker Präeklampsie?
Wenn Blutdruck und Nierenfunktion der Mutter oder der Gesundheitszustand des Babys einen kritischen Punkt erreichen, darf keine Zeit verschwendet werden, das Kind, auch wenn es noch nicht ganz ausgereift ist, vorzeitig zu entbinden.

Blutungen in der Schwangerschaft

F SIND VAGINALE BLUTUNGEN EIN ERNSTES PROBLEM IN DER SCHWANGERSCHAFT?

A Vaginale Blutungen sollten in jedem Schwangerschaftsstadium ernstgenommen werden. Selbst wenn Sie glauben, die Blutung sei harmlos, sollten Sie den Arzt darauf aufmerksam machen. Starke Blutungen in den ersten Wochen können Anzeichen für eine Fehlgeburt, nach der 24. Woche für vorzeitig einsetzende Wehen sein. Sie müssen in diesem Fall sofort zum Arzt oder ins Krankenhaus.

F WOHER KOMMT DIE BLUTUNG – VON MIR ODER DEM BABY?

A Ihr Arzt wird feststellen, welche Ursache die Blutung hat. Neben einer möglichen Fehlgeburt kommen die meisten Blutungen aus dem Muttermund und der Plazenta (siehe Kasten rechts unten). Blut, das von Ihrem Kind stammt, wäre sehr ungewöhnlich.

F MUSS ICH MIR BEI BLUTUNGEN DES MUTTERMUNDS SORGEN MACHEN?

A Während der Schwangerschaft kann das Ansteigen des Östrogenspiegels zu einer leichten Rötung des Muttermunds und weiter zu einer Erosion führen. Diese Störung kommt recht häufig vor und verschwindet in der Regel nach der Geburt. Hin und wieder treten auch leichte Blutungen des Muttermunds auf, besonders dann, wenn Sie Geschlechtsverkehr hatten. Wenn Ihr Abstrich Abnormitäten aufweist, wird Ihr Arzt der Ursache nachgehen.

F WIE ERNST IST EINE PLAZENTA-BLUTUNG?

A Zwei Gründe kommen für eine Blutung der Plazenta in Frage: Vielleicht liegt die Plazenta im unteren Bereich der Gebärmutter, was als tiefliegende Plazenta bezeichnet wird, oder sie hat sich von der Gebärmutterwand abgelöst (siehe rechts). Bei einer tiefliegenden Plazenta befindet sich das Organ im unteren Bereich der Gebärmutter und liegt sogar teilweise über dem Muttermund, was eine normale Entbindung unmöglich macht. Eine Ablösung der Plazenta ist sehr ernst, so daß in der Regel sofort die Geburt eingeleitet werden muß.

F KANN SOOR BLUTUNGEN VERURSACHEN?

A Soor kann in der Scheide Wundsein und Jucken verursachten, so daß es speziell nach dem Geschlechtsverkehr zu Blutungen kommt. Die Behandlung besteht in der Anwendung von Scheidenzäpfchen und Creme.

Was passiert, wenn die Plazenta blutet?

Blutungen in der Schwangerschaft sind oft erste Anzeichen für eine tiefliegende Plazenta. Wenn der Verdacht besteht, daß sich die Plazenta im unteren Gebärmutterbereich befindet, wird mit Hilfe einer Ultraschalluntersuchung die genaue Lage festgestellt.

Was bedeutet eine tiefliegende Plazenta
Zu Beginn der Schwangerschaft wird mit einer Ultraschalluntersuchung die Lage der Plazenta bestimmt. Liegt sie zu niedrig, werden regelmäßig Ultraschalluntersuchungen durchgeführt, um festzustellen, ob sie sich bei größer werdender Gebärmutter nach oben vom Muttermund weg bewegt hat. In diesem Fall kann eine normale Entbindung stattfinden. Auch wenn sich die Plazenta in Muttermundnähe befindet, aber dem Kopf des Babys nicht im Weg steht, ist eine normale Entbindung möglich. Wenn die Plazenta jedoch den Muttermund völlig blockiert, muß das Kind per Kaiserschnitt entbunden werden.

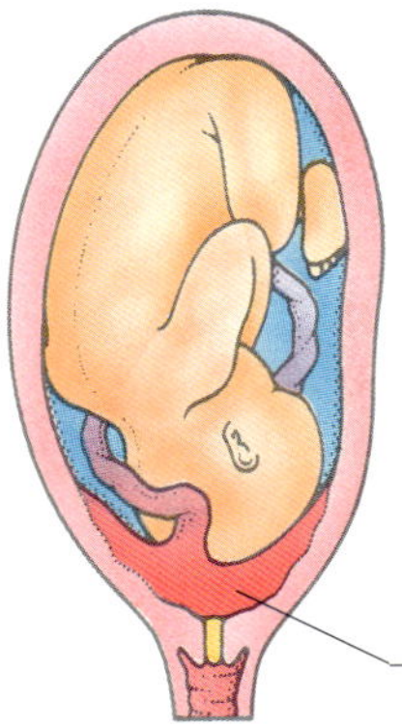

Tiefliegende Plazenta
Wenn sich die Plazenta direkt über dem Muttermund befindet, wird dies medizinisch als Placenta major praevia *bezeichnet. In diesem Fall muß ein Kaiserschnitt vorgenommen werden.*

Ablösung der Plazenta
Wenn die Blutung frisch (hellrot) ist, Sie unter Bauchschmerzen leiden, die Kindsbewegungen unnormal sind und die Gebärmutter sich fest und angespannt anfühlt, sollten Sie den Arzt rufen oder sofort das Krankenhaus aufsuchen. Es könnte sich um eine Ablösung der Plazenta handeln. Dies ist eine sehr ernste Situation, und das Baby muß so bald wie möglich entbunden werden, selbst wenn der errechnete Geburtstermin noch nicht erreicht ist.

BLUTKRANKHEITEN

F IST ES WAHRSCHEINLICH, DASS SICH WÄHREND DER SCHWANGERSCHAFT EIN BLUTGERINNSEL BILDET?

A Ein Blutpfropf oder eine Thrombose kann sich in der Schwangerschaft eher entwickeln, weil sich die Blutgerinnung verändert. Wenn es zu einer Thrombose kommt, tritt sie meist in den Wadenvenen auf. Bestimmte Risikofaktoren begünstigen eine Thrombose. Dazu zählen das Rauchen, Übergewicht oder mangelnde Bewegung. Auch die Veranlagung spielt eine Rolle, wenn beispielsweise andere Familienmitglieder schon einmal an einer Thrombose erkrankt sind.

F WIE STELLE ICH FEST, DASS ICH EINE THROMBOSE HABE?

A Wenn Sie Schmerzen in der Wade oder im Oberschenkel verspüren, die manchmal mit einer leichten Schwellung und Rötung einhergehen, ist dies Anzeichen für eine Thrombose. Es können auch Schmerzen beim Laufen auftreten, und der betroffene Bereich ist berührungsempfindlich.

F IST EINE THROMBOSE EINE ERNSTE ERKRANKUNG?

A Eine Thrombose ist schmerzhaft und kann zum Anschwellen des Beins führen, aber die besondere Gefahr besteht darin, daß sich ein Teil des Blutpfropfes ablösen und in die Lunge gelangen kann. In diesem Fall spricht man von einer Lungenembolie. Eine Lungenembolie ist gefährlich und kann zum Tod führen.

F WIE MACHT SICH EINE LUNGENEMBOLIE BEMERKBAR?

A Eine Lungenembolie führt zu Kurzatmigkeit und verursacht besonders beim Einatmen Brustschmerzen. Wenn eins dieser Symptome auftritt, sollten Sie sofort Ihren Arzt konsultieren. Er wird eine spezielle Ultraschalluntersuchung der Lunge und einen Röntgentest (Venogramm) durchführen oder eine Ultraschalluntersuchung nach dem Doppler-Verfahren (siehe S. 34), um die Beinvenen zu inspizieren. Auch blutverdünnende Heparin-Injektionen oder Warfarin-Tabletten werden zur Therapie herangezogen.

WAS VERSTEHT MAN UNTER RHESUS-UNVERTRÄGLICHKEIT?

Jeder Mensch hat einen Rhesusfaktor (Rh), der positiv (85 Prozent der Bevölkerung) oder negativ (15 Prozent) ist. Probleme gibt es nur dann, wenn eine rh-negative Frau (Abk. rh) einen Rh-positiven (Abk. Rh) Partner hat, denn in diesem Fall könnte das Baby Rh-positiv sein. Wenn das Blut der Mutter und das des Babys bei der Geburt miteinander in Kontakt kommen, produziert der mütterliche Organismus Antikörper gegen das kindliche Blut.

Welche Auswirkungen hat das auf mein Baby?
Ihr Blut wird alle paar Wochen daraufhin überprüft, ob Sie Antikörper produzieren. In diesem Fall gibt es keine Auswirkungen auf das Baby, mit dem Sie jetzt schwanger sind, aber spätere Kinder können unter starker Anämie erkranken, da die Antikörper der Mutter über die Plazenta in seinen Blutkreislauf gelangen und seine roten Blutkörperchen zerstören. Dies kommt heute nur noch selten vor, da in dieser Situation bei Frauen eine Anti-D-Prophylaxe durchgeführt wird. Dabei wird u.a. die Produktion von Antikörpern verhindert.

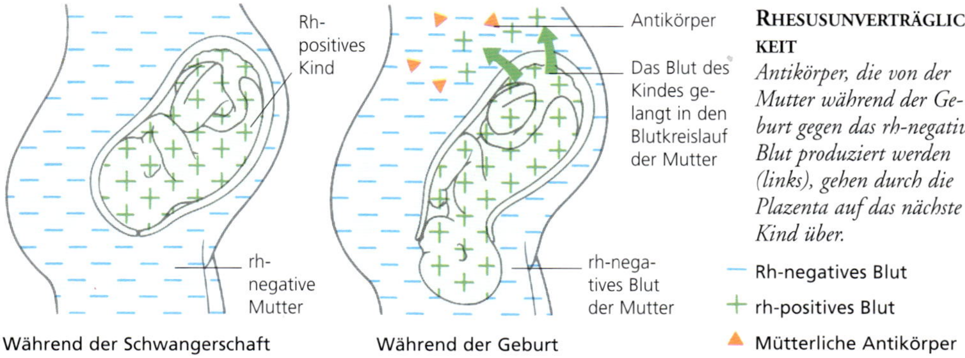

RHESUSUNVERTRÄGLICHKEIT
Antikörper, die von der Mutter während der Geburt gegen das rh-negative Blut produziert werden (links), gehen durch die Plazenta auf das nächste Kind über.

MEHRLINGSSCHWANGERSCHAFT

F WELCHE AUSWIRKUNGEN HAT ES AUF MEINE SCHWANGERSCHAFT, WENN ICH MEHR ALS EIN KIND ERWARTE?

A Wenn Sie mehr als ein Baby erwarten, wird Ihre Schwangerschaft automatisch als Risikoschwangerschaft eingestuft. Neben den normalen Schwangerschaftsproblemen besteht das erhöhte Risiko, in einen potentiell ernsten Zustand zu geraten, beispielsweise eine Präeklampsie zu entwickeln (siehe S. 127). Ihre Schwangerschaft wird vom Arzt noch sorgfältiger überwacht, und bei der Geburt ist zusätzliches Fachpersonal anwesend. Es ist unwahrscheinlich, daß Sie die vollen vierzig Schwangerschaftswochen durchlaufen.

F WARUM IST EINE PRÄEKLAMPSIE WAHRSCHEINLICHER, WENN ICH ZWILLINGE ERWARTE?

A Mehrlingsschwangerschaften belasten Ihre Körperkapazität bereits in einem früheren Schwangerschaftsstadium, so daß es eher zu Blutdruckanstieg und starker Gewichtszunahme kommt – zwei der möglichen Symptome einer Präeklampsie.

F MUSS ICH HÄUFIGER ZUR SCHWANGERSCHAFTSVORSORGE, WENN ICH ZWILLINGE ERWARTE?

A Ja, sie haben mehr Vorsorgetermine, in denen die Entwicklung der Feten überprüft, der Blutdruck gemessen und der Urin getestet wird.

F EINER MEINER ZWILLINGE IST GRÖSSER ALS DER ANDERE. IST DAS EIN PROBLEM?

A Es ist relativ selten, daß Zwillinge unterschiedlich schnell in der Gebärmutter wachsen. Wenn der Größenunterschied beträchtlich ist, müssen die Babys möglicherweise früher entbunden werden. Ein Größenunterschied muß genau untersucht werden, um ein selten auftretendes Phänomen auszuschließen, das als Anastomose bezeichnet wird (siehe S. 131).

F IST ES WAHRSCHEINLICH, DASS DIE WEHEN VORZEITIG EINSETZEN?

A Ja, es ist sehr wahrscheinlich, daß die Babys vorzeitig geboren werden. Bei Zwillingen können Sie mit dem Einsetzen der Wehen zwischen der 34. und 38. Woche rechnen, bei Drillingen zwischen der 32. und 36. Dies ist zum Teil auf das größere Gewicht zurückzuführen, das Sie tragen, und darauf, daß das Fruchtwasser die Gebärmutter dehnt und zusätzlichen Druck auf den Muttermund ausübt.

F ICH ERWARTE EINEIIGE ZWILLINGE. HAT DIES AUSWIRKUNGEN AUF DIE ENTBINDUNG?

A Es ist sehr wichtig herauszufinden, ob es sich um eineiige oder zweieiige Zwillinge handelt und – im Fall von eineiigen Zwillingen – ob sie getrennte Fruchtblasen haben. Eineiige Zwillinge werden eher per Kaiserschnitt entbunden, da sie sich in der Regel eine Plazenta und manchmal auch nur eine Fruchtblase teilen. Diese Faktoren können eine normale Geburt erschweren.

F IST EINE KAISERSCHNITTENTBINDUNG BEI MIR WAHRSCHEINLICHER?

A Ja, Zwillinge oder Mehrlinge werden eher per Kaiserschnitt entbunden, speziell dann, wenn das erste Baby nicht mit dem Kopf nach unten liegt oder wenn andere komplizierende Faktoren vorliegen. Ein Kaiserschnitt wird normalerweise von einem Team aus Fachärzten vorgenommen, so daß ein Geburtshelfer, eine Hebamme, ein Anästhesist und ein Kinderarzt bei dem Eingriff anwesend sind.

F KANN ICH DARAUF BESTEHEN, DASS EINE ENTBINDUNG AUF NORMALEM WEG ZUMINDEST VERSUCHT WIRD?

A Aus den oben angeführten Gründen gelten Entbindungen von Zwillingen auf dem normalen Geburtsweg als risikoreicher als die Geburt nur eines Kindes. Fragen Sie Ihren Arzt, aus welchen Gründen er für einen Kaiserschnitt plädiert. Es ist unwahrscheinlich, daß dieser Vorschlag nur gemacht wird, weil es die übliche Vorgehensweise ist. Sicher gibt es gute Gründe, warum eine Geburt nicht auf dem normalen Weg stattfinden kann.

F WENN EIN ZWILLING IN DER GEBÄRMUTTER STIRBT, KANN SICH DER ANDERE DANN WEITERENTWICKELN?

A Ja. Wenn ein Zwilling stirbt oder es zu Beginn der Schwangerschaft bei einem Kind zu einer Fehlgeburt kommt, kann sich das gesunde Baby in der Gebärmutter weiterentwickeln. Dies bedeutet normalerweise keine ernsten Probleme für das überlebende Kind, und der tote Zwilling kann sogar von der Plazenta absorbiert werden. Wenn ein Baby jedoch im zweiten Trimester oder danach stirbt, ist es möglich, daß die Plazenta des toten Zwillings in der Plazenta verbleibt und eine Infektion auslösen kann. Im dritten Trimester wird es beim Tod eines Zwillings wahrscheinlich zu vorzeitigen Wehen kommen, oder der tote Zwilling bleibt einfach in der Gebärmutter, während der andere weiterwächst.

F KANN ICH ES IRGENDWIE SPÜREN, WENN EIN ZWILLING SICH NICHT BEWEGT?

A Normalerweise bleiben die Babys nach etwa 24 Wochen jeweils auf einer Seite, und Sie spüren, in welcher Position sie sich befinden. Die meisten Frauen nehmen die Bewegungen ihrer Kinder einzeln wahr und merken es sogar, wenn eins von ihnen schläft. Wenn Sie feststellen, daß sich die Bewegungen eines Zwillings stark verändert haben oder ein Kind sich nicht mehr bewegt, sollten Sie sofort Ihren Arzt informieren.

F WARUM HABE ICH SCHULDGEFÜHLE, WEIL ICH DEN ÜBERLEBENDEN ZWILLING LIEBE?

A Es wird Sie und Ihren Partner bedrücken, wenn ein Zwilling stirbt. Obwohl Sie noch ein Baby haben, das Sie lieben können, werden Sie den Verlust des anderen bedauern. Es ist durchaus normal, mit großer Freude auf die Ankunft des gesunden Babys zu reagieren und gleichzeitig um das tote Kind zu trauern.

F WIRD DER VERLUST EINES ZWILLINGS AUSWIRKUNGEN AUF DAS ÜBERLEBENDE BABY HABEN?

A Sie machen sich vielleicht Sorgen, daß der Tod des einen Zwillings Auswirkungen auf das emotionale Empfinden des anderen haben wird, aber dafür gibt es keine Belege.

FRAGEN, DIE SIE STELLEN KÖNNEN

Sind meine Zwillinge eineiig?

Werden regelmäßig Ultraschalluntersuchungen vorgenommen, um das Wachstum der Kinder zu überwachen?

Werde ich von einem Facharzt untersucht, der Erfahrung mit Mehrlingsschwangerschaften hat?

Muß ich zu den Vorsorgeuntersuchungen ins Krankenhaus gehen?

ANASTOMOSE

Dieses Syndrom tritt nur selten bei eineiigen Zwillingen auf, die sich eine Plazenta teilen. Es wird durch ein abnormes Blutgefäß in der Plazenta verursacht, das ein Baby direkt mit dem anderen verbindet. In diesem Fall setzt ein Kind (Spender) den größten Teil seiner Energie nicht dafür ein, das Blut durch den eigenen Körper zu pumpen, sondern durch den Körper des anderen Babys (Empfänger). Dies bedeutet, daß der spendende Zwilling in seiner Entwicklung zurückbleibt und sich das Fruchtwasser verringert. Der empfangende Zwilling hingegen nimmt rasch an Größe zu, und eine Menge Fruchtwasser sammelt sich an.

Was sind die Symptome?
Das schnelle Ansteigen des Fruchtwassers kann eine Schwellung und Schmerzen im Bauch verursachen und vorzeitige Wehen auslösen.

Wie stehen die Chancen für die Babys?
Dies hängt von der Schwere des Syndroms ab und wie frühzeitig es entdeckt wird. Man hat versucht, es mit Laser zu behandeln, um das abnorme Blutgefäß zu zerstören oder das Fruchtwasser aus der Fruchtblase des größeren Zwillings abzuleiten. Keine der beiden Techniken ist ideal, und das Risiko vorzeitig einsetzender Wehen und einer Totgeburt in ernsten Fällen ist hoch.

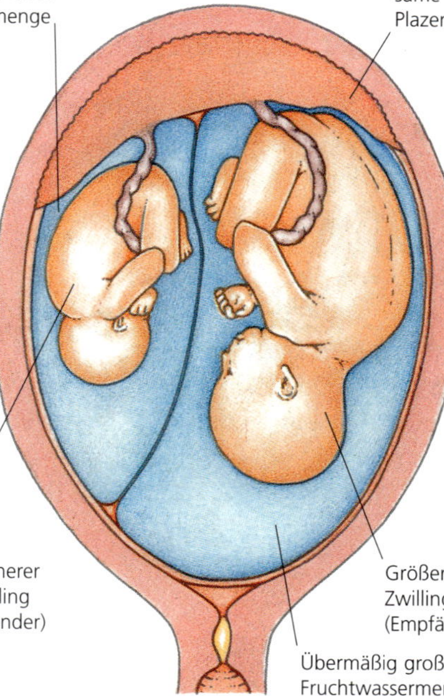

WARUM DIE GEBÄRMUTTER ANSCHWILLT
Der größere, »empfangende« Zwilling erhält mehr Blut als der kleinere und gibt daher mehr Flüssigkeit in das ihn umgebende Fruchtwasser ab. Dieses läßt die Gebärmutter anschwellen.

WENN ETWAS NICHT STIMMT

F WAS FÜR ABNORMITÄTEN KÖNNEN BEI MEINEM BABY AUFTRETEN?

A Es können verschiedene Abnormitäten auftreten: Geburtsfehler, also körperliche Defekte, die ohne erkennbare Ursache bei der Geburt vorhanden sind, wie Hasenscharte, Wolfsrachen oder Klumpfuß; sie gefährden das Leben des Kindes nicht. Durch Chromosomen bedingte Schädigungen treten auf, wenn es in der genetischen Ausstattung des Babys Defekte gibt. Dazu zählen das Down-Syndrom (siehe S. 133). Genetische Schäden, wie sie in Form der Mukoviszidose auftreten, können von den Eltern vererbt werden (siehe S. 35).

F TRETEN FETALE ABNORMITÄTEN HÄUFIG AUF?

A Bis zu zwei Prozent der Babys werden mit einem Geburtsfehler geboren, aber häufig handelt es sich um einen relativ geringfügigen Fehler, beispielsweise einen zusätzlichen Finger oder Zeh oder ein Herzgeräusch. Noch seltener wird ein Baby mit einer ernsten Schädigung geboren, beispielsweise einem Herzfehler oder *Spina bifida*. Durch Chromosomen bedingte Abnormitäten wie das Down-Syndrom sind relativ selten.

F WANN WERDEN ABNORMITÄTEN NORMALERWEISE ENTDECKT?

A Seit der Einführung von Ultraschalluntersuchungen werden viele Fehlentwicklungen bereits in der Frühschwangerschaft entdeckt (um die 18. bis 22. Woche). Nur einige der weniger augenfälligen Schädigungen werden dabei übersehen, selbst wenn der Arzt im Umgang mit dem Ultraschallgerät sehr erfahren ist. In diesen Fällen wird die Abnormität erst nach der Geburt festgestellt.

F MIT WELCHER UNTERSTÜTZUNG KANN ICH RECHNEN, WENN BEI MEINEM BABY EINE SCHÄDIGUNG FESTGESTELLT WIRD?

A Wenn bei einer Ultraschalluntersuchung entdeckt oder befürchtet wird, daß Ihr Kind geschädigt ist, werden Sie an einen Facharzt für fetale Medizin überwiesen. Bitten Sie ihn, Ihnen das Ultraschallbild zu erklären. Fragen Sie ihn, wie die Prognosen (siehe S. 133) und ob weitere Ultraschalluntersuchungen oder Tests notwendig sind (siehe S. 36). Denken Sie in Ruhe über die Situation nach, lassen Sie sich weitere Informationen geben, sprechen Sie mit Ihrer Familie und Ihrem Hausarzt darüber, und wenden Sie sich schließlich noch einmal mit unbeantworteten Fragen an den Facharzt.

F WORIN BESTEHT DER NÄCHSTE SCHRITT, WENN EINE SCHÄDIGUNG VORLIEGT?

A Bei schwerwiegenden Anomalien, etwa einem Herzfehler, bei denen eine Operation nötig ist, die das Leben des Babys gefährdet, oder wenn das Kind an einer dauerhaften Behinderung leiden würde, bitten Sie um einen gemeinsamen Termin beim Kinderarzt und Geburtshelfer, um dies zu diskutieren. Erst dann können Sie eine sachkundige Entscheidung darüber treffen, ob Sie die Schwangerschaft fortsetzen wollen. Bei geringfügigen Anomalien, die das Leben des Babys nicht bedrohen oder nur einen kleinen Eingriff erfordern, ist die Situation weniger ernst, sollte aber dennoch mit dem Chirurgen besprochen werden.

F HÄTTE ICH IRGEND ETWAS TUN KÖNNEN, UM DIE ANOMALIE ZU VERHINDERN?

A Bei den meisten Anomalien läßt sich keine Ursache feststellen. Nur selten werden sie durch Faktoren wie Diabetes, Infektionen, Medikamente zur Behandlung von Epilepsie oder Alkohol verursacht.

F WORIN BESTEHT DER UNTERSCHIED ZWISCHEN EINEM GROSSEN UND EINEM GERINGFÜGIGEN DEFEKT?

A Eltern reagieren immer betroffen, wenn bei ihrem Baby eine Schädigung festgestellt wird, egal, wie geringfügig sie auch ist. Defekte wie Wolfsrachen, Hasenscharte oder Muttermale gefährden das Leben Ihres Kindes nicht und müssen nicht sofort behandelt werden. Manchmal ist nur ein kleiner operativer Eingriff nötig. Schwerwiegende Anomalien wie etwa ein Herzfehler bedrohen das Leben des Kindes und bedürfen einer größeren Operation.

FRAGEN, DIE SIE STELLEN KÖNNEN

Was zeigt das Ultraschallbild?

Wäre es ratsam, einen weiteren Facharzt hinzuzuziehen?

Wie ernst ist der Zustand?

Muß mein Baby nach der Geburt operiert werden?

Ist es wahrscheinlich, daß mein Baby ein normales Leben führen wird?

Welche Optionen gibt es, wenn ich die Schwangerschaft fortsetze?

Wie sind die Aussichten für mein Kind, wenn es eine Anomalie hat?

Die Prognosen für Ihr Baby hängen davon ab, wie ernst die Anomalie ist, und auch, ob es in Ihrer Nähe einen Spezialisten gibt, der korrigierende Operationen durchführen kann. Den meisten Eltern fällt es schwer, sich mit einer Schädigung ihres Kindes abzufinden, obwohl sich viele Anomalien erfolgreich behandeln lassen.

Entstellende Male
Durch die Geburt verursachte Male im Gesicht oder Prellungen durch Verwendung einer Geburtszange sind recht häufig; diese Schädigungen sind von kurzer Dauer und verschwinden innerhalb weniger Tage.

Wolfsrachen/Hasenscharte
Babys mit diesen Defekten haben einen Gaumen und/oder Lippen, die in der Mitte nicht richtig zusammengewachsen sind und deshalb eine Lücke aufweisen. Nach der Geburt des Kindes kann abhängig von der Schwere der Schädigung eine plastische Operation durchgeführt werden. Manchmal sind mehrere Operationen über mehrere Jahre hinweg erforderlich.

Klumpfuß
Beim Klumpfuß ist meist ein Fuß im Bereich des Fußknöchels verdreht, so daß die Zehen nicht nach vorn weisen. Physiotherapie oder eine korrigierende Operation (in schweren Fällen mehrere Operationen) können das Problem nach der Geburt beheben.

Ein zusätzlicher oder fehlender Finger oder Zeh
Oft handelt es sich um einen ererbten Defekt. Ein zusätzlicher Finger oder Zeh läßt sich nach der Geburt operativ leicht entfernen. Fehlende Finger oder Zehen sind jedoch nicht ersetzbar.

Stauungsniere (Hydronephrose)
Dabei handelt es sich um eine sackartige Ausweitung der Niere als Folge einer Harnabflußbehinderung. In leichteren Fällen bildet sich dieser Defekt oft spontan vor oder bei der Entbindung zurück. In schwereren Fällen kann es jedoch zu einer Schädigung der Niere kommen, und die Blockade oder auch die geschädigte Niere selbst muß nach der Geburt entfernt werden.

Herzfehler
Diese treten relativ häufig auf und reichen von einem kleinen Loch in der Herzwand, das sich oft ohne Eingriff schließt, bis hin zu ernsteren Schädigungen des Herzens und der Arterien, die nach der Geburt des Kindess operativ behandelt werden müssen.

Zwerchfellbruch
Dabei wird der Bauchinhalt des Kindes (Darm und manchmal auch die Leber) durch ein Loch im Zwerchfell in die Brusthöhle gedrückt, so daß die Lunge eingeengt wird und sich nicht richtig entwickeln kann. Ein großer Zwerchfellbruch kann auch das Herz zusammendrücken und zu einer Seite schieben. Dieser Fehler muß innerhalb weniger Tage nach der Geburt operativ behoben werden. Die Erfolgsaussichten hängen von der Größe des Bruchs ab und davon, ob Lunge und Herz geschädigt wurden.

Spina bifida
Dieser Defekt tritt auf, wenn sich die Knochen (meistens im unteren Bereich der Wirbelsäule) nicht richtig verbinden, so daß das Rückenmark, das wichtige Nerven zur Versorgung des unteren Rückenbereichs enthält, offen liegt. Erst nach der Geburt kann das wahre Ausmaß der Nervenschädigung eingeschätzt werden. In schweren Fällen leiden solche Kinder unter Lähmung der Beine und Blasenproblemen. *Spina bifida* tritt häufig in Verbindung mit einem Wasserkopf (Hydrozephalus) auf und kann zu geistiger Behinderung führen. Es gibt auch leichtere Fälle von *Spina bifida,* bei denen der Rückenmarkdefekt durch eine Röntgenaufnahme entdeckt wird. Hier ist nach der Geburt eine korrigierende Operation möglich. Durch die zur Verfügung stehenden Tests und Ultraschalluntersuchungen läßt sich diese Störung heute leichter diagnostizieren; sie wird auch immer seltener. *Spina bifida* tritt weniger häufig auf, wenn Mütter in der Frühschwangerschaft Folsäuretabletten einnehmen.

Down-Syndrom
Obwohl das Down-Syndrom von vielen Eltern gefürchtet wird, tritt es eigentlich recht selten auf und betrifft nur einen von 650 Feten. Verursacht durch das Vorhandensein eines zusätzlichen Chromosoms, kann das Down-Syndrom in der 11. bis 14. Woche bei einer Ultraschalluntersuchung des Nackens (siehe S. 34), durch einen Tripeltest oder durch eine Ultraschalluntersuchung in der 18. bis 22. Woche festgestellt werden (siehe S. 32). Die Diagnose läßt sich jedoch nur durch eine Fruchtwasseruntersuchung bestätigen (siehe S. 36). Die meisten Kinder mit Down-Syndrom weisen körperliche Defekte auf. Gesicht und Gesichtszüge sind klein, die Hände kurz und breit. Es gibt auch verschiedene Abstufungen geistiger Behinderungen. Fortschritte in der Medizin und Chirurgie haben zusammen mit langfristigen Betreuungsmaßnahmen die Aussichten für die betroffenen Kinder auf ein normales Leben stark verbessert, so daß sie durch ständige erzieherische Einwirkung das Beste aus ihren Fähigkeiten machen können.

WENN SIE IHR BABY VERLIEREN

F **WAS IST EINE FEHLGEBURT?**

A Zu einer Fehlgeburt kommt es, wenn Sie Ihr Baby verlieren, bevor es lebensfähig ist – normalerweise also vor der 24. Woche. Die meisten Fehlgeburten treten in den ersten zehn Schwangerschaftswochen auf. Tatsächlich enden mindestens 30 Prozent aller befruchteten Eizellen so.

F **WARUM KOMMT ES ZU EINER FEHLGEBURT?**

A Es gibt mehrere Ursachen dafür, warum eine Schwangerschaft vorzeitig endet. Gründe dafür können eine Eileiterschwangerschaft sein (siehe unten), die Tatsache, daß sich der Fetus nicht normal entwickelt hat, die Plazenta, die Ei- oder Samenzelle geschädigt waren oder ein Chromosomendefekt vorlag.

F **SIND ALLE FEHLGEBURTEN GLEICH?**

A Nein. Es gibt mehrere Begriffe dafür: »drohende«, »fehlgeschlagene« oder »unausweichliche« Fehlgeburt. Wenn es im ersten Trimester zu Blutungen ohne Schmerzen kommt und der Fetus am Leben bleibt und gesund ist, so daß die Schwangerschaft bis zum Ende fortgesetzt werden kann, spricht man von einer drohenden Fehlgeburt. Bei einer fehlgeschlagenen Fehlgeburt stirbt der Fetus, bleibt aber in der Gebärmutter und wird entweder später ausgestoßen oder operativ entfernt. Von einer unausweichlichen Fehlgeburt spricht man, wenn es zu Blutungen und Schmerzen kommt, der Muttermund sich öffnet und der Fetus aus der Gebärmutter ausgestoßen wird. Um eine »unvollständige« Fehlgeburt (siehe S. 135) handelt es sich, wenn Fragmente der Plazenta in der Gebärmutter zurückbleiben.

WAS IST EINE EKTOPISCHE SCHWANGERSCHAFT?

Wenn sich eine befruchtete Eizelle weiterentwickelt und sich außerhalb der Gebärmutter in einem Eileiter oder seltener auch in der Bauchhöhle einnistet, wird sie nicht mehr ausreichend mit Blut versorgt und stirbt, was zu starken Blutungen führt. Dies kommt nur selten vor.

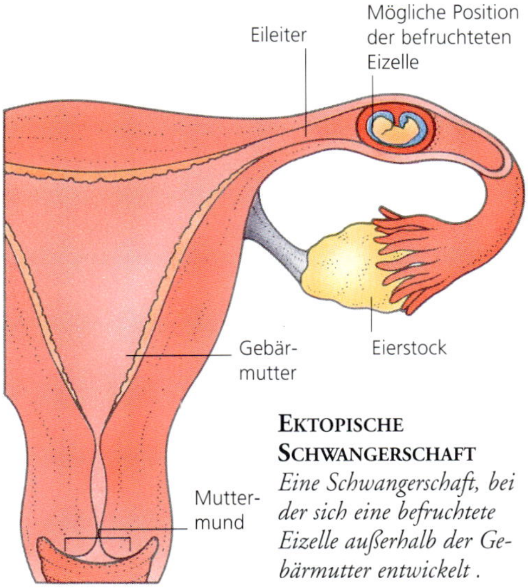

EKTOPISCHE SCHWANGERSCHAFT
Eine Schwangerschaft, bei der sich eine befruchtete Eizelle außerhalb der Gebärmutter entwickelt .

Symptome und Behandlung
Wenn starke Schmerzen im Bauch (meist auf einer Seite) und starke Blutungen aus der Scheide auftreten und Sie sich schwach fühlen (speziell dann, wenn der Schwangerschaftstest positiv war), sollten Sie schnellstens das Krankenhaus aufsuchen. Wenn sich herausstellt, daß es sich um eine ektopische Schwangerschaft handelt, muß sofort gehandelt werden. Die Situation kann lebensbedrohlich sein, da möglicherweise starke innere Blutungen auftreten, so daß sofort operiert werden muß. In ernsten Fällen wird der betroffene Eileiter entfernt. Manchmal führt eine frühe ektopische Schwangerschaft von sich aus zu einer »Fehlgeburt«, ohne daß Sie es bemerken (Tubenabort).

Wie wahrscheinlich ist eine ektopische Schwangerschaft?
Ein Risiko besteht, wenn schon früher eine Eileiterinfektion oder Beckenentzündung aufgetreten ist oder die Eileiter auf andere Art beschädigt wurden. Das Risiko steigt, wenn sich, als Sie schwanger wurden, noch eine Spirale in der Gebärmutter befand oder Sie die Minipille eingenommen haben.

Kann ich später eine normale Schwangerschaft haben?
Nach einer ektopischen Schwangerschaft können Sie später eine normale Schwangerschaft haben, obwohl die Chancen, schwanger zu werden, etwas schlechter stehen.

F WOHER WEISS ICH, OB ICH EINE FEHLGEBURT HABE?

A Blutungen aus der Scheide zusammen mit menstruationsartigen Krämpfen sind häufig Anzeichen für eine Fehlgeburt. Blutungen in irgendeinem Stadium der Schwangerschaft mit oder ohne Schmerzen sollten immer ernstgenommen werden. Gehen Sie zum Arzt.

F MUSS ICH NACH EINER FEHLGEBURT BEHANDELT WERDEN?

A Ja. Wahrscheinlich wird man eine Ultraschalluntersuchung vornehmen, um festzustellen, was passiert ist. Sie brauchen keine Behandlung, wenn die Ultraschalluntersuchung zeigt, daß die Gebärmutter leer ist. Ist dies nicht der Fall und war die Fehlgeburt unvollständig, wird eine Ausschabung vorgenommen. Unterbleibt dies, kann eine Infektion entstehen, die Ihre Chancen für eine zukünftige Schwangerschaft verringert. Dieser Eingriff erfordert eine Vollnarkose und somit einen Krankenhausaufenthalt.

F ICH HATTE SCHON MEHRERE FEHLGEBURTEN. BRAUCHE ICH EINE FACHÄRZTLICHE BEHANDLUNG?

A Ein oder zwei Fehlgeburten haben wahrscheinlich keine langfristigen Auswirkungen auf Ihre Fähigkeit, ein Kind auszutragen. Fehlgeburten zu Anfang der Schwangerschaft kommen sehr häufig vor, und spezielle Untersuchungen sind normalerweise nur dann angebracht, wenn Sie drei Fehlgeburten hintereinander hatten.

F KANN IRGEND ETWAS GETAN WERDEN, UM EINE SPÄTE FEHLGEBURT ZU VERHINDERN?

A Wenn im zweiten Trimester eine Fehlgeburt droht und die Ursache dafür bekannt ist (etwa eine Gebärmutterhalsschwäche oder eine Infektion), gibt es Behandlungsmöglichkeiten, mit denen man einer Fehlgeburt begegnen kann. Wenn jedoch keine Ursache gefunden wird, kann sie durch nichts verhindert werden.

F KANN ICH MEIN BABY NACH EINER FEHLGEBURT SEHEN UND HALTEN?

A Wenn es im zweiten Trimester zu einer Fehlgeburt kommt, können Sie Ihr Baby sehen, wenn Sie es wünschen. Doch nicht alle Frauen haben diesen Wunsch. In den meisten Krankenhäusern gibt es Fachpersonal, das Sie und Ihren Partner durch diese Zeit begleitet. Wenn Ihr Baby nach der 24. Woche geboren wird und stirbt, handelt es sich juristisch gesehen nicht um eine Fehl-, sondern um eine Frühgeburt, und Geburt und Tod müssen gemeldet werden. Wenn Sie eine Beerdigung wünschen, müssen die entsprechenden Vorbereitungen getroffen werden.

DISKUSSIONSPUNKT

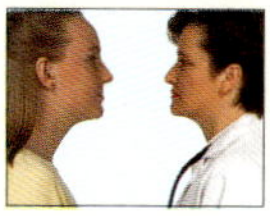

WELCHE AUSWIRKUNGEN HAT EINE FEHLGEBURT AUF MICH?

Schuldgefühle und Wut
Sie werden nach einer Fehlgeburt sicher unter Schuldgefühlen leiden und möglicherweise auch wütend sein, obwohl es unwahrscheinlich ist, daß Sie oder Ihr Partner in irgendeiner Weise für diesen Vorfall verantwortlich sind. Derartige Gefühle sind durchaus verständlich. Bitten Sie Ihren Arzt, Ihnen genau zu erklären, was passiert ist, und Ihre Fragen zu beantworten.

Das Bedürfnis zu trauern
Egal, ob die Fehlgeburt in der Frühschwangerschaft oder später, nachdem Sie die Kindsbewegungen bereits gespürt haben, stattgefunden hat, so betrachten Sie Ihr Baby wahrscheinlich schon als richtigen Menschen und trauern um seinen Verlust. Diese Trauer ist wichtig, und Sie sollten sie zulassen. Es kann einige Zeit dauern, bis Sie mit dem Verlust fertig werden.

Trauerarbeit
Wenn Sie Ihr Baby in der Spätschwangerschaft verloren haben, kann es tröstlich sein, es zu sehen und zu halten und einige Zeit allein mit ihm zu verbringen. Vielleicht möchten Sie ihm inoffiziell oder in einer religiösen Zeremonie einen Namen geben und ein Erinnerungsstück von ihm aufbewahren, beispielsweise ein Foto, eine Haarlocke oder einen Handabdruck. Auch eine Beerdigung kann für die Trauerarbeit wichtig sein. Es gibt Selbsthilfegruppen, die von Menschen gegründet wurden, die selbst eine Fehlgeburt oder den Verlust eines Babys erlitten haben. Sie können Ihnen bei Ihrer Trauer beistehen (siehe S. 232).

Die Zukunft
Sie sollten etwa sechs Wochen später zum Arzt gehen, um über das Geschehene zu sprechen und zu fragen, warum es dazu gekommen ist. Vielleicht möchten Sie sich auch hinsichtlich einer zukünftigen Schwangerschaft beraten lassen. Es ist jedoch klug, eine Weile zu warten, bevor Sie eine weitere Schwangerschaft planen, damit Sie sich seelisch und körperlich erholen können. Denken Sie daran, daß die meisten Frauen, die ein Kind verloren haben, später ein gesundes Baby zur Welt bringen.

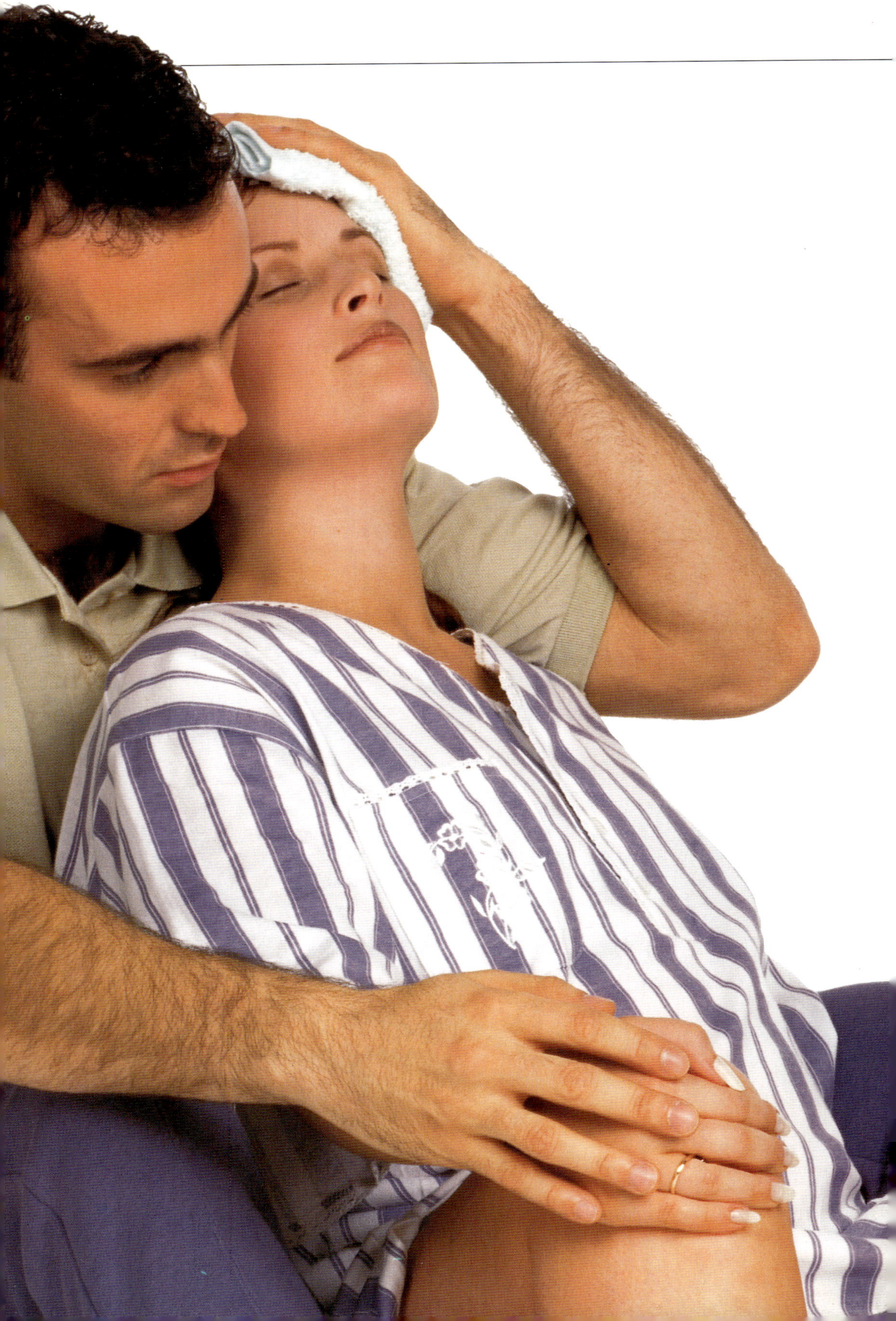

7

Die Geburt

Kaum ein anderes Ereignis im Leben läßt sich mit der Vorfreude und Aufregung bei der Geburt eines Babys vergleichen. Bald lernen Sie den winzigen Menschen kennen, den Sie so lange in Ihrem Körper getragen haben. Sie werden die Erinnerung an diesen Augenblick für immer im Gedächtnis behalten. Vielleicht plagen Sie Ängste, weil Sie nicht genau wissen, was bei der Entbindung auf Sie zukommt, und haben Bedenken, wie Sie auf die körperlichen Anforderungen reagieren werden. Dieses Kapitel informiert Sie über die verschiedenen Entbindungsmöglichkeiten, die Auswahl an Mitteln zur Schmerzbekämpfung und darüber, was in den drei Geburtsphasen geschieht. So können Sie den Ereignissen positiv entgegensehen.

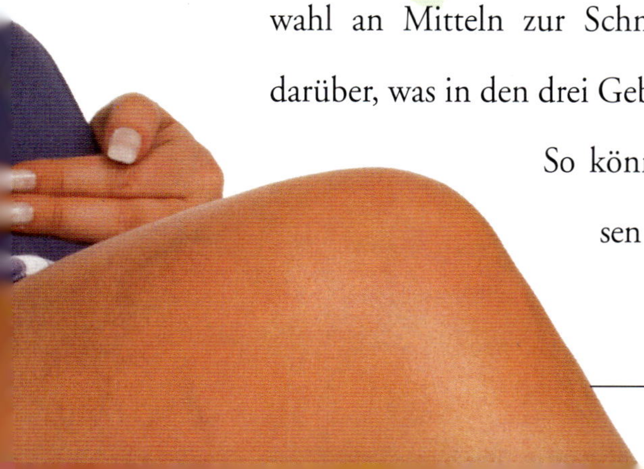

Vorbereitung auf die Geburt

F **WIE WIRD MEINE ENTBINDUNG VON DEN JEWEILIGEN VERFAHREN IM KRANKENHAUS BEEINFLUSST WERDEN?**

A In jedem Krankenhaus gibt es bestimmte Verfahren für den Ablauf einer Geburt und die anschließende Pflege, und es lohnt sich, vorher mit einer Hebamme oder einem Arzt darüber zu sprechen. Es handelt sich jedoch meist nur um Richtlinien. Wenn Sie eine Bitte haben, die mit dem üblichen Verfahren in diesem Krankenhaus nicht vereinbar ist, äußern Sie sie, denn häufig wird ihr entsprochen.

F **BEI WELCHEN ASPEKTEN DES GEBURTSVORGANGS KANN ICH NICHT SELBST ENTSCHEIDEN?**

A Sie können bei allen Aspekten der Geburtsplanung mitwirken, aber was die Entbindung selbst betrifft, sollten Sie auf das Fachpersonal hören. Man wird die Alternativmöglichkeiten mit Ihnen durchsprechen und Ihre unmittelbaren Bedürfnisse und die des Babys dabei berücksichtigen. Wenn ein medizinischer Eingriff nötig wird, gibt es meist einen guten Grund dafür.

F **WIE KANN ICH DAS KRANKENHAUS WISSEN LASSEN, WAS FÜR EINE GEBURT ICH WÜNSCHE?**

A Eine Möglichkeit ist die, Ihre Wünsche in Form eines Geburtsplans zu Papier zu bringen (siehe S. 139). Ein Geburtsplan ist ein Dokument, das dem Krankenhauspersonal vermittelt, welche Vorstellungen Sie von der Geburt Ihres Kindes haben. Er kann die Entbindungsart beinhalten und die Personen benennen, die anwesend sein sollen, und auflisten, welche Schmerzmittel Sie vorziehen. Bestimmte Wünsche hängen jedoch von den verfügbaren Einrichtungen ab, wenn es beispielsweise um eine Geburt unter Wasser geht.

F **IST ES NÜTZLICH, EINEN GEBURTSPLAN ZU ENTWERFEN?**

A Selbst das Niederschreiben einiger Zeilen ist ein ausgezeichnetes Mittel, sich auf die während der Geburt angebotenen Verfahrensalternativen zu konzentrieren. Auf diese Weise haben Sie die Situation besser unter Kontrolle. Außerdem kommt es bei der Geburt unausweichlich zu Perioden, in denen Sie nicht unbedingt Fragen beantworten wollen. Wenn Sie einen Geburtsplan vorbereitet haben, kann das Personal sich vorher darauf einstellen.

F **MIT WEM SOLLTE ICH ÜBER MEINEN GEBURTSPLAN SPRECHEN?**

A Diskutieren Sie den Geburtsplan etwa in der 32. bis 36. Woche mit einer Hebamme und einem Arzt im Krankenhaus.

F **WIE GROSS IST DIE WAHRSCHEINLICHKEIT, DASS MEINEN WÜNSCHEN IM GEBURTSPLAN ENTSPROCHEN WIRD?**

A In den meisten Entbindungsabteilungen wird man versuchen, Ihren Wünschen zu entsprechen, aber seien Sie flexibel und offen: Die Geburt verläuft möglicherweise nicht wie erwartet, und Sie sollten auf unvorhergesehene Änderungen Ihres Plans vorbereitet sein.

F **MUSS ICH EINEN GEBURTSPLAN ERSTELLEN?**

A Nein, das müssen Sie nicht. Tatsächlich verzichten viele Frauen darauf, speziell dann, wenn sie bereits ein Kind geboren haben. Doch wenn Sie besondere Vorlieben oder Abneigungen, Ängste und Wünsche haben, ist ein Geburtsplan bestens dafür geeignet, diese dem Arzt oder der Hebamme zu vermitteln. Während der Geburt wird das Krankenhausteam Sie immer um Erlaubnis bitten, bevor irgendeine Behandlung durchgeführt werden soll.

F **KANN ICH MEINEN GEBURTSPLAN ÄNDERN?**

A Was Sie in Ihren Plan festlegen, ist nicht umstößlich. Legen Sie eine Kopie in Ihren Mutterpaß, so daß Sie ihn jederzeit ändern können, wenn sich bei weiteren Überlegungen herausstellt, daß Ihre ursprünglichen Wünsche doch nicht so gut waren.

Fragen, die Sie stellen können

Hält man sich in diesem Krankenhaus an Geburtspläne?

Wenn das Personal während der Geburt wechselt, wird die neue Hebamme dann über meinen Geburtsplan informiert?

Verfügt das Krankenhaus über die Einrichtungen, die ich mir wünsche?

Sind alle Mitglieder des Krankenhausteams bereit, über die jeweiligen Vorgehensweisen zu sprechen?

Einen Geburtsplan verfassen

Ein Geburtsplan muß nicht in einer speziellen Form erstellt werden. Er kann aus ein paar einfachen Anweisungen oder detaillierten Notizen bestehen. Weisen Sie vor allem auf jene Aspekte hin, die Ihnen wichtig erscheinen, und schreiben Sie Ihre Vorlieben auf. Doch versuchen Sie, nicht feindselig zu klingen. Sprechen Sie mit Ihrem Arzt über den Plan, und bitten Sie ihn, ihn zu unterschreiben und zu datieren.

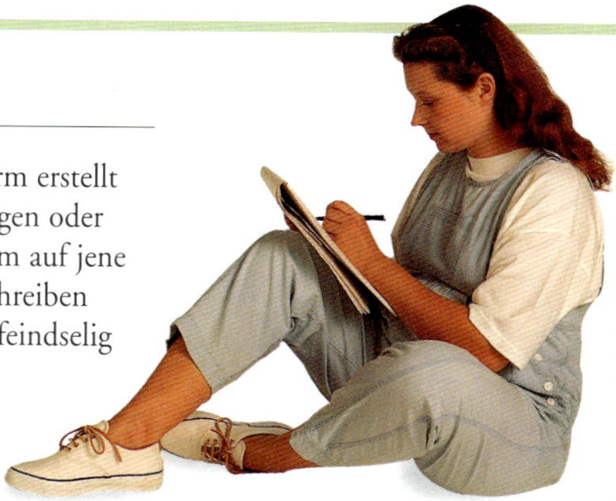

WELCHE BEREICHE ABGEDECKT WERDEN KÖNNEN	WAS SIE BEDENKEN SOLLTEN
Welche Person bei der Geburt anwesend sein soll	■ Wer wird bei der Geburt anwesend sein? Ihr Partner, eine Freundin oder eine Verwandte? Kann mehr als eine Person dabeisein? Wenn ein Kaiserschnitt durchgeführt oder ein Dammschnitt genäht werden muß, soll die Person dann den Raum verlassen?
DIE ERSTE PHASE	■ Welche Einstellung haben Sie zur Geburtseinleitung, falls das errechnete Entbindungsdatum bereits überschritten ist? ■ Wollen Sie bei der Geburt möglichst aktiv mitwirken? ■ Welche Einstellung haben Sie zur Überwachung der kindlichen Herztöne, wodurch Ihre Bewegungsfreiheit eingeschränkt sein könnte? ■ Was halten Sie davon, die Geburt künstlich zu beschleunigen, indem die Fruchtblase geöffnet oder ein Hormontropf angelegt wird (siehe S. 159)? ■ Haben Sie bestimmte Atmungs- oder Entspannungstechniken geübt, und wollen Sie dabei während der Geburt unterstützt werden, um die Schmerzen zu erleichtern? ■ Wenn Sie Ihr Kind in einer Universitätsklinik zur Welt bringen, stört es Sie dann, wenn Medizinstudenten oder angehende Hebammen bei der Geburt anwesend sind?
Schmerzbehandlung	■ Wünschen Sie, daß man Ihnen Mittel zur Schmerzlinderung anbietet, oder soll das Personal damit warten, bis Sie selbst darum bitten? ■ Bevorzugen Sie bestimmte Schmerzbehandlungen – TENS, Lachgas, Pethidin oder eine epidurale Anästhesie (siehe S. 154)? ■ Wenn Sie sich für eine epidurale Anästhesie entscheiden, soll diese dann zeitlich so angelegt werden, daß sie nachläßt, wenn Sie bereit sind zu pressen?
DIE ZWEITE PHASE	■ In welcher Position möchten Sie Ihr Baby gebären (siehe S. 166)? ■ Nehmen Sie das natürliche Reißen des Damms in Kauf, oder soll ein Dammschnitt (Episiotomie) durchgeführt werden, damit der Kopf des Babys bei der Geburt mehr Platz hat? ■ Möchten Sie sehen, wie der Kopf Ihres Babys austritt? ■ Möchten Sie, daß Ihr Geburtspartner die Nabelschnur durchtrennt?
Wenn das Baby geboren ist	■ Soll Ihr Baby nach der Geburt direkt auf Ihren Bauch gelegt werden? ■ Werden im Krankenhaus routinemäßig die Atemwege des Babys nach der Geburt freigemacht? ■ Soll eine Hebamme Sie beim Stillen anleiten? ■ Möchten Sie zusammen mit Ihrem Partner im Entbindungszimmer allein gelassen werden?
DIE DRITTE PHASE	■ Wird im Krankenhaus routinemäßig das Medikament Syntometrin eingesetzt, um das Ausstoßen der Plazenta zu beschleunigen? Oder wollen Sie, daß das lieber auf natürlichem Weg geschieht? ■ Wenn der Damm genäht werden muß, soll dieser Eingriff von einem erfahrenen Arzt oder einem Assistenzarzt ausgeführt werden? Würden Sie eine örtliche Betäubung dabei ablehnen? ■ Vorausgesetzt, alles verläuft gut – wie schnell wollen Sie dann aus dem Krankenhaus entlassen werden?

KRANKENHAUSGEBURT

F WAS SOLLTE ALLES GEPLANT WERDEN, BEVOR ICH INS KRANKENHAUS GEHE?

A Es muß vorher eine Reihe von Dingen arrangiert werden, damit alles glattläuft, wenn Sie ins Krankenhaus gehen. Stellen Sie eine Liste wichtiger Telefonnummern zusammen, legen Sie sie neben das Telefon, und informieren Sie noch eine andere Person darüber, wo sie sich befinden, falls ein Notfall eintritt. Die Telefonliste sollte die Nummer Ihres Arztes, der Entbindungsstation im Krankenhaus und die der Person, die bei der Geburt dabei ist, enthalten, um sie eventuell tagsüber erreichen zu können.

F WELCHE VORBEREITUNGEN MUSS ICH SONST NOCH TREFFEN?

A Arrangieren Sie die Fahrt ins Krankenhaus vorher, denn wenn die Wehen einsetzen, sollten Sie nicht versuchen, selbst zu fahren. Wenn niemand da ist, der Sie chauffiert, rufen Sie ein Taxi oder notfalls einen Krankenwagen. Wenn Sie schon Kinder haben, sollten Sie dafür sorgen, daß kurzfristig jemand hier sein kann, um sich um sie zu kümmern. Stellen Sie sicher, daß die betroffene Person jederzeit abrufbereit ist und auch dann kommt, wenn die Wehen mitten in der Nacht einsetzen.

VORBEREITUNGEN FÜR EINE KRANKENHAUSGEBURT

Überlegen Sie, was Sie in Ihre Krankenhaustasche packen müssen. Sie sollte mindestens drei Wochen vor dem errechneten Termin bereitstehen. Wenn Sie sie erst nach Einsetzen der Wehen packen, vergessen Sie in der Aufregung sicher einiges.

WAS SIE BRAUCHEN

In den meisten Krankenhäusern brauchen Sie die hier abgebildete Grundausstattung, aber Sie können auch Dinge zur Entspannung und für eine Massage mitnehmen.

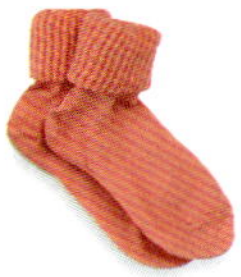

Socken

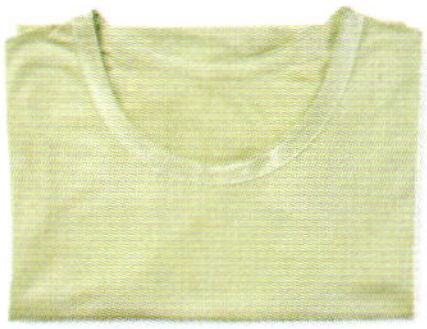

Ein großes T-Shirt oder Nachthemd für die Geburt

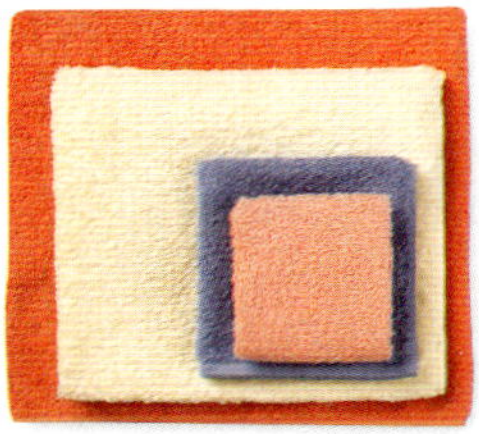

Waschlappen und Handtücher

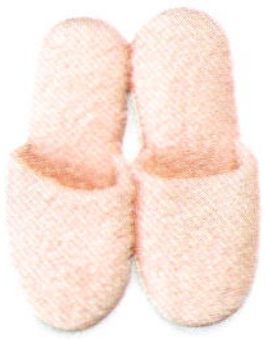

Hausschuhe

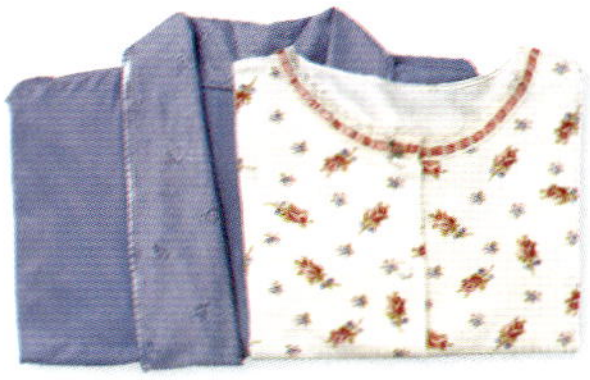

Einen Morgenmantel und Nachthemden für danach

Zusätzliche Dinge

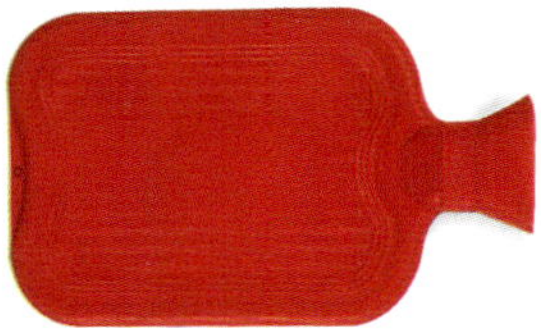

Eine Wärmflasche gegen Rückenschmerzen

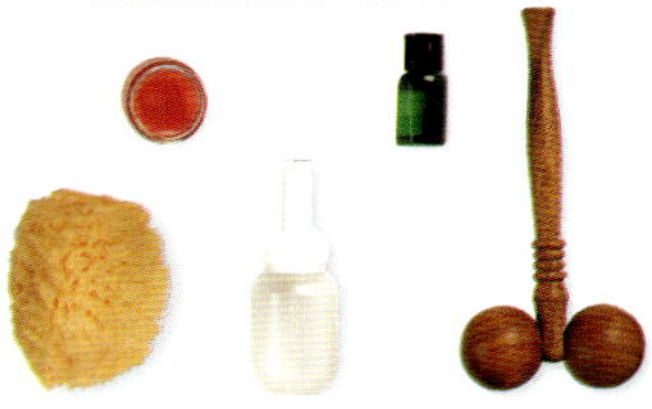

Naturschwamm, Lippenbalsam, Wasserspray und Massageöl und -ausrüstung

Grundausstattung für die Geburt

- Ein Nachthemd oder großes T-Shirt
- Socken
- Waschlappen fürs Gesicht und Handtücher
- Hausschuhe
- Morgenmantel und frische Nachthemden
- Toilettentasche mit -artikeln

Zusätzliche Dinge

- Wärmflasche
- Naturschwamm zum Saugen, Lippenbalsam
- Sprühflasche für Wasser
- Massageausrüstung
- Musik zur Entspannung
- Handspiegel

Nach der Entbindung

- Stillbüstenhalter und -einlagen
- Wegwerfschlüpfer
- Binden
- Snacks und Getränke

F WAS MUSS ICH FÜR DIE ENTBINDUNG MIT INS KRANKENHAUS NEHMEN?

A Sie müssen eine Tasche mit der Grundausstattung packen (siehe unten). Doch bevor Sie damit beginnen, sollten Sie im Krankenhaus nachfragen, welche Gegenstände, wie etwa Kissen, dort zur Verfügung stehen. Nehmen Sie die Dinge mit, die Sie während der Geburt für Ihr Wohlbefinden brauchen, beispielsweise ein kühlendes Spray fürs Gesicht und einen Naturschwamm, an dem Sie saugen können, wenn sich Ihr Mund trocken anfühlt, sowie Ihre üblichen Toilettenartikel. Normalerweise können Sie bei der Geburt Ihre eigene Kleidung tragen, beispielsweise ein großes T-Shirt oder ein kurzärmliges Nachthemd. Später benötigen Sie einen Morgenmantel und Nachthemden, die vorne geknöpft sein sollten, wenn Sie stillen möchten. Vergessen Sie nicht, Binden, Stillbüstenhalter und Stilleinlagen einzupacken.

F SOLLTE ICH NEBEN DIESER GRUNDAUSSTATTUNG NOCH ETWAS MITNEHMEN?

A Wahrscheinlich sind Sie beide froh, wenn Sie etwas zur Ablenkung dabeihaben, denn die frühe Phase der Geburt kann sehr lange dauern. Ihr Partner könnte beispielsweise einen Kassettenrecorder oder ein Kartenspiel mitbringen. Denken Sie auch an Ihr Lieblingsmassageöl und spezielle Massageartikel, falls Sie solche benutzen. Wenn Sie die Geburt Ihres Kindes aufzeichnen wollen, packen Sie einen Fotoapparat oder eine Videokamera ein. Wechselgeld oder eine Telefonkarte für das Krankenhaus ist wichtig, da Handys im Krankenhaus nicht erlaubt sind. Denken Sie auch an ein paar Erfrischungen für Ihren Partner, falls die Geburt sich hinzieht, denn nur in wenigen Krankenhäusern sind nachts Snacks erhältlich. An Kleidung zum Wechseln für Ihren Partner ist ebenfalls zu denken.

WAS IHR BABY BRAUCHT

Sie müssen einen Satz Babykleidung für Ihr Kind mitbringen. Die folgende Liste enthält nur sehr grundlegende Dinge, die aber für seine unmittelbaren Bedürfnisse nach der Geburt ausreichen. In den kommenden Monaten müssen Sie mehr Kleidung kaufen, wenn Ihr Baby wächst (siehe S. 196).

Grundausstattung

- Zwei bis drei Strampelanzüge und mehrere Hemdchen
- Fäustlinge aus Baumwolle
- Eine dünne Babydecke
- Creme, beispielsweise eine Wundcreme oder Vaseline, für den Po
- Wegwerfwindeln
- Watte

Für die Fahrt nach Hause

- Kleidung für draußen und Decken
- Eine Tragetasche, Kinderwagen oder Babysitz fürs Auto
- Eine Mütze

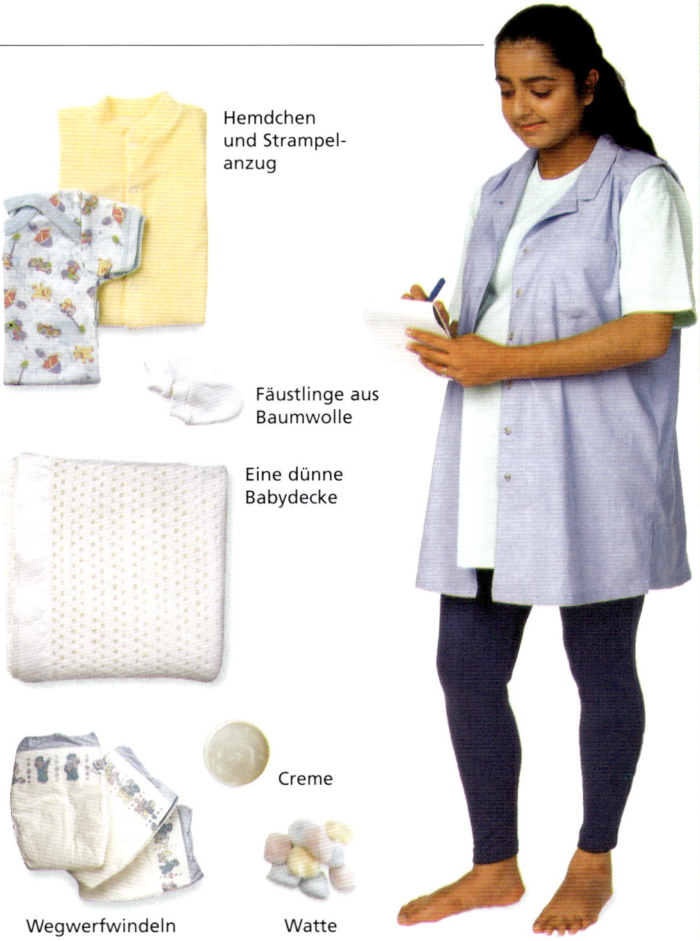

Das Entbindungszimmer

Krankenhäuser machen vielen Menschen angst, aber wenn Sie genau wissen, was bei der Geburt Ihres Babys geschieht, können Sie entspannter sein. Ihr Krankenhaus lädt Sie als Teil der Geburtsvorbereitung zu einem Besuch in die Entbindungsstation ein. Es ist aufschlußreich, die Entbindungszimmer und die Räume auf der Station zu besichtigen und Fragen zu stellen, die Sie vielleicht zu den Vorgehensweisen im Krankenhaus und zu seiner Ausstattung stellen möchten.

Wozu dient die Ausrüstung?

Das Entbindungszimmer steht voller Geräte, die für werdende Eltern durchaus beunruhigend sein können. Unten sind die wichtigsten Gegenstände aufgeführt.

- **Babybett** Hier wird Ihr Kind hineingelegt, wenn es von der Hebamme oder dem Arzt untersucht wird.

- **Entbindungsbett** Das Entbindungsbett ist ziemlich hoch und sehr funktionsfähig: Bei der Entbindung kann es höher oder tiefer gestellt werden, und das Ende läßt sich entfernen – das erleichtert die Entbindung und das Nähen des Dammschnitts.

- **Das Beatmungsgerät** Dieses Gerät ist mit Sauerstoff für das Neugeborene und einem Sauggerät ausgestattet, um Schleim aus seiner Lunge zu entfernen. Außerdem steht ein Heizgerät zur Verfügung.

- **Sphygmomanometer** Dieses Gerät mißt Ihren Blutdruck.

- **Sauerstoff** Wenn Sie Sauerstoff zur Schmerzbekämpfung benötigen, wird er Ihnen durch einen Schlauch über eine Maske zugeführt.

- **Gas-Luft-Gemisch** (Entonox) Dies ist eine Mischung aus Sauerstoff und Lachgas, die Sie einatmen können, um die schlimmsten Schmerzen zu lindern.

- **CTG (Kardiotokograph)** Dieses Gerät zeichnet Ihre Kontraktionen und die Herztöne des Kindes auf einem Endlosausdruck aus.

- **Zusätzliche Einrichtungen für Ihre Bequemlichkeit** Manche Krankenhäuser stellen einen Knautschsack oder Geburtsstuhl für eine aktivere Geburt zur Verfügung.

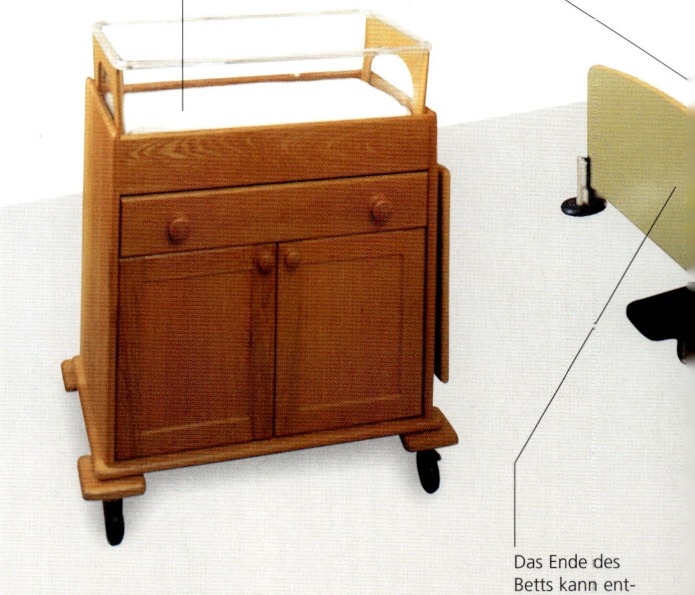

Ein typisches Entbindungszimmer
Dieser Raum zeigt die Ausstattung in einem Entbindungszimmer. Natürlich kann das in Ihrem Krankenhaus anders sein, aber in fast allen modernen Entbindungsstationen finden Sie die hier abgebildeten Geräte. Manche Kliniken bieten auch private Badezimmer und Einrichtungen für eine Wassergeburt an.

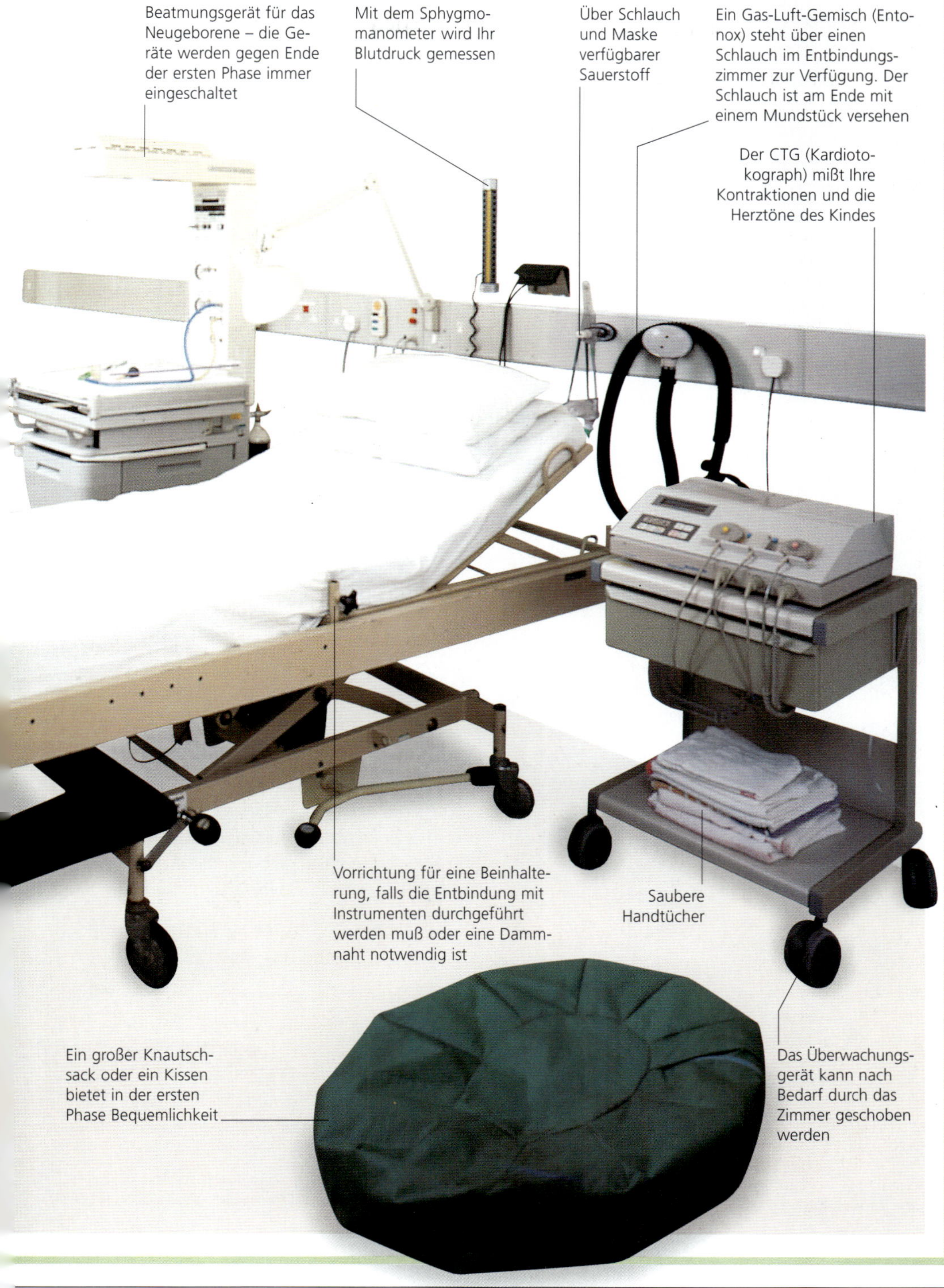
Beatmungsgerät für das Neugeborene – die Geräte werden gegen Ende der ersten Phase immer eingeschaltet
Mit dem Sphygmomanometer wird Ihr Blutdruck gemessen
Über Schlauch und Maske verfügbarer Sauerstoff
Ein Gas-Luft-Gemisch (Entonox) steht über einen Schlauch im Entbindungszimmer zur Verfügung. Der Schlauch ist am Ende mit einem Mundstück versehen
Der CTG (Kardiotokograph) mißt Ihre Kontraktionen und die Herztöne des Kindes
Vorrichtung für eine Beinhalterung, falls die Entbindung mit Instrumenten durchgeführt werden muß oder eine Dammnaht notwendig ist
Saubere Handtücher
Ein großer Knautschsack oder ein Kissen bietet in der ersten Phase Bequemlichkeit
Das Überwachungsgerät kann nach Bedarf durch das Zimmer geschoben werden

HAUSGEBURT

F WORIN BESTEHEN DIE VORTEILE EINER HAUSGEBURT?

A Es gibt viele positive Aspekte, wobei der wichtigste sicherlich die Vertrautheit mit der Umgebung ist. Sie und Ihr Partner müssen nirgendwohin fahren, wenn die Wehen einsetzen, und Sie beide sind wahrscheinlich entspannter, da Sie sich voll auf das Ereignis konzentrieren können. Sie haben auch mehr Bewegungsfreiheit und können Ihr Kind in jeder Position gebären, die Ihnen wünschenswert erscheint. Sie haben die Möglichkeit, mit Musik und Kerzen eine beruhigende Atmosphäre zu schaffen. Dennoch werden Sie professionell durch Ihre Hebamme betreut. Wenn Sie schon Kinder haben, können diese gleich nach der Geburt das Baby sehen.

F IST EINE HAUSGEBURT SO SICHER WIE EINE KRANKENHAUSGEBURT?

A Wenn es in Ihrer Schwangerschaft keine Probleme gegeben hat und auch bei der Geburt nicht damit zu rechnen ist, ist eine Hausgeburt keineswegs gefährlicher als eine Geburt im Krankenhaus. Vielleicht beruhigt es Sie, wenn Sie mit Ihrer Hebamme sprechen, um herauszufinden, welche Situationen sie handhaben kann.

F WAS MUSS ICH ZUR VORBEREITUNG TUN?

A Sprechen Sie mit Ihrer Hebamme darüber, was Sie als Vorbereitung auf die Geburt benötigen. Aller Voraussicht nach wird Sie Ihnen eine Liste notwendiger und praktischer Dinge aushändigen und Ihnen Ratschläge erteilen, wie das Zimmer vorzubereiten ist, in dem die Geburt stattfinden soll (siehe S. 146).

FRAGEN, DIE SIE STELLEN KÖNNEN

Gibt es medizinische Gründe, warum ich eine Hausgeburt nicht in Betracht ziehen sollte?

Welche Möglichkeiten habe ich, wenn die Geburt nicht normal verläuft?

Wie finde ich eine Hebamme, die einer Hausgeburt gegenüber positiv eingestellt ist?

Welche Art der Schmerzbekämpfung kann die Hebamme mir bei einer Hausgeburt anbieten?

F WAS FÜR EIN RAUM IST FÜR EINE HAUSGEBURT AM BESTEN GEEIGNET?

A Die Geburt kann überall in Ihrer Wohnung oder Ihrem Haus stattfinden, aber der Bereich sollte warm (eine zusätzliche Wärmequelle sollte nach der Entbindung für das Baby zur Verfügung stehen) und ruhig sein, so daß Sie nicht durch andere Familienmitglieder gestört werden. Schließlich sollte sich das Zimmer in der Nähe des Bads befinden. Wenn Sie eine aktive oder eine Wassergeburt wünschen, muß der Raum groß genug sein, um einen Bereich für die Entbindung freizuräumen und ihn zum Schutz mit Plastikfolie auszulegen. Außerdem sollte auf Wunsch Platz für Kissen oder einen Knautschsack sein. Sie benötigen auch einen Tisch, auf dem die Hebamme ihre Utensilien ausbreiten kann, und Platz für all die Hilfsmittel, die Sie zu Ihrer Bequemlichkeit brauchen.

F WIE FINDE ICH DIE RICHTIGE HEBAMME?

A Freiberuflich tätige Hebammen arbeiten meist auf eigene Rechnung. Ihre Kostensätze sind gesetzlich geregelt. Adressen finden Sie in den Gelben Seiten. In größeren Städten gibt es auch Gemeinschaftspraxen von Hebammen.

F WAS PASSIERT, WENN DIE WEHEN EINSETZEN?

A Rufen Sie Ihre Hebamme und Ihre Begleitperson an, wenn Sie feststellen, daß die Wehen eingesetzt haben (siehe S. 156). Viele Hebammen verfügen über ein Mobiltelefon, so daß sie ständig erreichbar sind. Halten Sie die entsprechenden Nummern bereit, wenn der errechnete Geburtstermin näher rückt.

F WAS SOLLEN WIR TUN, WÄHREND WIR AUF DIE HEBAMME WARTEN?

A Während der Kontraktionen machen Sie Ihre Entspannungs- und Atemübungen. Wenn dies nicht bereits schon geschehen ist, sollte Ihre Begleitperson das Zimmer vorbereiten, indem sie Möbel wegräumt, den Boden mit Plastikfolie auslegt, die Wanne für eine Wassergeburt vorbereitet, falls Sie auf diese Weise entbinden wollen, und eine entspannende Atmosphäre mit Heizung, Beleuchtung und entspannender Musik schafft. Sie kann sich auch um eine Betreuung für Ihre anderen Kinder kümmern und für später Getränke und eine leichte Mahlzeit vorbereiten.

F WAS TUT MEINE HEBAMME BEI EINER HAUSGEBURT?

A Wenn die Hebamme eintrifft, wird Sie Fragen zu Ihrem Zustand stellen und eine Untersuchung vornehmen, um die Geburtsphase und die Position des Babys festzustellen. Außerdem überprüft sie die Stärke und Häufigkeit der Kontraktionen, den Blutdruck, die Temperatur und den Puls, um sicherzugehen, daß alles in Ordnung ist, und außerdem die Herztöne Ihres Babys (normalerweise mit einem Gerät, das nach dem Doppler-Verfahren arbeitet). Die Hebamme wird Sie von Ihrem Kind und der Plazenta entbinden. Falls der Damm eingerissen ist, muß anschließend der Arzt gerufen werden, um die Verletzung zu nähen.

F WAS GESCHIEHT, WENN WÄHREND DER GEBURT PROBLEME AUFTRETEN?

A Ihre Hebamme ist dafür ausgebildet, sich ankündigende Komplikationen während der Entbindung zu erkennen. Falls irgend etwas nicht stimmt, wird sie einen Krankenwagen rufen, der Sie in die Klinik bringt. Sie begleitet Sie dorthin, bleibt bei Ihnen und entbindet Sie von Ihrem Baby, während Sie die notwendige medizinische Betreuung erhalten. Dies mag für Sie enttäuschend sein, wenn Sie sich auf eine Hausgeburt eingestellt haben. Aber bedenken Sie, daß für die Hebamme eine komplikationsfreie Geburt Vorrang hat, egal, ob Sie im Krankenhaus oder zu Hause entbinden.

F IST ES WIRKLICH NÖTIG, FÜR EINE GEBURT, DIE ZU HAUSE STATTFINDET, WASSER ABZUKOCHEN?

A Früher mußten die Hebammen ihre Geräte in kochendem Wasser sterilisieren, aber das ist heute nicht mehr nötig. Warmes Wasser sollte bereitstehen, um Ihr Baby nach der Geburt zu säubern.

F WAS PASSIERT IN DEN ERSTEN LEBENSSTUNDEN MEINES BABYS?

A Gleich nach der Geburt können Sie Ihr Baby im Arm halten und es streicheln. Danach wird es gewaschen, untersucht und gewogen (siehe S. 175). Für die Hebamme sollten warmes Wasser, Watte und eine Wegwerfwindel vorbereitet sein. Dies ist der richtige Zeitpunkt für Sie und Ihren Partner, eine Bindung zu Ihrem Baby aufzubauen; Ihr Zuhause ist ideal für ungestörten Kontakt. Die Hebamme wird so lange bei Ihnen bleiben, bis sie ganz sicher ist, daß keine Komplikationen mehr auftreten können. Normalerweise kommt sie am selben Tag später noch einmal vorbei, um nach Ihnen und Ihrem Kind zu sehen.

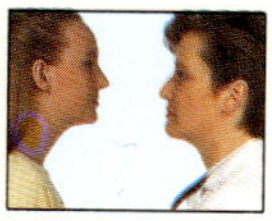

DISKUSSIONSPUNKT

SICH FÜR EINE HAUSGEBURT ENTSCHEIDEN

Manche Frauen fühlen sich sicherer, wenn sie bei der Geburt von Ärzten im Krankenhaus betreut werden, während andere sich nichts mehr wünschen, als ihr Kind ohne jede medizinischen Intervention zur Welt zu bringen.

Die Reaktion der Mediziner

Da man nicht vorhersehen kann, wie die Geburt verlaufen wird, sind Ärzte normalerweise nicht dafür, daß das erste Kind zu Hause zur Welt kommt. Ihr Arzt wird Ihnen daher raten, zumindest einmal im Krankenhaus zu entbinden, bevor er einer Hausgeburt zustimmen kann. Wenn Sie jedoch unbedingt zu Hause Ihr Kind zur Welt bringen wollen und es keine medizinischen Einwände gibt (siehe S. 22), sollten Sie Kontakt zu einer Hebamme aufnehmen und mit ihr darüber sprechen.

Schmerzlinderung

Vielleicht haben Sie sich für eine Hausgeburt entschieden, weil Sie eine natürliche Geburt wünschen und medizinische Eingriffe vermeiden wollen, beispielsweise eine epidurale Anästhesie und die elektronische Überwachung des Fetus. Dies ist durchaus in Ordnung, aber vielleicht ändern Sie trotz Ihrer Entscheidung für eine solche Geburt Ihre Meinung und wünschen ein Mittel zur Schmerzlinderung. Die Hebamme kann Ihnen Lachgas oder Pethidin-Injektionen anbieten, darf aber keine epidurale Anästhesie durchführen.

Organisatorische Fragen

Die Organisation einer Hausgeburt ist sicher komplizierter als die Anmeldung im Krankenhaus, aber die meisten Frauen, die eine Hausgeburt hinter sich haben, sind der Meinung, daß dies eine sehr befriedigende Erfahrung ist.

Was brauche ich für eine Hausgeburt?

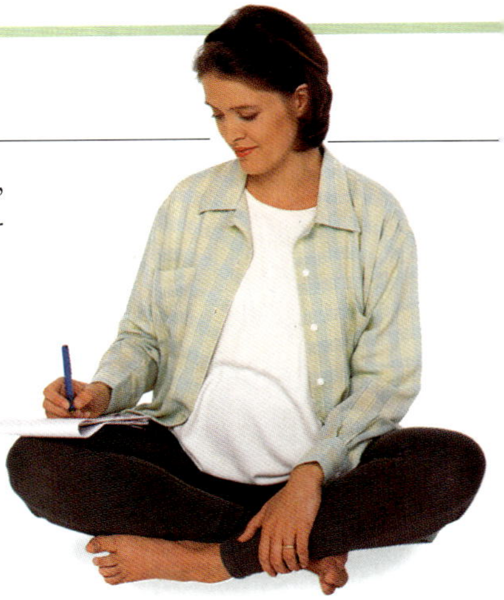

Da Sie sich entschieden haben, Ihr Kind zu Hause zu entbinden, können Sie und Ihr Partner die Umgebung ganz nach Ihren Vorstellungen gestalten und die gewünschte Atmosphäre schaffen. Es sollten jedoch grundsätzlich einige Dinge bereitstehen. Bitten Sie Ihre Hebamme um eine Liste.

Was Sie brauchen

Die Hebamme, die Sie während der Geburt betreut, bringt die notwendige medizinische Ausstattung mit (rechts). Entscheiden Sie, wo Sie Ihr Baby zur Welt bringen wollen – die einzigen Voraussetzungen sind Wärme und Sauberkeit. Folgende Dinge sollten Sie bereitlegen.

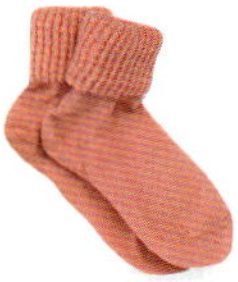

Socken

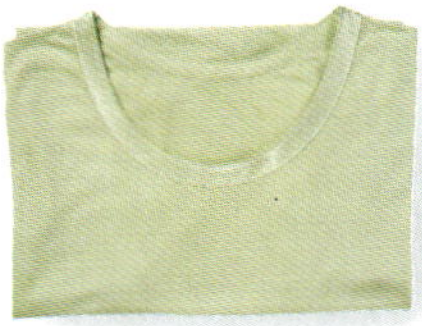

Ein T-Shirt oder kurzes Nachthemd

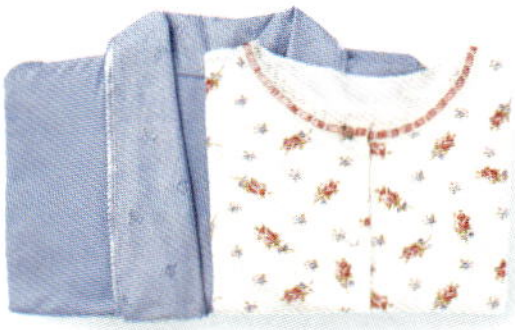

Ein vorne geknöpftes Nachthemd und ein Morgenmantel

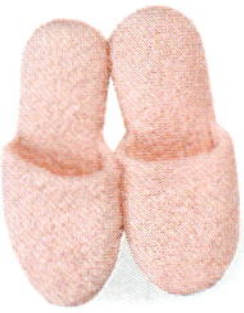

Hausschuhe

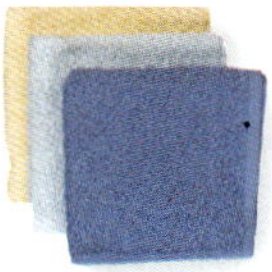

Waschlappen

Zusätzliche Gegenstände für Ihr Wohlbefinden

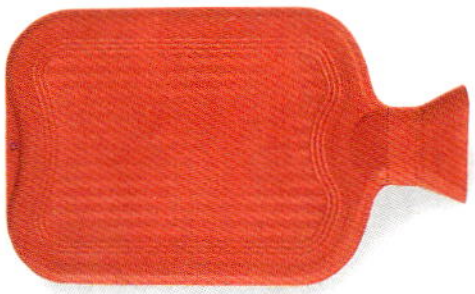

Wärmflasche

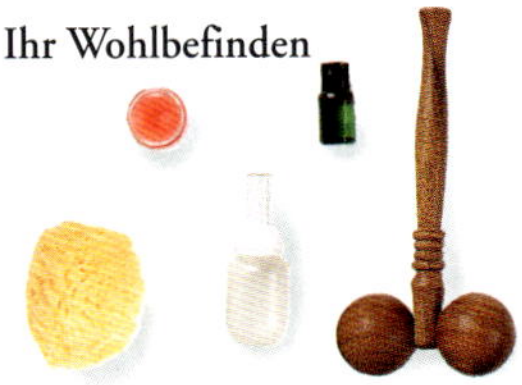

Schwamm, Lippenbalsam, Wasserspray, Massageöl und -ausrüstung

Wichtige Dinge für Sie

- Etwas Bequemes zum Anziehen (ein großes T-Shirt oder ein kurzes Nachthemd)
- Socken, Waschlappen

Zusätzliche Artikel für Ihr Wohlbefinden

- Ein kleiner Naturschwamm, an dem Sie saugen können
- Eiswürfel
- Wärmflasche
- Sprühflasche mit Wasser
- Lippenbalsam, Massagegerät, Öl

Artikel, die Sie hinterher brauchen

- Ein frisches Nachthemd
- Hausschuhe und Morgenmantel
- Stillbüstenhalter und Stilleinlagen
- Wegwerfschlüpfer
- Binden
- Handtücher

Dinge, die Sie bereitlegen müssen

Sie haben wahrscheinlich die meisten der benötigten Dinge im Haus, aber vielleicht brauchen Sie weitere Kissen, um während der Geburt mehrere Alternativen zu haben, die Position zu wechseln. Gedämpftes Licht hilft Ihnen, sich während der Geburt zu entspannen, aber für die Ausführung der Dammnaht wird helles Licht benötigt.

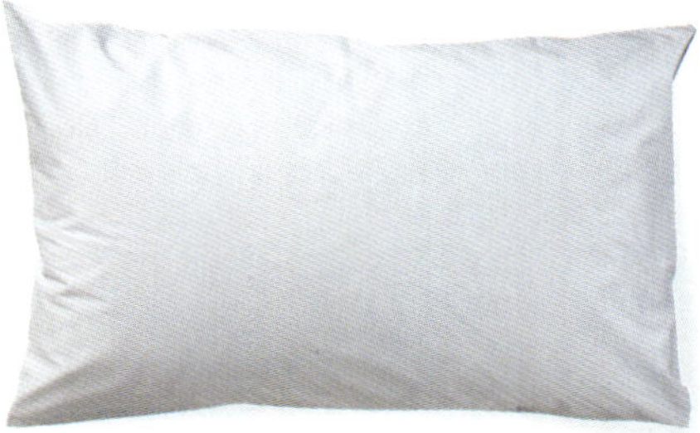

Zusätzliche Kissen

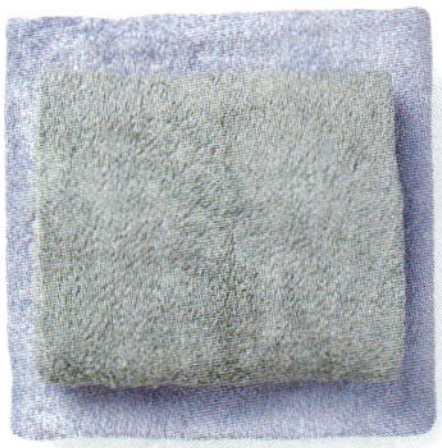

Saubere Handtücher

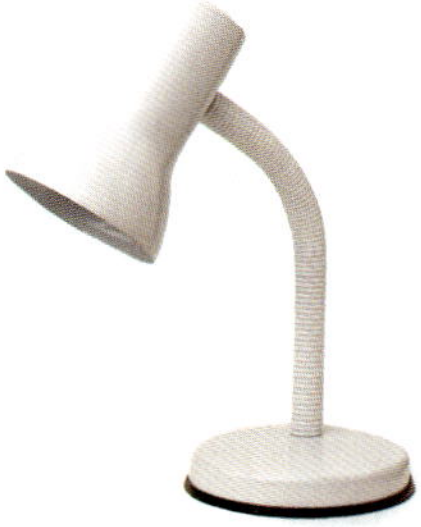

Lampe

Für Ihr Baby

Etwa drei Wochen vor dem errechneten Entbindungstermin sollten Sie die nötige Grundausstattung für Ihr Baby zusammenstellen. Am wichtigsten sind Windeln, warme Kleidung und ein Platz zum Schlafen.

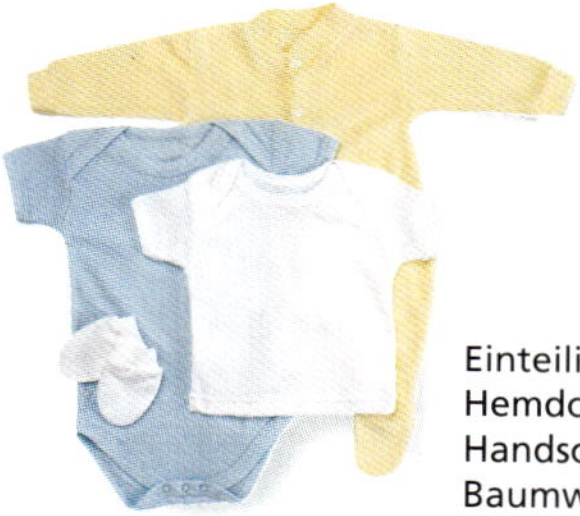

Einteilige Anzüge, Hemdchen und Handschuhe aus Baumwolle

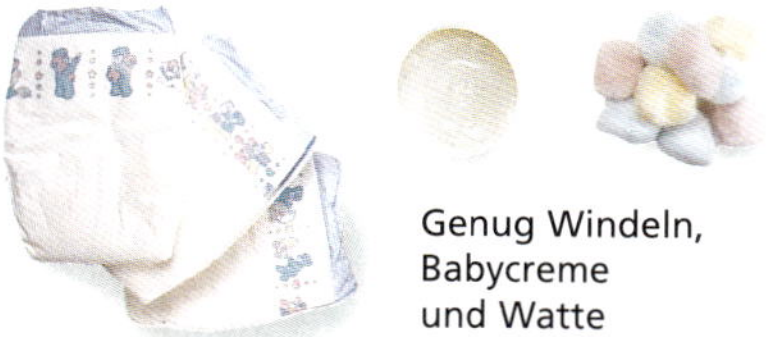

Genug Windeln, Babycreme und Watte

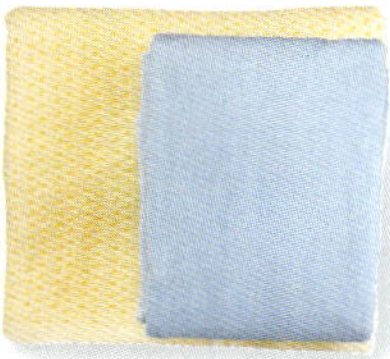

Eine dünne Babydecke

Notwendige Dinge

- Weiche, saubere Handtücher und Bettwäsche
- Windeln (Wegwerf- oder Mullwindeln)
- Kleidung, etwa zwei bis drei Strampler, einteilige Anzüge und Hemdchen
- Handschuhe aus Baumwolle
- Eine dünne Babydecke
- Watte
- Wundcreme oder Vaseline
- Babykörbchen oder Tragetasche
- Unterlage zum Windelwechseln (falls gewünscht)

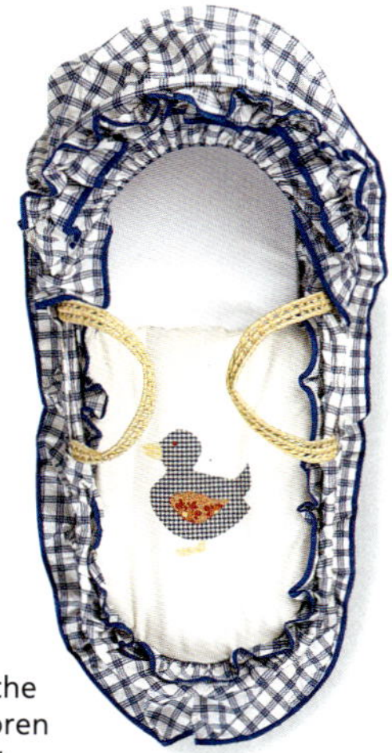

Ein tragbarer Korb oder eine Tragetasche ist für das Neugeboren am besten geeignet

Die Ausrüstung der Hebamme

Die Hebamme trifft mit einer Ausrüstung ein, die notwendige Medikamente und sterile Instrumente für die Entbindung Ihres Babys enthält.

Grundausstattung für die Geburt

- Antiseptische Lösungen
- Blutmeßgerät
- Thermometer, Stethoskop
- Gerät zum Abhören der kindlichen Herztöne
- Spritzen
- Urinteststreifen
- Sauerstoff
- Material für die Dammnaht
- Handschuhe, Schere

Zur Schmerzlinderung

- Gas-Luft-Gemisch
- Opiumähnliche Medikamente wie Pethidin (möglicherweise bittet die Hebamme Sie vorher, sich dieses Mittel vom Arzt verschreiben zu lassen)
- Mittel zur örtlichen Betäubung

Für den Notfall

- Wiederbelebungsausrüstung für das Baby
- Ein Tropf für den Fall einer Blutung

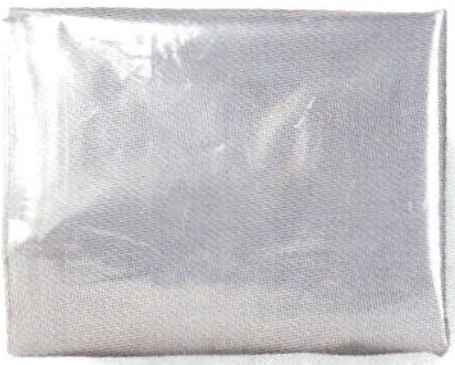

Plastikfolie

Saubere Laken

Checkliste für die Geburt

- Saubere Laken für Ihr Bett, falls Sie es verwenden, und/oder eine wasserdichte Abdeckung für die Matratze
- Plastikfolie für den Boden
- Lampe oder helle Taschenlampe, um nötigenfalls eine Dammnaht auszuführen
- Kissen
- Heißes Wasser, Seife und saubere Handtücher
- Energiereiche Snacks und Getränke für Sie, Ihren Partner und die Hebamme

Danach

- Tüten für die Abfallentsorgung
- Saubere Laken für Ihr Bett

Extras (falls gewünscht)

- Knautschsack oder große Sitzkissen
- Ventilator, der in der Hand gehalten werden kann, oder ein tragbares Gerät
- Tragbare elektrische Heizgeräte, falls der Raum zusätzlich erwärmt werden muß
- Musik, Kerzen und/oder Duftöle, die eine entspannte Atmosphäre schaffen
- Fotoapparat oder Videokamera mit Film
- Ein niedriger Hocker
- Handspiegel
- Wanne für eine Wassergeburt – sie muß vorher bestellt werden

WAHLMÖGLICHKEITEN

F WELCHE WAHLMÖGLICHKEITEN HABE ICH BEI DER GEBURT?

A Sie können sich zwischen einer natürlichen oder alternativen Geburt, einer aktiven oder aktiv (medizinisch) gehandhabten Geburt entscheiden oder diese Möglichkeiten auch kombinieren.

F WAS VERSTEHT MAN UNTER EINER NATÜRLICHEN GEBURT?

A Es werden keine Medikamente zur Schmerzbekämpfung eingesetzt, und die Schwangere nimmt aktive Positionen bei der Geburt ein.

F WORIN BESTEHEN DIE VORTEILE VON NATÜRLICHEN ODER ERGÄNZENDEN METHODEN ZUR SCHMERZLINDERUNG?

A Streß bei der Geburt erhöht die Anspannung und verringert Ihre Fähigkeit, mit dem Schmerz umzugehen. Natürliche Methoden der Schmerzlinderung (siehe unten) oder ablenkende Reize, etwa eine Massage, regen Ihren Körper an, Endorphine – natürliche Schmerzmittel – auszuschütten. So wird Streß vermieden, und Sie haben mehr Kontrolle über die Wehen. Sie sollten jedoch darauf vorbereitet sein, daß Sie sich möglicherweise anders entscheiden.

WELCHE NATÜRLICHEN METHODEN ZUR SCHMERZLINDERUNG GIBT ES?

Natürliche Methoden zur Schmerzlinderung beruhigen und entspannen, schalten aber nicht den ganzen Schmerz aus. Durch die Verminderung der Anspannung steigern Sie jedoch Ihre Fähigkeit, mit dem Schmerz umzugehen. Sie müssen sich mit diesen Methoden vor der Geburt vertraut machen und sie einüben. Sie können zusammen mit medizinischen Mitteln eingesetzt werden (siehe S. 154). Die meisten Hebammen und Ärzte akzeptieren diese Techniken und sind ihnen gegenüber aufgeschlossen. Wenn Sie sich jedoch für eine natürliche Geburt entscheiden, sollten Sie vorher mit dem medizinischen Personal sprechen.

ALLEIN ODER MIT DEM PARTNER

- **Hitze und Kälte** Die Anwendung von Hitze oder Kälte kann bei der Geburt beruhigen und die Anspannung verringern. Eine Wärmflasche, die abwechselnd mit einem in kaltem Wasser getränkten Waschlappen verwendet wird, kann Rückenschmerzen oder Krämpfe lindern. Manche Frauen stellen fest, daß ein kalter Waschlappen auf dem Gesicht Spannungen löst.

- **Bewegung** Mobilität verbessert den Kreislauf, lindert Rückenschmerzen und lenkt gleichzeitig von den Schmerzen ab. Probieren Sie bei der Geburt verschiedene Positionen aus, indem Sie sich auf Kissen, einen Knautschsack oder Stühle stützen, bis Sie eine Stellung gefunden haben, die Ihnen angenehm ist.

- **Massage** Sie vermindert Verspannungen in Schultern, Nacken, Gesicht und Rücken, entspannt und verbessert die Blutzirkulation, so daß die Intensität des Wehenschmerzes verringert wird. Sie können dies mit Ihrem Partner gemeinsam vor der Geburt üben (siehe S. 114).

- **Aromatherapie** Bei dieser Technik werden ätherische Öle mit Massage kombiniert, so daß Spannungen verringert werden. Schmerzen können speziell in der frühen Geburtsphase gelindert, aber nicht ganz beseitigt werden. Stellen Sie zur Beruhigung auch Aromalampen im Raum auf.

ZUSAMMEN MIT EINEM EXPERTEN

Wenn Sie eine der folgenden Methoden in Betracht ziehen, sollte eine qualifizierte Fachkraft während der Geburt anwesend sein.

- **Akupunktur** Feine Nadeln, die in bestimmte Punkte des Körpers gesteckt werden (siehe S. 104), lindern den Schmerz, indem sie Endorphine, die körpereigenen Schmerzmittel, freisetzen.

- **Reflexzonenmassage** Das Ausüben von Druck auf bestimmte Punkte an den Fußsohlen vermindert Schmerzen und Muskelverspannungen in anderen Körperbereichen (siehe S. 104). Außerdem ist sie psychisch sehr entspannend.

- **Hypnose** Sie funktioniert durch Suggestion: Wenn Sie glauben, den Schmerz unter Kontrolle halten zu können, wird er Sie weniger beeinträchtigen. Sie sollten sich nur dann für eine Hypnose entscheiden, wenn Sie sie vor der Geburt schon einmal ausprobiert haben.

F WAS VERSTEHT MAN UNTER EINER AKTIVEN GEBURT?

A Eine aktive Geburt bedeutet, daß Sie sich zu Beginn der Geburt frei bewegen und nicht in der traditionellen Position gebären, bei der Sie auf dem Rücken im Bett liegen. Sie können sitzen, sich hinhocken oder auf allen vieren knien; dabei muß Sie jedoch Ihr Partner, die Hebamme oder das Krankenhauspersonal unterstützen. Eine aktive Geburt sollte nicht mit einer »aktiven Handhabung der Wehentätigkeit« verwechselt werden. Dieser medizinische Begriff stammt aus den sechziger Jahren von einer Gruppe Geburtshelfern in Dublin, die die genaue Überwachung der Wehentätigkeit für wichtig hielten und, falls nötig, ein frühzeitiges Eingreifen in den Geburtsprozeß mit dem Wehenmittel Synocinon oder durch künstliches Sprengen der Fruchtblase (siehe S. 159) befürworteten.

F WORIN LIEGEN DIE VORTEILE EINER AKTIVEN GEBURT?

A Aktive Positionen können die Wehentätigkeit durch die Schwerkraft unterstützen. Die Kontraktionen werden in der ersten Geburtsphase effektiver, die Vitalität wird gesteigert, und der Muttermund öffnet sich leichter. In der zweiten Phase bedeutet eine aufrechte Position anstelle der Rückenlage, daß Sie nicht das Gefühl haben, nach oben zu drücken, so daß der Geburtsvorgang unterstützt wird.

F WIE BEREITE ICH MICH AUF EINE AKTIVE GEBURT VOR?

A Die Prinzipien dieser Art von Geburt werden normalerweise in Schwangerschaftskursen erläutert. Sie lernen dabei, Ihrem Körper und Ihren Instinkten zu vertrauen sowie Ihren Körper durch Gymnastik zu kräftigen.

EINE WASSERGEBURT

Ursprünglich saß die Schwangere nur während der ersten Geburtsphase zur Schmerzlinderung im Wasser; die eigentliche Geburt fand nicht im Wasser statt. In jüngster Zeit sind Wassergeburten jedoch sehr beliebt geworden, aber zur Zeit wird untersucht, ob diese Methode unbedenklich ist.

Die Vorteile des Wassers
Im Wasser zu sitzen und/oder zu gebären wird oft als Form der Schmerzlinderung eingesetzt und kann sehr angenehm sein. Wasser stützt den Körper und beschleunigt eine langsame Wehentätigkeit. Eine Wassergeburt kann das Risiko eines Dammrisses vermindern, da sich die Schwangere besser entspannen kann.

Eine Wassergeburt arrangieren
Manche Krankenhäuser verfügen heute über die entsprechenden Einrichtungen für eine Wassergeburt. Wenn dies in dem von Ihnen ausgewählten Krankenhaus nicht der Fall ist, können Sie vielleicht eine Geburtswanne mieten und mit ins Krankenhaus nehmen oder bei einer Hausgeburt aufstellen. Sprechen Sie mit Ihrem Arzt oder Ihrer Hebamme darüber.

Hilfe bei einer Wassergeburt
Nicht alle Hebammen haben Erfahrung mit der Überwachung einer Wassergeburt. Wenn Sie sich für diese Methode entscheiden, fragen Sie vorher im Krankenhaus nach, um sicherzugehen, daß Sie von einer Hebamme betreut werden, die mit dieser Entbindungsform vertraut ist.

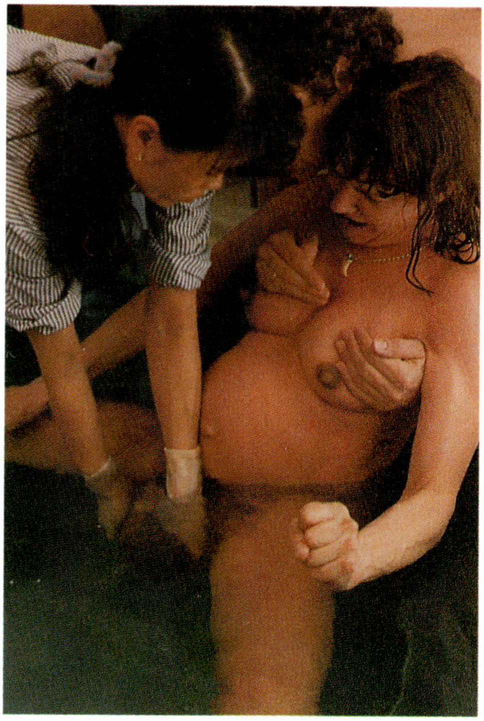

IM WASSER GEBÄREN
Während die Mutter und ihr Partner zusehen, lenkt die Hebamme den Kopf des Babys ins Wasser. Viele Frauen halten sich nur in der ersten Geburtsphase im Wasser auf und bringen ihr Kind dann außerhalb der Wanne zur Welt.

Mit dem Wehenschmerz umgehen

F WENDEN DIE MEISTEN FRAUEN BEI DER GEBURT IRGENDEINE FORM DER SCHMERZBEKÄMPFUNG AN?

A Obwohl viele Frauen nicht die Absicht haben, während der Geburt Schmerzmittel zu nehmen, kommt es doch recht häufig vor, daß sie die Hebamme oder den Arzt darum bitten. Nur ganz wenige Frauen brauchen keine Hilfe, während andere alle zur Verfügung stehenden Mittel nutzen. Die Mehrzahl der Frauen steht jedoch irgendwo zwischen diesen beiden Extremen. Denken Sie daran, daß eine Geburt kein Wettkampf oder Ausdauertest ist.

F WIE SIND WEHENSCHMERZEN?

A Da Sie wahrscheinlich in Ihrem Leben schon Schmerzen in unterschiedlichem Ausmaß kennengelernt haben, werden Sie eine gewisse Vorstellung von Ihrer Schmerzschwelle haben. Der Wehenschmerz läßt sich jedoch mit keinem anderen Schmerz vergleichen, da er kein Krankheitssymptom ist. Im Unterschied zu anderen Schmerzen kommen und gehen die Kontraktionen, so daß Sie sich zwischendurch immer wieder erholen können. Manche Frauen beschreiben sie als starke Menstruationsschmerzen.

Welches sind die wichtigsten Methoden zur Schmerzbekämpfung?

Die drei wichtigsten Arten der Schmerzbekämpfung sind Entonox (Gas-Luft-Gemisch), Pethidin (oder andere opiumähnliche Medikamente) und die epidurale Anästhesie (siehe S. 152). Zu den nichtmedizinischen Methoden gehören Atemtechniken und das TENS-Gerät, die zwar nicht ganz schmerzfrei machen, aber doch den größten Schmerz lindern. Manche Frauen kombinieren nichtmedizinische Methoden (siehe S. 148) mit Medikamenten und Betäubungsmitteln.

Entonox (Gas-Luft-Gemisch)

Entonox oder Lachgas ist eine Mischung aus Gas und Sauerstoff. Es wird bereits seit Mitte des letzten Jahrhunderts bei der Geburt eingesetzt und gilt als sehr effektive Form der Schmerzlinderung.

Wie funktioniert es?
Sie inhalieren es langsam und tief durch eine spezielle Maske oder ein Mundstück. Es dämpft den Schmerz, beseitigt ihn aber nicht vollständig und wirkt nicht unmittelbar. Wenn es zu Beginn einer Wehe inhaliert wird, setzt seine Wirkung ein, wenn die Kontraktion auf dem Höhepunkt ist.

Warum sollte man diese Methode wählen?
Lachgas ist besonders zu Beginn der Geburt zu empfehlen, aber es kann jederzeit und in Kombination mit anderen Methoden der Schmerzerleichterung eingesetzt werden. Es ist unmöglich, Lachgas überzudosieren; Sie können also so viel inhalieren, wie Sie wollen.

Worin bestehen die Nachteile?
Manche Frauen stellen fest, daß es nicht stark genug ist, wenn die Kontraktionen sehr heftig sind. Es kann auch das Gefühl vermitteln, »nicht ganz da« zu sein, und Übelkeit verursachen.

Pethidin (oder ein anderes opiumähnliches Mittel)

Pethidin ist ein synthetisches Schmerzmittel, das ähnlich wie Morphium wirkt. Es wird alle drei bis vier Stunden in die Gesäßmuskulaur oder den Oberschenkel injiziert.

Wie funktioniert es?
Pethidin erleichtert Schmerzen durch Stimulierung spezieller »Opium«-Rezeptoren in Gehirn und Rückenmark, die auch das Ziel von Endorphinen sind, den körpereigenen Schmerzmitteln.

Warum sollte man diese Methode wählen?
Pethidin kann ein effektives Schmerzmittel sein. Es ist besonders hilfreich, wenn Sie keine anderen Formen der Schmerzlinderung, beispielsweise eine epidurale Anästhesie, vertragen oder wollen.

Worin bestehen die Nachteile?
Reaktionen auf dieses Medikament sind Übelkeit, Erbrechen, Sehstörungen, Schläfrigkeit und Stimmungsänderungen. Wenn Sie Pethidin innerhalb von zwei Stunden vor der Geburt erhalten, kann es das Kind schläfrig machen und seine Atmungsfähigkeit, spontane Bewegungen oder Reaktion auf Reize beeinträchtigen. Aus diesem Grund sollte Pethidin in der späten Geburtsphase nicht verabreicht werden.

F WAS PASSIERT, WENN ICH DEN WEHENSCHMERZ NICHT ERTRAGEN KANN?

A Denken Sie daran, daß die Wehen einfach ein Zeichen dafür sind, daß Ihr Körper hart arbeitet, um den Muttermund zu öffnen und das Baby durch den Geburtskanal zu treiben. Niemand kann vorhersagen, wie gut Sie mit den Schmerzen der ersten Geburtsphase zurechtkommen. Weitere Geburten folgen oft nicht demselben Muster.

F WELCHE FAKTOREN HABEN EINFLUSS DARAUF, WIE ICH MIT DEM GEBURTSSCHMERZ ZURECHTKOMME?

A Wie Sie mit den Wehen umgehen, hängt hauptsächlich von der Intensität der Schmerzen ab. Bestimmte Faktoren können den Umgang mit dem Schmerz ebenfalls beeinflussen, beispielsweise, wann Sie zuletzt gegessen und geschlafen haben, wie lange die Geburt dauert, wie die Kindslage ist und wie entspannt Sie sind. Ein bei der Geburt anwesender Partner kann Sie während der Kontraktionen durch Sprechen ablenken.

F KANN ICH DIE SCHMERZBEKÄMPFUNG PLANEN?

A Es ist eine gute Idee, über Methoden zur Schmerzbekämpfung nachzudenken und herauszufinden, welche zur Verfügung stehen, worin ihre Vorteile und ob mögliche Nebenwirkungen bestehen, ob Sie sie vor dem Einsetzen der Wehen einüben oder irgendwie organisieren müssen. Sie sollten jedoch verschiedenen Methoden gegenüber aufgeschlossen sein, da eine Geburt nicht immer nach Plan verläuft.

Die Verwendung eines TENS-Geräts

TENS (transkutane elektrische Nervenstimulation) ist ein batteriebetriebenes Gerät mit Drähten, die mit Pflastern am Körper befestigt werden.

Wie funktioniert es?
Ein schwacher Elektrostrom wird durch die Haut geleitet und reduziert die Schmerzbotschaften ans Gehirn. Gleichzeitig wird die Produktion von Endorphinen stimuliert, den natürlichen Schmerzmitteln des Körpers.

Warum sollte man diese Methode wählen?
Durch eine Handsteuerung können Sie das Gerät und die Intensität des Stroms kontrollieren. Sie können herumlaufen und aufrecht stehen. Es kann auch zusammen mit Entspannungs- und anderen Methoden zur Selbsthilfe eingesetzt werden.

Worin bestehen die Nachteile?
In den meisten Krankenhäusern steht dieses Gerät nicht zur Verfügung. Wenn Sie es ausprobieren wollen, müssen Sie es vorher mieten und mit ins Krankenhaus nehmen (siehe S. 232).

Die Anwendung
Drücken Sie zu Beginn einer Wehe einen Knopf auf der Handsteuerung. Elektrische Impulse verursachen ein leichtes Kribbeln, das den Schmerz blockiert.

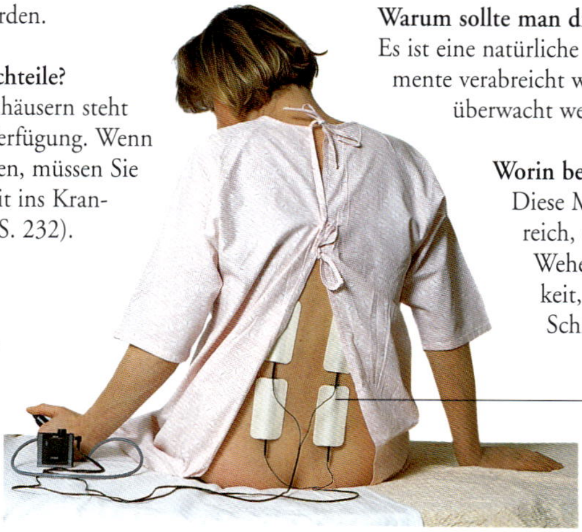

Zwei Paar Pflaster werden am unteren Rückenbereich befestigt.

Atemtechniken

Spezielle Atemtechniken helfen Ihnen, sich zu entspannen und die Schmerzreaktion zu mindern. Sie können zusammen mit anderen Arten der Schmerzbekämpfung eingesetzt werden (siehe S. 154).

Wie funktioniert es?
Bei dieser Methode, die als Psychoprophylaxe bezeichnet wird, werden vorher eingeübte Atemtechniken während der Wehentätigkeit eingesetzt. Die Konzentration auf die Atmung lenkt vom Schmerz ab und entspannt die Muskeln, so daß Anspannung, die den Schmerz verstärkt, reduziert wird. Damit diese Methode effektiv angewandt werden kann, sollten Sie sie in einem Kurs für Schwangere erlernen und üben.

Warum sollte man diese Methode wählen?
Es ist eine natürliche Methode, bei der keine Medikamente verabreicht werden und die nicht medizinische überwacht werden muß.

Worin bestehen die Nachteile?
Diese Methode ist nicht immer erfolgreich, da sie von Ihrer Reaktion auf den Wehenschmerz sowie von Ihrer Fähigkeit, sich auf etwas anderes als den Schmerz zu konzentrieren, abhängt.

Epidurale Anästhesie

F WARUM SOLLTE ICH EINE EPIDURALE ANÄSTHESIE IN BETRACHT ZIEHEN?

A Eine epidurale Anästhesie ist dann angebracht, wenn Sie, der Geburtshelfer oder die Hebamme das Gefühl haben, daß die Schmerzen unerträglich stark sind, daß das Baby nicht mit dem Rücken zur Bauchwand der Mutter liegt und intensive Kontraktionen wenig Fortschritt bringen (S. 160). Auch bei einem Kaiserschnitt oder wenn das Baby mit der Zange oder Saugglocke geholt werden muß, ist eine epidurale Anästhesie zu empfehlen, ebenso bei einer Mehrlingsgeburt oder wenn sich das Baby in der Steißlage befindet. Arzt oder Hebamme wird Ihnen sagen, wenn Sie aus medizinischer Sicht eine epidurale Anästhesie brauchen.

F WELCHE AUSWIRKUNG HAT EINE EPIDURALE ANÄSTHESIE AUF MICH?

A Eine Epiduralanästhesie soll den Schmerz und alle Empfindungen im Bauch blockieren. Sie kann jedoch auch die Nerven beeinflussen, die die Bewegung der Beine und die Blasenfunktion steuern, so daß sich die Beine recht schwer anfühlen und sich nur mit Mühe bewegen lassen und Sie außerdem nicht spüren, wenn Sie Wasser lassen müssen. Bei einer epiduralen Anästhesie müssen Sie liegen, dabei wird ein kleiner Kunststoffschlauch (Katheter) in die Harnröhre eingeführt, damit die Blase nicht zu voll wird. Dies könnte den Geburtsvorgang beeinträchtigen oder Blasenprobleme verursachen.

Wie funktioniert eine epidurale Anästhesie?

Eine epidurale Anästhesie betäubt die in den Bauch führenden Nerven in der Wirbelsäule. Mit einer kleinen Menge eines örtlichen Anästhetikums wird der untere Bereich des Rückens betäubt, bevor das Hauptbetäubungsmittel injiziert wird. Dies dauert etwa 20 bis 40 Minuten. Die Wirkung sollte mehrere Stunden anhalten. Das Betäubungsmittel kann dann alle paar Stunden erneut durch das Ende des Katheters, an dem sich ein Filterventil befindet, das Bakterien vor dem Eindringen in den Körper hindert, injiziert werden.

Das Verfahren

- Damit Ihr Blutdruck nicht plötzlich absinkt, kommen Sie an einen Tropf. Man wird Sie bitten, ganz ruhig auf der Seite zu liegen oder sich hinzusetzen, wenn der untere Rückenbereich steril gemacht wird.
- Der Anästhesist gibt Ihnen eine örtliche Betäubung.
- Der Anästhesist plaziert vorsichtig eine feine Hohlnadel zwischen zwei Wirbel im Lendenwirbelbereich.
- Um zu überprüfen, ob sich die Nadel an der richtigen Stelle befindet, wird eine kleine Menge Betäubungsmittel durch die Nadel injiziert. Sobald die Betäubung wirkt, wird ein Katheter durch die Nadel eingeführt und eine volle Dosis Betäubungsmittel gespritzt.

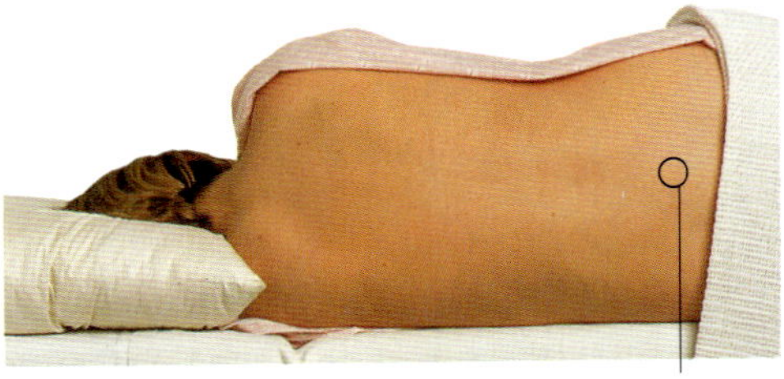

Position für eine epidurale Anästhesie

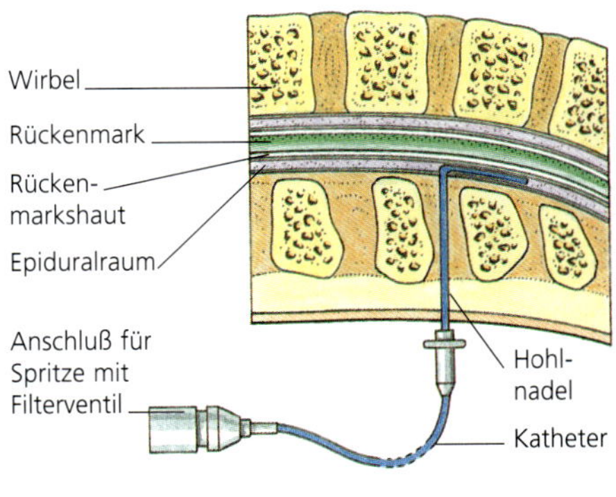

Den Katheter befestigen
Der Katheter oder Schlauch wird mit Klebeband am Rücken befestigt, so daß Sie sich bewegen können und das Betäubungsmittel, falls nötig, ergänzt werden kann.

F WER WIRD DIE EPIDURALE ANÄSTHESIE DURCHFÜHREN, UND WANN SOLLTE ICH DARUM BITTEN?

A Eine epidurale Anästhesie wird in der Regel von ausgebildeten Anästhesisten angelegt. Auf den meisten Entbindungsstationen stehen solche Fachärzte rund um die Uhr zur Verfügung. Fragen Sie in Ihrem Krankenhaus nach, um Enttäuschungen zu vermeiden. Wenn Sie in den Wehen liegen, ist es ratsam, lieber etwas früher um eine solche Anästhesie zu bitten, für den Fall, daß der Narkosearzt nicht gleich zur Stelle ist. Wenn Sie sich zu spät entscheiden, ist die Geburt vielleicht schon so weit fortgeschritten, daß eine epidurale Anästhesie nicht mehr ausgeführt werden kann, da das Baby sich bereits im Geburtskanal befindet und Sie pressen müssen.

F KANN ICH NOCH PRESSEN, WENN EINE EPIDURALE ANÄSTHESIE ANGELEGT WIRD?

A Man ist der Ansicht, daß die Schwangere mit einer epiduralen Anästhesie nicht pressen kann, da sie die Kontraktionen nicht spürt. Sie können pressen, aber die Hebamme muß ihre Hand auf Ihren Bauch legen, um die Kontraktionen zu fühlen, und Sie dann zum Pressen auffordern. Es ist nicht einfach, ohne den starken Drang, der normalerweise mit den Preßwehen kommt, zu pressen, aber es ist möglich. Alternativ kann die Hebamme warten, bis die Wirkung des Betäubungsmittels etwas nachläßt, so daß Sie die Kontraktionen spüren und selbst pressen können.

F MUSS ICH MIT EINER EPIDURALEN ANÄSTHESIE IM BETT BLEIBEN?

A Sie werden feststellen, daß es einfacher ist, im Bett zu bleiben, da es Ihnen wahrscheinlich schwerfällt, die Beine zu bewegen. Auf manchen Entbindungsstationen wird eine »mobile epidurale Anästhesie« angeboten, bei der ein Betäubungsmittel eingesetzt wird, das den Schmerz blockiert, es Ihnen aber dennoch ermöglicht, herumzulaufen und die Blase zu entleeren. Diese Alternative steht jedoch nicht überall zur Verfügung, und nicht alle Anästhesisten kennen sich damit aus.

F KANN EIN KAISERSCHNITT MIT EINER EPIDURALEN ANÄSTHESIE DURCHGEFÜHRT WERDEN?

A Durch die Verbesserungen bei Kaiserschnittoperationen wird vorzugsweise eine epidurale Anästhesie anstelle einer Vollnarkose gegeben. Auf diese Weise haben Sie die Möglichkeit, Ihr Baby gleich nach der Geburt zu sehen und zu halten (siehe S. 182). Außerdem ist eine epidurale Anästhesie sicherer als eine Vollnarkose, und Sie sind hinterher nicht schläfrig und müssen sich nach der Operation nicht so lange erholen.

F WORIN BESTEHT DER UNTERSCHIED ZWISCHEN EINER EPIDURALEN UND EINER SPINALEN ANÄSTHESIE?

A Bei einer epiduralen Anästhesie wird ein Katheter an Ihrem Rücken befestigt, so daß das Betäubungsmittel häufig nachinjiziert werden kann und Sie über Stunden schmerzfrei sind. Bei einer spinalen Anästhesie wird die Nadel in den Spinalkanal eingeführt; Sie erhalten eine kleine Injektion mit Betäubungsmittel, und die Nadel wird entfernt. Die Betäubung wirkt schneller als eine epidurale Anästhesie, aber sie hält nur ein bis zwei Stunden vor und kann nicht nachinjiziert werden. Beide Methoden der Schmerzbekämpfung bieten dieselbe Sicherheit.

F BESTEHT DAS RISIKO VON RÜCKENSCHMERZEN BEI EINER EPIDURALEN ANÄSTHESIE?

A In den letzten Jahren wurden umfangreiche Untersuchungen durchgeführt, um festzustellen, ob Frauen, die eine epidurale Anästhesie erhalten hatten, nach der Entbindung unter stärkeren Rückenschmerzen leiden als andere Frauen. Es gibt jedoch keinen Hinweis darauf, daß chronische Rückenschmerzen nach der Geburt mit einer epiduralen Anästhesie in Zusammenhang stehen. Viele Frauen leiden nach der Geburt einige Zeit lang unter Rückenschmerzen, doch das dürfte eher auf eine schwere Geburt als auf die epidurale Anästhesie zurückzuführen sein. Eine epdiruale Anästhesie kann manchmal Kopfschmerzen verursachen, die ein paar Stunden oder Tage anhalten können.

F KANN BEI EINER EPIDURALEN ANÄSTHESIE ETWAS SCHIEFGEHEN?

A Es ist praktisch unmöglich, daß eine epidurale Anästhesie zu Schädigungen oder Lähmung führt. Das einzige Problem kann darin bestehen, daß sie nur Teilbereiche betäubt (man bezeichnet dies als unvollständigen Block). In diesem Fall wird der Anästhesist erneut gerufen, um Abhilfe zu schaffen. Er tut dies, indem er den Schlauch in Ihrem Rücken vorsichtig bewegt, damit das Betäubungsmittel alle relevanten Nerven erreicht.

FRAGEN, DIE SIE STELLEN KÖNNEN

Steht auf der Entbindungsstation ständig ein Anästhesist zur Verfügung?

Wie lange bleibt der Katheter nach der epiduralen Anästhesie in meiner Blase?

Ich habe Probleme mit dem Rücken. Bedeutet das, daß ich keine epidurale Anästhesie haben kann?

Welche Art der Schmerzbehandlung ist für mich am besten?

	ATMUNG	AROMATHERAPIE	REFLEXZONENMASSAGE/HYPNOTHERAPIE/AKUPUNKTUR	MASSAGE
Muß ich diese Methode vorher organisieren oder üben, oder wird sie zur Verfügung gestellt?	Sie müssen lernen, wie Atmungstechniken funktionieren, und sie üben, bevor die Wehen einsetzen.	Sie brauchen Öle und eine Aromalampe und, falls die Therapie mit einer Massage kombiniert wird, eine Person, die Sie massiert.	Sie sollten die Methode vor Einsetzen der Wehen ausprobiert und mit dem Therapeuten vereinbart haben, daß er während der Geburt dabei ist.	Ihr Partner sollte schon vor der Geburt üben, Sie zu massieren (siehe S. 114). Vielleicht übernimmt dies auch die Hebamme, wenn sie Zeit hat.
Welche Wirkung hat sie auf mich?	Tiefe, kontrollierte, langsame Atmung lenkt Sie vom Schmerz ab, indem Sie sich auf etwas anderes konzentrieren. Sie lindert auch Übelkeit und Schwindel.	Sie fördert die Entspannung und reduziert Streß. Verwenden Sie nur Öle, die in der Schwangerschaft geeignet sind (siehe S. 114).	All diese Methoden helfen Ihnen, sich zu entspannen und Schmerzen zu verringern oder sich während der Geburt von den Schmerzen abzulenken (siehe S. 104).	Sie können sich besser entspannen, indem Streß und Anspannung vermindert und schmerzende und angespannte Muskeln gelockert werden.
Welche Wirkung hat sie auf das Baby?	Sie hat keine Auswirkungen auf Ihr Baby. Sie können sich entspannen, so daß die Geburt beschleunigt wird.	Sie hat keine Auswirkungen auf Ihr Baby, und wenn Sie entspannt sind, wird die Geburt besser voranschreiten.	Die Methoden wirken sich nicht auf Ihr Kind aus.	Es gibt keine Auswirkungen auf Ihr Baby.
Wie schnell funktioniert sie, wenn ich mich entscheide, sie anzuwenden?	Sofort	Wenn Sie die ätherischen und Basisöle bei Einsetzen der Wehen dabeihaben, kann die Wirkung sofort einsetzen.	Wenn der Therapeut mit der Behandlung beginnt, sollten Sie die Wirkung innerhalb von 15–30 Minuten spüren.	Sofort, aber achten Sie darauf, daß jemand da ist, der sich mit den Massagetechniken auskennt.
Wie lange hält sie an?	Solange Sie die Atmung kontrollieren.	Egal, ob diese Methode mit Unterbrechungen oder die ganze Zeit über eingesetzt wird, Sie sollten die positive Wirkung während der ganzen Geburt über spüren.	Die Wirkung ist, abhängig von der angewendeten Therapie und den behandelten Symptomen, unterschiedlich und kann bei allen drei Methoden die ganze Geburt über anhalten.	Richtig durchgeführt, kann die Wirkung der Massage beträchtliche Zeit anhalten.
Kann ich sie mit anderen Methoden der Schmerzlinderung kombinieren?	Ja, Sie können diese Technik in Verbindung mit anderen Methoden der Schmerzlinderung einsetzen.	Ja, sie wird häufig mit einer Massage (siehe S. 114) und mit anderen Arten der Schmerzlinderung kombiniert.	Ja, vielleicht stellen Sie fest, daß sie, für sich allein angewendet, die Schmerzen nicht ausreichend lindern.	Ja, Sie können sie mit anderen Methoden der Schmerzlinderung kombinieren.
Kann ich sie bei einer Hausgeburt einsetzen?	Ja	Ja	Ja	Ja
Kann ich sie einsetzen, bevor ich ins Krankenhaus komme?	Ja	Ja	Ja	Ja

AUFENTHALT IM WASSER	TENS	GAS-LUFT-GEMISCH (LACHGAS-SAUERSTOFF-GEMISCH)	PETHIDIN ODER ANDERE OPIUMÄHNLICHE MEDIKAMENTE	EPIDURALE/SPINALE ANÄSTHESIE
Möglicherweise verfügt die Entbindungsstation über eine Badewanne, für die frühe Phase der Geburt, oder über eine Geburtswanne. Fragen Sie nach.	Möglicherweise können Sie ein TENS-Gerät vom Krankenhaus mieten. Wenn nicht, müßen Sie sich in einer Spezialfirma erkundigen, ob Sie es dort bekommen.	Es wird im Krankenhaus und von der Hebamme bei einer Hausgeburt zur Verfügung gestellt.	Es steht auf allen Entbindungsstationen zur Verfügung und wird bei einer Hausgeburt von der Hebamme mitgebracht (siehe unten).	Sie wird nur im Krankenhaus angewandt. Fragen Sie am besten dort nach.
Schmerzen werden gelindert, da das Wasser Sie trägt; Sie müssen eventuell die Wanne verlassen, damit der Geburtsvorgang überwacht werden kann (siehe S. 158).	Es verringert die Schmerzintensität, indem die Schmerzreize reduziert und die körpereigenen Schmerzmittel – die Endorphine – stimuliert werden.	Es lindert die schlimmsten Schmerzen, kann aber zu Schwindel, Schläfrigkeit und Übelkeit führen (siehe S. 150).	Es erleichtert die Schmerzen, kann aber Schwindel und Übelkeit verursachen. Möglicherweise brauchen Sie gleichzeitig eine Injektion gegen Übelkeit (siehe S. 150).	Sie sollte Bauch, After und Scheide betäuben, so daß Sie nichts mehr fühlen. Ihr Blutdruck könnte leicht abfallen (siehe S. 152).
Es gibt keine negativen Auswirkungen auf Ihr Kind, solange die Wassertemperatur kontrolliert wird.	Es hat keine Auswirkungen auf Ihr Baby.	Es hat keine Auswirkungen auf Ihr Baby.	Es kann das Baby schläfrig machen und Auswirkungen auf seine Atmung haben. Man gibt etwas Sauerstoff, um das Baby aufzuwecken.	Sie hat keine Auswirkungen auf Ihr Baby, es sei denn, Ihr Blutdruck sinkt und die Blutversorgung der Plazenta wird verringert.
Vorausgesetzt, Sie haben dies vorher arrangiert, setzt die Wirkung ein, sobald Sie im Wasser sitzen.	Nachdem das Gerät eingeschaltet und die Leistung auf die richtige Stärke eingestellt wurde, ist die Wirkung sofort spürbar.	Im Krankenhaus oder bei einer Hausgeburt von der Hebamme zur Verfügung gestellt, sollte die Wirkung sofort einsetzen.	Dies kann 10–20 Minuten dauern. Es wird eine innere Untersuchung vorgenommen, um sicherzugehen, daß die Geburt nicht kurz bevorsteht.	Dies kann 30–45 Minuten dauern. Durch eine Untersuchung wird bestätigt, daß die Geburt nicht unmittelbar bevorsteht.
Die Wirkung dauert an, solange Sie im Wasser bleiben, läßt aber wahrscheinlich nach, wenn die Wehen schmerzhafter werden.	Der Reiz hat Auswirkung auf die Kontraktionen, aber die Gesamtwirkung sollte länger anhalten. Die Methode ist bei schmerzhaften Wehen nicht so wirksam.	Die Wirkung läßt nach wenigen Sekunden nach, aber Sie können es die ganze Geburt über anwenden.	Es dauert 20 Minuten, bis es wirkt, und sollte etwa drei Stunden vorhalten.	Dies hängt von der Art der epiduralen Anästhesie ab (siehe S. 153); man kann sie aber nachinjizieren und so die Schmerzen während der ganzen Geburt ausschalten.
Ja, in Grenzen. Sie können Lachgas oder auch Pethidin anwenden, aber es ist unmöglich, eine epidurale Anästhesie auszuführen.	Ja, aber ein Aufenthalt im Wasser ist nicht möglich.	Ja, Sie können es zusammen mit allen anderen Methoden der Schmerzlinderung anwenden.	Ja, Sie könnten es zusammen mit Massage, Atemtechniken, Lachgas oder sogar einer epiduralen Anästhesie einsetzen.	Sie sollte die Schmerzen vollständig blokkieren, so daß Sie nichts anderes brauchen. Falls nötig, kann zusätzlich Lachgas verwendet werden.
Ja	TENS ist ideal für eine Hausgeburt.	Ja, die Hebamme bringt Lachgas mit.	Ja, Ihre Hebamme kann es mitbringen. Es muß verschrieben und in der Apotheke abgeholt werden.	Nein, weil sie von einem Anästhesisten angelegt werden muß.
Ja	Ja, üben Sie den Gebrauch vor Einsetzen der Wehen. Die Verwendung in der frühen Geburtsphase ist am effektivsten.	Nein, es kann nur unter medizinischer Aufsicht eingesetzt werden.	Nein, Sie müssen dazu ins Krankenhaus kommen.	Nein, sie muß im Krankenhaus von einem Anästhesisten angelegt werden.

GEBURTSBEGINN

F WELCHES SIND DIE ERSTEN ANZEICHEN FÜR DEN BEGINN DER GEBURT?

A Es gibt mehrere Anzeichen dafür, daß die erste Phase der aus drei Phasen bestehenden Geburt begonnen hat. Diese Anzeichen lassen sich in zwei Gruppen unterteilen: in jene, die mögliche Symptome, und solche, die absolute Anzeichen für die Wehentätigkeit sind (siehe Tabelle S. 157). Es gibt bestimmte Anzeichen, beispielsweise die Lösung des Schleimpfropfes (siehe unten) mehrere Tage oder auch Wochen, bevor die Wehen tatsächlich einsetzen, so daß Sie vielleicht denken, die Geburt habe bereits begonnen. Tatsächlich ist das einzig echte Anzeichen für das Einsetzen der Wehen das Auftreten häufiger und regelmäßiger Kontraktionen, die zur Öffnung des Muttermunds führen.

F WAS HAT ES MIT DEM SCHLEIMPROPF AUF SICH?

A Während der Schwangerschaft versiegelt ein Pfropf aus gallertartigem Schleim das untere Ende des Muttermunds, damit sich keine Infektionen in der Gebärmutter ausbreiten können. Dieser Pfropf löst sich gegen Ende der Schwangerschaft, und obwohl dies auch ein Zeichen für das baldige Einsetzen der Wehen ist, kann er sich bis zu sechs Wochen vor der Geburt lösen, ohne daß dies dem Fetus schadet.

F WAS SOLLTE ICH TUN, WENN SICH DER SCHLEIMPFROPF LÖST?

A Versuchen Sie, nicht in Panik zu geraten, wenn Sie eine kleine Menge Blut verlieren. Es ist normal, daß der Pfropf aus klarem oder trübem Schleim entweder frisches rotes oder altes dunkles Blut enthält (wie gegen Ende der Periode). Wenn keine anderen Symptome auftreten, beispielsweise starke, regelmäßige Kontraktionen, ist dies kein absolut sicheres Zeichen dafür, daß die Geburt eingesetzt hat.

F WIE WEISS ICH, DASS ICH KEINE ECHTEN WEHEN HABE?

A Es werden regelmäßige Braxton-Hicks-Kontraktionen auftreten (siehe S. 81), die man häufig mit echten Wehen verwechselt, besonders dann, wenn sie sehr stark sind. Der Unterschied zwischen diesen »Übungskontraktionen« und den Wehen selbst besteht darin, daß sie unregelmäßig auftreten und dann nachlassen, während Wehen normalerweise langsam einsetzen und intensiver und häufiger werden.

F ICH HABE REGELMÄSSIGE, UNANGENEHME KONTRAKTIONEN. WAS SOLL ICH TUN?

A Messen Sie die Dauer der Kontraktionen vom Anfang einer Wehe bis zum Anfang der nächsten, und achten Sie darauf, wie häufig sie auftreten. Es gibt keine festen Regeln, aber als Richtschnur gilt: Wenn sie regelmäßig sind (weniger als 30 Minuten Abstand) und stark, sollten Sie Hebamme, Arzt oder Krankenhaus benachrichtigen.

F WAS HAT DAS PLATZEN DER FRUCHTBLASE ZU BEDEUTEN, UND WANN KANN ICH DAMIT RECHNEN?

A Die Fruchtblase enthält das Fruchtwasser, das Ihr Baby in der Gebärmutter umgibt und schützt (siehe S. 54). Die Fruchtblase platzt normalerweise, wenn sich der Muttermund öffnet und die Geburt tatsächlich beginnt. Wenn die Fruchtblase nicht spontan platzt, kann sie von der Hebamme oder dem Arzt gesprengt werden, um die Geburt zu beschleunigen (siehe S. 164).

F WIE STELLE ICH FEST, DASS MEINE FRUCHTBLASE GEPLATZT IST, UND WAS MUSS ICH TUN?

A Wenn es sich um eine große Flüssigkeitsmenge handelt, wissen Sie zweifellos, was passiert ist. Doch wenn die Fruchtblase platzt, aber das Fruchtwasser nur herauströpfelt, legen Sie eine Binde an und überprüfen sie. Urin sieht anders aus und riecht anders als Fruchtwasser. Das Fruchtwasser ist normalerweise klar oder von leicht strohiger Farbe und geruchlos. Außerdem können Sie das Abfließen nicht kontrollieren. Wenn Sie der Meinung sind, daß die Fruchtblase geplatzt ist, benachrichtigen Sie Ihre Hebamme, Ihren Arzt oder die Entbindungsstation. Was als nächstes passiert, hängt davon ab, ob die Wehen eingesetzt haben oder nicht.

F WAS PASSIERT, WENN MEINE FRUCHTBLASE PLATZT, BEVOR DIE WEHEN EINGESETZT HABEN?

A Wenn Sie sich in der 37. bis 42. Schwangerschaftswoche befinden und die Fruchtblase ohne Einsetzen der Wehen geplatzt ist (siehe nächste Seite), ist es sehr wahrscheinlich, daß die Geburt in den nächsten 24 Stunden beginnt. Bei über 90 Prozent der Frauen setzt die Geburt innerhalb von 48 Stunden ein. In bestimmten Situationen wird sie künstlich eingeleitet (siehe S. 159).

F WIE WEISS ICH, OB IRGEND ETWAS ANLASS ZUR SORGE GIBT?

A Wenn Ihre Fruchtblase platzt und das Wasser dunkelgrün gefärbt ist, enthält es Mekonium, eine Substanz im Verdauungssystem des Kindes (siehe S. 62). Sie wird in der Regel beim ersten Stuhlgang nach der Geburt abgegeben. Geschieht dies früher, kann es auf eine Notlage des Kindes hinweisen, und Sie sollten sofort Ihren Arzt informieren. Wenn die Flüssigkeit mit frischem Blut vermischt ist oder eine hellrote, frische Blutung vorliegt, nachdem die Fruchtblase geplatzt ist, müssen Sie sich sofort untersuchen lassen.

F WAS SOLL ICH TUN, WENN MEINER MEINUNG NACH DIE WEHEN EINGESETZT HABEN?

A Echte Wehen treten regelmäßig auf und werden intensiver und häufiger. Ist dies bei Ihnen der Fall, rufen Sie Ihre Hebamme oder die Entbindungsstation an. Wahrscheinlich wird Ihre Hebamme Sie aufsuchen, oder man wird Sie bitten, ins Krankenhaus zu kommen, um zu überprüfen, ob die Geburt tatsächlich unmittelbar bevorsteht. Nehmen Sie Ihre medizinischen Unterlagen und die gepackte Tasche mit ins Krankenhaus. Versuchen Sie, nicht in Panik zu geraten. Sie haben sich auf diesen Augenblick vorbereitet und in der Regel viel Zeit.

WIE STELLE ICH FEST, DASS DIE GEBURT EINGESETZT HAT?

Das einzige echte Anzeichen für die erste Geburtsphase sind regelmäßige Kontraktionen, die zur Öffnung des Muttermunds führen. Ob dies tatsächlich der Fall ist, muß durch eine Untersuchung festgestellt werden. Wenn Sie Zweifel haben, überprüfen Sie die bei Ihnen auftretenden Symptome anhand dieser Tabelle, und benachrichtigen Sie Ihre Hebamme, Ihren Arzt oder das Krankenhaus, um sich zu informieren und beruhigen zu lassen.

SIE HABEN	WENN ...	WAS ZU TUN IST	ABER WENN ...	WAS ZU TUN IST
Kontraktionen	1 oder 2 Kontraktionen pro Stunde	Warten Sie ab – die Geburt hat noch nicht begonnen	Die Kontraktionen treten 5- bis 10minütig auf	Rufen Sie die Hebamme oder Entbindungsstation an
Die Bewegungen des Babys sind nicht mehr so häufig	Mit oder ohne Kontraktionen	Bitten Sie die Hebamme oder Entbindungsstation um Rat	Alle Bewegungen haben aufgehört	Fahren Sie sofort ins Krankenhaus
Starke Kontraktionen	Im Abstand von weniger als 5 Minuten	Rufen Sie das Krankenhaus an und fahren Sie dort hin	Manche Kontraktionen sind schwach und unregelmäßig	Rufen Sie die Hebamme oder Entbindungsstation an
Die Fruchtblase ist geplatzt	→	Bitten Sie die Hebamme oder Entbindungsstation um Rat	Mit dunkelgrüner Verfärbung (Mekonium)	Fahren Sie sofort ins Krankenhaus
Der Schleimpfropf hat sich gelöst	→	Bitten Sie die Hebamme oder Entbindungsstation um Rat	Mit viel Blut	Fahren Sie ins Krankenhaus
Ständige Rückenschmerzen	Sie können durch eine Änderung der Position oder Massage gelindert werden	Warten Sie ab	Sie lassen nicht nach und treten mit anderen Symptomen auf (siehe oben)	Bitten Sie die Hebamme oder Entbindungsstation um Rat
Durchfall	Ohne andere Anzeichen (siehe oben)	Warten Sie ab	Zusammen mit anderen Symptomen (siehe oben)	Bitten Sie die Hebamme oder Entbindungsstation um Rat
Das starke Verlangen zu pressen	→	Die Geburt hat begonnen	→	Bitten Sie die Hebamme oder Entbindungsstation um Rat

Das Krankenhaus aufsuchen

F MUSS ICH DAS KRANKENHAUS INFORMIEREN, DASS ICH UNTERWEGS BIN?

A Benachrichtigen Sie das Krankenhaus, in dem Sie entbinden wollen und das Sie wahrscheinlich schon einmal aus informativen Gründen aufgesucht haben, und teilen Sie dem Personal mit, daß die Wehentätigkeit begonnen hat und Sie auf dem Weg sind, damit alles für Sie vorbereitet werden kann. Wenn es sich um einen Notfall handelt, können Sie natürlich ohne vorherige Anmeldung in die Klinik fahren.

F WAS PASSIERT, WENN ICH IM KRANKENHAUS EINTREFFE?

A Man wird Sie auf der Station begrüßen und Sie der Hebamme, falls sie Ihnen noch nicht bekannt ist, vorstellen. Anschließend gehen Sie auf Ihr Zimmer, ziehen ein Nachthemd oder T-Shirt an und machen sich mit der Station vertraut. Die Hebamme wird mit Ihnen über Ihre bis jetzt aufgetretenen Symptome sprechen und Mutterpaß und Geburtsplan (falls vorhanden) in Augenschein nehmen.

F WERDEN IM KRANKENHAUS BESTIMMTE UNTERSUCHUNGEN DURCHGEFÜHRT?

A Es werden Temperatur, Blutdruck und Puls gemessen; der Urin wird auf Eiweiß, Zucker und Blut untersucht. Die Hebamme wird Ihren Bauch abtasten, um die Kindslage sowie die Stärke und Häufigkeit der Wehen festzustellen. Die Herztöne des Babys werden mit einem Kardiotokographen (CTG) überprüft, um sicherzustellen, daß es sich nicht in einer Notlage befindet und alles in Ordnung ist (siehe unten). Eine ständige Überwachung wird notwendig sein, wenn es Komplikationen, etwa eine Steißlage, gibt, wenn Sie Zwillinge, ein sehr kleines oder sehr großes Baby erwarten oder Mekonium im Fruchtwasser haben.

F WIE BESTÄTIGT DIE HEBAMME, DASS DIE GEBURT EINGESETZT HAT?

A Die Hebamme bestätigt dies, indem Sie eine Untersuchung durchführt, um festzustellen, ob der Muttermund schon weich genug ist und sich langsam öffnet (siehe S. 161).

Wie werden die Herztöne meines Babys überwacht?

Ein CTG (Kardiotokograph) zeichnet die Herztöne Ihres Babys und Ihre Wehen auf. Wenn die Herztöne normal sind und es keinen Anlaß zur Sorge gibt, wird man das CTG wieder entfernen, so daß Sie sich frei bewegen können. Im Verlauf der Geburt wird die Hebamme die Herztöne Ihres Babys immer wieder abhören.

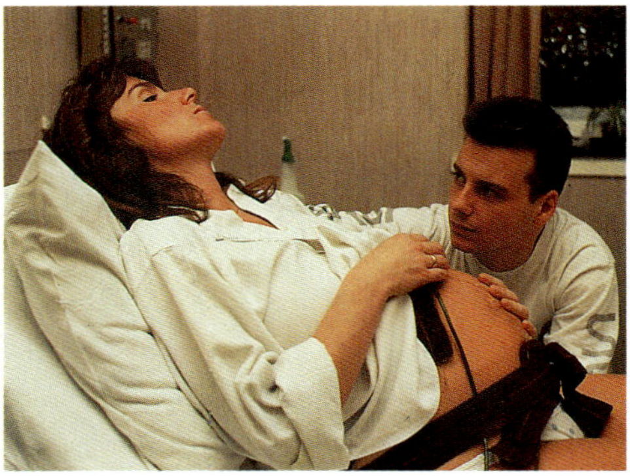

Wie das CTG funktioniert
Der CTG-Schallkopf wird mit zwei Gürteln sicher an Ihrem Bauch befestigt. Die Herztöne des Babys werden mit Ultraschall gemessen.

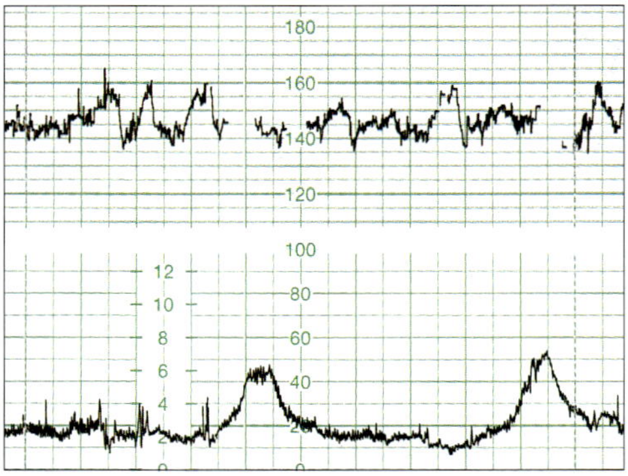

Was der Ausdruck des CTG anzeigt
Die obere Linie zeigt die Herztöne des Babys an, die untere Ihre Kontraktionen. So kann man feststellen, ob sich das Kind in einer Notlage befindet.

Was ist eine eingeleitete Geburt?

Manchmal ist es nötig, die Geburt künstlich einzuleiten. Man bezeichnet dies als induzierte Geburt oder, wenn die Fruchtblase bereits geplatzt ist, als stimulierte Geburt. Eine Geburt kann leichter eingeleitet werden, wenn Sie schon ein oder mehrere Kinder geboren haben oder der Muttermund bereits geöffnet ist.

Wann die Geburt eingeleitet wird

- Wenn Sie bereits in der 42. oder in manchen Fällen in der 43. Schwangerschaftswoche, also »über dem Termin« sind.
- Wenn sich die Ärzte Sorgen machen, daß sich das Wachstum des Babys verringert oder aufgehört hat, es sich nicht ausreichend bewegt, eine zu geringe Fruchtwassermenge vorhanden ist oder die Plazenta den Fetus nicht mehr ernährt (Plazentainsuffienz).
- Wenn Sie die 40. Woche erreicht und ein medizinisches Problem haben, so daß eine frühzeitige Entbindung in Ihrem Interesse liegt.
- Wenn Sie die 40. Woche erreicht haben und ein wichtiges persönliches Interesse daran haben, daß Ihr Baby geboren wird.
- Wenn Ihr Baby beispielsweise ein »Loch in der Herzwand« hat, das operiert werden muß, ist es im Interesse Ihres Kindes, zu den normalen Dienstzeiten im Krankenhaus geboren zu werden, wenn die benötigten Fachärzte zur Verfügung stehen.
- Wenn bei Ihnen eine Präeklampsie auftritt, entscheiden die Ärzte zu Ihrer und zur Sicherheit des Babys möglicherweise, die Geburt einzuleiten. Dies kann schon einige Wochen vor dem errechneten Geburtstermin der Fall sein. Während der Geburt wird Ihr Blutdruck überprüft.

Das Vorgehen bei der Einleitung einer Geburt

Zuerst überprüft der Geburtshelfer, ob das Baby mit dem Kopf nach unten in der Gebärmutter liegt und ob er schon ins Becken eingetreten ist. Dann wird festgestellt, ob der Muttermund reif ist. Man wird Sie bitten, zu einer bestimmten Uhrzeit an einem bestimmten Tag wieder im Krankenhaus zu erscheinen, um die Geburt einzuleiten. Wenn Sie eintreffen, werden die kindlichen Herztöne etwa eine halbe Stunde lang mit dem CTG überwacht (siehe links), um sicherzustellen, daß keine Notlage vorliegt. Dann wird die Geburt mit einer der folgenden Methoden eingeleitet:

- **Prostaglandin** (vaginales Gel oder Tabletten) Diese Substanz kommt von Natur aus in der Gebärmutterschleimhaut vor. Eine ihrer Funktionen besteht darin, Kontraktionen der Gebärmutter zu stimulieren, so daß die Geburt einsetzen kann. Ist der Muttermund noch fest verschlossen, gibt die Hebamme oder der Arzt Gel oder eine Tablette mit synthetischem Prostaglandin in Ihre Scheide. Dies wird möglicherweise mehrmals am Tag wiederholt und eventuell am nächsten fortgesetzt, bis die Wehen einsetzen oder sich der Muttermund so weit geöffnet hat, daß die Fruchtblase gesprengt werden kann. Der Vorteil dieser Methode besteht darin, daß Sie sich frei bewegen und herumlaufen können.
- **Künstliche Sprengung der Fruchtblase** Wenn der Muttermund sich weit genug geöffnet hat, kann die Geburt eingeleitet werden. Der Arzt oder die Hebamme wird eine Untersuchung durchführen und dann mit einem langen, dünnen Kunststoffhaken über die zarte Fruchtblase streichen, was meist ausreicht, sie zu sprengen (siehe S. 164).
- **Syntocinon** Diese synthetische Substanz wird über einen Tropf in Ihren Arm eingeführt, um starke und regelmäßige Wehen zu stimulieren. Die Substanz ähnelt dem Oxytocin, einem Hormon, das von der Hirnanhangsdrüse produziert wird und Kontraktionen der Gebärmutter verursacht, so daß die Geburt in Gang kommt. Diese Methode wird oft mit der künstlichen Sprengung der Fruchtblase (siehe oben) kombiniert und ist unbedenklich; wird aber zu viel Syntocinon verabreicht, kann sich die Gebärmutter zu stark zusammenziehen. Außerdem können die Kontraktionen sehr schmerzhaft werden.

Warum Geburten nicht häufiger eingeleitet werden

Obwohl Geburten in der Regel erfolgreich eingeleitet werden können, geschieht dies nicht sehr häufig oder auf Wunsch der werdenden Mutter, weil dabei auch das Risiko besteht, daß die Geburt nicht einsetzt. Tritt dieser Fall ein, muß ein Kaiserschnitt durchgeführt werden. Bei Einleitung einer Geburt steigt auch die Wahrscheinlichkeit, daß die Entbindung mit Hilfe von Zange oder Saugglocke (siehe S. 180) vorgenommen werden muß. Eine induzierte Geburt ist weniger von Erfolg gekrönt, wenn der Muttermund noch völlig verschlossen und der Kopf des Babys noch nicht ins Becken eingetreten ist.

Was Sie bedenken sollten

Eine eingeleitete Geburt kann schmerzhafter sein und länger dauern als eine, die auf natürliche Weise einsetzt. Möglicherweise brauchen Sie eine epidurale Anästhesie. Sie sind dann ausreichend vorbereitet, falls später ein Kaiserschnitt oder eine Entbindung mit der Geburtszange oder Saugglocke nötig sein sollte.

Die erste Geburtsphase

F WAS SIND DIE HAUPTPHASEN DER GEBURT?

A Bei einer Geburt lassen sich drei Phasen voneinander unterscheiden: Die erste Phase beginnt mit regelmäßigen Kontraktionen, die den Muttermund öffnen. Sie dauert an, bis der Muttermund ganz geöffnet ist (etwa 10 cm). Jetzt setzt die zweite Phase ein und schließt mit der Geburt des Kindes ab. Daran schließt sich die dritte Phase an, die mit dem Ausstoßen der Plazenta endet.

F WIE LANGE DAUERN DIE EINZELNEN PHASEN?

A Jede Geburt ist anders und die Dauer ganz unterschiedlich, doch grob gerechnet gehen die Ärzte davon aus, daß die erste Phase 8 bis 14 Stunden dauert, die zweite eine bis zwei Stunden und die dritte 10 bis 60 Minuten. Wenn Sie Ihr erstes Kind erwarten oder die Geburt eingeleitet werden muß, kann es länger dauern. Beim zweiten Kind kann die Geburt kürzer sein.

F WANN SOLLTE ICH MIT DEM PERSONAL ÜBER MEINEN GEBURTSPLAN ODER MEINE WÜNSCHE SPRECHEN?

A Wenn die Hebamme bestätigt hat, daß die Wehen eingesetzt haben, sollten Sie mit ihr über Ihren Geburtsplan sprechen, wenn dies nicht bereits geschehen ist (siehe S. 138). Sie wollen auf diese Weise Ihre Einstellung klarmachen.

F WAS PASSIERT, WENN FESTGESTELLT WURDE, DASS DIE WEHEN EINGESETZT HABEN?

A Wenn alle zehn Minuten etwa zwei bis vier Kontraktionen auftreten, werden Sie, Ihr Kind und der Geburtsfortgang regelmäßig überwacht. In vielen Krankenhäusern wird der Geburtsablauf in einer Tabelle, einem sogenannten Partogramm, festgehalten. Es zeigt, wie schnell sich der Muttermund erweitert, und dient als optischer Anhaltspunkt, um Komplikationen rechtzeitig zu erkennen und zu verhindern.

Die Kindslage

Die Kindslage hat Einfluß auf die Geburt. Damit das Baby leicht durch den Geburtskanal gleiten kann, ist die beste Position die Scheitellage, wobei der Rücken zu Ihrer Bauchwand zeigt (Hinterhauptlage vorn). Wenn der Rücken des Babys in Richtung Ihres Rückens zeigt (Hinterhauptlage hinten), befindet sich der breiteste Teil des kindlichen Kopfes vor dem Geburtskanal. Dies kann zu Rückenschmerzen bei der Schwangeren und zu einer längeren Geburt führen, bei der am Ende Zange oder Saugglocke eingesetzt werden müssen (siehe S. 180). Bei der Steißlage erscheinen zuerst die Füße oder das Gesäß.

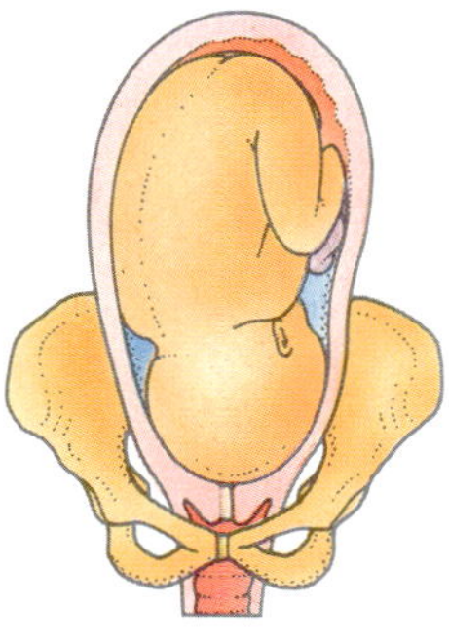

HINTERHAUPTLAGE VORN
Der Kopf des Babys befindet sich unten, sein Rücken zeigt in Richtung Ihrer Bauchwand.

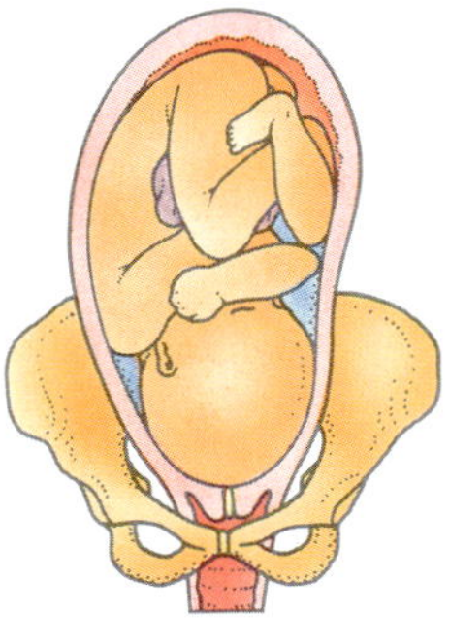

HINTERHAUPTLAGE HINTEN
Der Kopf des Babys befindet sich unten, sein Rücken zeigt in Richtung Ihrer Wirbelsäule.

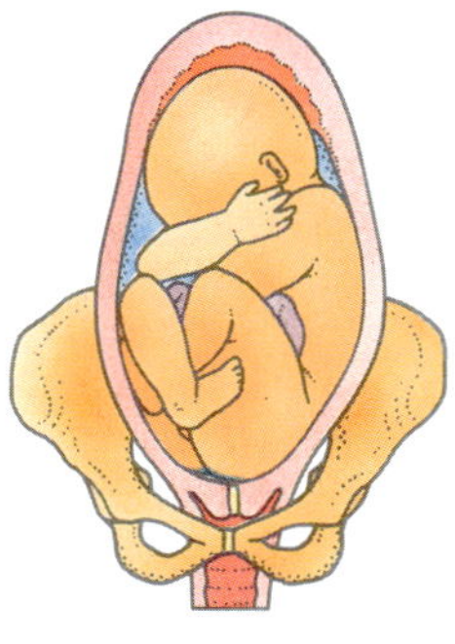

STEISSLAGE
Das Gesäß des Babys befindet sich unten, wobei seine Beine angezogen sind.

F WIE WERDE ICH MICH IN DER ERSTEN GEBURTSPHASE FÜHLEN?

A Wahrscheinlich tritt eine Reihe von intensiven Gefühlen auf. In einem Augenblick werden Sie freudig erregt sein, im anderen wieder verzagt, ängstlich und erschöpft. Vielleicht sind Sie auch die ganze Zeit über hochgestimmt. Bisweilen gelangen Sie auch an Ihre körperlichen Grenzen. Drücken Sie Ihre Gefühle aus, lachen oder weinen Sie, je nachdem, wie Sie sich fühlen. Das fördert die Entspannung und somit auch den Geburtsvorgang. Vielleicht nehmen Sie Ihre Umgebung auch gar nicht richtig wahr, weil Sie sich ganz darauf konzentrieren, zu pressen und Ihr Baby zu gebären.

F WIRD DIE ERSTE PHASE SEHR SCHMERZHAFT SEIN?

A Das Ausmaß der Schmerzen variiert von Frau zu Frau. Die Schmerzen nehmen in der Regel gegen Ende der ersten Geburtsphase zu, wenn die Kontraktionen intensiver werden und der Muttermund fast ganz geöffnet ist.

F BRAUCHE ICH IN DER ERSTEN PHASE EIN SCHMERZMITTEL?

A Das hängt von der Intensität der Kontraktionen ab und davon, wie Sie mit den Schmerzen umgehen. Wenn Sie sich wegen des Geburtsfortgangs Sorgen machen, wird man Sie fragen, ob Sie eine Schmerzbehandlung wünschen, und Ihnen entsprechende Vorschläge machen (siehe S. 154).

F BEGINNT DER MUTTERMUND, SICH ZU ÖFFNEN, WENN DIE KONTRAKTIONEN EINSETZEN?

A Nein, der Muttermund muß erst weich sein, bevor er sich öffnen kann. Die Geburt setzt nicht immer zusammen mit den Wehen ein. Sie können stundenlang oder sogar ein, zwei Tage unregelmäßige, schmerzhafte Kontraktionen haben, bevor sich der Muttermund öffnet, besonders dann, wenn Sie Ihr erstes Kind erwarten. Wahrscheinlich sind Sie dann erschöpft und leiden unter Übelkeit. Man nennt dies »verlängerte latente Phase«.

F WAS PASSIERT, WENN DIE KONTRAKTIONEN WÄHREND DER ERSTEN PHASE NACHLASSEN?

A Die Kontraktionen können manchmal regelmäßig beginnen, aber dann plötzlich nachlassen. Wenn dieser Zustand eintritt und der Geburtsvorgang für ein paar Stunden zum Stillstand kommt, wird die Hebamme die Sprengung der Fruchtblase vorschlagen (wenn sie nicht schon von selbst geplatzt ist) oder die Wehen künstlich mit Syntocinon anregen (siehe S. 159 und 164).

WIE SICH DER MUTTERMUND ÖFFNET

Die erste Geburtsphase beginnt mit dem Einsetzen regelmäßiger Kontraktionen. Dies führt zum sogenannten »Verstreichen« des Muttermunds. Wenn der Muttermund weich geworden ist, öffnet er sich langsam mit Hilfe der Kontraktionen, so daß der Kopf des Babys austreten kann.

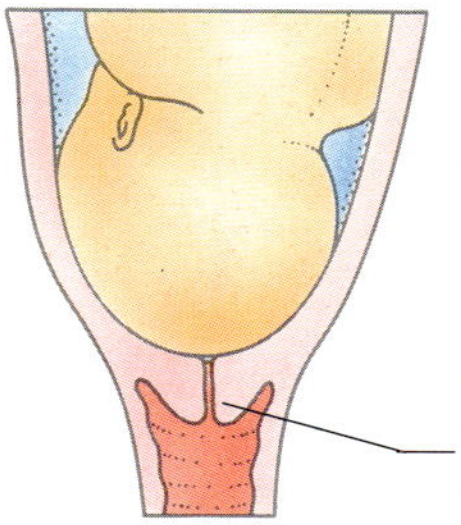

VOR EINSETZEN DER GEBURT
Der Muttermund ist dick und geschlossen (»nicht verstrichen«), und der Kopf des Babys ins Becken eingetreten.

Der Muttermund ist geschlossen

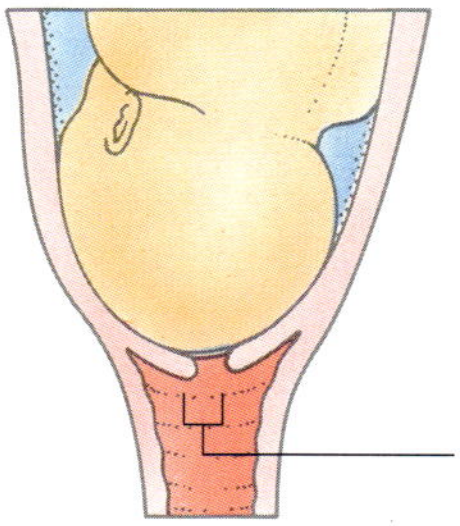

FRÜHE ERSTE PHASE
Der Muttermund wird dünner und weicher (verstrichen), bevor er sich dehnen und öffnen kann.

Der Muttermund öffnet sich langsam

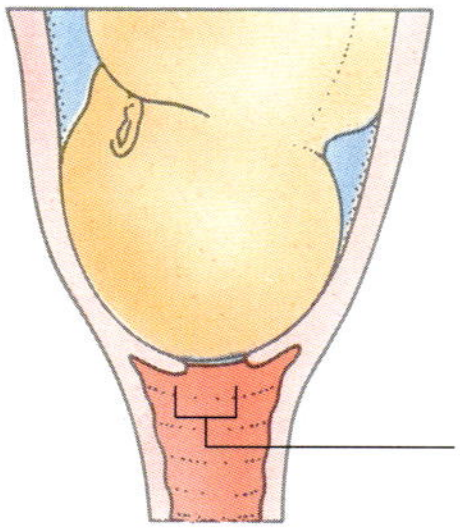

SPÄTE ERSTE PHASE
Bei einer Öffnung von etwa 5 cm ist der Muttermund etwa halb geöffnet.

Der Muttermund öffnet sich weiter

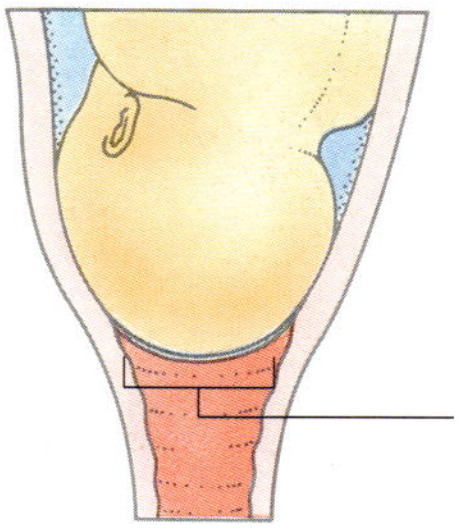

GANZ GEÖFFNET
Der Muttermund ist ganz geöffnet, wenn die Öffnung etwa 10 cm im Durchmesser beträgt.

Der Muttermund ist jetzt ganz geöffnet

Positionen für die erste Phase

In der ersten Phase, wenn Sie noch nicht das Bedürfnis haben zu pressen, können Sie sich frei bewegen und eine bequeme Position suchen. Manche Frauen nehmen instinktiv eine Stellung ein, die für sie geeignet ist, und behalten sie dann während der gesamten ersten Phase bei. Andere laufen lieber herum und bleiben so lange wie möglich in einer aufrechten Haltung. Dies ist sinnvoll, denn die Schwerkraft trägt dazu bei, daß das Gewicht des Babys auf den Muttermund drückt und sich so leichter öffnet. Wenn Sie sich bewegen wollen, machen Sie einen kleinen Rundgang im Entbindungszimmer und stellen Sie Stühle an strategischen Punkten auf, so daß Sie stehenbleiben und sich während einer Wehe auf die Atmung konzentrieren können. Probieren Sie verschiedene Positionen aus, bis Sie eine gefunden haben, die Ihnen zusagt.

Stehen
Stellen Sie sich hinter einen Stuhl, und stützen Sie sich auf die Lehne. So können Sie sich während einer Wehe ausruhen.

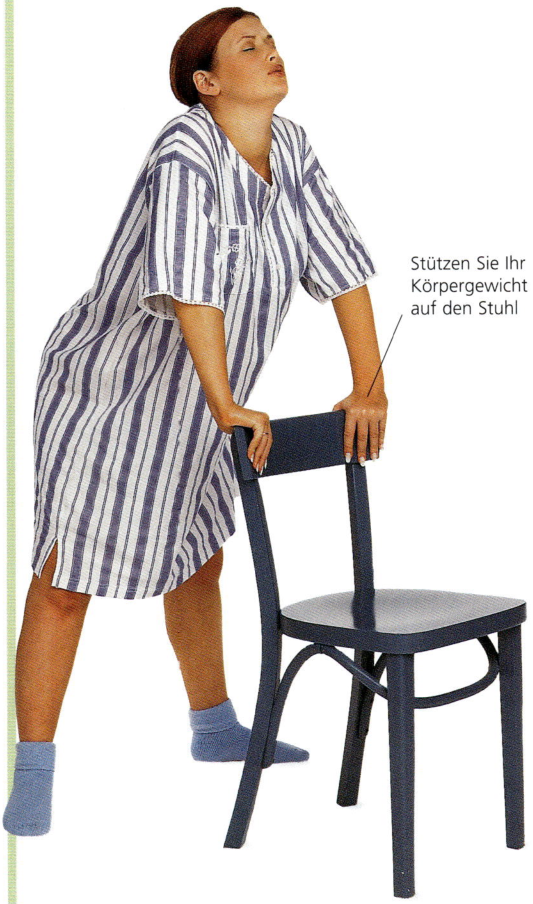

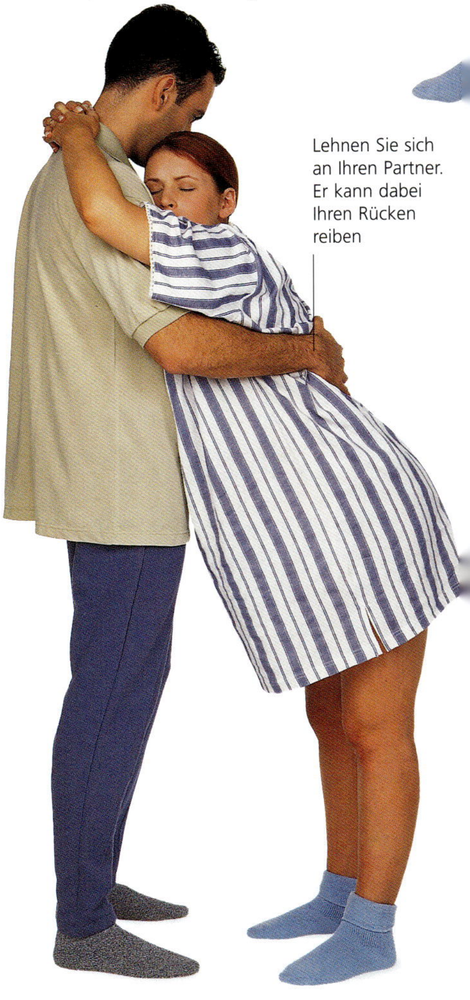

Anlehnen
Stellen Sie sich vor Ihren Partner, und legen Sie Ihre Arme um ihn. Lehnen Sie sich nach vorn, so daß Ihr Körpergewicht gestützt wird. Bitten Sie Ihren Partner um eine Massage des unteren Rückens.

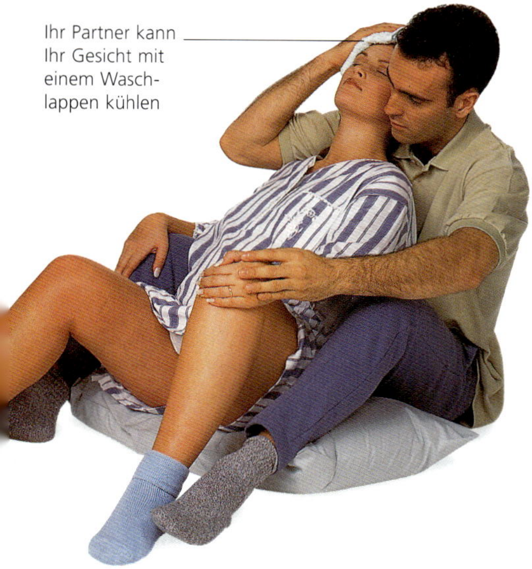

Gestützte Sitzposition
Bitten Sie Ihren Partner, sich im Sitzen an eine Wand zu lehnen oder sich auf einen Knautschsack oder ein Kissen niederzulassen. Setzen Sie sich vor ihn, so daß Ihr Körpergewicht gestützt wird.

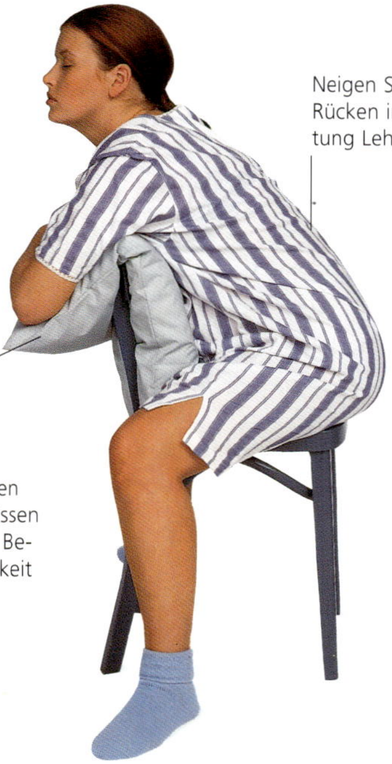

Sitzen
Setzen Sie sich rittlings auf einen Stuhl, und legen Sie Ihre Arme über die Lehne, um sich abzustützen. Ihr Partner kann vor Ihnen stehen und Ihr Gesicht mit einem Schwamm abtupfen oder sich hinter Sie stellen, um Rücken und Schultern zu massieren.

Die Rolle des Geburtspartners

Ihre Rolle als Geburtspartner besteht darin, der Gebärenden emotional und körperlich beizustehen. Tupfen Sie ihr die Stirn ab, oder halten Sie sie während der Kontraktionen. Sie können auch hilfreiche Vorschläge machen und sie ermutigen. Da sie Sie am besten kennt, wird sie in Ihrer Gegenwart ihre Ängste ausdrücken oder gereizt reagieren. Sie sollten darauf vorbereitet sein, verständnisvoll darauf eingehen und das Ganze nicht persönlich nehmen! Hier finden Sie eine Liste von Vorschlägen, wie Sie Ihre Partnerin während der Geburt unterstützen können:

- Fragen Sie, was Sie tun können, damit Sie sich wohler fühlt. Vielleicht weiß Sie es selbst nicht, und Sie sollten einige Vorschläge machen. Reagieren Sie nicht verärgert, wenn Sie Ihren Rat nicht annehmen will.
- Schlagen Sie Ihrer Partnerin einen Positionswechsel vor, wenn Sie sehen, daß sie müde oder gestreßt ist.
- Bieten Sie ihr an, den Rücken, die Füße oder Schultern zu massieren.
- Sprechen Sie während der Wehen mit ihr, und loben Sie ihre Leistung.
- Erinnern Sie sie daran, wieviel weiter sie im Vergleich zu gestern oder ein paar Stunden zuvor schon ist.
- Ermutigen Sie sie, häufiger etwas zu trinken.
- Erinnern Sie sie daran, etwa alle zwei Stunden zur Toilette zu gehen.
- Schlagen sie vor, ihr etwas vorzulesen oder sich mit einem Spiel die Zeit zu vertreiben, wenn sie damit einverstanden ist.
- Wenn die Geburt sich sehr lang hinzieht und Sie müde sind, sollten Sie etwas essen, um Ihre Batterien wieder aufzuladen.
- Beteiligen Sie sich an den Atemübungen Ihrer Partnerin.

Massage des unteren Rückens
Diese Position ist bequem und erlaubt es Ihnen, den Rücken der Gebärenden zu massieren.

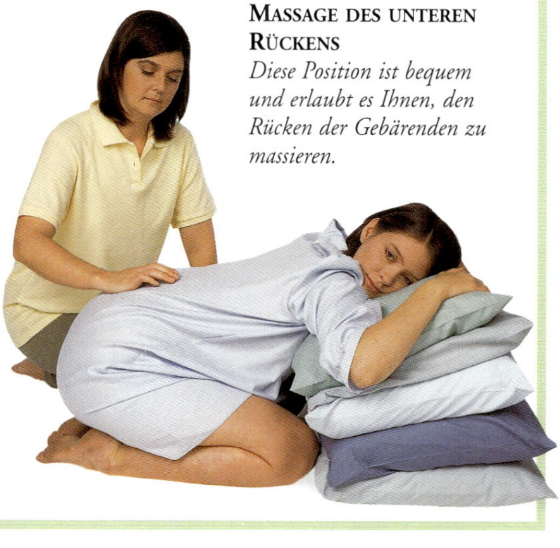

Ende der ersten Geburtsphase

F WAS PASSIERT ZWISCHEN DER ERSTEN UND ZWEITEN PHASE?

A Nachdem sich der Muttermund ganz geöffnet hat, kommt es häufig, aber nicht zwangsläufig, zu einer Periode vor der zweiten Geburtsphase, in der dann die Preßwehen einsetzen. Diese Pause oder Übergangsphase kann eine der schwierigsten Stadien des gesamten Geburtsvorgangs sein.

F WARUM IST DIESE ZEIT SO SCHWIERIG?

A Die Übergangsphase kann wenige Minuten, aber auch mehrere Stunden dauern und aus mehreren Gründen schwer zu ertragen sein: Die Wehen treten meist intensiver und häufiger auf, was zu Übelkeit oder Erbrechen führen kann; vielleicht leiden Sie unter Schüttelfrost, haben Angst oder das Gefühl, die Kontrolle zu verlieren. Die Übergangsphase tritt normalerweise dann ein, wenn Sie bereits mehrere Stunden lang starke Wehen hatten und Ihre Kraft nachläßt. Sie fühlen sich erschöpft und gereizt. An diesem Tiefpunkt wünschen sich manche Frauen, daß sie lieber nie schwanger geworden wären!

F IST ES EIN GUTES ZEICHEN, DAS ENDE DER ERSTEN PHASE ERREICHT ZU HABEN?

A Auch wenn Sie die Übergangsphase als unangenehm empfinden, ist sie ein sehr positives Zeichen dafür, daß Sie Fortschritte machen, denn bald werden die Preßwehen einsetzen. Während Sie auf den Beginn der nächsten Phase warten, könnten Sie folgendes versuchen: Wechseln Sie die Position, indem Sie sich aufsetzen oder hinstellen. Laufen Sie im Zimmer umher, wenn Sie dazu in der Lage sind. Bitten Sie Ihren Partner, Sie sanft zu massieren.

F WAS PASSIERT, WENN ICH DEN DRANG ZU PRESSEN VERSPÜRE, DER MUTTERMUND ABER NOCH NICHT WEIT GENUG GEÖFFNET IST?

A Die Hebamme nimmt eine Untersuchung vor, um festzustellen, ob der Muttermund vollständig geöffnet ist, damit es nicht zu Verletzungen kommt. Wenn Sie das starke Verlangen zu pressen verspüren, die Hebamme jedoch konstatiert, daß Sie noch nicht ganz so weit sind, wird sie Sie darum bitten, diese Zeit durchzustehen, indem Sie sich durch Atemübungen ablenken.

Was passiert, wenn die Fruchtblase nicht von alleine platzt?

Die Fruchtblase kann spontan jederzeit schon vor Einsetzen der Wehen platzen (siehe S. 156), aber möglicherweise auch erst dann, wenn der Kopf des Babys in den Geburtskanal eintritt.

Muß die Fruchtblase gesprengt werden?
Die Fruchtblase muß nicht künstlich gesprengt werden, es sei denn, daß eines der folgenden Probleme besteht: Die Geburt dauert bereits sehr lange und macht keine Fortschritte. In diesem Fall kann die Sprengung der Fruchtblase den Vorgang ein wenig beschleunigen, da der Kopf des Babys dann auf den Muttermund drückt und sich so leichter öffnet. Ein weiterer Grund für eine Sprengung ist gegeben, wenn Ihr Baby sich in einer Notlage befindet (siehe S. 176) oder ein Überwachungsgerät, eine sogenannte Kopfschwartenelektrode, am Kopf des Babys befestigt werden muß.

Wie wird die Fruchtblase gesprengt?
Die Hebamme oder der Arzt nimmt eine Untersuchung vor und streicht mit einem langen, dünnen Kunststoffhaken über die zarte Membrane, die dann reißt, so daß das Fruchtwasser austreten kann.

Kann ich mich weigern, die Fruchtblase sprengen zu lassen?
Ja, aber es ist sehr unwahrscheinlich, daß die Hebamme oder der Arzt eine Sprengung der Fruchtblase vorschlägt, wenn es keine guten Gründe dafür gibt. Wenn Sie sich unsicher sind, sollten Sie darüber sprechen. Keine Hebamme und kein Arzt sollte das Sprengen der Fruchtblase als reine »Routinemaßnahme« betrachten.

Gibt es Gründe, warum die Fruchtblase nicht gesprengt werden sollte?
Es gibt Fälle, in denen die Sprengung der Fruchtblase nicht ratsam ist, und zwar dann, wenn der Kopf des Babys zu hoch sitzt und noch nicht richtig ins Becken eingetreten ist. Wenn in dieser Situation die Fruchtblase gesprengt wird, besteht das Risiko eines Nabelschnurvorfalls. Auch wenn es sich um eine Frühgeburt handelt, ist es besser, mit intakter Fruchtblase zu entbinden, so daß das Kind während der Geburt besser geschützt ist. Wenn Sie Zwillinge erwarten, zögert die Hebamme oder der Arzt wahrscheinlich, die Fruchtblase zu sprengen, da es die Entbindung des zweiten Zwillings komplizieren könnte, wenn dies zu früh geschieht.

DIE ZWEITE GEBURTSPHASE

F WAS PASSIERT IN DER ZWEITEN GEBURTSPHASE?

A Die zweite Phase beginnt, wenn der Muttermund vollständig geöffnet ist, und endet mit der Geburt Ihres Babys. Beim ersten Kind dauert diese Phase im Durchschnitt etwa ein bis zwei Stunden. In der zweiten Phase setzen die Preßwehen ein, so daß das Baby aus Ihrem Körper herausgedrückt wird. Wenn der Kopf noch nicht ganz durch das Becken hindurchgetreten ist, wird man Sie davon abhalten zu pressen, damit Sie nicht zu erschöpft sind. Daher besteht die zweite Phase oft aus einem »passiven« (man wartet darauf, daß der Kopf von sich aus nach unten gelangt) und einem »aktiven« Stadium (Sie pressen mit jeder Wehe).

F WIE WEISS ICH, WANN ICH IN DER ZWEITEN PHASE BIN?

A Eine Untersuchung durch die Hebamme wird die vollständige Öffnung des Muttermunds bestätigen, aber es gibt noch andere Anzeichen, die das Einsetzen der zweiten Phase ankündigen, beispielsweise der starke Drang zu pressen und unabsichtliches Stöhnen beim Einsetzen der einzelnen Wehen (der Drang zu pressen kann aber bereits einsetzen, bevor der Muttermund ganz geöffnet ist). Auch der After kann sich leicht hervorwölben, da sich der Kopf des Kindes jetzt direkt dahinter befindet.

F WAS BEEINFLUSST DIE DAUER DER ZWEITEN PHASE?

A Die zweite Phase kann von verschiedenen Faktoren beeinflußt werden, und zwar von der Wehenstärke, der Größe und Lage des Kopfes und der Größe Ihres Beckens. Die zweite Phase ist bei der Entbindung des zweiten Kindes und nachfolgenden Geburten in den allermeisten Fällen kürzer.

F FÜHLEN SICH DIE WEHEN GENAUSO AN WIE VORHER?

A Nein, die Kontraktionen verändern sich. Sie treten weniger häufig auf und sind intensiver. Es ist möglich, daß innerhalb von zehn Minuten nur zwei Wehen kommen, die dann allerdings auch länger anhalten und Ihnen mehr Zeit geben, Ihre Preßtechnik anzuwenden. Wenn die Fruchtblase noch nicht geplatzt ist, wird dies wahrscheinlich jetzt geschehen. Möglicherweise muß sie auch von der Hebamme oder dem Arzt gesprengt werden (siehe links).

F BIN ICH MÖGLICHERWEISE ZU ERSCHÖPFT, UM MEIN KIND AUS MEINEM KÖRPER HERAUSZUPRESSEN?

A Wenn die Wehentätigkeit schon länger andauert und die Mittel zur Schmerzlinderung nicht ausreichen, sind Sie möglicherweise sehr erschöpft, wenn die Geburt Ihres Babys bevorsteht. Doch die modernen Geburtsmethoden, die von den Hebammen und Ärzten angewandt werden, sind in der Lage, dies zu verhindern. Die aktive zweite Phase, in der Sie das Baby aus Ihrem Körper hinauspressen, kann bis zu zwei Stunden dauern. Hält sie länger an, tritt voraussichtlich ein Erschöpfungszustand ein, der beim Kind zu einer Notlage führen kann.

F WAS MUSS ICH BEIM PRESSEN TUN?

A Wenn Sie den Drang zum Pressen verspüren, holen Sie zu Beginn der Kontraktion tief Luft, legen das Kinn auf die Brust und pressen so lange es geht nach unten. Sie können bei jeder Wehe mehrmals Luft holen; während Sie pressen, bewegt sich das Baby langsam weiter durch Ihr Becken. Ihr Partner oder die Hebamme wird Sie ermutigen, mit jeder Wehe so lange wie möglich zu pressen, selbst wenn nichts vorwärtszugehen scheint.

F KANN ICH PRESSEN, WENN ICH EINE EPIDURALE ANÄSTHESIE ERHALTEN HABE?

A Man nimmt an, daß dies nicht möglich ist, aber nur weil Sie die Wehen nicht spüren, heißt das nicht, daß Sie nicht pressen können. Wenn die Anästhesie in der zweiten Phase noch wirkt, legt die Hebamme ihre Hand auf Ihren Bauch, fühlt die Kontraktionen und sagt Ihnen, wann Sie pressen sollen. Man kann auch abwarten, bis die Betäubung nachläßt, so daß Sie die Wehen spüren und pressen können.

F WER MUSS BEI DER GEBURT ANWESEND SEIN?

A Wenn alles normal verläuft, befinden sich nur Sie, Ihr Partner und die Hebamme im Entbindungsraum. Werden Komplikationen vermutet, ist auch ein Geburtshelfer anwesend; ein Kinderarzt wird hinzugezogen, wenn beispielsweise das Fruchtwasser Mekonium enthält. Er muß nach der Geburt überprüfen, ob das Kind etwas davon geschluckt hat. Auch bei einer Zangen- oder Saugglockengeburt wird er dabeisein.

Positionen für die zweite Phase

Die hier abgebildeten Positionen sind alle für die zweite Phase der Geburt geeignet. Wenn die Kontraktionen in diesem Stadium länger dauern und Sie ziemlich erschöpft sind, möchten Sie sich vielleicht hinlegen. Diesem Bedürfnis sollten Sie nicht nachgeben, da es das Kind daran hindert, sich seinen Weg durch den Geburtskanal nach draußen zu bahnen. Am besten geeignet ist eine aufrechte Haltung, damit die Schwerkraft den Vorgang unterstützt. Sie sollten entspannt sein und Ihr Gewicht abstützen können. Manche Frauen bleiben in einer bestimmten Position, während andere je nach Bedürfnis ihre Stellung verändern.

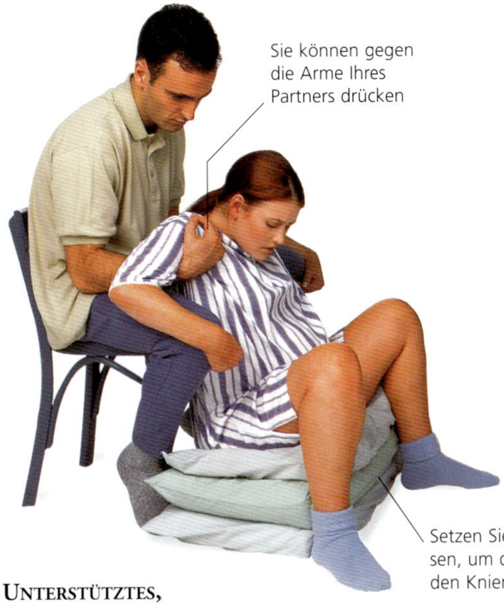

Unterstütztes, halb hockendes Sitzen
Bitten Sie Ihren Partner, sich mit geöffneten Knien auf einem Stuhl Platz zu nehmen, und setzen Sie sich vor ihn. Er hakt seine Hände unter Ihre Arme, so daß er Sie stützen kann.

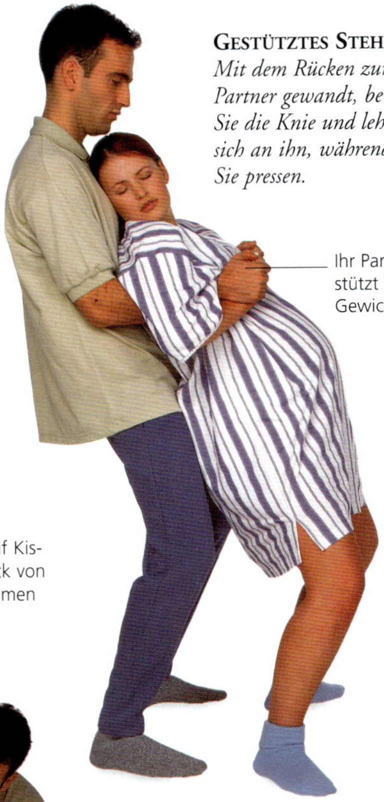

Gestütztes Stehen
Mit dem Rücken zum Partner gewandt, beugen Sie die Knie und lehnen sich an ihn, während Sie pressen.

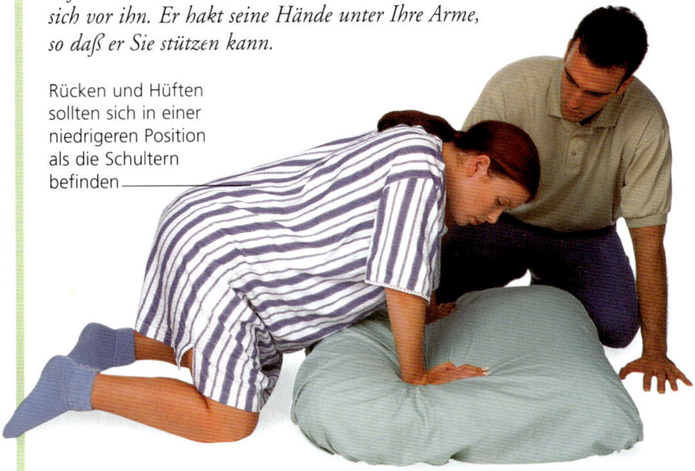

Auf allen Vieren
Gehen Sie auf Hände und Knie. Ein Knautschsack oder Kissen unter Ihrem Körper sorgt für den nötigen Halt. Bewegen Sie die Hüften wiegend nach rechts und links – dies hilft bei Rückenschmerzen.

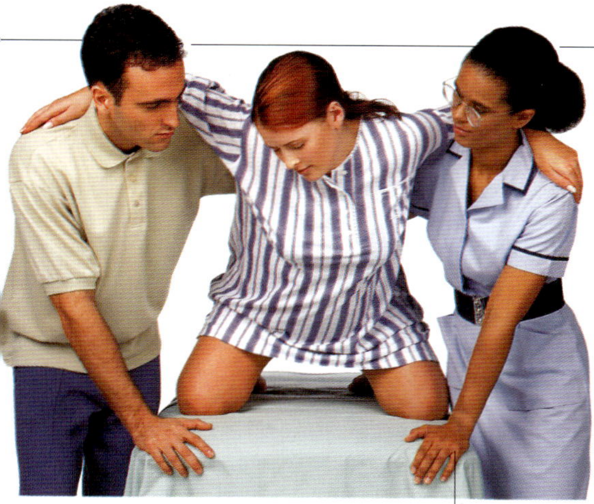

UNTERSTÜTZTES KNIEN
Knien Sie sich zwischen Ihrem Partner und der Hebamme aufs Bett. Legen Sie Ihre Arme um die Schultern der beiden, um sich abzustützen, und konzentrieren Sie sich aufs Pressen.

Die Hebamme kann Sie ebenfalls stützen

DIE ROLLE DES GEBURTSPARTNERS

In der zweiten Geburtsphase wird sich Ihre Partnerin nicht besonders gut fühlen und erschöpft sein, wenn das Baby in den Geburtskanal eintritt. Wie in der ersten Phase sollten Sie sie unterstützen und ermutigen. Erinnern Sie sie daran, daß Sie es fast geschafft hat. Hier noch einige Ratschläge:

- Helfen Sie ihr, eine Position einzunehmen, die für die Entbindung bequem ist.
- Sprechen Sie mit ihr während der Wehen und beim Pressen. Massieren Sie ihren Rücken, wenn sie dies möchte.
- Besprühen Sie ihr Gesicht mit Wasser, oder legen Sie kalte Waschlappen auf, wenn sie dies wünscht.
- Wenn das Baby geboren wird, sollten Sie sie durch Berührungen beruhigen, statt die Anweisungen der Hebamme durch Sprechen zu stören.
- Beobachten Sie, wie der Kopf des Babys sichtbar wird (siehe S. 168). Wenn Sie einen Spiegel mitgebracht haben, halten Sie ihn so, daß auch Ihre Partnerin den Kopf sehen kann.
- Wenn Sie möchten, können Sie die Nabelschnur nach der Entbindung durchtrennen und mithelfen, das Baby auf den Bauch Ihrer Partnerin zu legen.
- Halten Sie das Ereignis fotografisch fest!

LIEGEPOSITION MIT GESTÜTZTEM BEIN
Befördern Sie einige Kissen oder einen Knautschsack auf den Boden, legen Sie sich auf die Seite, und stützen Sie den Kopf mit einem weiteren Kissen ab. Bitten Sie Ihren Partner, Ihr Bein anzuheben.

Ihr Partner kann das obere Bein stützen

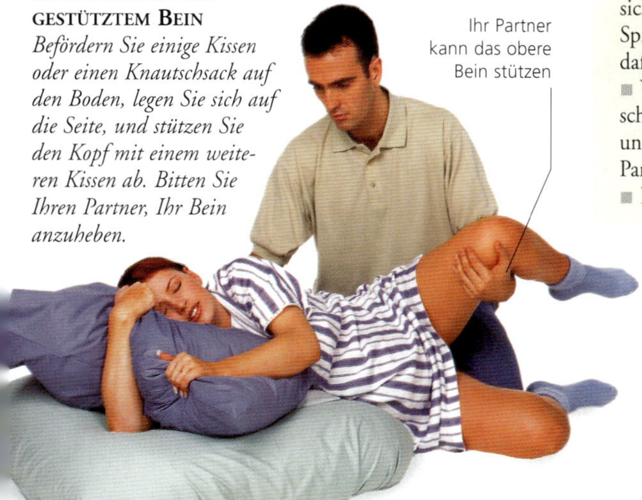

Sie sitzen möglichst aufrecht

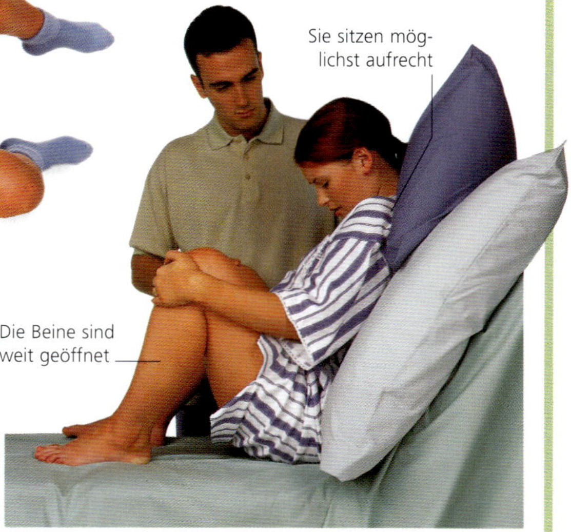

Die Beine sind weit geöffnet

SITZEN
Sie sitzen aufrecht und stützen den Rücken mit Kissen ab. Halten Sie die Beine geöffnet, und pressen Sie bei den Kontraktionen mit.

DIE GEBURT IHRES KINDES

Nun hat die Austreibungsphase begonnen: Ihr Baby wird geboren. Obwohl dies ein aufregender Moment ist, müssen Sie sich bei den Wehen stark konzentrieren, um das Baby endgültig aus Ihrem Körper zu pressen. Während der nächsten Stunde wird die Hebamme Ihnen Anweisungen geben, während Ihr Partner Sie unterstützt und beruhigt. Auch wenn Sie über diesen Augenblick viel gelesen oder oft darüber nachgedacht haben, sind Sie wahrscheinlich nicht auf die Gefühle vorbereitet, die auf Sie einstürmen, wenn Sie Ihr Kind zum erstenmal sehen. Hingerissen von der Vollkommenheit dieses kleinen Menschen, werden Sie wahrscheinlich von einer Gefühlswelle überrollt – und Schmerzen und Mühen sind vergessen.

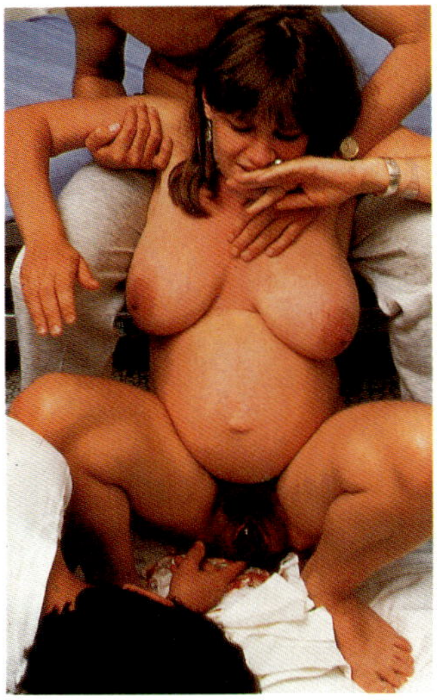

1 Jetzt, da die Mutter begonnen hat, mit jeder Wehe zu pressen, bewegt sich das Baby langsam durch das Becken nach draußen, bis schließlich der obere Bereich seines Kopfes im Scheideneingang sichtbar wird. Dies kann einige Minuten, aber auch bis zu zwei Stunden dauern.

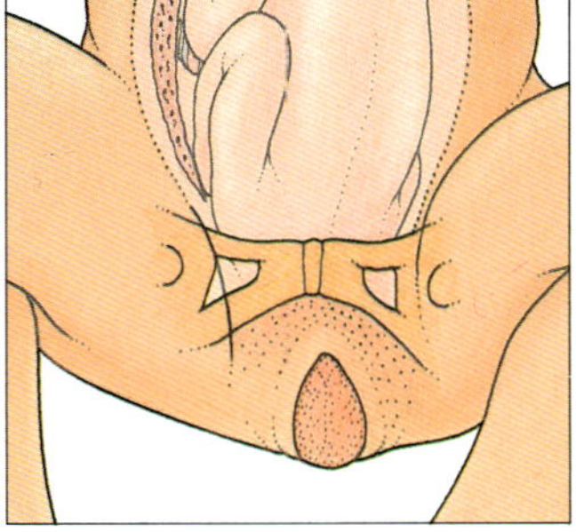

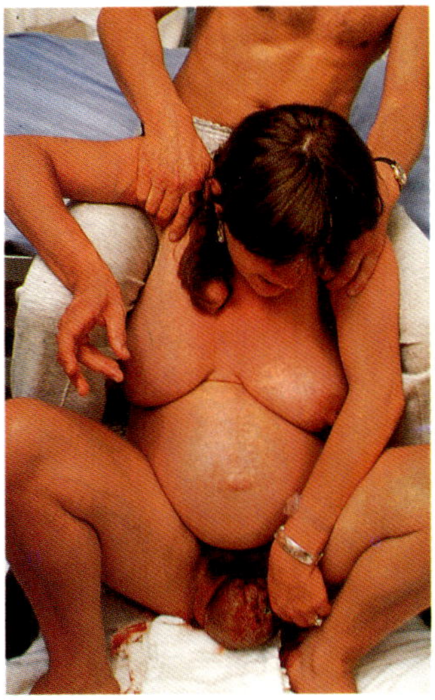

2 Zu Anfang rutscht der Kopf des Babys wieder zurück in die Scheide, aber schließlich bleibt er sichtbar. Man bezeichnet dies als »Durchtreten«. Sie können mit der Hand den Kopf befühlen oder ihn in einem Spiegel betrachten. In diesem Stadium spüren Sie vielleicht ein Brennen oder Stechen, da sich das Gewebe stark dehnt.

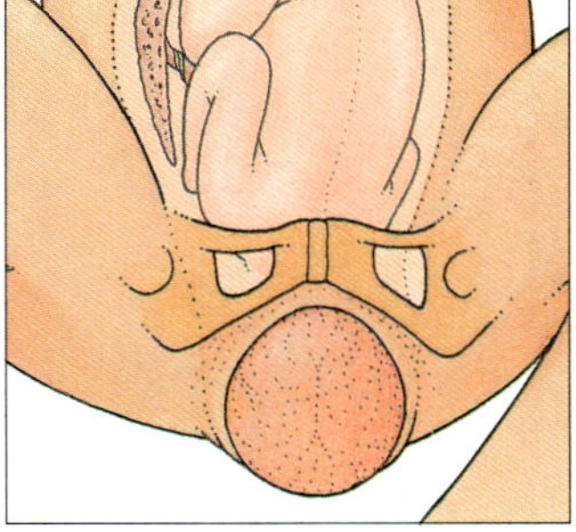

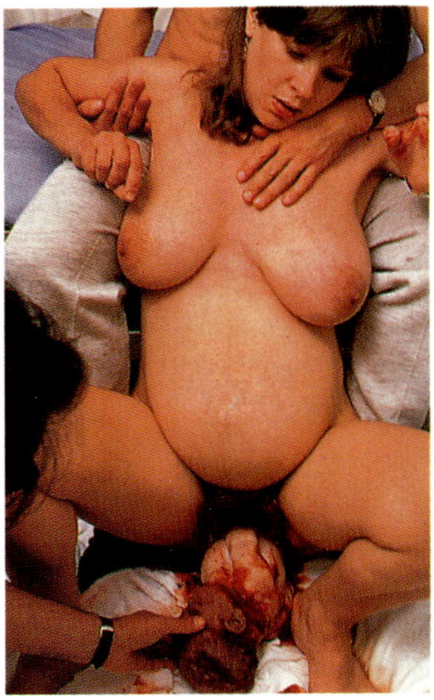

3 Die Hebamme bittet die Mutter zu hecheln, um den Austritt des Kopfes ein wenig zu verlangsamen und dem Scheidenbereich Zeit zu geben, sich zu dehnen. Wenn der Kopf erscheint, stößt die Mutter häufig unabsichtlich einen Schrei aus. Das Baby tritt normalerweise mit dem Gesicht nach unten aus, dreht sich jedoch sofort zur Seite.

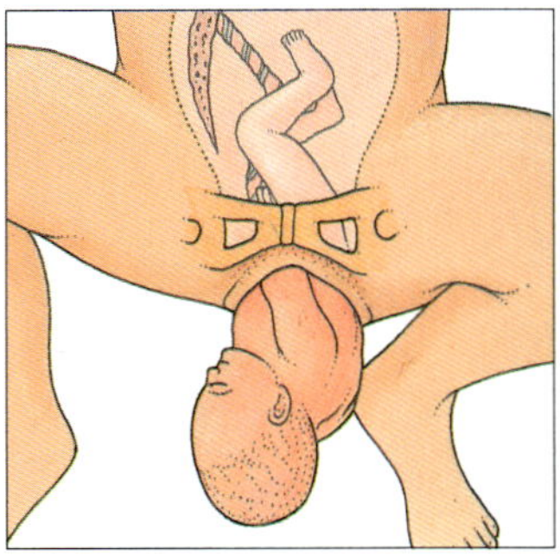

WELCHE AUSWIRKUNGEN HAT DIE GEBURT AUF MEIN BABY?

Der schwierigste Moment während der Geburt ist, wenn das Baby durch den engen Geburtskanal gepreßt wird. Das führt dazu, ist aber nicht beunruhigend, daß sich sein Herzschlag zeitweilig verlangsamt. Die Ankunft Ihres Babys ist ein wunderbarer Augenblick, aber Sie sind vielleicht besorgt über sein Aussehen. Es ist von Blut und der weißen, fettigen Käseschmiere *(Vernix caseosa)* bedeckt, die seine Haut in der Gebärmutter geschützt hat. Sein Gesicht kann durch die Entbindung gequetscht und aufgrund des durch die Geburt verursachten Blutandrangs blau oder hellrot verfärbt sein. Wenn sein Aussehen Sie enttäuscht, sollten Sie daran denken, daß dies nur ein vorübergehender Zustand ist. Wenn Sie das Neugeborene halten, werden Sie wahrscheinlich große Zärtlichkeit für dieses kleine Wesen empfinden.

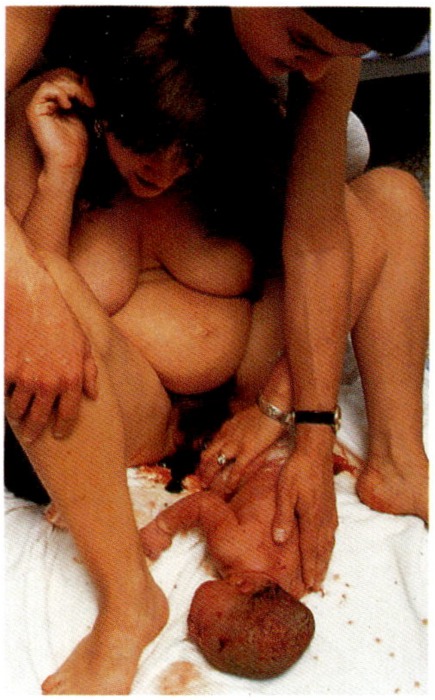

4 Die Hebamme entfernt den Schleim aus Augen, Nase und Mund des Kindes. Falls nötig, wird Flüssigkeit in den Atemwegen durch einen Schlauch abgesaugt. Während der nächsten ein, zwei Wehen, gleiten rasch die Schultern und dann der übrige Körper heraus.

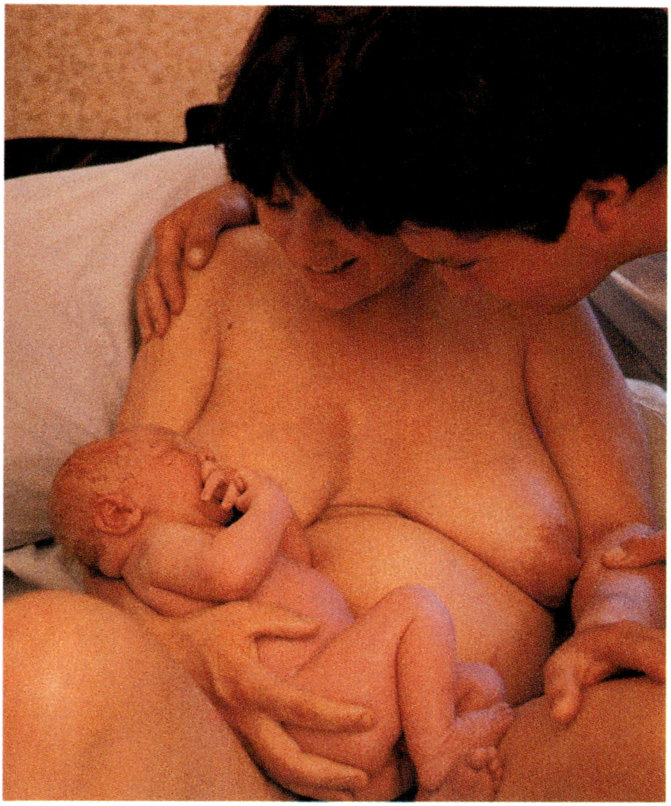

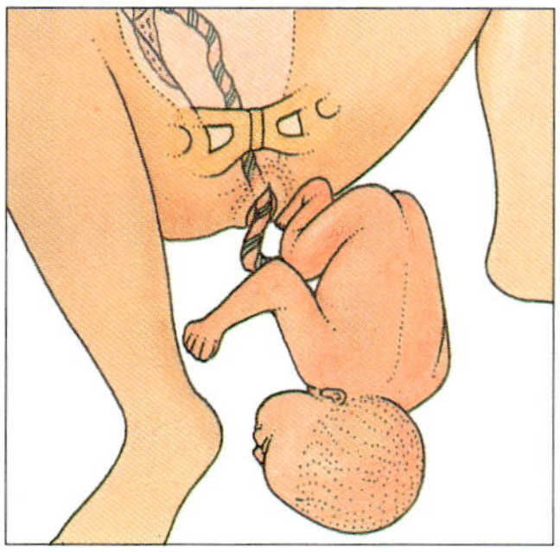

5 Das Neugeborene liegt entweder ruhig da oder beginnt gleich kräftig zu schreien. Die Hebamme überprüft seinen körperlichen Zustand und legt es der Mutter auf den Bauch, wenn alles in Ordnung ist. Instinktiv heißen die Mutter und ihr Partner das Baby willkommen und beruhigen es, indem sie es berühren und streicheln. In dieser Phase pulsiert die Nabelschnur noch. Sie wird jetzt abgeklemmt und von der Hebamme oder auch vom Partner durchtrennt.

DIE GEBURT IHRES KINDES

F WIRD DER DAMM REISSEN, WENN DER KOPF MEINES BABYS AUSTRITT?

A Nicht unbedingt. Tatsächlich läßt sich dies nur schwer vorhersagen, obwohl ein Dammriß beim ersten Kind recht häufig vorkommt. Wenn die Wahrscheinlichkeit besteht, daß der Kopf des Babys nur schwer austritt oder das Gewebe stark reißen könnte, wird die Hebamme (mit Ihrer Erlaubnis) einen Dammschnitt (Episiotomie) durchführen. Es handelt sich um einen kleinen Schnitt, der mit einer Schere am Scheideneingang vorgenommen wird (siehe unten).

F WIE HÄUFIG WIRD EIN DAMMSCHNITT DURCHGEFÜHRT?

A Wenn Sie Ihr erstes Baby bekommen, ist ein Dammschnitt häufiger, da die Scheidenöffnung sich nicht von allein weit genug dehnt, um den Kopf des Babys durchtreten zu lassen. Bei späteren Geburten dehnt sich das Scheidengewebe besser.

WIE WIRD EIN DAMMSCHNITT DURCHGEFÜHRT?

Wenn der Kopf des Babys erscheint, fragt die Hebamme Sie, ob sie einen kleinen Schnitt am Scheideneingang durchführen darf, damit Sie das Kind leichter hinauspressen können. Der Beckenbodenbereich wird lokal betäubt und der Schnitt vom unteren Ende der Scheide aus auf dem Höhepunkt einer Wehe vorgenommen. Es gibt zwei Arten von Dammschnitt – gerade nach unten oder zur Seite.

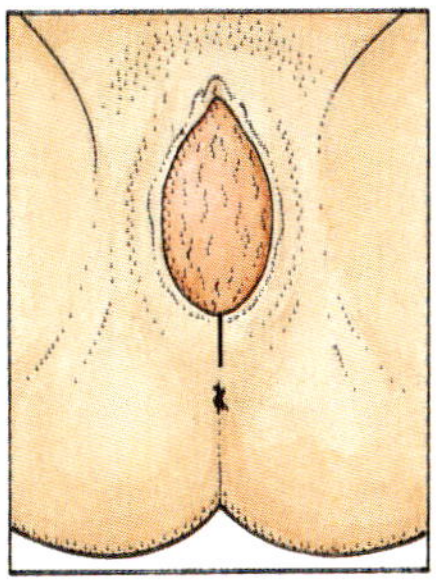

SCHNITT NACH UNTEN *Der Schnitt geht von der Scheide aus direkt nach unten bis knapp vor die Afteröffnung.*

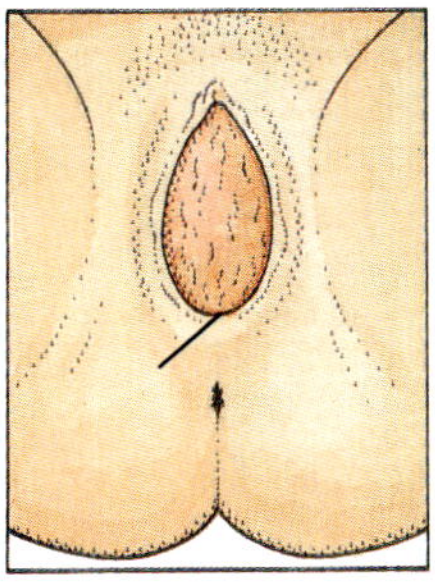

SCHNITT ZUR SEITE *Der Schnitt setzt an derselben Stelle an, geht aber zur Seite, um dem After auszuweichen.*

F GIBT ES ANDERE GRÜNDE FÜR EINEN DAMMSCHNITT?

A Es gibt Komplikationen, bei denen ein Dammschnitt nötig wird. Sie brauchen einen Dammschnitt:

- wenn das Risiko eines starken Risses besteht, der den After mit einbeziehen würde;
- wenn man davon ausgehen kann, daß das Baby sehr groß ist und es bei seiner Entbindung Probleme geben könnte;
- wenn sich das Baby in der Steißlage befindet;
- wenn eine Zangen- oder Saugglockengeburt nötig ist.

F KANN ICH IRGEND ETWAS TUN, UM EINEN RISS ODER DAMMSCHNITT ZU VERMEIDEN?

A Leider kann man nichts tun, um einen Riß oder Dammschnitt zu vermeiden. Wenn der Kopf des Kindes den Ausgang des Geburtskanals dehnt, besteht die natürliche Reaktion der Beckenbodenmuskulatur darin, sich anzuspannen, während sie eigentlich völlig entspannt sein sollte. Die in Kapitel 5 vorgeschlagenen Übungen für den Beckenboden (siehe S. 107) helfen Ihnen, diese Muskeln bei der Geburt zu entspannen. Wichtig ist es, dem Körper Zeit zu lassen, sich zu dehnen: Versuchen Sie, so lange wie möglich nach unten zu pressen, damit eine Dehnung im Dammbereich stattfinden kann. Wurde jedoch eine epidurale Anästhesie durchgeführt, sollten Sie nicht zu stark pressen, wenn der Kopf des Babys durchtritt. Wenn auf den Dammbereich zwischen Scheide und After ein warmer Waschlappen gelegt wird, kann dies ebenfalls dazu beitragen, das Gewebe zu dehnen. Auch eine Massage dieses Bereichs während der Schwangerschaft mit Öl oder einer Creme, die Vitamin E enthält, kann eine Dehnung fördern.

F WAS PASSIERT, WENN DER DAMM REISST?

A Es gibt unterschiedlich starke Risse; die meisten geben keinen Anlaß zur Sorge. Es kommt häufiger vor, daß der Damm nach hinten in Richtung After reißt. Ein Riß nach vorn ist sehr schmerzhaft und tritt eher auf, wenn Sie auf Hände und Knie gestützt entbinden, da der Druck in Richtung Schamlippen und Klitoris dann stärker ist. Wenn Sie einen sogenannten Riß zweiten Grades haben, werden davon sowohl die Haut als auch die Scheidenmuskulatur und die darunterliegenden Muskeln in Mitleidenschaft gezogenen. Selten ist von einem Riß auch die Aftermuskulatur oder die Auskleidung des Afters betroffen. Man bezeichnet dies als Riß dritten Grades, der von einem erfahrenen Arzt, bisweilen sogar unter Vollnarkose, genäht werden muß.

F KANN MEIN PARTNER MITHELFEN, UNSER BABY ZU ENTBINDEN?

A Dies hängt hauptsächlich vom Geburtsverlauf ab und davon, ob die anwesende Hebamme oder der Arzt damit einverstanden sind. Wenn die Geburt normal verläuft, besteht kein Grund, warum Ihr Partner nicht mithelfen sollte, das Baby auf die Welt zu bringen.

F WANN WIRD DIE NABELSCHNUR DURCHTRENNT?

A Das hängt von dem Vorgehen des anwesenden Geburtshelfers ab, aber normalerweise wird sie direkt nach der Geburt abgeklemmt. Es gibt jedoch Fachärzte, die die Meinung vertreten, daß das Blut und der Sauerstoff, den das Baby während der ersten zehn Minuten nach der Entbindung über die Plazenta erhält, dem Kind von Nutzen sind und die Nabelschnur intakt bleiben sollte, bis sie aufgehört hat zu pulsieren. Die Nabelschnur wird nach dieser Zeit abgeklemmt und anschließend durchtrennt. Wenn dies nicht sofort nach der Geburt geschehen soll, müssen Sie dies in Ihrem Geburtsplan vermerken (siehe S. 138) und sowohl mit der Hebamme als auch dem Arzt besprechen. Der verbliebene Stumpf der Nabelschnur fällt in den allermeisten Fällen etwa zehn Tage nach der Geburt ab (siehe S. 196).

F WAS PASSIERT, WENN SICH DIE NABELSCHNUR UM DEN HALS MEINES BABYS GEWICKELT HAT?

A Sobald der Kopf des Babys durchgetreten ist, überprüft die Hebamme, ob sich die Nabelschnur um seinen Kopf gewickelt hat. Wenn sie nur einmal herumgewickelt ist, kann die Hebamme sie über seinen Kopf schieben. Ist die Nabelschnur jedoch mehrfach um den Hals geschlungen und sehr stramm, wird die Hebamme sie gleich abklemmen und durchtrennen, um ein ungehindertes Austreten zu gewährleisten und zu verhindern, daß die Plazenta von der Gebärmutterwand gerissen wird.

F WAS PASSIERT MIT MEINEM BABY, NACHDEM DIE NABELSCHNUR DURCHTRENNT WURDE?

A Gleich nach der Geburt wird das Neugeborene vom Arzt oder der Hebamme untersucht und mit Hilfe des Apgar-Tests bewertet (siehe S. 175). Wenn keine Komplikationen aufgetreten sind und alles in Ordnung ist und das Baby richtig atmet, wird man es Ihnen gleich in den Arm legen. Gibt es jedoch Probleme mit der Atmung, wird es sofort an das bereitstehende Wiederbelebungsgerät angeschlossen. Außerdem wird ein Kinderarzt hinzugezogen, der Ihr Kind genau untersucht. Sie und Ihr Partner werden über seinen Zustand auf dem laufenden gehalten.

IST ES BESSER, EINEN DAMMSCHNITT VORNEHMEN ZU LASSEN?

Das Reißen ist eine der Gefahren beim Gebären. Die meisten Risse sind geringfügig und heilen schnell. Befürchtet die Hebamme jedoch, der Riß werde tiefer sein, wird sie einen Dammschnitt vornehmen, Sie zuvor aber um Ihre Erlaubnis bitten.

Ein Dammschnitt – schlecht oder gut?

Das Thema Dammschnitt wird immer noch kontrovers diskutiert. Viele Frauen glauben, daß er als »Routinemaßnahme« durchgeführt wird, damit der Kopf des Babys schneller durchtreten kann, und nicht so sehr als Ausnahmeverfahren in einer »Notsituation«, wenn Komplikationen auftreten. Diejenigen, die für den Dammschnitt eintreten, argumentieren, daß ein Überdehnen des Scheideneingangs verhindert wird und es viel einfacher und hygienischer ist, einen Schnitt als einen unregelmäßigen Riß zu nähen. Die Vertreter der anderen Seite sind jedoch der Meinung, daß ein natürlicher, geringfügiger Riß vielleicht gar nicht genäht werden muß und besser und schneller ohne Eingriff heilt.

Kann ich den Eingriff zu einem Dammschnitt ablehnen?

Wenn bei der Geburt keine Komplikationen auftreten (siehe unten), können Sie selbst entscheiden, ob Sie einen Dammschnitt durchführen lassen wollen oder nicht. Eine gute Hebamme wird immer versuchen, einen solchen Eingriff zu umgehen, es sei denn, er ist unbedingt notwendig. Wenn Sie ihn aber strikt ablehnen, sollten Sie diesen Wunsch in Ihrem Geburtsplan vermerken (siehe S. 138) und ihn auch Ihrer Hebamme mitteilen. Wenn das medizinische Personal im Krankenhaus darauf besteht, daß ein Dammschnitt durchgeführt wird, hat es sicher seine guten Gründe dafür, und es ist ratsam, sich nicht dagegen zu sträuben.

Ist ein Dammschnitt in manchen Fällen unumgänglich?

Wenn sich das Baby in der Steißlage befindet und mit der Zange oder Saugglocke geholt werden muß, ist ein Dammschnitt unumgänglich und muß durchgeführt werden.

DIE DRITTE GEBURTSPHASE

F **WAS PASSIERT IN DER DRITTEN GEBURTSPHASE?**

A Diese Phase setzt sofort nach der Geburt ein und endet mit der Ablösung der Plazenta. Sie kann 15 Minuten, aber auch eine Stunde oder länger dauern.

F **WAS PASSIERT IN DER DRITTEN PHASE?**

A Einige Minuten nach der Geburt des Babys treten leichte, häufig kaum spürbare Kontraktionen auf. Die Hebamme wird Sie bitten, leicht zu pressen, damit sich die Plazenta ablöst, während sie leicht an der Nabelschnur zieht (siehe unten).

F **IST ES NÖTIG, BEI DER GEBURT DER PLAZENTA MITZUHELFEN?**

A Mit Ihrer Zustimmung wird Ihnen die Hebamme während einer Kontraktion gleich nach der Geburt eine Syntometrin-Injektion in den Oberschenkel geben, um das Ablösen der Plazenta zu beschleunigen. Man bezeichnet dies als die »aktive« dritte Phase (siehe unten). Auf diese Weise wird das Risiko einer starken Blutung nach der Geburt verringert (siehe S. 178).

F **WAS IST SYNTOMETRIN?**

A Es handelt sich um eine Kombination aus dem Mittel Ergometrin und dem Hormon Oxytocin, mit dem eine Geburt eingeleitet werden kann (siehe S. 159). Oxytocin führt zu schnell hintereinander auftretenden Kontraktionen, Ergometrin verlängert sie. Synometrin ist ein ungefährliches Mittel, obwohl es unter Umständen auch Übelkeit verursachen kann, da es die Gebärmuttermuskulatur dazu anregt, sich zusammenzuziehen. Ihr Arzt wird Ihnen raten, solche Injektion zu vermeiden, wenn Sie unter hohem Blutdruck leiden, da dies Ihren Zustand verschlimmern könnte.

F **KANN DIE PLAZENTA NATÜRLICH AUSGESTOSSEN WERDEN?**

A Wenn Sie eine Synometrin-Injektion, die die Ablösung der Plazenta beschleunigt, ablehnen, sollten Sie dies der Hebamme oder dem Sie betreuenden Arzt mitteilen. Dies bedeutet jedoch, daß der Ablösungsvorgang sich hinauszögert und manchmal bis zu einer Stunde oder länger dauern kann.

WIE LÖST SICH DIE PLAZENTA AB?

Üblicherweise entbindet die Hebamme die Mutter von der Plazenta (siehe rechts). Dies verursacht keine Schmerzen, da die Plazenta weich ist und sich mit nur einer Kontraktion leicht ablöst.

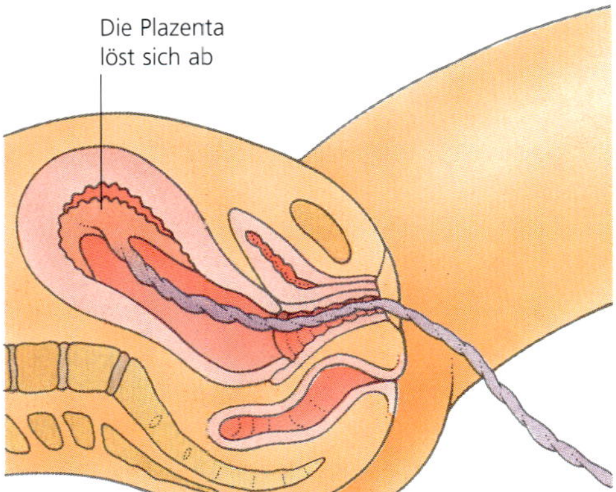

Die Beschleunigung des Prozesses
Sobald Ihr Baby geboren ist, erhalten Sie eine Injektion mit einem synthetischen Hormon, das die Gebärmutter anregt, sich zusammenzuziehen, so daß sich die Plazenta von der Gebärmutterwand ablöst. Auf diese Weise kann auch das Risiko starker Blutungen gesenkt werden. Wenn die Gebärmutter sich auf die Größe einer kleinen Melone zusammengezogen und die Plazenta sich gelöst hat, legt die Hebamme eine Hand auf Ihren Bauch und zieht leicht an der Nabelschnur, um die Nachgeburt herauszuziehen. Vielleicht bittet die Hebamme Sie, gleichzeitig ein wenig zu pressen. Anschließend tastet sie Ihren Bauch ab, um sicherzustellen, daß sich die Gebärmutter auch zusammengezogen hat.

WENN SICH DIE PLAZENTA ABGELÖST HAT
Ein kleiner Schwall Blut und ein Längerwerden der Nabelschnur zeigt der Hebamme an, daß sich die Plazenta von der Gebärmutterwand gelöst hat.

F WIE KANN ICH DIE DRITTE PHASE BESCHLEUNIGEN, OHNE MEDIKAMENTE ZU NEHMEN?

A Sie können die Ablösung der Plazenta beschleunigen, indem Sie das Neugeborene dazu bringen, an Ihrer Brust zu nuckeln. Das Saugen regt die Freigabe von Oxytocin an, das Hormon in Ihrem Körper, das die Gebärmutter veranlaßt, sich zusammenzuziehen, so daß sich die Plazenta von der Gebärmutterwand ablöst. Sie können aber auch die Brustwarzen zwischen Daumen und Zeigefinger hin und her rollen, das hat dieselbe Wirkung.

F WELCHE RISIKEN BESTEHEN BEI DER ABLÖSUNG DER PLAZENTA OHNE MEDIKAMENTE?

A Das Risiko einer starken Blutung während einer natürlichen dritten Phase ist größer, da ein Teil der Plazenta möglicherweise in der Gebärmutter bleibt oder die Plazenta sich nicht von der Gebärmutterwand löst. In diesem Fall erhalten Sie aller Voraussicht nach eine Vollnarkose oder eine epidurale oder spinale Anästhesie, so daß die Plazenta oder Reste davon operativ entfernt werden können. Gelegentlich ist dies auch in einer aktiven dritten Phase notwendig.

F KANN ES BEI DER ABLÖSUNG DER PLAZENTA ZU KOMPLIKATIONEN KOMMEN?

A Es gibt bestimmte Faktoren, die die Ablösung der Plazenta erschweren können, beispielsweise eine volle Blase. Man löst dieses Problem, indem ein Katheter in die Blase eingeführt wird, um den Urin abzuleiten. Ein ernsteres, aber seltenes Problem stellt das Vorhandensein großer Myome, die die Plazenta behindern, dar. In diesem Fall wird man Sie wahrscheinlich in den Operationssaal bringen, um die Plazenta unter Vollnarkose zu entfernen.

F WAS PASSIERT MIT MEINER PLAZENTA?

A Nach der Ablösung untersucht die Hebamme sie, um sicherzugehen, daß sie gesund aussieht und vollständig ist. Wenn kein Grund besteht, sie für Tests aufzubewahren, wird sie im Krankenhaus entsorgt.

F WELCHE AUSWIRKUNGEN HAT DIE DRITTE PHASE FÜR MICH?

A Nach der Geburt Ihres Babys und der Ablösung der Plazenta werden Sie wahrscheinlich recht wacklig auf den Beinen sein. Doch jetzt können Sie sich endlich entspannen, und Sie sollten mit Ihrem Partner und dem neuen Familienmitglied ein wenig Zeit verbringen.

WARUM MUSS ICH EVENTUELL GENÄHT WERDEN?

Kleine Risse oder Schnitte in der Haut der Scheide heilen ganz natürlich und brauchen daher nicht genäht zu werden. Doch größere Risse, besonders solche, die sich auf die Scheidenmuskeln ausdehnen, müssen genäht werden, um richtig heilen zu können und Blutungen vorzubeugen.

Wann werde ich genäht?
Wenn Sie bluten, wird man Sie gleich nach Ablösung der Plazenta nähen. Ansonsten läßt man Sie und Ihr Baby erst einmal in Ruhe, damit Sie sich erholen können. Das Nähen ist weniger schmerzhaft, wenn es direkt nach der Ablösung der Plazenta erfolgt. Je länger man damit wartet, desto schmerzhafter wird es. Außerdem läßt die Wirkung der Schmerzmittel, die während der Entbindung eingesetzt wurden, langsam nach.

Wie wird genäht?
Der Riß oder Schnitt wird in Schichten genäht: Zuerst die Haut der Scheide, dann der darunterliegende Muskel und schließlich die (äußere) Haut des Damms. Sie erhalten eine örtliche Betäubung, oder eine möglicherweise schon angelegte epidurale Anästhesie wird aufgefrischt. Auch Lachgas kann verwendet werden. Das Nähen dauert etwa eine halbe Stunde.

Brauche ich einen Katheter, wenn ich genäht worden bin?
Wenn der Riß die Harnröhre in Mitleidenschaft gezogen hat, kann das Wasserlassen erschwert werden, so daß Sie vielleicht einen Katheter brauchen. Wenn Sie eine epidurale Anästhesie hatten, läßt man wahrscheinlich nachts einen Katheter in der Blase, bis das Gefühl im Unterbauch wieder zurückgekehrt ist.

Wie lange dauert es, bis die Naht verheilt ist?
Heute verwendet man Nahtmaterial, das sich auflöst und während des Heilungsprozesses herausfällt. Der Scheidenbereich wird sehr gut durchblutet, so daß der Schnitt oder Riß schnell heilen wird. Es sollten keine Narben zurückbleiben.

Wie viele Nähte werden normalerweise gemacht?
Es ist sehr schwer, dies vorherzusagen, da die Anzahl der Nähte von der Länge des Risses oder Schnitts abhängt. Technisch gesehen handelt es sich um eine einzige Naht, da sie mit einem Stück Nahtmaterial durchgeführt wird.

Nach der Entbindung

F WELCHE AUSWIRKUNGEN HAT DIE GEBURT MEINES BABYS AUF MICH?

A Endlich ist der Augenblick gekommen, in dem Sie den kleinen Erdenbürger begrüßen können. Vielleicht haben Sie das Gefühl, es schon lange zu kennen, wenn Sie Ihr Baby in jenen ersten euphorischen Sekunden ansehen und dann sagen: »Da bist du also endlich!« Doch nicht alle Mütter haben gleich eine so starke Beziehung zu ihrem Kind, vor allem dann nicht, wenn die Geburt besonders anstrengend war und lange gedauert hat. Auch das ist ganz normal. Wahrscheinlich empfinden Sie ganz anders, wenn Sie ausgeruht sind.

F WAS PASSIERT GLEICH NACH DER ENTBINDUNG?

A Man sollte Sie und Ihren Partner eine Weile allein lassen, damit Sie die kostbare Zeit nach der Geburt genießen und Ihr Baby kennenlernen können, bevor es gewogen und untersucht wird. Dies ist die ideale Gelegenheit, eine erste Beziehung herzustellen (siehe unten).

F WIE LANGE MUSS ICH IM ENTBINDUNGSZIMMER BLEIBEN?

A Sie bleiben wahrscheinlich noch einige Zeit nach der Geburt dort und werden, falls nötig, genäht. Dann bringt man Sie auf Ihr Zimmer. Wenn Sie sich nur ein paar Stunden im Krankenhaus aufhalten, wird der Kinderarzt Ihr Baby untersuchen.

F WIE SIEHT MEIN BABY NACH DER GEBURT AUS?

A Die meisten Neugeborenen sehen ganz normal aus, aber seien Sie nicht enttäuscht, wenn Ihr Kind Flecken und Falten aufweist. Manche Babys haben bläuliche Finger und Zehen. Wenn es einige Zeit bis zur Geburt des Kopfes gedauert hat, kann er verformt sein, und das Gesicht ist blau und aufgedunsen. Hatten Sie eine Zangen- oder Saugglockengeburt, befinden sich auf Gesicht und Kopf möglicherweise Spuren von diesem Eingriff. Bei einer Steißgeburt kann das Gesäß angeschwollen oder gequetscht sein. Diese Beeinträchtigungen verschwinden innerhalb weniger Tage.

Die ersten Augenblicke geniessen

Sobald Ihr Baby geboren ist, werden Sie und Ihr Partner wahrscheinlich das Bedürfnis haben, in Ruhe ein wenig Zeit mit dem Neuankömmling zu verbringen, um ihn zu betrachten. Ihr Baby ist schon ganz aufmerksam und reagiert auf Ihre Stimmen, Ihren Geruch und Ihre Berührungen.

Die Ursprünge des »Bonding«
Das sogenannte »Bonding« war in den siebziger Jahren eine revolutionäre Erkenntnis. Untersuchungen hatten ergeben, daß die beste Zeit, eine Bindung zum Neugeborenen aufzubauen, die ersten Lebensstunden sind. Falls Sie dazu keine Gelegenheit haben, sollten Sie daran denken, daß dies kein magischer Prozeß ist, der eine lebenslange, enge Beziehung garantiert. Tatsächlich hatten Generationen von Eltern auch vor Bekanntwerden des Bonding liebevolle Beziehungen zu ihren Kindern.

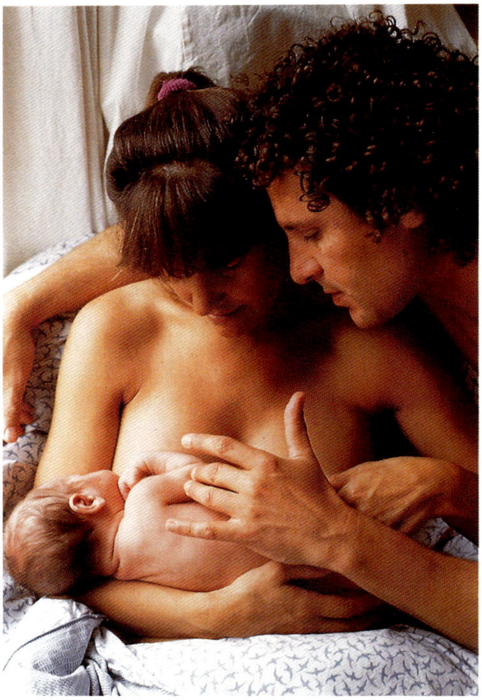

Täglicher Kontakt
Genauso wichtig wie das frühzeitige Aufbauen einer Bindung, ist der tägliche Körperkontakt mit dem Baby beim Füttern und Schmusen.

F WER UNTERSUCHT MEIN BABY?

A Die Hebamme und möglicherweise auch ein Kinderarzt untersuchen das Neugeborene. Die Untersuchung wird normalerweise schnell und gründlich durchgeführt und dient dazu festzustellen, ob alles normal ist oder ungewöhnliche oder abnorme Dinge vorliegen (siehe S. 190). Ihr Baby wird gewogen und gemessen. Dabei inspiziert die Hebamme auch die Farbe des Körpers und beobachtet Atmung, Herzschlag und Muskeltonus.

F MUSS ICH SOFORT ANSCHLIESSEND UNTERSUCHT ODER BEHANDELT WERDEN?

A Häufige Beschwerden in dieser frühen Phase nach der Entbindung sind Schwindelgefühle, Schwäche und Übelkeit. Es werden Blutdruck, Temperatur und Puls gemessen. Besondere Aufmerksamkeit wird der Blutung geschenkt, die wahrscheinlich sehr stark ist. Die Hebamme tastet den Bauch ab, um zu überprüfen, ob sich die Gebärmutter zusammenzieht, denn eine entspannte Gebärmutter kann die Ursache einer starken Blutung nach der Geburt sein (siehe S. 178). Man wird Sie dazu ermuntern, in den ersten Stunden nach der Geburt Wasser zu lassen, denn eine volle Blase kann ebenfalls das Zusammenziehen der Gebärmutter verhindern.

F KANN ICH MEIN BABY AN DIE BRUST LEGEN?

A Ja, das können Sie. Wahrscheinlich ist es nur für kurze Zeit, da Sie bald genäht werden müssen, aber es lohnt sich, das Baby möglichst bald zum Saugen anzuregen. Dies fördert auch die Mutter-Kind-Bindung und stimuliert die Gebärmutter, so daß sie sich zusammenzieht und die Plazenta ausstößt. Sie können Ihr Kind nicht gleich stillen, wenn es zur Unterstützung seiner Atmung Sauerstoff braucht, in der Neugeborenenabteilung versorgt werden muß oder wenn Sie sich nach einer Narkose noch schläfrig fühlen.

F WIE LANGE KANN MEIN PARTNER BEI MIR BLEIBEN?

A Ihr Partner kann bei Ihnen bleiben, solange Sie noch im Entbindungsraum sind. Im Zimmer sind Besuche über Nacht normalerweise nicht erlaubt. Sie sollten Ihren Partner bitten, nach Hause zu gehen, um sich auszuruhen, da er sich emotional sicherlich ausgelaugt fühlt. Auch Sie bekommen dann die Möglichkeit, sich zu erholen. Denken Sie auch daran, die Besuche von Freunden und Familienmitgliedern einzuschränken, da Sie sich sehr erschöpft fühlen werden. Bitten Sie darum, Sie und das Baby erst zu Hause zu besuchen.

WAS IST DER APGAR-TEST?

Innerhalb einer Minute nach seiner Geburt wird das körperliche Befinden des Babys mit fünf einfachen Tests bewertet, deren Ergebnisse vom Arzt oder der Hebamme schriftlich festgehalten werden (siehe unten). Die höchstmögliche Zahl ist zehn. Ein Apgar-Wert von sieben und darüber besagt, daß der Gesundheitszustand des Babys gut ist. Ein niedriger Wert (zwischen vier und sechs) kann bedeuten, daß ein Baby Hilfe bei der Atmung braucht oder künstlich beatmet werden muß. Liegt der Wert unter vier, benötigt es wahrscheinlich lebensrettende Maßnahmen. Der Test wird fünf und zehn Minuten später erneut durchgeführt, wobei ein Wert von sieben und darüber eine gute Prognose verspricht.

SOFORTIGE BEWERTUNG

Der Apgar-Test wurde von der amerikanischen Ärztin Virginia Apgar zur kurzfristigen Diagnose des körperlichen Zustands von Neugeborenen direkt nach der Geburt entwickelt. Er hat wenig Bedeutung für die Bewertung der langfristigen Entwicklung; machen Sie sich also keine Sorgen, wenn Ihr Kind zuerst niedrige Werte aufweist, sich innerhalb der nächsten Minuten jedoch erholt. Es wird sicherlich ganz normal und gesund heranwachsen.

ZEICHEN	0	1	2
Herzschlag	fehlt	langsam	mehr als 100/Minute
Atmung	fehlt	langsam	gut; weint
Muskeltonus	schlaff	etwas Tonus	aktive Bewegungen
Reaktion auf Reize	keine	geringe Reaktion	niest oder hustet
Körperfarbe	blaß/blau	blau/rosig	am ganzen Körper rosig

WAS SCHIEFGEHEN KANN

F **WELCHE PROBLEME KÖNNEN WÄHREND DER GEBURT AUFTRETEN?**

A Man sollte darauf hinweisen, daß die meisten Geburten ganz normal verlaufen, aber in jeder Phase kann es zu größeren oder kleineren Komplikationen kommen, so daß Sie oder Ihr Baby irgendeine Form medizinischer Hilfe brauchen. Zu den Komplikationen zählen eine länger dauernde Geburt, eine unerwartete Blutung während der Geburt, vorzeitig einsetzende Wehen oder eine Notlage des Babys.

F **KANN EINE GEBURT ZU LANG DAUERN?**

A Wie lange eine Geburt dauert, ist individuell sehr unterschiedlich. So etwas wie eine »normale« Dauer gibt es eigentlich gar nicht. Wenn Sie Ihr erstes Kind erwarten, kann die Geburt bis zu zwanzig Stunden dauern, obwohl dies ungewöhnlich ist. Wenn Sie erschöpft sind, kann die Geburt beschleunigt werden. Es gibt auch bestimmte Zeitgrenzen für jede Phase, die anzeigen, wann es notwendig ist, helfend einzugreifen (siehe S. 160).

F **DAUERT DIE GEBURT LÄNGER, WENN ES MEIN ERSTES BABY IST?**

A Ja, die erste Geburt verläuft normalerweise langsamer als nachfolgende. Wenn Sie eine Geburt hinter sich haben, arbeitet die Gebärmuttermuskulatur koordinierter, und der Muttermund öffnet sich schneller. Es gibt keine wissenschaftliche Erklärung dafür.

F **WARUM DAUERN MANCHE GEBURTEN SO LANGE?**

A Es gibt verschiedene Gründe für eine langsam verlaufende Geburt. Das Baby kann sehr groß sein, oder sein Kopf befindet sich in der falschen Position (siehe S. 160). Die Wehen sind möglicherweise zu schwach oder nicht koordiniert genug, um die Geburt voranzutreiben, oder es besteht eine Kombination all dieser Dinge.

F **KANN IRGEND ETWAS GETAN WERDEN, UM DIE GEBURT ZU BESCHLEUNIGEN, WENN SIE ZU LANGSAM VORANGEHT?**

A Wenn die Kontraktionen zu schwach oder unregelmäßig sind, sprengt die Hebamme möglicherweise die Fruchtblase (siehe S. 164), um die Wehen zu beschleunigen. Wenn das nicht funktioniert, schließt man Sie an einen Tropf mit Syntocinon an (siehe S. 159). Der Tropf wird der Kontraktionsrate entsprechend eingestellt.

F **WIE WIRKSAM IST SYNTOCINON?**

A Syntocinon übernimmt die Aufgabe des Hormons Oxytocin, das die Gebärmutterkontraktionen reguliert. Wenn die Syntociningabe sorgfältig überwacht wird, gilt dieses Mittel als sehr wirkungsvoll und sicher.

F **IST ES NORMAL, WÄHREND DER GEBURT ZU BLUTEN?**

A Es kommt häufig vor, daß es während der Geburt zu einer leichten Blutung aus der Scheide kommt. Wenn sich der Muttermund öffnet, blutet er leicht, und wenn sich die Eihäute von der Gebärmutterwand lösen, verursacht dies ebenfalls eine leichte Blutung. Eine zu starke Blutung weist jedoch auf ein Problem hin und muß von der Hebamme und dem Geburtshelfer immer ernstgenommen werden.

F **KANN EINE BLUTUNG WÄHREND DER GEBURT ERNST SEIN?**

A Wenn es sich um eine starke Blutung handelt, bezeichnet man sie als Antepartum-Hämorrhagie; sie könnte von der Plazenta stammen. Wenn diese im unteren Bereich der Gebärmutter liegt (in der Nähe des Muttermundes, was als tiefliegende Plazenta bezeichnet wird, siehe S. 128) und die Wehen einsetzen, kann dies eine starke Blutung verursachen. (Wenn sie so weit unten liegt, daß Ihr Baby sie auf seinem Weg durch den Geburtskanal nicht passieren kann, muß aller Voraussicht nach ein Kaiserschnitt vorgenommen werden. Man wird Sie dann bereits bei der Ultraschalluntersuchung darauf hinweisen.) Eine weitere Ursache für Blutungen ist, wenn sich ein Teil der Plazenta von der Gebärmutterwand löst, was als Plazentaablösung bezeichnet wird und Schmerzen sowie eine hellrote Blutung zur Folge hat (siehe S. 128). Dies ist ebenfalls potentiell gefährlich und kann bedeuten, daß das Baby sofort geholt oder eine Notoperation (Kaiserschnitt) durchgeführt werden muß, unabhängig davon, was die Blutung verursacht hat.

F **WAS VERSTEHT MAN UNTER EINER FETALEN NOTLAGE?**

A Zu einer fetalen Notlage kommt es normalerweise, wenn die Blutversorgung des Babys über die Plazenta eingeschränkt ist, so daß der Fetus nicht genug Sauerstoff erhält. Dies bedeutet, daß das Kind schnell geboren werden muß. In schweren Fällen wird sich der Geburtshelfer für einen Kaiserschnitt entscheiden.

F WOHER WISSEN DIE ÄRZTE, DASS SICH MEIN BABY IN EINER NOTLAGE BEFINDET?

A Die Herztöne des Babys werden während der Geburt mit Hilfe eines CTG (siehe S. 158) überwacht und Änderungen im Rhythmus aufgezeichnet. Wenn es zu Unregelmäßigkeiten kommt oder das kindliche Herz Rhythmusstörungen aufweist, kann dies darauf zurückzuführen sein, daß das Baby nicht genug Sauerstoff bekommt. Ein weiteres Zeichen für eine Notlage ist die Ausscheidung von dunkelgrünem Mekonium (Kindspech) durch das Baby. Es läuft aus der Scheide der Mutter, wenn die Fruchtblase geplatzt ist (siehe S. 62).

F HAT EINE SOLCHE NOTLAGE AUSWIRKUNGEN AUF MEIN BABY?

A Viele Babys geraten während der Geburt in eine Notlage, weil ihr Körper starkem Streß und Druck ausgesetzt ist. In der Regel normalisiert sich der Herzschlag des Kindes wieder oder es wird geboren, bevor ernste Komplikationen auftreten. Äußerst selten kommt es durch eine schlechte Sauerstoffversorgung des Babys zu Gehirnschäden; sie kann aber in extremen Situationen auch zum Tod führen. Die Hebamme und der Arzt sind jedoch ausgebildet, Anzeichen einer fetalen Notlage schnell zu erkennen und Gegenmaßnahmen zu ergreifen.

WAS PASSIERT, WENN DIE WEHEN VORZEITIG EINSETZEN?

In etwa fünf Prozent der Schwangerschaften setzt die Geburt vor der 37. Schwangerschaftswoche ein. Wenn Ihr Baby zwischen der 34. und 37. Schwangerschaftswoche geboren wird, sollte es so ausgereift sein, daß es nach der Geburt nicht in einer Spezialabteilung untergebracht werden muß. Wenn die Wehen jedoch vor der 30. Schwangerschaftswoche beginnen, ist Ihr Kind wahrscheinlich noch sehr unreif und muß in einer Frühgeburtsabteilung versorgt werden (siehe S. 214).

Warum setzen die Wehen vorzeitig ein?
Zu vorzeitig einsetzenden Wehen kommt es eher, wenn Sie schon einmal eine Frühgeburt hatten, wenn Sie unter einer Infektion mit hohem Fieber oder einer Gebärmutterinfektion leiden oder Mehrlinge erwarten.

Setzen vorzeitige Wehen genau wie bei einer normalen Geburt ein?
Ja, oft sind die Anzeichen dieselben (siehe S. 156). Doch wenn sie sehr vorzeitig einsetzen (in der 24. bis 28. Woche), ist es möglich, daß nur Schmerzen im unteren Rückenbereich auftreten und Sie keine richtigen Kontraktionen spüren. Wenn Sie glauben, daß die Wehen vorzeitig begonnen haben, rufen Sie sofort die Hebamme oder Ihren Arzt an.

Was kann man tun, um vorzeitige Wehen zu unterbinden?
Nichts kann die Wehen stoppen, wenn sie tatsächlich eingesetzt haben, aber sie können vorübergehend mit Medikamenten, die als Tokolytika bezeichnet werden, verlangsamt werden. Langfristig sind sie nicht sehr effektiv, und manche haben unangenehme Nebenwirkungen. Im allgemeinen verabreicht man sie daher nicht länger als 48 Stunden.

Was können die Ärzte noch tun?
Wenn irgendein Hinweis auf eine Infektion vorliegt, etwa hohes Fieber, wird man Ihnen Antibiotika geben. Wenn Sie sehr nervös sind, erhalten Sie eine leichte Dosis eines Schmerzmittels, beispielsweise Pethidin. Wenn Sie unter Austrocknung leiden, wird ein Tropf angelegt. Oft können allein diese Maßnahmen die Kontraktionen unterbinden.

Kann das Krankenhaus mein Baby versorgen, wenn es zu früh geboren wird?
Wenn es in Ihrem Krankenhaus keine Spezialabteilung für Frühgeburten gibt, wird Ihr Baby in ein Kinderkrankenhaus in der Nähe gebracht, wo die notwendigen Einrichtungen bereitstehen.

Verläuft eine Geburt nach vorzeitig einsetzenden Wehen anders als eine nach der vollen Schwangerschaftsdauer?
Ja. Im allgemeinen verläuft eine vorzeitige Geburt schneller, da das Kind kleiner ist.

Gibt es irgend etwas, das helfen kann, mein Baby auf eine vorzeitige Geburt vorzubereiten?
Da eine unreife Lunge bei Frühgeburten die meisten Probleme verursacht, erhalten Sie 24 bis 48 Stunden vor der Entbindung Steroide, um die Überlebenschancen Ihres Babys zu verbessern. Steroide können injiziert oder in Tablettenform eingenommen werden. Über die Plazenta gelangen sie in den Kreislauf Ihres Kindes und beschleunigen die Entwicklung seiner Lunge. Wenn die Ärzte wissen, daß das Risiko einer Frühgeburt hoch ist, erhalten Sie möglicherweise etwa alle zwei Wochen während der Schwangerschaft Steroide. Dies ist für Sie und Ihr Baby völlig unbedenklich.

Seltene Komplikationen

F WAS IST SCHULD AN STARKEN BLUTUNGEN NACH DER ENTBINDUNG?

A Starke vaginale Blutungen nach der Entbindung (Postpartum-Hämorrhagie) treten auf, wenn sich in der Gebärmutter noch ein Plazentafragment befindet oder die Gebärmutter sich nicht stark genug zusammenziehen kann, um die Blutung zu stoppen.

F WARUM SIND BLUTUNGEN NACH DER ENTBINDUNG SELTEN?

A Sie sind selten, weil die Gebärmutter eine Substanz zum Selbstschutz gegen Blutungen enthält, die bewirkt, daß sie sich nach der Geburt und wenn sich die Plazenta abgelöst hat, auf die Größe einer Grapefruit zusammenzieht und die in ihr befindlichen Arterien schließt.

F WAS WIRD UNTERNOMMEN, WENN ICH EINE STARKE BLUTUNG HABE?

A Man gibt Ihnen eine Syntometrin-Injektion, die die Plazentaablösung beschleunigt und dafür sorgt, daß sich die Gebärmutter zusammenzieht. Wenn selbst nach dieser Injektion die Blutung nicht in kürzester Zeit aufhört, ist möglicherweise eine Operation notwendig, bei der die Gebärmutter unter Vollnarkose oder einer epiduralen Anästhesie ausgeschabt wird. Eventuell benötigen Sie auch eine Bluttransfusion.

F WIE WAHRSCHEINLICH IST ES, DASS ICH EINE BLUTTRANSFUSION BRAUCHE?

A Die Chancen, daß Sie eine Bluttransfusion brauchen, sind sehr gering. Der Geburtshelfer wird dies nur dann vorschlagen, wenn Sie viel Blut verloren haben, der Kreislauf darunter leidet, der Blutdruck abfällt und der Puls sich erhöht. In bestimmten Situationen kann eine Bluttransfusion Ihr Leben retten, daher wäre es nicht ratsam, sie abzulehnen.

F WIE KANN ICH SICHER SEIN, DASS ICH KEIN INFIZIERTES BLUT ERHALTE?

A Bluttransfusionen sind unbedenklich, und es besteht praktisch kein Risiko, daß Infektionen wie HIV oder Hepatitis übertragen werden. Gespendetes Blut wird mit Hilfe von sehr akkuraten (aber leider nicht immer hundertprozent sicheren) Tests überprüft.

F KANN ICH MIR VORHER BLUT ABNEHMEN LASSEN, FALLS ICH EINE TRANSFUSION BRAUCHE?

A Von einem solchen Vorhaben ist abzuraten. Sie können zwar ohne Bedenken vor der Entbindung bis zu einem Liter Blut spenden, brauchen dann aber mindestens zwei Liter, falls nach der Entbindung eine Transfusion nötig werden sollte. Und das gefährdet die Schwangerschaft.

Hat es Auswirkungen auf mein Baby, wenn ich HIV-positiv bin?

Ihr Baby hat wahrscheinlich ein geringeres Risiko, sich mit HIV zu infizieren, wenn es durch Kaiserschnitt und nicht auf normalem Weg geboren wird; denn wenn es durch den Geburtskanal gleitet, kommt es mit Blut und Flüssigkeiten in Kontakt, die den Virus enthalten könnten. Aus diesem Grund sind die Ärzte auch der Meinung, daß Verfahren, bei denen es zur Verseuchung kommen kann – beispielsweise beim Testen von fetalem Blut im Labor – am besten vermieden werden. Wenn vor und während der Geburt das Medikament Azidothymidin (AZT) verabreicht wird, verringert sich das Risiko einer HIV-Übertragung.

Körperkontakt

Sie können Ihr Baby küssen und mit ihm zärtlich sein, soviel Sie wollen, aber Sie müssen peinlichst darauf achten, daß Ihr Blut nicht mit ihm in Kontakt kommt. Leider kann der HIV-Virus auch durch andere Körperflüssigkeiten einschließlich der Muttermilch übertragen werden. Aus diesem Grund sollten Sie es in jedem Fall vermeiden, Ihr Kind zu stillen.

Vertraulichkeit

Wenn Sie es wünschen, wird die Tatsache, daß Sie HIV-positiv sind, nicht in Ihren Krankenhausunterlagen vermerkt, aber die Hebamme und der Arzt, die Sie betreuen, müssen wissen, daß Sie mit dem AIDS-Virus infiziert sind.

Was passiert, wenn mein Baby stirbt?

Wenn das Kind, das Sie neun Monate lang in Ihrem Körper getragen und in das Sie und Ihr Partner all Ihre Hoffnungen und Träume gesetzt haben, stirbt, ist der Verlust groß, und es ist schwer, über die Trauer hinwegzukommen. Wahrscheinlich werden Sie herausfinden wollen, warum und wie dies geschehen konnte – eine ganz normale Reaktion. Dennoch müssen Sie mit Ihrem Leben weitermachen und für die Zukunft planen.

Woher weiß ich, daß mein Baby gestorben ist?
Wenn Ihr Kind nach der 24. Schwangerschaftswoche stirbt, bezeichnet man dies als Totgeburt, und die Wehen setzen normalerweise ein paar Tage nach seinem Tod ein. Sie werden dies feststellen, wenn die Kindsbewegungen aufhören. Vielleicht haben Sie auch das Gefühl, nicht mehr schwanger zu sein, da alle Anzeichen und Empfindungen der Schwangerschaft durch die Rückbildung der Schwangerschaftshormone verschwinden. Oder Sie stellen einen Gewichtsverlust fest, da die Gebärmutter aufgrund der Fruchtwasserabsorption schrumpft.

Wodurch wird eine Totgeburt verursacht?
Es ist nicht immer möglich, die Ursache zu klären, obwohl möglicherweise eine Obduktion vorgenommen wird, um einige Fragen beantworten zu können. Häufige Todesursachen sind schwere fetale Defekte oder eine Plazenta, die das Baby nicht ernähren kann, weil sie sich nicht richtig entwickelt hat oder geschädigt ist. Weniger häufige Ursachen sind eine Rhesusunverträglichkeit (siehe S. 129), Diabetes und Autoimmunerkrankungen.

Wie werde ich mich fühlen?
Nach der Geburt müssen Sie sich von den üblichen körperlichen Auswirkungen einer Entbindung erholen, und aufgrund des plötzlichen Entzugs der Schwangerschaftshormone, der eine Flut von Gefühlen auslösen kann, sind Sie emotional sehr angeschlagen. Während manche Frauen dies als beruhigend empfinden, da es hilft, sie an ihre Schwangerschaft zu erinnern, wird bei anderen der Schmerz dadurch nur noch größer – seien Sie daher auf beide Reaktionen gefaßt.

Erholung
Es kann lange dauern, den Verlust eines Kindes zu überwinden. Das Leben mag eine Zeitlang unwirklich erscheinen, und Sie und Ihr Partner werden sich wahrscheinlich fragen, warum es gerade Sie getroffen hat und was Sie möglicherweise falsch gemacht haben. Sie sollten über Ihre Gedanken und Gefühle sprechen, aber oft meiden Freunde das Thema, da sie nicht wissen, ob Sie mit Ihrer Trauer zurechtkommen. Die größte Unterstützung erhalten Sie vielleicht von Menschen, die einen ähnlichen Verlust erlitten haben. Etwa sechs Einige Wochen nach dem Tod Ihres Babys sollten Sie und Ihr Partner Ihren Arzt aufsuchen, um jetzt vorliegende Untersuchungsergebnisse zu diskutieren und Fragen mit ihm zu erörtern. Ihre Hebamme, Ihr Arzt oder ein Sozialarbeiter des Krankenhauses können Ihnen Ansprechpartner nennen oder den Kontakt zu einer örtlichen Selbsthilfegruppe herstellen (siehe S. 232). Obwohl es für Sie sehr schwer sein wird, den Verlust zu überwinden, lassen mit der Zeit Schmerz und Trauer nach.

Die Trauer Ihres Partners
Ihrem Partner fällt es möglicherweise schwer, seine Gefühle zu zeigen, es sei denn, Sie ermutigen ihn dazu. Vielleicht versucht er sogar, seine Trauer zu verbergen, indem er sich in die Arbeit stürzt oder häufiger mit seinen Freunden ausgeht, was zu Spannungen in der Beziehung führen kann. Auch wenn Ihnen sein Verhalten unpassend erscheint, sollten Sie zu verstehen versuchen, was tatsächlich in ihm vorgeht. Der Schmerz Ihres Partners ist sicher genauso groß wie der Ihre, er geht nur anders damit um. Versuchen Sie zu akzeptieren, daß es Trauerphasen gibt, die Sie und Ihr Partner unterschiedlich erleben, und geben Sie sich und ihm Zeit, Ihre Trauer aufzuarbeiten.

Den Verlust bewältigen
Bestimmte Rituale und Verfahren können Ihnen helfen, den Verlust Ihres Babys schneller zu überwinden. Man wird Ihnen vielleicht anbieten, Ihr Kind zu halten, Fotos von ihm zu machen, ihm einen Namen zu geben und darüber nachzudenken, wie Sie es beerdigen möchten. Am schwersten ist sicherlich, sich nicht selbst die Schuld an seinem Tod zu geben, denn häufig bleibt die Todesursache unbekannt.

Die juristische Lage
Wenn ein Kind nach vierundzwanzig Schwangerschaftswochen geboren wird, erhalten Sie vom Krankenhaus eine Urkunde, die Geburt und Tod des Babys bestätigt, so daß Sie Vorbereitungen für die Beerdigung oder eine Feuerbestattung treffen können. Bei dem Tod eines Kindes vor der 24. Schwangerschaftswoche wenden Sie sich für eine Bestattung am besten an einen Sozialdienst, eine kirchliche Einrichtung oder an einen Priester im Krankenhaus.

Zange oder Saugglocke

F WAS VERSTEHT MAN UNTER EINER ENTBINDUNG MIT ZANGE ODER SAUGGLOCKE UND WARUM WIRD SIE DURCHGEFÜHRT?

A Instrumente wie Zange oder Saugglocke müssen möglicherweise in der zweiten Geburtsphase eingesetzt werden, wenn der Muttermund vollständig geöffnet ist, der Fetus jedoch nicht weiter durch den Geburtskanal vorankommt. Solche Hilfsmittel werden häufig auch dann eingesetzt, wenn der Kopf des Babys falsch liegt und im Becken verkeilt ist.

F WENN DIE ENTBINDUNG MIT ZANGE ODER SAUGGLOCKE DURCHGEFÜHRT WERDEN MUSS, WIRD DIESER EINGRIFF DANN VON DER HEBAMME ODER VOM GEBURTSHELFER VORGENOMMEN?

A Wenn Zange oder Saugglocke eingesetzt werden müssen, wird Ihr Baby normalerweise von einem Geburtshelfer entbunden. Die Hebamme bleibt bei Ihnen im Entbindungsraum und assistiert dem Arzt.

Was passiert bei einer solchen Entbindung?

Eine solche Entbindung wird durchgeführt, wenn die Geburt schon lange andauert oder es in der zweiten Phase zu einer Verzögerung kommt und Sie oder Ihr Baby sich in einer Notlage befinden. Die erwähnten Hilfsmittel kommen auch dann zum Einsatz, wenn Sie unter epiduraler Anästhesie stehen und nicht richtig pressen können oder wenn eine Steißlage vorliegt. Gelegentlich wird auch der zweite Zwilling mit der Zange geholt.

Wie wird die Zange eingesetzt?

Die Zange kann nur dann verwendet werden, wenn der Muttermund vollständig geöffnet ist und der Kopf des Babys sich bereits tief im Beckenausgang befindet. Es gibt verschiedene Arten von Zangen, aber alle basieren auf dem Prinzip zweier separater Metallzangen, die um den Kopf des Babys gelegt und miteinander verbunden werden, so daß nur wenig Druck ausgeübt wird. Eine Zangenart, die sogenannte Kielland-Zange, dient dazu, das Baby zu drehen, wenn es sich für die Entbindung in der falschen Position befindet. Die sogenannte Neville-Barnes- oder Wrigley-Zange wird verwendet, wenn das Baby zwar richtig liegt, aber herausgezogen werden muß.

Wie funktioniert eine Saugglocke?

Die Saugglocke kann nur eingesetzt werden, wenn der Muttermund ganz geöffnet ist und sich der Kopf des Babys bereits tief im Beckenausgang befindet. Das Prinzip der Saugglocke ist sehr einfach: Eine Kunststoff- oder Metallschale wird auf dem Kopf des Babys plaziert; ein Schlauch verbindet die Schale mit einem Gerät, das entweder elektrisch oder mit Hilfe einer Pumpe ein Vakuum in der Schale erzeugt. Wenn sie sich gut am Kopf des Babys festgesaugt hat, zieht der Geburtshelfer vorsichtig an dem Instrument, während Sie weiter pressen, bis Kopf und Körper des Babys aus dem Geburtskanal gleiten.

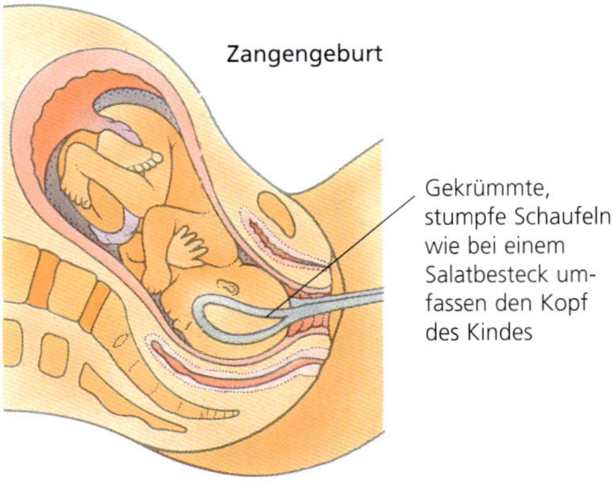

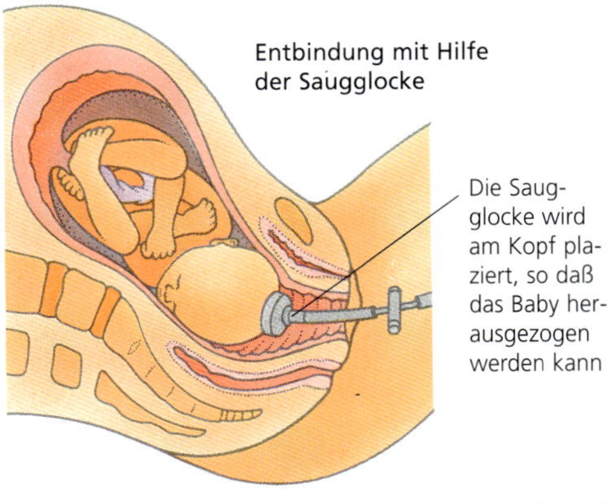

F SEIT WANN WERDEN DIESE METHODEN BEI DER ENTBINDUNG EINGESETZT?

A Die Zange wurde im 16. Jahrhundert von einem britischen Chirurgen erfunden, einem Mitglied der Familie Chamberlain, die die Methode über hundert Jahre lang als Geheimnis hütete. Die Saugglocke ist eine neuere Erfindung, die in den fünfziger und sechziger Jahren populär wurde.

F WIE LANGE DAUERT EINE GEBURT MIT HILFE DER ZANGE ODER SAUGGLOCKE?

A Die Entbindung selbst dauert selten länger als zehn Minuten, aber es kann etwa 45 Minuten dauern, um Sie für den Eingriff vorzubereiten. Sie brauchen möglicherweise eine epidurale oder spinale Anästhesie, und vielleicht werden Sie in ein größeres Entbindungszimmer oder in den OP gebracht, falls ein Kaiserschnitt notwendig ist. Man wird auch einen Katheter in Ihre Blase einführen, um vorher Urin abfließen zu lassen.

F ICH HABE SO VIELE GESCHICHTEN ÜBER ZANGENGEBURTEN GEHÖRT. STIMMEN SIE?

A Solche Geschichten stehen im Zusammenhang mit einem früheren Verfahren, das als »hohe Forzepsentbindung« bezeichnet wurde. Dabei faßte der Arzt in das mütterliche Becken, um das Baby herauszuziehen, was starke Schmerzen und innere Quetschungen zur Folge hatte. Dieses Verfahren wird nicht mehr angewandt. Heute werden Zangengeburten nur durchgeführt, wenn der Kopf des Babys schon weit ins Becken oder den Beckenausgang eingetreten ist.

F WIE STARK SIND DIE SCHMERZEN BEI EINER ZANGEN- ODER SAUGGLOCKEN-GEBURT?

A Normalerweise erhalten Sie eine spinale oder epidurale Anästhesie, so daß Sie kaum etwas spüren. Wurde bereits eine epidurale Anästhesie angelegt (siehe S. 152), so wird sie aufgefrischt. Bei weit fortgeschrittener Geburt, wenn es für eine epidurale Anästhesie zu spät ist, wird der Dammbereich örtlich betäubt. Nur selten kommt eine Vollnarkose zur Anwendung.

F HINTERLÄSST DIE ZANGE ODER SAUGGLOCKE MALE AM KOPF DES BABYS?

A Die Zange kann Quetschungen oder rote Male an beiden Seiten des Kopfes, die Saugglocke eine Beule auf dem Kopf hinterlassen. Die Male oder Beule sollten innerhalb von wenigen Tagen verschwinden, die Quetschungen etwa innerhalb einer Woche.

F WAS PASSIERT, WENN MEIN BABY NICHT MIT DER ZANGE ODER SAUGGLOCKE ENTBUNDEN WERDEN KANN?

A Wenn es fraglich ist, ob das Baby vaginal geboren werden kann, bringt man Sie in den OP, um versuchsweise eine Geburt mit der Zange oder Saugglocke durchzuführen und zu sehen, ob eine vaginale Entbindung möglich ist. Wenn dies nicht der Fall ist, da sich Ihr Baby in der falschen Position befindet oder zu groß ist, wird ein Kaiserschnitt vorgenommen (siehe S. 182). Wenn Sie bereits im OP sind, kann dieser Eingriff sehr schnell durchgeführt werden.

WIE SICHER SIND ZANGEN- ODER SAUGGLOCKENGEBURTEN?

Das Verfahren, Instrumente zur Entbindung von Babys einzusetzen, wird seit Jahrhunderten praktiziert und hat zweifellos Kinder gerettet, die sonst im Geburtskanal gestorben wären. Es ist eine sehr sichere Entbindungsmethode, wenn sie von einem kompetenten Arzt durchgeführt wird.

Welche Methode ist sicherer für mich?
Trotz vieler klinischer Studien kann niemand mit absoluter Sicherheit sagen, welches die bessere Methode für die werdende Mutter ist: Zange oder Saugglocke. Bei Verwendung der Saugglocke kommt es zu weniger Rissen, und es ist auch seltener ein Dammschnitt nötig als bei der Zange, obwohl dieser Eingriff für das Baby möglicherweise traumatischer ist als eine Zangengeburt.

Ihr Baby und die Zange
Die Schaufeln der Zange dienen als schützendes »Gerüst« und sind die sanftere Methode für den Kopf des Babys, wenn es durch den Geburtskanal gleitet. Doch wenn eine Entbindung besonders schwierig ist, können die Nerven, die zu den Armen des Kindes führen, vorübergehend beeinträchtigt werden. Bleibende Schäden treten jedoch sehr selten auf, und der Mehrzahl der Babys geht es nach einer Zangengeburt gut.

Ihr Baby und die Saugglocke
Die Saugglocke hinterläßt häufig eine Schwellung auf dem Kopf des Kindes, die sich jedoch bald zurückbildet. Eine sehr große Beule kann sich bisweilen in eine ausgedehnte Quetschung verwandeln und sogar zu einer Gelbsucht führen; doch solche Komplikationen sind eher die Ausnahme als die Regel.

KAISERSCHNITT

F WAS IST EIN KAISERSCHNITT UND WANN WIRD ER VORGENOMMEN?

A Beim Kaiserschnitt wird das Kind durch eine chirurgische Bauchdeckenöffnung der Mutter entbunden. Statt durch die Scheide zu gleiten, wird Ihr Baby aus der Gebärmutter gehoben. Ein Kaiserschnitt wird vorgenommen, wenn der Arzt feststellt, daß eine normale vaginale Entbindung Ihre Gesundheit oder die des Babys bedroht oder daß sie einfach unmöglich ist.

F WAS IST EIN GEPLANTER KAISERSCHNITT?

A Bei einem geplanten Kaiserschnitt handelt es sich um ein Verfahren, das bereits beschlossen wurde, bevor die Wehen eingesetzt haben. Es gibt eine Reihe von Gründen, warum der Arzt schon vor Einsetzen der Geburt zu einem Kaiserschnitt rät. Dies ist beispielsweise dann der Fall, wenn Sie an Diabetes leiden oder HIV-positiv sind. Es gibt andere Gründe, bei denen ein Kaiserschnitt indiziert ist, beispielsweise eine starke Disproportion zwischen der Größe des kindlichen Kopfes und der Größe Ihres Beckens oder wenn die Plazenta über dem Muttermund liegt (tiefliegende Plazenta; siehe S. 128).

F WANN MUSS EIN KAISERSCHNITT ALS NOTOPERATION DURCHGEFÜHRT WERDEN?

A Eine solche Notoperation wird durchgeführt, wenn Komplikationen auftreten, die das Leben der Mutter und/oder des Kindes gefährden. Diese Situation kann vor Einsetzen der Wehen eintreten, wenn es beispielsweise zu einer starken Blutung (Antepartum-Hämorrhagie, siehe S. 176) oder einem Vorfall der Nabelschnur kommt. Der Arzt wird sich auch dann für einen Kaiserschnitt als Notoperation entscheiden, wenn der Blutdruck der Mutter gefährlich ansteigt oder die Ärzte eine Notlage beim Kind diagnostizieren (siehe S. 176).

HÄUFIGE SORGEN HINSICHTLICH KAISERSCHNITTENTBINDUNGEN

Wollen die Ärzte einen Kaiserschnitt durchführen, weil es für sie einfacher ist?
Geburtshelfer bevorzugen normale Entbindungen, weil ein Kaiserschnitt zwar ungefährlich, eine vaginale Geburt jedoch am sichersten ist und Sie sich schneller erholen können. Zu einem Kaiserschnitt wird nur geraten, wenn es berechtigte medizinische Gründe dafür gibt.

Wenn ein Kaiserschnitt durchgeführt wurde, kann ich dann jemals vaginal entbinden?
Etwa 75 Prozent der Frauen, die einen Kaiserschnitt hatten, können ihr nächstes Baby normal entbinden. Früher machten sich die Ärzte Sorgen, daß bei nachfolgenden Geburten die Narbe reißen könnte, aber heute weiß man, daß dieses Risiko gering ist. Sie können jedoch an einer Krankheit leiden, die einen Kaiserschnitt bedingt, oder ein sehr kleines Becken haben, das eine vaginale Entbindung unmöglich macht.

Meine Mutter und meine Schwestern haben per Kaiserschnitt entbunden. Wird dies bei mir auch der Fall sein?
Dies ist nicht zwangsläufig so, es sei denn, alle Mitglieder Ihrer Familie sind von kleiner Statur und haben ein schmales Becken. Dies trifft selten zu, und viele Frauen, die klein und schlank sind, können eine normale Geburt haben.

Bekommt mein Baby psychologische Probleme, wenn ich es nicht vaginal zur Welt bringen kann?
Es gibt nichts, was darauf hinweist, daß dies Auswirkungen auf die psychologische Entwicklung Ihres Kindes hat. Die beste Geburt für Ihr Baby ist eine sichere Geburt, egal, ob dies nun ein Kaiserschnitt oder eine normale vaginale Entbindung ist.

Kann ich nach einem Kaiserschnitt stillen?
Ja, man wird Sie sogar dazu ermutigen, Ihr Kind zu stillen. Doch wenn ein Kaiserschnitt vorgenommen wurde und Sie keine Wehen hatten, kann es etwas länger dauern, bis Ihre Brüste Milch produzieren. Auch wenn Sie eine Vollnarkose erhalten haben, dauert es einige Zeit, bis die Medikamente aus Ihrem Körper ausgeschieden sind. Daher ist es besser, eine Weile zu warten, bevor Sie Ihr Kind stillen.

Kann ich mein Baby sofort nach der Geburt sehen?
Wenn Ihr Kind nicht in eine Spezialabteilung verlegt werden muß (S. 214) oder Sie eine Vollnarkose erhalten haben, können Sie Ihr Baby gleich im Arm halten, bevor die Hebamme es untersucht und wiegt.

F BRAUCHE ICH BEI EINEM KAISERSCHNITT EINE VOLLNARKOSE?

A Früher war es gängige Praxis, eine Vollnarkose durchzuführen, aber heute erhalten Sie eher eine epidurale oder spinale Anästhesie (siehe S. 152). Bei einer epiduralen Anästhesie sind Sie wach und können Ihr Baby sehen, wenn es aus der Gebärmutter gehoben wird. Bei einer Notoperation erhalten Sie eine Vollnarkose, wenn Sie nicht vorher schon unter epiduraler Anästhesie gestanden haben.

F WIE HÄUFIG WIRD EIN KAISERSCHNITT DURCHGEFÜHRT?

A Heute wird ein Kaiserschnitt viel häufiger durchgeführt als noch vor fünfzig Jahren, denn die Operationstechniken haben sich stark verbessert, und ein Kaiserschnitt ist heute ein Routineeingriff. In einigen Teilen Europas kommen derzeit etwa 15 Prozent aller Kinder auf diese Weise zur Welt, in bestimmten Teilen der USA und Südamerikas ist die Rate sogar noch höher.

WAS PASSIERT BEI EINEM KAISERSCHNITT?

Sie werden auf einen Kaiserschnitt vorbereitet, indem man die Schambehaarung abrasiert und eine epidurale Anästhesie anlegt. Ein intravenöser Tropf versorgt Sie mit Flüssigkeit. Obwohl es sich um eine Bauchoperation handelt, wird sie in der Regel schnell durchgeführt und dauert nur etwa eine halbe Stunde.

WER KANN DABEISEIN
Wenn Sie bei Bewußtsein sind, wird ein Schirm aufgestellt, der den Eingriff verdeckt. Wenn Ihr Geburtspartner zart besaitet ist, kann er bei Ihnen hinter dem Schirm bleiben.

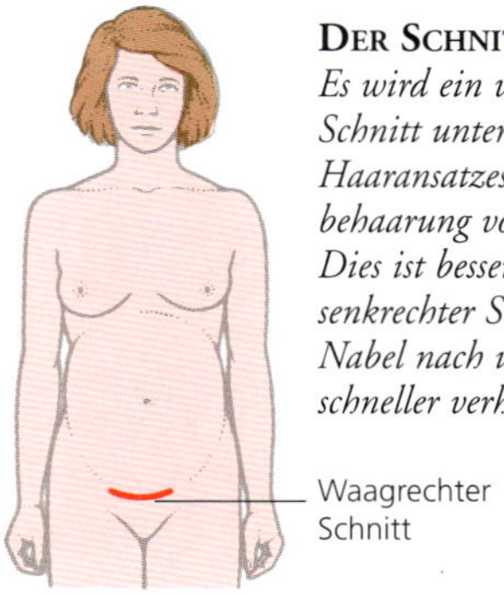

DER SCHNITT
Es wird ein waagrechter Schnitt unterhalb des Haaransatzes der Schambehaarung vorgenommen. Dies ist besser als ein senkrechter Schnitt vom Nabel nach unten, da er schneller verheilt.

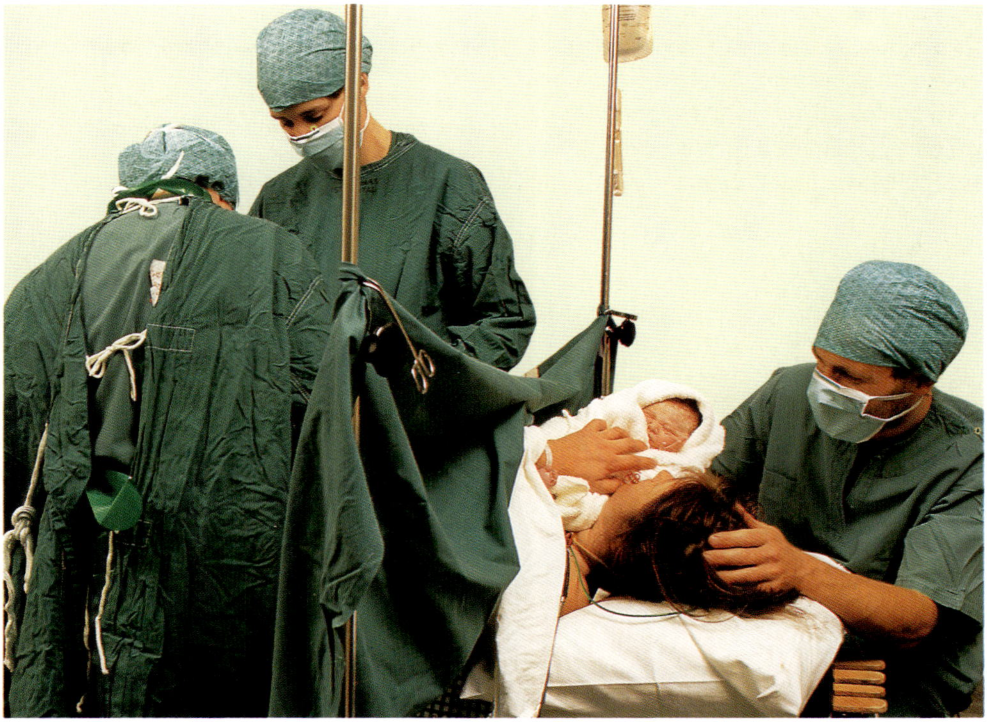

Steissgeburt

F WAS IST EINE STEISSLAGE?

A Etwa in der 32. bis 34. Woche nehmen die meisten Babys in der Gebärmutter eine Position ein, in der sie mit dem Kopf nach unten liegen. Man bezeichnet dies als Schädellage (siehe S. 63). Wenn sich Ihr Baby in der Steißlage befindet, liegt es mit dem Gesäß nach unten in der Gebärmutter. Bleibt es in dieser Position, können während der Geburt Komplikationen auftreten, etwa wenn sich in der zweiten Geburtsphase der Kopf des Babys festklemmt (siehe Kasten). In einem solchen Fall wird man in der Regel einen Kaiserschnitt vornehmen. Im weiteren Verlauf der Schwangerschaft drehen sich die meisten Kinder jedoch, so daß sie mit dem Kopf nach unten liegen.

F BRAUCHE ICH EINE EPIDURALE ANÄSTHESIE?

A Das ist nicht unbedingt nötig, aber da möglicherweise eine Entbindung mit der Zange oder Saugglocke oder per Kaiserschnitt durchgeführt wird, werden die Ärzte zu einer epiduralen Anästhesie raten, so daß Sie für diese Verfahren bereits betäubt sind.

F MUSS ICH MIT EINEM KAISERSCHNITT RECHNEN, WENN SICH MEIN KIND IN DER STEISSLAGE BEFINDET?

A Wenn es Ihr erstes Baby ist, wird der Arzt Ihnen dazu raten, doch wenn die Wehen natürlich einsetzen und Ihr Kind durchschnittlich groß ist, besteht die gute Chance einer vaginalen Steißgeburt im Krankenhaus.

Wie unterscheidet sich eine Steissgeburt von einer normalen?

Steißgeburten sind komplizierter als Geburten in Schädellage, so daß erfahrene Ärzte und Hebammen die Entbindung begleiten sollten. Da der Trend in den letzten Jahren dahin gegangen ist, Babys in Steißlage per Kaiserschnitt zu entbinden, gibt es heute weniger Personal, das genug Erfahrung besitzt, um eine vaginale Steißgeburt durchzuführen.

Worin bestehen die Probleme?
Die größte Gefahr bei einer vaginalen Steißgeburt besteht darin, daß der Kopf in der zweiten Phase der Geburt im Becken steckenbleibt, so daß das Kind nicht genug Sauerstoff erhält und dadurch in eine äußerst prekäre Notlage gerät. Außerdem geht die Geburt langsamer voran, weil der Kopf des Babys nicht auf den Muttermund drückt und damit die Geburt beschleunigt. Auch das Auftreten von Rissen oder Blutungen ist wahrscheinlicher.

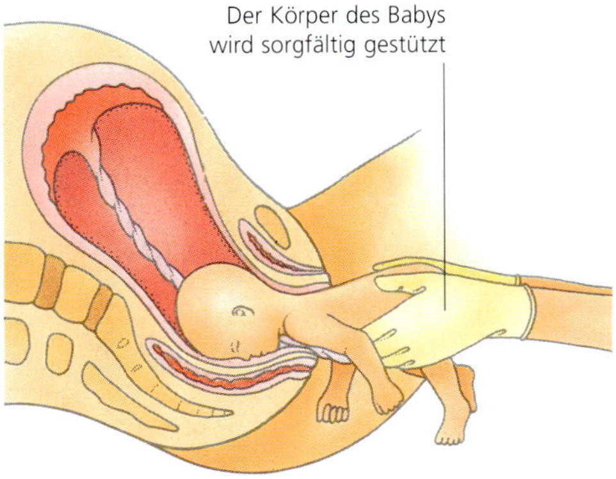

Die Geburt des Körpers
Bei einer Steißgeburt werden zuerst Gesäß und Beine geboren. Wahrscheinlich brauchen Sie einen Dammschnitt, bevor der Kopf austreten kann.

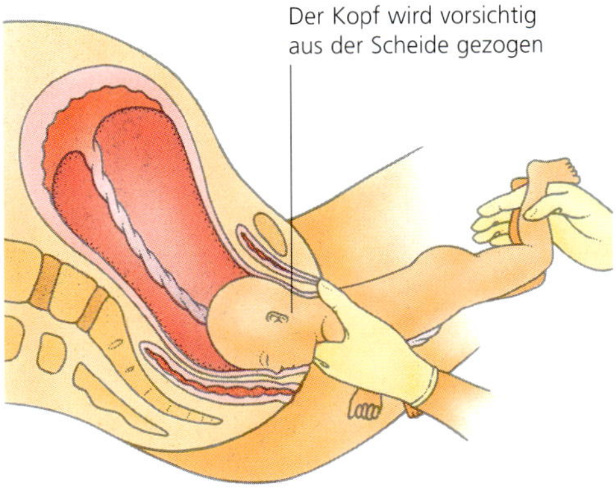

Die Geburt des Kopfes
Wenn der Rest des Körpers ausgetreten ist, wird der Kopf durch die Scheide gezogen. In dieser Phase kann die Geburt mit Hilfe der Zange abgeschlossen werden.

ZWILLINGE UND MEHRLINGE

F WIE UNTERSCHEIDET SICH EINE ZWILLINGSGEBURT VON DER GEBURT EINES EINZELNEN BABYS?

A Eine Zwillingsgeburt gilt genau wie eine Zwillingsschwangerschaft als »risikoreich«, so daß Sie im Krankenhaus entbinden und von einem oder mehreren Geburtshelfern und Hebammen betreut werden. Obwohl viele Zwillingsgeburten ohne Komplikationen verlaufen, ist die Chance größer, daß die Zange oder Saugglocke eingesetzt werden muß (siehe S. 180) oder ein Kaiserschnitt vorgenommen wird (siehe S. 182).

F WER ENTBINDET MEINE BABYS?

A Bei einer normalen vaginalen Entbindung kann die Hebamme die Babys mit Hilfe eines Geburtshelfers entbinden. Wenn es zu Komplikationen kommt, wird wahrscheinlich der Geburtshelfer Ihre Kinder entbinden oder einen Kaiserschnitt durchführen.

F BRAUCHE ICH BEI ZWILLINGEN ODER DRILLINGEN EINE EPIDURALE ANÄSTHESIE?

A Dies ist nicht obligatorisch, aber häufig ratsam. Sollten Sie in der zweiten Geburtsphase Hilfe brauchen (etwa den Einsatz von Zange oder Saugglocke oder einen Kaiserschnitt), erhalten Sie bereits ein Schmerzmittel, so daß sich die Geburt nicht weiter verzögert.

F KÖNNEN BEI DER GEBURT DES ZWEITEN ZWILLINGS PROBLEME AUFTRETEN?

A Nachdem das erste Kind geboren wurde, können die Wehen nachlassen und nach einer Pause wieder einsetzen, was die Geburt des zweiten Kindes verzögert. Wenn diese Wartezeit zu lang erscheint, wird man Ihnen wahrscheinlich Syntocinon (siehe S. 159) verordnen, um die Stärke der Kontraktionen zu erhöhen. Wenn das zweite Kind durch den Geburtskanal gleitet, ist die Fruchtblase bereits geplatzt, was die Geburt beschleunigt.

F ICH ERWARTE DRILLINGE. WIRD MAN EINEN KAISERSCHNITT DURCHFÜHREN?

A Ja, ein Kaiserschnitt ist die am wenigsten traumatische Form der Geburt bei Drillingen. Die Babys können sich in einer ungünstigen Position befinden, noch nicht ganz ausgereift und sehr klein sein, so daß die zusätzliche Belastung einer normalen vaginalen Entbindung für sie zu groß ist. Nach der Geburt müssen sie vom Kinderarzt speziell versorgt werden.

ZWILLINGSLAGEN

Die Position von Zwillingen kann die Art der Geburt beeinflussen. Wenn sich beide in derselben Lage befinden, läßt sich das Ergebnis leichter vorhersagen. Bei unterschiedlichen Positionen ist es wahrscheinlich, daß jeder Zwilling anders entbunden werden muß. So kann dies beim ersten beispielsweise vaginal geschehen, während der zweite per Kaiserschnitt zur Welt kommt, wenn er sich in der Steißlage oder in einer Notlage befindet.

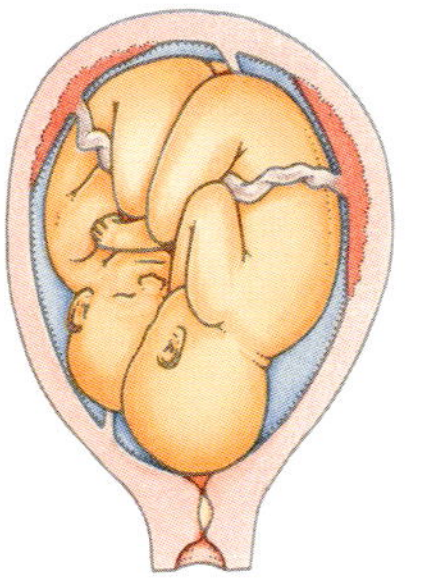

ZWILLINGE IN SCHÄDELLAGE (links)
In diesem Fall ist eine vaginale Entbindung für beide Kinder möglich.

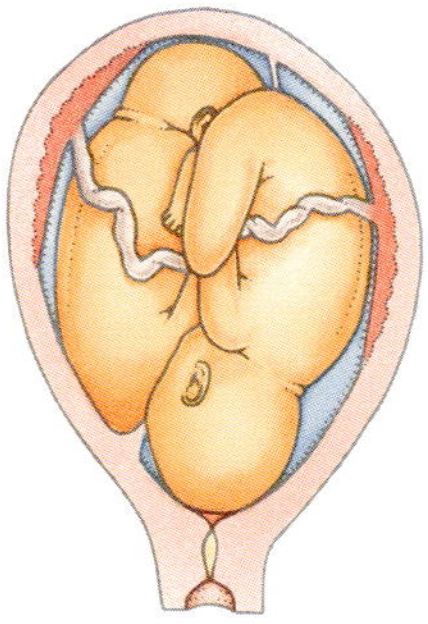

SCHÄDELLAGE/ STEISSLAGE (rechts)
Das Baby mit dem Kopf nach unten kann vaginal geboren werden, während beim anderen ein Kaiserschnitt notwendig ist.

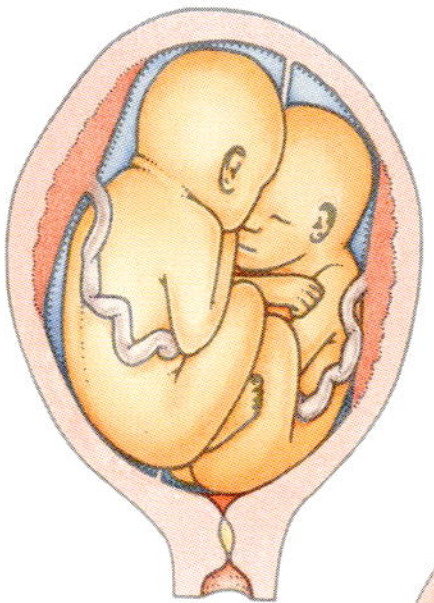

ZWILLINGE IN STEISSLAGE (links)
Wenn beide Babys mit den Füßen nach unten liegen, wird ein Kaiserschnitt durchgeführt.

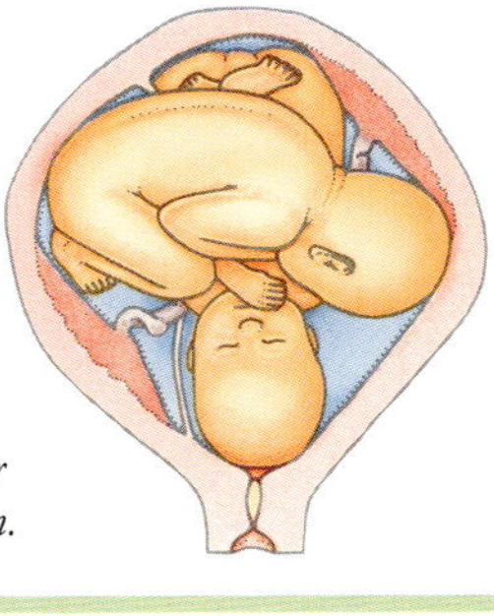

SCHÄDELLAGE/ QUERLAGE (rechts)
Das querliegende Kind wird wahrscheinlich per Kaiserschnitt entbunden.

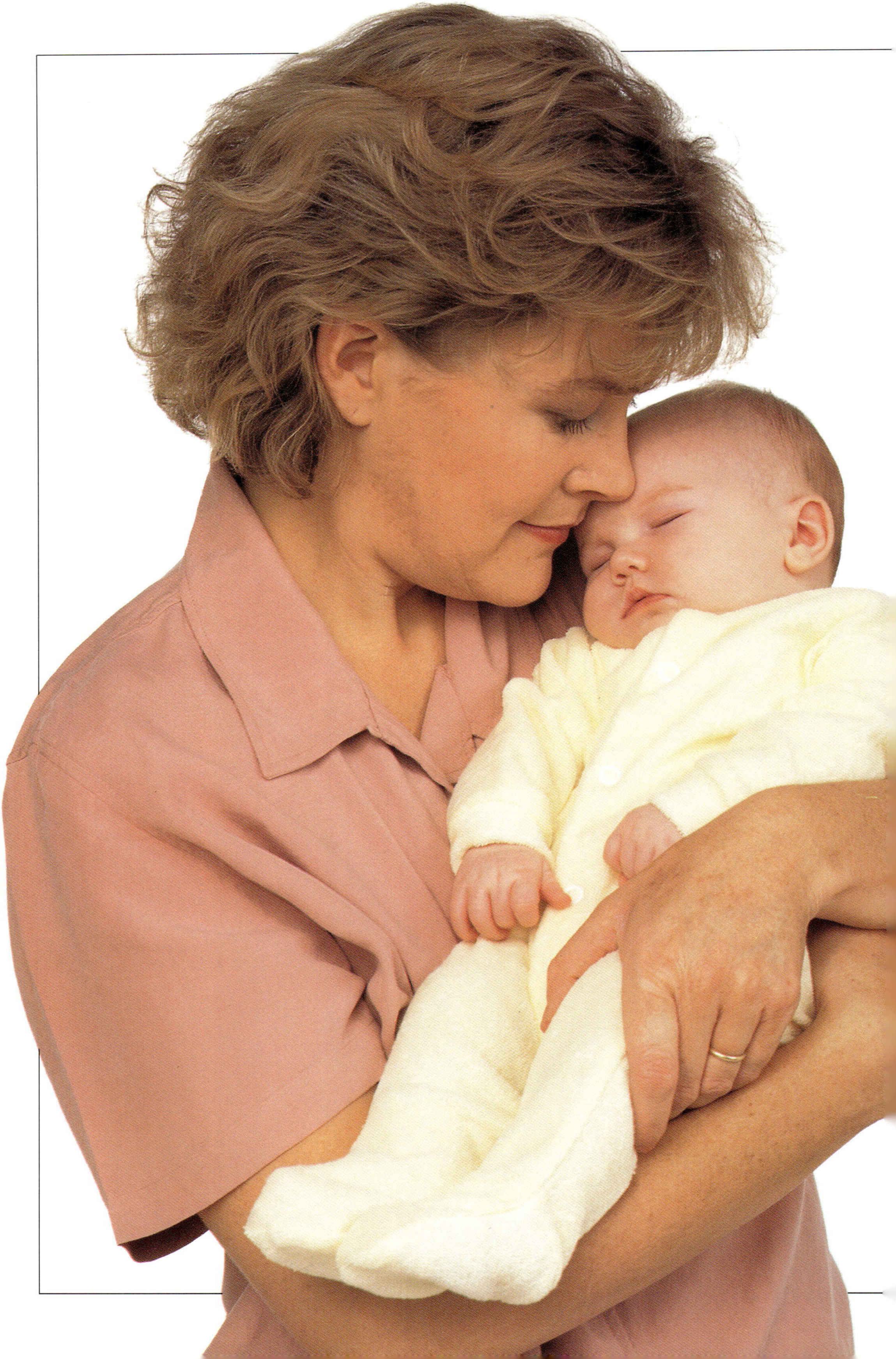

Die ersten sechs Wochen

Die Geburt eines neuen Erdenbürgers ist ein wunderbares Erlebnis, aber jetzt sind Sie auch verantwortlich für dieses schutzbedürftige kleine Wesen – und diese Verantwortung kann ihnen angst machen. Die Ankunft Ihres Kindes bringt einschneidende Veränderungen in Ihrem Leben mit sich, aber kaum ein Vater oder eine Mutter wird sagen, daß es das Schlafdefizit und die ständigen Anforderungen, die ihr Baby an sie stellt, nicht wert wäre. Dieses Kapitel beantwortet nicht nur Fragen im Zusammenhang mit Ihrer Erholung von der Geburt und dem Wohlbefinden des Neugeborenen, sondern bietet auch praktische Ratschläge.

Die ersten 48 Stunden

F WAS WIRD IN DEN ERSTEN TAGEN PASSIEREN?

A In den ersten 48 Stunden werden Sie sich wahrscheinlich erschöpft und müde fühlen. Vielleicht empfinden Sie auch Erleichterung, daß alles vorüber ist. Das Neugeborene wird zu Anfang sehr viel schlafen, so daß Sie die Zeit nutzen sollten, um selbst Schlaf nachzuholen. Wenn Ihr Kind zu Hause zur Welt gekommen ist, können Sie sich in der gewohnten Umgebung erholen; selbst die Hebamme wird Sie in den ersten Tagen zweimal täglich besuchen.

F KANN ICH MEIN BABY SELBST ANZIEHEN, UND WAS FÜR WINDELN SOLLTE ICH IM KRANKENHAUS VERWENDEN?

A In den meisten Krankenhäusern hat man nichts dagegen, wenn Sie eigene Babykleidung mitbringen. Sie können Ihr Kind selbst anziehen. In den ersten Tagen und speziell im Krankenhaus, wo es keine Möglichkeit gibt, Kleidung zu waschen, entscheiden sich die meisten Frauen für Wegwerfwindeln.

F WIE OFT MUSS MEIN BABY GEFÜTTERT WERDEN?

A Es ist normal, daß Neugeborene in den ersten zwei Tagen wenig trinken, da sie recht schläfrig sind. Manche Schmerzmittel wie Pethidin und andere Opiate, die Sie vor der Entbindung erhalten haben, können über die Plazenta in seinen Kreislauf gelangt sein und es möglicherweise noch müder machen. Wenn Ihr Baby die meiste Zeit über schläft, wecken Sie es alle paar Stunden auf, um es zu füttern, speziell am Morgen. Wenn Sie ihm die Flasche geben, sollten Sie dies im Abstand von drei bis vier Stunden tun.

F WIEVIEL NIMMT MEIN BABY BEI JEDER MAHLZEIT ZU SICH?

A Wenn Sie stillen, braucht Ihr Baby relativ wenig Vormilch (Kolostrum; es wird in den ersten zwei Tagen produziert), weil sie so nahrhaft ist. Bei Flaschenfütterung muß es mehr Nahrung zu sich nehmen, da künstliche Babynahrung nicht so reichhaltig ist.

Ihr Gefühlsleben

Nichts kann Sie und Ihren Partner auf die Gefühle und plötzlichen Stimmungsschwankungen vorbereiten, die sich in den ersten Tagen nach der Geburt Ihres Kindes einstellen. In der einen Minute sind Sie »himmelhochjauchzend« und in der nächsten »zu Tode betrübt«. Die Ankunft eines Kindes erzeugt widersprüchliche Gefühle wie Freude, Sorge, Verantwortung und Stolz, aber auch Angst. Nach einer schwierigen Geburt sind Sie möglicherweise reizbar und desinteressiert – auch solche Gefühle sind nichts Ungewöhnliches. Führen Sie sich einfach vor Augen, daß Sie etwas Erstaunliches vollbracht haben.

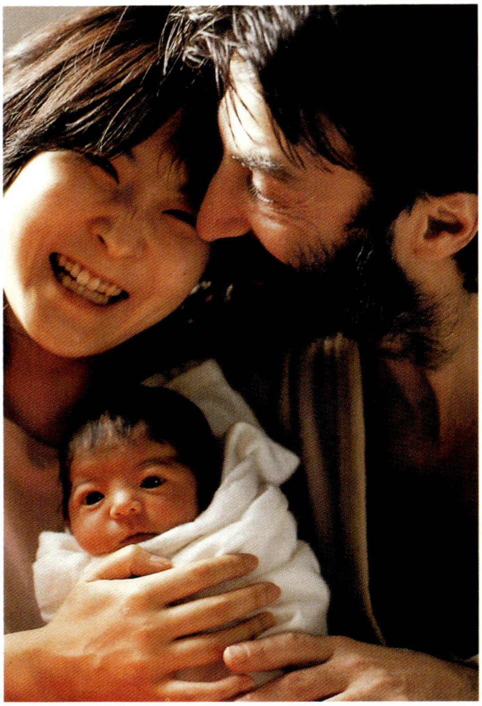

Jetzt kommt die Freude
Wer hätte gedacht, daß solch ein kleines Bündel Ihnen beiden so viel Freude macht und Sie zum Staunen bringt.

Was wird im Krankenhaus passieren?

Wenn Sie nach der Geburt im Krankenhaus bleiben, werden Sie von der Hebamme auf Ihr Zimmer begleitet. In der Regel steht das Bettchen des Babys neben dem Ihren.

Kann mein Partner mich jederzeit besuchen?
Jedes Krankenhaus hat seine eigenen Besuchszeiten, aber das hindert Partner normalerweise nicht daran, jederzeit zu Besuch zu kommen. In den meisten Krankenhäusern können die Partner jedoch nicht über Nacht bleiben, weil es keine entsprechende Einrichtung für sie gibt.

Wie wird mein Baby identifiziert?
Ihr Baby trägt ein Band mit seinem Namen und seinem Geburtsdatum am Handgelenk. Wenn es entfernt wird, sollten Sie es zur Erinnerung aufbewahren. Sie können dann später, wenn es größer geworden ist, sehen, wie winzig es einmal war.

Muß ich mich an den Tagesablauf im Krankenhaus halten?
In den meisten Krankenhäusern gibt es einen bestimmten Tagesablauf, so daß Sie möglicherweise nicht so viel Ruhe bekommen, wie Sie gerne hätten, es sei denn, Sie sind Privatpatient. Ihr Tag beginnt meist schon früh am Morgen (6 Uhr 30) und ist eine endlose Abfolge der immer gleichen Dinge: stillen, Windeln wechseln, Untersuchungen, Ärztevisite und Besuche von Familienmitgliedern und Freunden. Lassen Sie sich in den ersten Tagen mit Ihrem Baby dadurch nicht stören. Manche Stationsschwestern werden versuchen, Ihren Wünschen so gut es geht zu entsprechen. Wenn bestimmte Routinemaßnahmen Sie stören, sollten Sie mit dem Krankenhauspersonal darüber sprechen.

Ich brauche einen erholsamen Schlaf, aber ich kann nachts einfach nicht durchschlafen. Warum?
Neben dem Weinen Ihres Babys mag es dafür mehrere Gründe geben: Vielleicht stehen Sie noch immer unter einem Adrenalin-»Hoch« von der Entbindung und müssen sich erst wieder beruhigen. Oder Sie empfinden nachts Ihre Umgebung als fremd und laut, so daß Sie nicht durchschlafen können, oder haben unbewußt Angst davor zu schlafen, falls Ihr Baby Sie braucht. Sprechen Sie mit der Hebamme oder dem Arzt, wenn Sie das Gefühl haben, daß dieser Schlafmangel zum Problem wird. Versuchen Sie, sich tagsüber auszuruhen, wenn Ihr Kind schläft.

Dies ist mein erstes Baby. Wo fange ich an?
Erstens sollten Sie sich nicht mit den erfahreneren Müttern vergleichen oder sich als unzulänglich empfinden, wenn Sie sehen, wie selbstbewußt andere Frauen mit ihrem Baby umgehen. Die Schwestern und Hebammen werden Ihnen mit Rat und Tat beim Füttern und Windelwechseln zur Seite stehen. Auch die Gesellschaft anderer Mütter auf der Entbindungsstation ist recht hilfreich. Sie können Ihre Sorgen, Erfahrungen und Beobachtungen austauschen und Freundschaften schließen. In allen Krankenhäusern wird jungen Müttern gezeigt, wie das Neugeborene gewaschen (siehe S. 198) und gebadet und seine Nahrung zubereitet wird.

Wie lange muß ich im Krankenhaus bleiben?
Früher waren die Ärzte der Ansicht, daß ein langer Krankenhausaufenthalt notwendig sei, aber heute weiß man, daß eine Frau mit komplikationsloser Entbindung nur etwa zwei bis fünf Tage dort verbringen muß. Wenn Sie sich für eine ambulante Geburt entscheiden, können Sie bereits nach sechs Stunden das Krankenhaus wieder verlassen. Wenn Sie unbedingt nach Hause wollen und es Ihnen und dem Kind gutgeht, sollten Sie mit der Hebamme über eine frühzeitige Entlassung sprechen. Ist dies möglich, wird Ihr Kind von einem Kinderarzt untersucht; das ist eine Routinemaßnahme und bedeutet nicht, daß irgend etwas mit ihm nicht stimmt.

Warum habe ich Angst, mit meinem Baby nach Hause zu gehen?
Zum erstenmal mit einem Neugeborenen nach Hause zu kommen, kann eine stressige Erfahrung sein. Bevor Sie das Krankenhaus verlassen, sollten Sie sichergehen, daß Sie die Grundlagen der Babypflege beherrschen. Wenn Sie sich unsicher sind, fragen Sie am besten die Hebamme. Sie brauchen geeignete Kleidung für sich und Ihr Kind, um den Nachhauseweg anzutreten. Zu Hause sollte ein Vorrat an Windeln und die Grundausstattung für das Baby bereitliegen (siehe S. 196). Es wäre von Vorteil, wenn Ihnen jemand zumindest in den ersten Tagen, vielleicht auch länger, zur Hand gehen könnte. Es käme hier der Partner, die Mutter, eine Tante oder Freundin in Frage.

Muß ich meinen Arzt darüber informieren, daß ich das Krankenhaus verlasse?
Das ist nicht notwendig. Das Krankenhaus schickt Ihrem Arzt einen zusammenfassenden Bericht über die Entbindung, die anschließende Erholungsphase und Entlassung aus dem Krankenhaus.

Das Neugeborene

Die Geburt ist vorüber, und Sie halten Ihr Kind, das Sie sich so lange vorgestellt haben, im Arm. Doch sein Aussehen kann ein Schock für Sie sein. Anstelle des hübschen Babys, das Sie erwartet haben, weist es noch sichtbare Zeichen von der Geburt auf, angefangen beim blutklebenden Haar und leichten Quetschungen bis hin zu fleckiger, faltiger Haut. Es dauert eine Weile, bis sich das Neugeborene »glättet« und zu einem perfekten Baby wird.

Wie könnte mein Baby aussehen?

Ihr Baby wird wahrscheinlich nicht nur von Blut und Käseschmiere bedeckt sein, sondern auch Quetschungen und blaue Flecken von der Geburt aufweisen, speziell dann, wenn es eine Saugglocken- oder Zangengeburt war. Die Haut kann in den ersten Minuten nach der Geburt eine alarmierende, matte blaugraue Farbe aufweisen, wird aber bald rosiger. Wenn Sie sich dazu noch ein rotes, faltiges Gesicht und einen merkwürdig geformten Kopf vorstellen, dann haben Sie das realistische Bild eines Neugeborenen vor Augen. Auch seine Körpersysteme arbeiten noch nicht richtig, so daß Sie Flecken und Farbveränderungen feststellen, die Sie wahrscheinlich beunruhigen, aber völlig normal sind. Die meisten Schönheitsfehler verschwinden bis zum Alter von zwei Wochen.

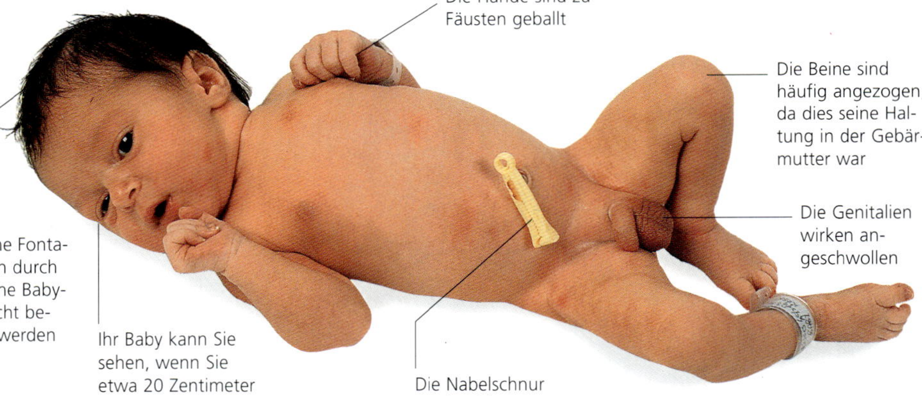

Der Kopf

Der während der Geburt auftretende Druck kann zu einer Verformung des Kopfes während der ersten beiden Wochen führen. Die Knochenlücke des Schädeldachs, die Fontanelle, hat sich noch nicht geschlossen. Dieser Vorgang ist erst im zweiten Lebensjahr abgeschlossen.

Hände und Füße

Wenn der Kreislauf Ihres Kindes nur langsam in Gang kommt, sehen Hände und Füße bläulich aus, werden aber rosig, wenn Sie Ihr Baby in eine andere Position bringen. Die Fingernägel können bei der Geburt lang sein.

Die Augen

Sie sind bei der Geburt blau. Die richtige Farbe entwickelt sich erst, wenn Ihr Baby sechs Monate alt ist. Aufgedunsene Augenlider sind Folge des Drucks bei der Geburt; Schielen ist nichts Ungewöhnliches, es tritt ab und zu noch während der ersten Monate auf.

Die Haut

Die dicke weiße Käseschmiere *(Vernix caseosa)*, die die Haut in der Gebärmutter geschützt hat, wird absorbiert oder abgerieben. Pickel, Ausschlag und trockene Haut verschwinden von selbst, die Körperbehaarung (Lanugo-Behaarung) innerhalb von zwei Wochen.

Die Brust

Die Brust des Babys kann angeschwollen sein, unter Umständen tritt sogar etwas Milch aus. Dies ist bei beiden Geschlechtern völlig normal. Die Schwellung sollte innerhalb von zwei Tagen zurückgehen.

Die Genitalien

Angeschwollene Genitalien sind bei beiden Geschlechtern häufig. Bei Mädchen kann es zu Ausfluß aus der Scheide kommen, der jedoch bald verschwindet. Die Hoden bei einem Jungen befinden sich oft noch in der Leiste. Es kann eine Weile dauern, bis sie in den Hodensack wandern.

Worauf achtet der Arzt?

Ein Arzt wird Ihr Kind mindestens einmal in den ersten sechs Lebenstagen von Kopf bis Fuß untersuchen. Er achtet auf mögliche körperliche Abnormitäten, aber auch auf Anzeichen von Infektionen oder anderen Krankheiten.

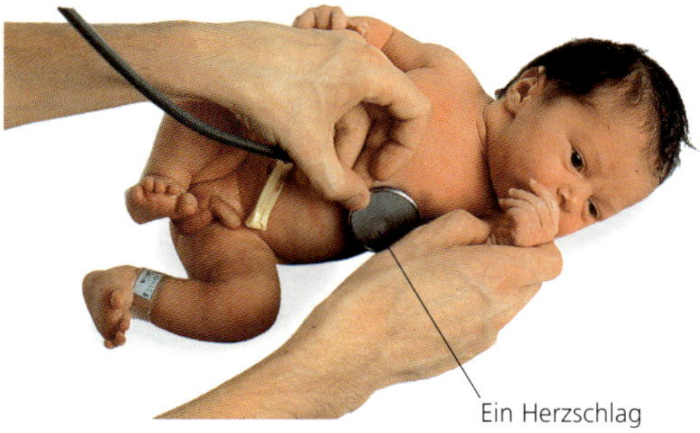

Herz und Lunge
Herz und Lunge werden mit einem Stethoskop abgehört.

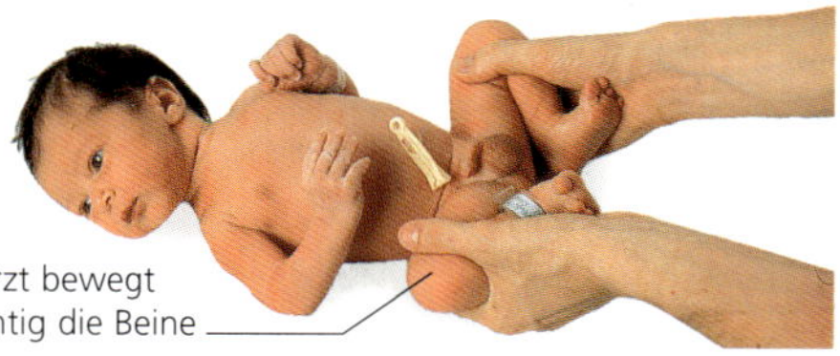

Hüften
Die Hüften werden auf Anzeichen von Ausrenkungen untersucht, indem die Beine vorsichtig gebeugt und sanft gedreht werden.

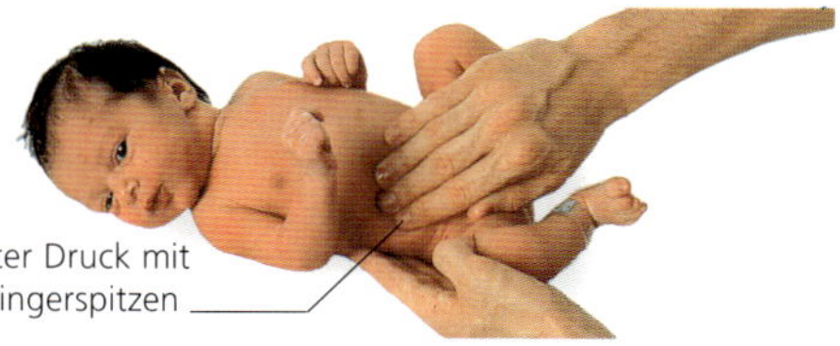

Bauchorgane
Der Bauch wird vorsichtig abgetastet, so daß die Größe der Organe überprüft werden kann.

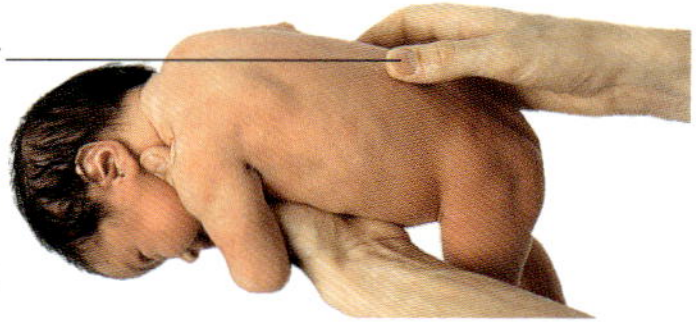

Wirbelsäule
Der Arzt wird mit dem Daumen über den gesamten Rücken fahren, um zu überprüfen, ob keine Schädigungen vorliegen.

Der Guthrie-Test
Sieben bis zehn Tage nach der Geburt wird aus der Ferse des Babys durch Ritzen eine Blutprobe entnommen. Sie wird auf Phenylketonurie (eine seltene Ursache für eine geistige Behinderung) und Thyroidmangel untersucht.

Was kann mein Baby?

Obwohl Neugeborene, was Nahrung und Wärme betrifft, völlig von einem Erwachsenen abhängen, sind sie dennoch nicht ganz hilflos: Sie können selbständig atmen und weinen, um Aufmerksamkeit zu erregen, mit ihren Fingern und Zehen greifen, Ihr Gesicht aus der Nähe betrachten und Ihre Stimme und die Ihres Partners hören und möglicherweise auch von anderen Stimmen unterscheiden.

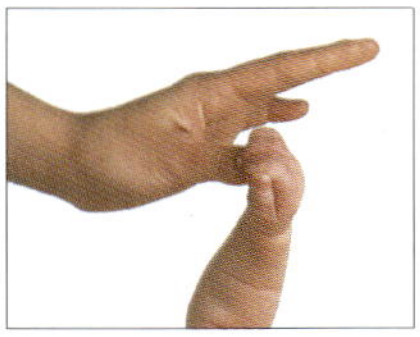

Greifreflex
Der Griff eines Neugeborenen kann so fest sein, daß sein ganzes Gewicht gehalten werden kann.

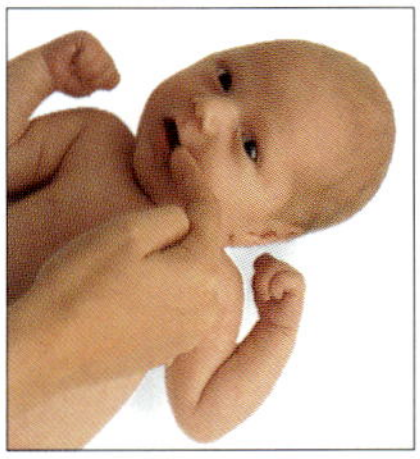

Ansaugreflex
Streichen Sie leicht über die Wange Ihres Kindes, und es wird sich, bereit zu saugen, mit offenem Mund in Richtung Ihres Fingers drehen.

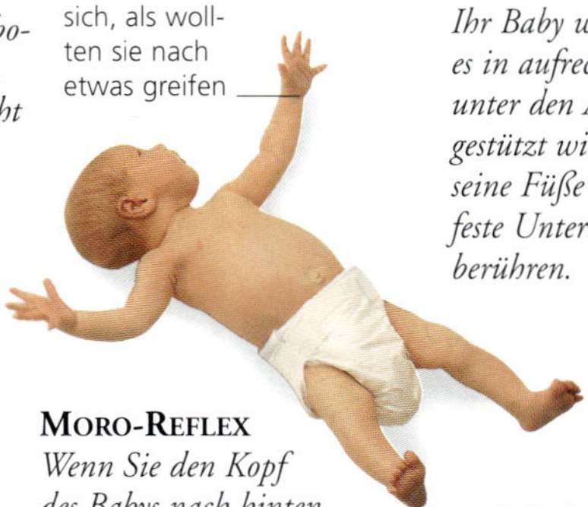

Moro-Reflex
Wenn Sie den Kopf des Babys nach hinten kippen lassen, glaubt es zu fallen und streckt Arme und Beine aus.

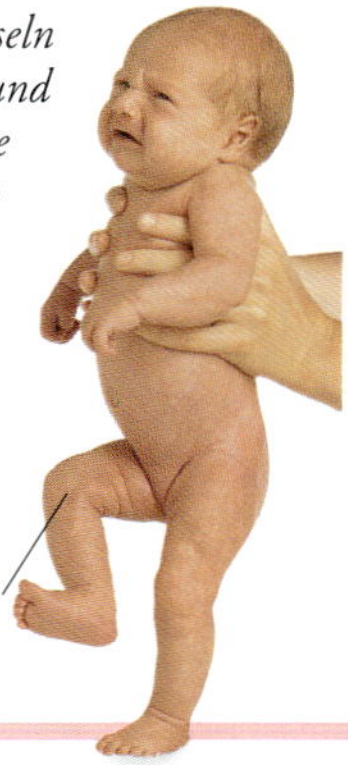

Laufreflex
Ihr Baby wird »laufen«, wenn es in aufrechter Position unter den Achseln gestützt wird und seine Füße eine feste Unterlage berühren.

ERHOLUNG NACH DER GEBURT

F WARUM HABE ICH BEIM STILLEN BAUCHSCHMERZEN?

A Sie haben wahrscheinlich Nachwehen, Kontraktionen der Gebärmutter, die sich wie Regelschmerzen äußern. Nachwehen sind beim Stillen häufiger, da die Stimulation der Brustwarzen zur Freigabe von Oxytocin führt, dem Hormon, das Kontraktionen auslöst. Diese Kontraktionen bedeuten, daß die Gebärmutter kleiner wird und wieder ihre normale Lage im Becken einnimmt. Bei starken, vereinzelten Krämpfen können Sie ein Schmerzmittel einnehmen, bevor Sie stillen.

F ICH HATTE NACH DER GEBURT NOCH KEINEN STUHLGANG. IST DAS EIN PROBLEM?

A Viele Frauen haben Mühe, drei bis vier Tage nach der Geburt ihren Darm zu entleeren. Dies ist ganz normal: Wahrscheinlich haben Sie den Darm vor der Geburt entleert und seitdem nicht viel gegessen. Wenn Sie sich Sorgen machen, daß Sie unter Verstopfung leiden könnten, sollten Sie den Ballaststoffanteil in Ihrer Nahrung erhöhen.

F KANN BEIM STUHLGANG MEINE DAMMNAHT AUFPLATZEN?

A Wenn Sie Angst haben, zur Toilette zu gehen, weil Sie befürchten, daß die Dammnaht platzen könnte, versuchen Sie, sich zu entspannen. Die Naht ist so robust, daß beim Stuhlgang nichts passieren kann. Bitten Sie den Arzt oder die Hebamme, Ihnen eine Creme oder ein Schmerzmittel zu geben, um mögliche Beschwerden zu lindern. Sie können auch mit mehreren Blatt Toilettenpapier beim Stuhlgang den Vaginalbereich stützen – so kann die Naht nicht aufplatzen.

F ICH HABE STARKE BLUTUNGEN SEIT DER GEBURT. IST DAS NORMAL?

A Die Blutung nach der Entbindung wird als Wochenfluß (Lochien) bezeichnet und durch die Kontraktionen der Gebärmutter verursacht. In den ersten Tagen und Wochen ist dieser Ausfluß stark mit Blut durchsetzt. In den nächsten Wochen wird er rosafarben und schließlich farblos. In den ersten Tagen kommt es gelegentlich zum Abgang von Blutpfropfen. Machen Sie die Hebamme darauf aufmerksam, denn es könnte ein Anzeichen dafür sein, daß ein kleines Stücke Plazenta oder Eihaut in der Gebärmutter zurückgeblieben ist. Normalerweise ist jedoch kein Eingriff nötig.

UNTERSUCHUNGEN NACH DER GEBURT

Im Krankenhaus und zu Hause werden die Untersuchungen nach der Geburt von der Hebamme durchgeführt. Man wird Ihnen Fragen stellen, ob Sie sich normal erholen, ob Infektionen (Gebärmutter, Brust) aufgetreten sind und ob Sie emotional stabil sind. Am Anfang werden diese Untersuchungen täglich sowohl im Krankenhaus als auch zu Hause durchgeführt. Wenn Sie eine Zangen- oder Saugglockengeburt, einen Kaiserschnitt oder irgendein medizinisches Problem hatten, beispielsweise hohen Blutdruck, wird der Arzt bei der Visite darauf achten, ob und wie Ihre Rekonvaleszenz vorangeht.

Was beinhalten die Untersuchungen?

- Man wird Ihnen Fragen zu Ihren Brüsten und dem Wochenfluß stellen, dann, wie Sie sich fühlen, ob Sie Wasser gelassen haben und Stuhlgang hatten, wie sich die Dammnaht anfühlt, welche Pläne Sie zur Empfängnisverhütung haben und ob es irgendwelche Probleme gibt.
- Brüste, Brustwarzen und Gebärmutter werden untersucht, die Beine auf Schwellungen hin kontrolliert; die Dammnaht wird überprüft und die Temperatur gemessen.
- Ihr Hämoglobinspiegel und, falls nötig, Ihre Rötelnimmunität werden überprüft.

Probleme, auf die geachtet wird

- Sie haben bald nach der Entbindung Fieber.
- Sie haben Schmerzen beim Wasserlassen, oder die Blutung riecht merkwürdig.
- Sie haben andauernd eine starke Blutung.
- Sie fühlen sich schwach und fallen hin, oder Sie verlieren ein paar Sekunden lang das Bewußtsein.
- Sie können kein Wasser lassen, obwohl Sie das Gefühl einer vollen Blase haben.
- Sie leiden unter Atemnot, oder es treten Brustschmerzen auf.
- Ihre Wade oder Ihr Bein wird schmerzempfindlich und/oder schwillt an.
- Sie machen sich Sorgen um Ihr Baby.
- Ihre Brüste schmerzen, und Sie haben einen Milchstau (Mastitis).

F WARUM IST MEIN BAUCH NOCH SO GROSS UND SIND MEINE HÄNDE UND FÜSSE IMMER NOCH ANGESCHWOLLEN?

A Ihr Baby war nur Teil des zugenommenen Gewichts in der Schwangerschaft. Sie haben zusätzliche Fettreserven angelegt, und wahrscheinlich hat sich viel Wasser im Gewebe angesammelt. Aus diesem Grund sind Finger, Zehen und möglicherweise auch die Beine noch angeschwollen. Diese Schwellung (Ödem) kann mehrere Tage lang anhalten, aber sie geht langsam zurück, wenn Sie mehr Wasser lassen. Legen Sie die Füße hoch, und vermeiden Sie es, längere Zeit zu stehen.

F IST ES NORMAL, NACH EINER EPIDURALEN ANÄSTHESIE KOPFSCHMERZEN ZU HABEN?

A Sie können nach der Geburt unter leichten Kopfschmerzen leiden, aber es gibt keine Hinweise darauf, ob dies auf das Betäubungsmittel oder die Entbindung selbst zurückzuführen ist. Sehr selten kann es zu starken Kopfschmerzen kommen, wenn die Epiduralnadel ein Loch in der dünnen Membrane des Rückenmarks zurückgelassen hat, so daß Gehirn-Rückenmarks-Flüssigkeit ausgetreten ist.

F MÜSSEN STARKE KOPFSCHMERZEN NACH EINER EPIDURALEN ANÄSTHESIE BEHANDELT WERDEN?

A Man wird Ihnen raten, sich flach hinzulegen, viel zu trinken und die empfohlene Dosis eines Schmerzmittels, beispielsweise Paracetamol, mindestens zwei Tage lang zu nehmen, während sich das Loch wieder schließt. Wenn die Symptome sehr stark sind, kann ein Anästhesist eine einfache Behandlung durchführen, die als »Blutpflaster« bezeichnet wird. Mit einer Nadel spritzt er ein paar Tropfen Ihres Blutes in das Rückgrat an die Stelle, an der sich das Loch befindet. Es bildet einen Pfropf und verschließt das Loch. Danach erholen Sie sich normalerweise schnell.

F MUSS ICH NACH EINER EPIDURALEN ANÄSTHESIE EINEN KATHETER IN DER BLASE HABEN?

A Wenn während der epiduralen Anästhesie ein Katheter in Ihre Blase eingeführt wurde (siehe S. 152), verbleibt dieser noch einige Stunden dort. So ist genug Zeit, bis die Empfindungen wieder vollständig in die Blase zurückkehren können.

Nach einem Kaiserschnitt

Wann kann ich nach einem Kaiserschnitt heimgehen?
Normalerweise müssen Sie nach einem Kaiserschnitt fünf bis sieben Tage im Krankenhaus bleiben, aber vielleicht werden Sie auch schon früher entlassen. Fragen Sie die Hebamme oder den Arzt. Nach sechs bis sieben Tagen wird der Arzt die Fäden ziehen. Das ist nicht besonders schmerzhaft, nur ein wenig unangenehm.

Welche Beschwerden könnten auftreten?
Ihre ersten Versuche, aufzustehen und herumzulaufen, werden etwas schmerzhaft sein. Vielleicht wird Ihnen schwindlig, aber Sie sollten nicht aufgeben – je mehr Sie sich bemühen, desto früher können Sie sich ohne Hilfe bewegen.
Obwohl Sie nicht in der Lage sind, Ihr Baby gleich zu halten, können Sie mit ihm schmusen und es stillen, indem Sie sich ein Kissen auf den Schoß legen, um es zu stützen (siehe S. 202).
Es kann ein paar Tage dauern, bis Sie auf die Toilette gehen können. Unter Umständen treten Blähungen auf, die Druck auf die Schnittstelle ausüben und Beschwerden verursachen. Versuchen Sie, so viel Wind wie möglich abgehen zu lassen, um diese Beschwerden zu lindern. Auch beim Husten können starke Schmerzen auftreten.

Warum ist meine Narbe angeschwollen?
Die Haut an der Schnittstelle kann nach einem Kaiserschnitt über Tage oder sogar Wochen angeschwollen sein. Diese Schwellungen werden schließlich zu blauen Flecken, und die Haut nimmt langsam wieder ihr normales Aussehen an. Die Schwellungen werden nach der Operation durch leichte Blutungen unter der Haut verursacht.

Warum ist die Haut im Bereich der Wunde taub?
Feine Nerven direkt unterhalb der Haut wurden während der Operation durchtrennt, was zu einem Taubheitsgefühl im Bereich der Narbe führt. Diese Nerven bilden sich in den nächsten beiden Monaten wieder neu, so daß das normale Empfindungsvermögen zurückkehrt.

Wie kann ich meine Narbe zu Hause pflegen?
Halten Sie die Wunde trocken und luftig. In den ersten Tagen kann sie ein wenig nässen, aber das ist kein Anlaß zur Sorge. Sie können baden, wenn der Arzt den Mullverband entfernt hat, aber tupfen Sie die Wunde mit einem eigenen sauberen Handtuch trocken. Wenn die Narbe berührungsempfindlich ist oder sich rot verfärbt, sollten Sie dies der Hebamme oder dem Arzt mitteilen, da es sich um eine leichte Infektion handeln könnte, die mit Antibiotika behandelt werden muß.

MIT DEM BABY ZU HAUSE

F WIE KOMME ICH IN DEN ERSTEN TAGEN ZU HAUSE ZURECHT?

A Es ist ganz natürlich, Angst vor der neuen Verantwortung zu haben. Wenn Sie ambulant im Krankenhaus entbunden haben, wird die Hebamme Sie noch zehn Tage danach zu Hause besuchen und Ihnen bei der Babypflege zur Hand gehen. Natürlich werden Sie in den nächsten Wochen und Monaten Ihren Haushalt nicht wie gewohnt führen können – Ihre Hauptaufgabe besteht darin, sich um sich und Ihr Kind zu kümmern. Plagen Sie sich nicht mit den alltäglichen Aufgaben im Haushalt auf Kosten Ihrer Gesundheit herum. Lassen Sie sich eine Weile helfen.

F MEIN BABY WURDE HEUTE GEWOGEN. ES HAT AN GEWICHT VERLOREN. IST DAS NORMAL?

A Dies ist völlig normal. Wenn Sie bedenken, welche geringen Mengen Ihr Baby zu sich genommen hat und wieviel Inhalt in den Windeln war, überrascht es nicht weiter, daß sich das Gewicht verringert. Bei Neugeborenen geht man davon aus, daß sie in den ersten Tagen nach der Geburt bis zu zehn Prozent ihres Geburtsgewichts verlieren. Ihr Kind wird dieses verlorene Gewicht bald aufholen und voraussichtlich in etwa zehn Tagen nach der Entbindung sein Geburtsgewicht wieder erreicht haben.

F MEIN BABY HAT NACH DEM FÜTTERN TEILCHEN VON GETROCKNETEM BLUT ERBROCHEN. IST DAS ETWAS ERNSTES?

A Was Sie da gesehen haben, ist Schleim, der mit Blut von der Entbindung vermischt ist, von Ihrem Kind geschluckt wurde und nicht verdaut werden kann. Es ist das Beste für Ihr Baby, wenn es diesen Schleim erbricht. Versuchen Sie, es erneut zu füttern, und informieren Sie Ihre Hebamme darüber. Manchmal schlägt sie das »Auswaschen des Magens« vor, wobei erwärmtes, steriles Wasser durch einen Schlauch in den Magen des Babys eingeführt wird, um noch vorhandene Schleim- und Blutreste auszuschwemmen.

F ALS ICH MEINEM KIND DIE WINDEL GEWECHSELT HABE, WAR SIE ROSAFARBEN. IST DAS BLUT?

A Rosafarbene Flecken werden durch die Urate (Säuren) im Urin, die ein Neugeborenes zu Anfang abgibt, verursacht und ist normal. Blut im Urin ist selten.

BESUCHE UND UNTERSUCHUNGEN NACH DER GEBURT

Was die Hebamme tut
Nach einer ambulanten Entbindung oder einer Hausgeburt besucht die Hebamme Sie und Ihr Baby mindestens zehn Tage lang. Sie achtet darauf, daß Sie sich erholen und Ihr Kind gut gedeiht.

Die Gesundheitsuntersuchungen bei Ihrem Kind
Bei den Untersuchungen nach der Geburt wird festgestellt, ob sich Ihr Baby zufriedenstellend entwickelt oder ob vielleicht irgendwelche Probleme vorliegen. Die Hebamme erkundigt sich, ob Ihr Baby gut trinkt und schläft und wie der Windelinhalt aussieht. Außerdem wiegt sie das Neugeborene in regelmäßigen Abständen (siehe unten). Sie sieht auch nach der Nabelschnur und überprüft etwaige Geburtsmale.

Die Babypflege
Stellen Sie der Hebamme ruhig Fragen zu Ihrem Kind oder zu bestimmten Aspekten der Babypflege, beispielsweise wie die Flaschen sterilisiert werden, welche Windeln Sie verwenden und wie oft Sie Ihr Baby füttern sollten. Die Hebamme zeigt Ihnen auch, wie Ihr Baby gebadet oder gewaschen wird.

Wie oft sollte mein Baby gewogen werden?
Normalerweise wiegt die Hebamme Ihr Baby in den ersten zwei Wochen etwa dreimal pro Woche. Da Säuglinge in den ersten zehn Tagen nach der Geburt zehn Prozent ihres Geburtsgewichts verlieren, wird sich die Hebamme wegen des Gewichts in dieser Zeit keine Sorgen machen, solange das Kind mit Appetit trinkt.

Sollte mein Baby Vitamin K erhalten?
Ja, Neugeborene verfügen über wenig Vitamin K. Es fördert die Blutgerinnung und schützt vor Blutungen (speziell im Gehirn). Vitamin K kann oral verabreicht oder injiziert werden. Im Fall einer Zangen- oder Vakuumextraktion oder einem Kaiserschnitt oder wenn Ihr Kind vorzeitig zur Welt gekommen ist, sollte Ihr Baby eine Injektion erhalten. Frühere Befürchtungen, die einen Zusammenhang von Vitamin-K-Injektion und Krebserkrankungen im Kindesalter vermuteten, sind unbegründet.

F DER KOT MEINES BABYS IST GRÜNLICH-SCHWARZ. IST MIT DEM KIND ETWAS NICHT IN ORDNUNG?

A Ihr Baby ist völlig normal! Der erste Stuhlgang besteht aus Mekonium (Kindspech), einer klebrigen, dunklen Substanz, die in der Schwangerschaft den Darm des Babys auskleidet und jetzt ausgeschieden wird. Dies kann bis zu 48 Stunden dauern. Danach hat der Darminhalt eine festere Konsistenz und eine gelbliche Farbe.

F WIE OFT SOLLTE MEIN BABY URINIEREN UND STUHLGANG HABEN?

A Wie oft ein Neugeborenes uriniert, kann stark variieren, aber solange dies mindestens einmal in 24 Stunden geschieht, ist alles in Ordnung. Normalerweise urinieren Neugeborene jedoch stündlich, da ihre Blase sehr klein ist. Auch beim Stuhlgang gibt es große Unterschiede, aber Kot sollte einmal pro Tag ausgeschieden werden. Vielleicht hatte Ihr Baby kurz vor, während oder nach der Geburt Stuhlgang, so daß bis zum nächsten einige Zeit vergehen kann. Der erste Stuhlgang ist wichtig, da er bestätigt, daß der After offen ist. Dasselbe trifft auf das Urinieren zu. Es zeigt, daß Nieren, Blase und Harnleiter bei Ihrem Kind richtig funktionieren.

F WANN HÄLT SICH MEIN BABY AN EINEN BESTIMMTEN ZEITPLAN?

A Sie werden sehr frustriert sein, wenn Sie versuchen, Ihr Baby bereits jetzt an einen bestimmten Zeitplan zu gewöhnen. Richten Sie sich in den ersten Tagen ganz nach seinen Bedürfnissen. Vorstellungen, denen zufolge Neugeborenen ein bestimmter Tagesablauf aufgedrängt werden sollte, gehören der Vergangenheit an. Babys haben sehr unterschiedliche Schlafmuster (siehe S. 200). Manche schlafen tagsüber längere Zeit, andere nur mit Unterbrechungen, aber nach einigen Wochen oder Monaten wird sich ein bestimmter Schlaf- und Wachrhythmus eingestellt haben.

MIT DEM NEUGEBORENEN UMGEHEN

Vielleicht haben Sie zu Anfang Angst, Ihr Baby anzufassen, weil es so klein ist. Achten Sie hauptsächlich darauf, seinen Kopf zu stützen, weil die Nackenmuskulatur noch recht schwach ausgebildet ist. Um die Unsicherheit abzubauen und eine Beziehung herzustellen, sollten Sie mit Ihrem Kind sprechen, wenn Sie seine Windeln wechseln oder es baden. Bald haben Sie genug Selbstvertrauen und können entspannter mit ihm umgehen.

SO NEHMEN SIE IHR BABY AUF

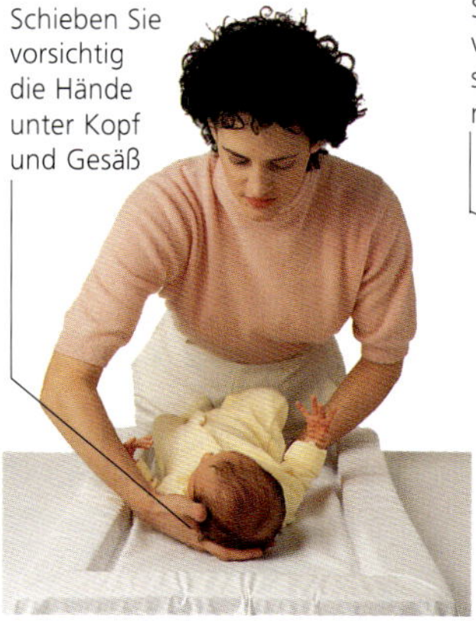

1 Heben Sie Ihr Kind hoch, indem Sie eine Hand unter seinen Kopf und eine unter sein Gesäß legen.

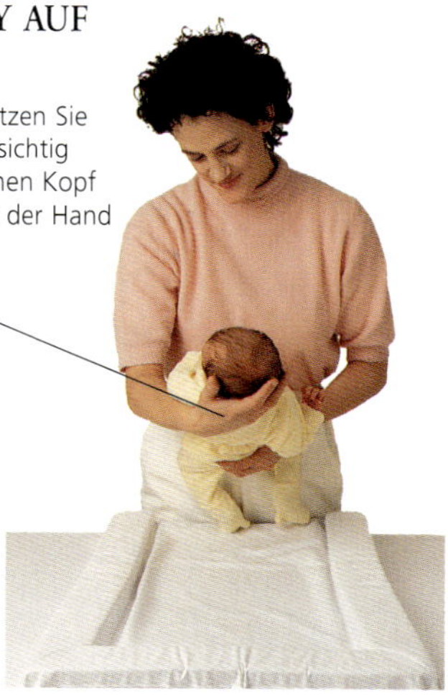

2 Heben Sie es langsam hoch, während Sie Körper und Kopf mit beiden Händen stützen.

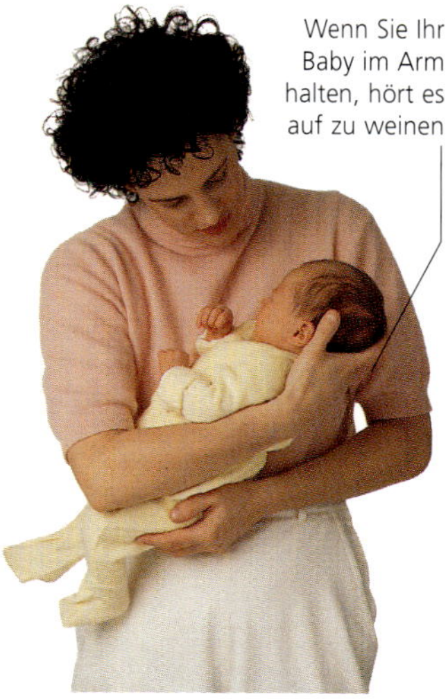

3 Drehen Sie Ihr Baby, so daß Kopf und Rücken von Ihren Armen gestützt werden.

DIE BABYPFLEGE

F WIE KANN ICH ERREICHEN, DASS SICH MEIN BABY WOHL FÜHLT UND ZUFRIEDEN IST?

A Ihr Baby hat in seinen ersten Lebenswochen einfache, aber zeitraubende Bedürfnisse. Wenn Sie dafür sorgen, daß es warm und gemütlich liegt und keinen Hunger hat, wird es zufrieden sein. Sie werden Ihr Baby häufig stillen oder füttern und es halten und viel Zeit damit verbringen, seine Windeln zu wechseln. Diese grundlegenden Aufgaben können beiden Spaß bereiten, wenn Sie dabei mit Ihrem Kind spielen, sprechen und schmusen.

F MUSS ICH DIE NABELSCHNUR MEINES BABYS SÄUBERN?

A Die Nabelschnur Ihres Babys wird vertrocknen, schrumpfen und fünf bis sieben Tage nach der Geburt von selbst abfallen. Sie sollten sie jedoch so trocken wie möglich halten. Manche Hebammen empfehlen das Auftragen von Wundbenzin oder antiseptischem Puder oder stellen sterile Tupfer zur Reinigung bereit. Wenn die Nabelschnur oder der Nabelbereich anschwillt, sich rötet, einen unangenehmen Geruch entwickelt oder näßt, sollten Sie darüber mit Ihrer Hebamme oder dem Arzt sprechen.

GRUNDAUSSTATTUNG FÜR DAS NEUGEBORENE

Die Vorbereitungen auf die Ankunft Ihres Kindes können mit zu den schönsten Dingen in der Schwangerschaft gehören, etwa wenn Sie die Babyausstattung besorgen. Bedenken Sie beim Kauf von Kleidung, daß Ihr Baby schnell wachsen wird. Kaufen Sie daher lieber nur ein paar Kleidungsstücke in den kleineren Größen. Hier einige Vorschläge:

PRAKTISCHE DINGE

- Mehrere Packungen Wegwerfwindeln (oder zwei Dutzend Mullwindeln mit Windelhöschen und Windeleinlagen, 2 Windeleimer und Mittel zum Sterilisieren sowie einige Sicherheitsnadeln)
- Schutzcreme (Vaseline)
- Eine Plastikunterlage zum Windelwechseln
- Watte
- Babyseife/Shampoo/flüssige Seife/Babylotion/Öl
- Eine wasserdichte Schürze
- Eine Babywanne
- Ein Schwamm/ Waschlappen
- Ein großes, weiches Handtuch
- Eine Babybürste

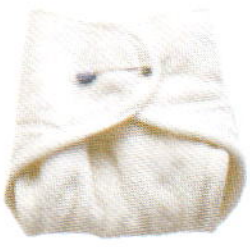

Stoffwindel

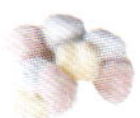

Watte

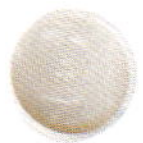

Creme

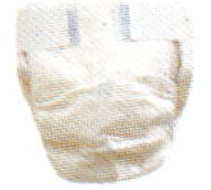

Wegwerfwindel

ZUM SCHLAFEN

- Tragetasche oder Babykorb
- Gitterbett und Matratze (wenn Ihr Baby älter ist)
- 4 Baumwollaken für die Tragetasche/Kinderwagen
- 2 weiche, leichte Decken
- Baby-Sprechanlage (falls gewünscht)

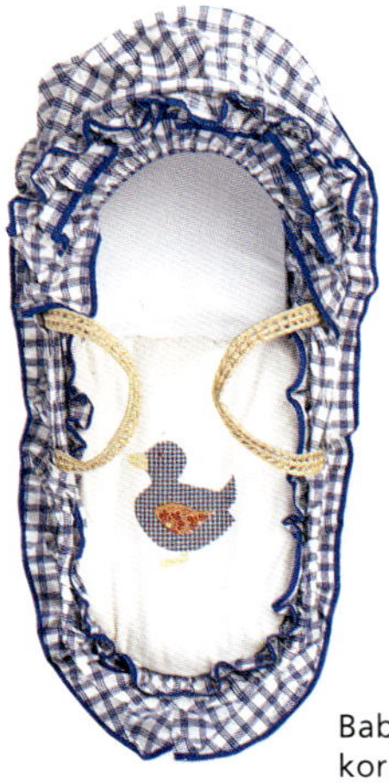

Babykorb

KLEIDUNG

Wählen Sie waschmaschinenfeste Kleidung aus Naturmaterialien

- 4 einteilige Anzüge/Strampler
- 3 Hemdchen/einteilige Unterwäsche
- Leichte Nachthemden
- 2 Paar Socken und Babyschuhe
- Decke zum Einwickeln (falls gewünscht)
- Fäustlinge aus Baumwolle, Lätzchen
- Im Winter: Jacke, Wollmütze
Im Sommer: leichter Sommerhut

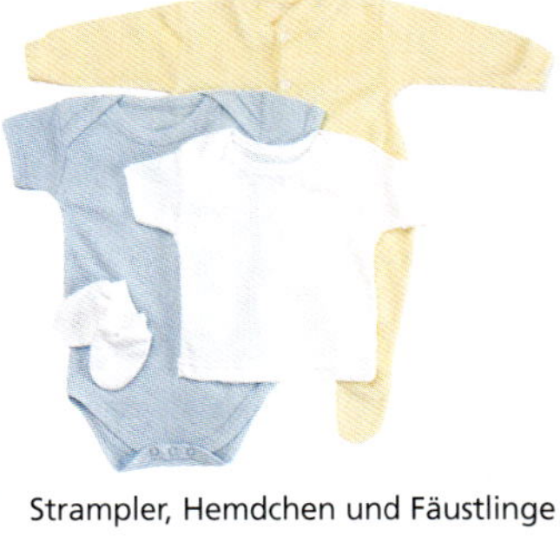

Strampler, Hemdchen und Fäustlinge

F WAS FÜR WINDELN GIBT ES, UND WOFÜR SOLLTE ICH MICH ENTSCHEIDEN?

A Es gibt zwei Arten von Windeln: Stoffwindeln, die gewaschen und wiederverwendet werden können, und Wegwerfwindeln. Wegwerfwindeln sind über einen längeren Zeitraum hinweg teurer, aber bequemer. Es gibt eine Vielzahl verschiedener Marken für Jungen und Mädchen in verschiedenen Größen, vom Neugeborenen bis zum Kleinkind. Manchmal reagieren Babys empfindlich auf Wegwerfwindeln, so daß sie einen leichten Ausschlag bekommen. In diesem Fall sollten Sie die Marke wechseln. Obwohl Stoffwindeln mehr Arbeit machen, sind sie langfristig gesehen preiswerter. Sie müssen etwa 20 Windeln oder mehr besorgen und sie nach jedem Gebrauch waschen und sterilisieren. Dazu verwendet man spezielle Mittel und Eimer, in denen die Windeln eingeweicht werden.

F MUSS ICH MEINEM BABY BEI JEDEM WINDELWECHSEL DEN PO EINCREMEN?

A Nach der Geburt kann die Verwendung einer milden Schutzcreme, beispielsweise Vaseline, helfen, Mekonium leichter vom Gesäß zu entfernen (siehe S. 62). Nach einigen Tagen, wenn Ihr Kind kein Mekonium mehr ausscheidet, sollten Sie etwas Creme verwenden, damit es keinen Ausschlag bekommt oder wund wird.

F WIE WEISS ICH, OB ES MEINEM BABY WARM GENUG IST?

A Hände und Füße sind kühler als der übrige Körper. Um herauszufinden, ob Ihrem Baby kalt ist, befühlen Sie Brust, Kopf oder Nacken. Wenn sich die Haut kühl anfühlt, ist es besser, ihm eine weitere Schicht Kleidung anzuziehen, statt die Heizung höher zu stellen, denn Kleidung läßt sich leicht wieder entfernen.

DIE WINDEL WECHSELN

Alles an einem bestimmten Ort aufzubewahren, erleichtert diese Arbeit. Wenn Sie Ihrem Kind eine frische Wegwerfwindel anlegen, sollten Sie sie vorne nicht mit cremigen oder öligen Fingern anfassen, da sonst die Klebebänder nicht richtig halten.

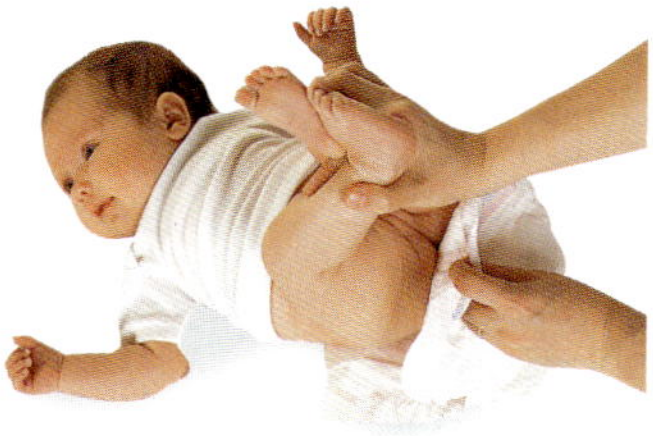

1 Die gebrauchte Windel öffnen und den Kot mit einem sauberen Teil davon entfernen. Windel wegwerfen.

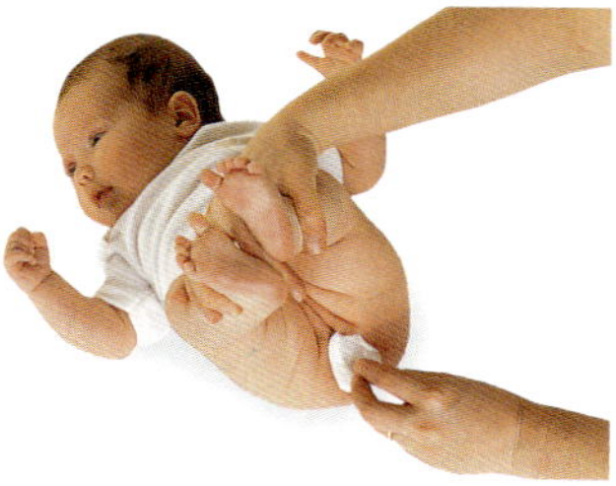

2 Die Pofalten mit angefeuchteten Wattebäuschchen reinigen und sorgfältig abtrocknen.

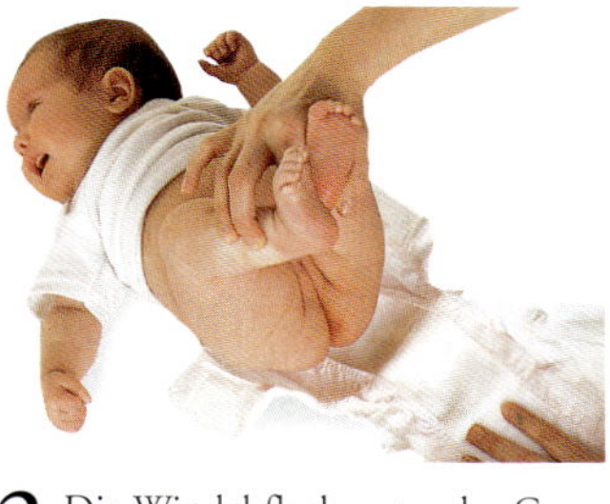

3 Die Windel flach unter das Gesäß legen und den oberen Rand an der Taille Ihres Babys ausrichten.

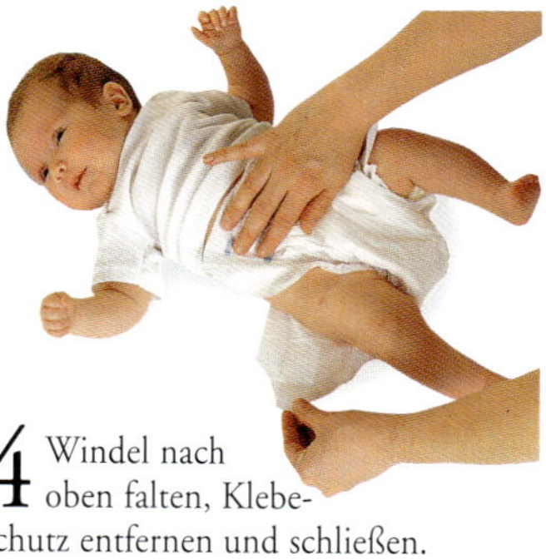

4 Windel nach oben falten, Klebeschutz entfernen und schließen.

Einen Jungen sauber machen
Wischen Sie vorsichtig. Ziehen Sie nicht an der Haut des Penis, schieben Sie nicht die Vorhaut zurück.

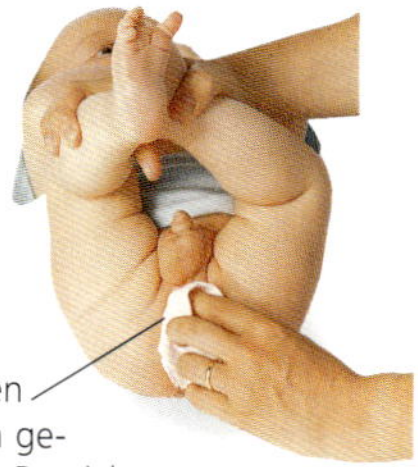

Ein Mädchen sauber machen
Damit keine Bakterien aus dem After in die Scheide gelangen, sollten Sie immer von vorn nach hinten wischen.

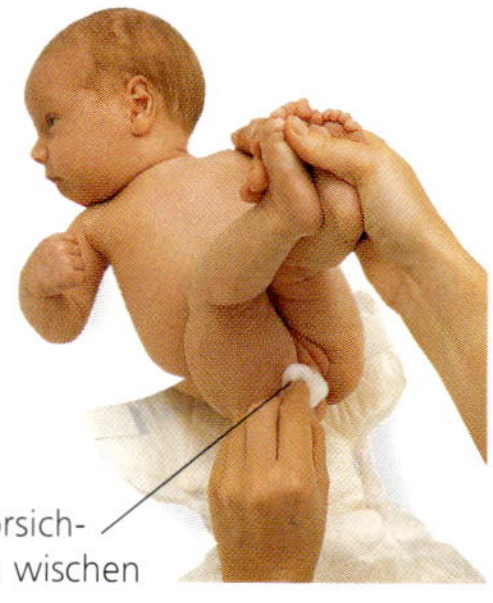

Ein Baby baden und anziehen

Mit ein wenig Sorgfalt und Organisation wird das Waschen, Baden und Anziehen Ihres Babys leicht von der Hand gehen und großes Vergnügen bereiten. Legen Sie sich alles, was Sie brauchen, vorher zurecht, da Sie Ihr Kind nie unbeobachtet lassen sollten. Wenn Sie einmal weggehen müssen, um beispielsweise das Telefon abzuheben, nehmen Sie Ihr Baby mit. Wenn Sie Ihr Kind waschen und anziehen, sollten Sie immer mit ihm sprechen, spielen und schmusen.

Gesicht, Hände und Po waschen

Gesicht, Hände und Gesäß Ihres Babys neigen durch Schweiß, Urin und Kot zu Reizungen und müssen täglich gereinigt werden. Es ist nicht nötig, es immer zu baden, es reicht, die entsprechenden Bereiche zu waschen. Um das Risiko einer Infektion zu vermindern, beginnen Sie mit dem Gesicht und hören mit dem Po auf.

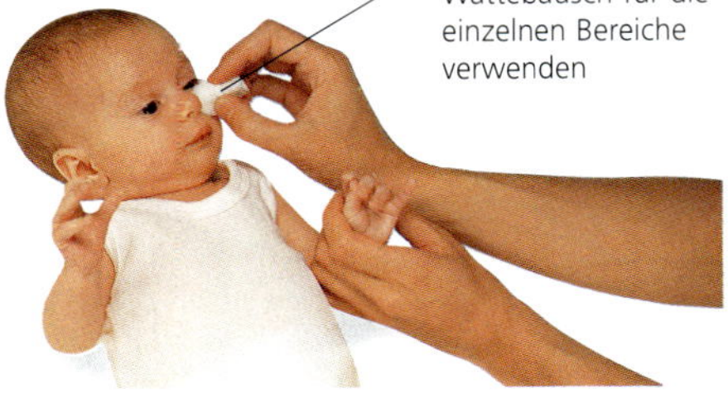

1 Lassen Sie etwas gekochtes Wasser abkühlen. Säubern Sie die Augen vom Augeninnenwinkel nach außen, wobei Sie für beide Augen jeweils einen neuen Wattebausch nehmen. Wischen Sie über und hinter, aber nicht in den Ohren. Reinigen Sie anschließend das Gesicht und den Bereich um die Nase.

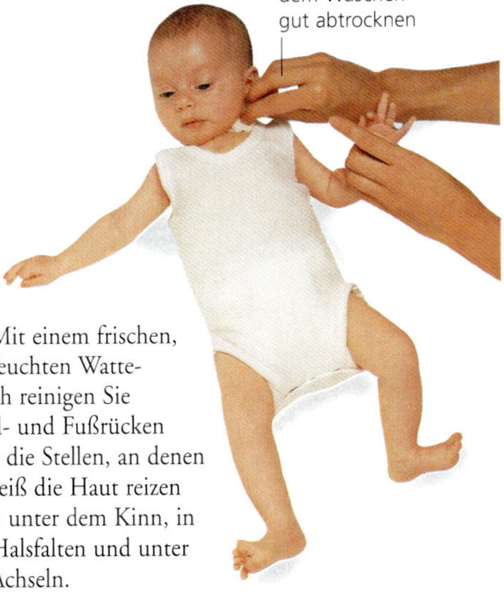

2 Mit einem frischen, feuchten Wattebausch reinigen Sie Hand- und Fußrücken sowie die Stellen, an denen Schweiß die Haut reizen kann: unter dem Kinn, in den Halsfalten und unter den Achseln.

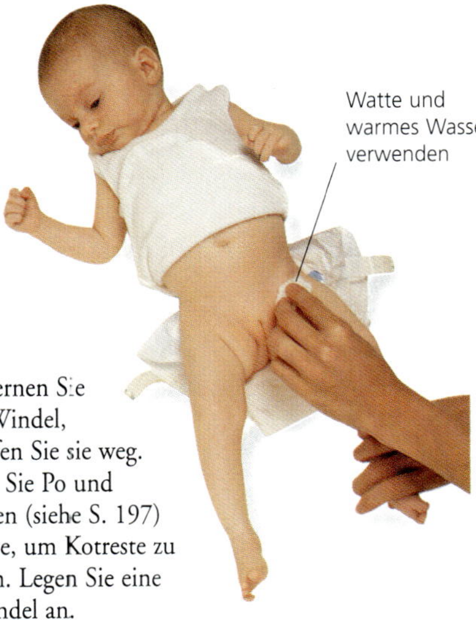

3 Entfernen Sie die Windel, und werfen Sie sie weg. Reinigen Sie Po und Hautfalten (siehe S. 197) mit Watte, um Kotreste zu entfernen. Legen Sie eine neue Windel an.

Die Nabelschnur reinigen
Mit Watte und Wundbenzin reinigen Sie die Falten im Bereich des Stumpfes. Trocknen Sie die Stelle mit einem neuen Wattebausch.

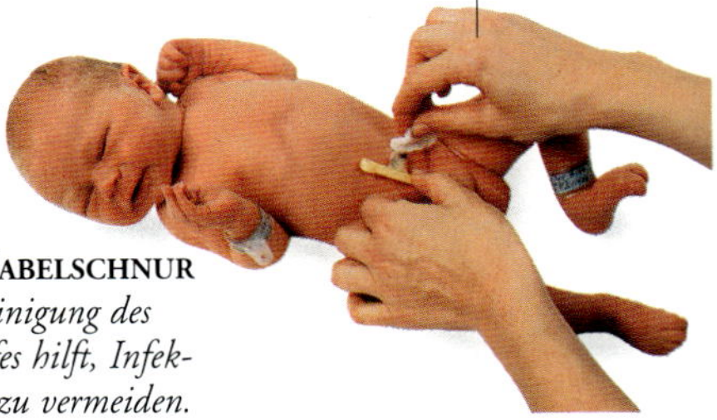

Die Nabelschnur
Die Reinigung des Stumpfes hilft, Infektionen zu vermeiden.

Das Baby baden

Erst kaltes, dann heißes Wasser in die Wanne geben. Es sollte warm, nicht heiß sein. Waschen Sie Gesicht und Hals Ihres Babys, während es noch sein Hemdchen trägt. Ziehen Sie das Hemdchen aus, um seine Haare zu waschen, und entfernen Sie dann seine Windel, um es zu baden.

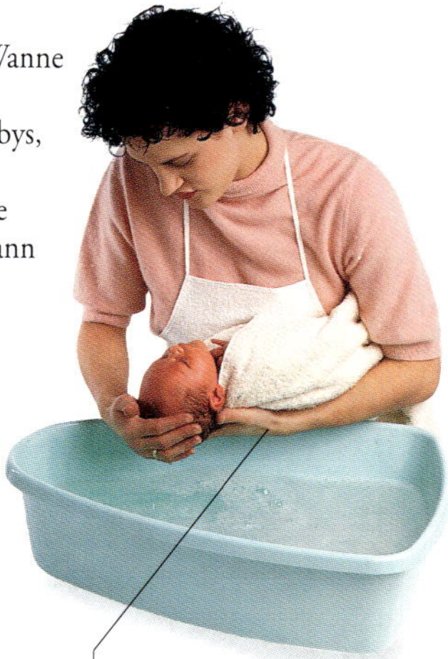

1 Wickeln Sie Ihr Baby in ein Handtuch, und halten Sie seinen Kopf über die Wanne. Gießen Sie vorsichtig Wasser über seine Haare. Reiben Sie sanft Shampoo hinein, und spülen Sie es mit Wasser ab. Achten Sie darauf, daß kein Wasser ins Gesicht spritzt.

Stützen Sie den Körper Ihres Babys mit dem Arm, Kopf und Hals mit der Hand

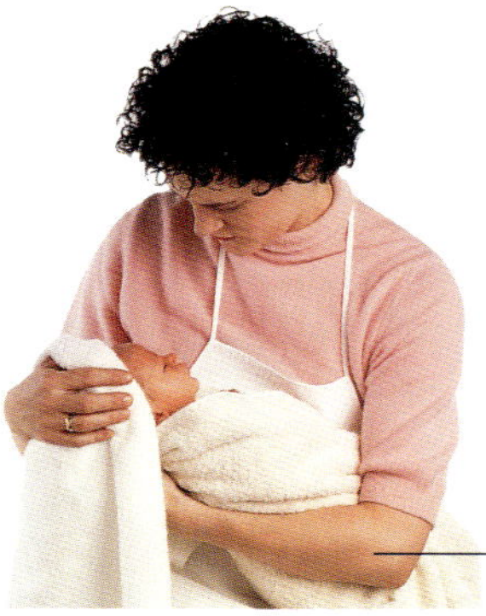

2 Ein Baby kann über seinen Kopf viel Wärme verlieren, daher trocknen Sie ihn als erstes, indem Sie ihn mit einem Handtuch abtupfen.

Beruhigen Sie Ihr Baby, indem Sie mit ihm sprechen

3 Entfernen Sie Handtuch und Windel, und legen Sie Ihr Kind vorsichtig in die Wanne. Stützen Sie den Kopf mit einer Hand über dem Wasser ab, und bespritzen Sie Ihr Baby damit. Seifen Sie seinen Körper leicht ein, und waschen Sie ihn ab.

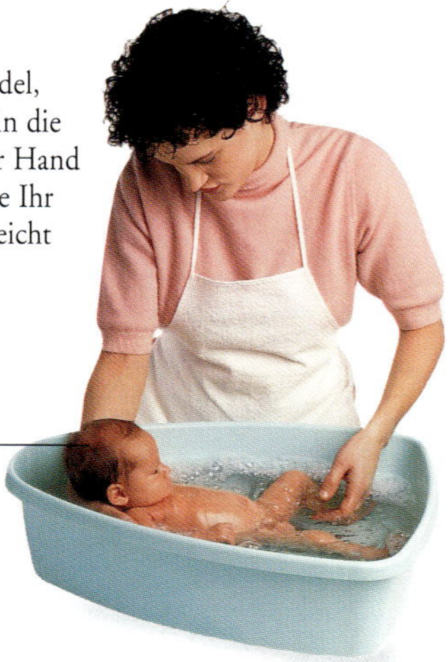

Halten Sie seinen Kopf über dem Wasser

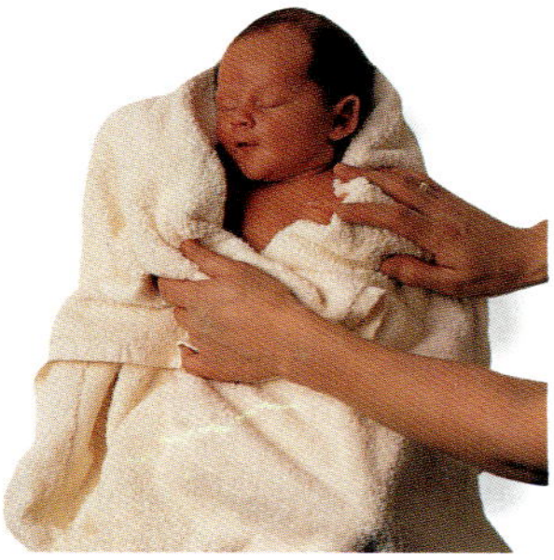

4 Wickeln Sie Ihr Baby in ein weiches Handtuch. Tupfen Sie es trocken, und achten Sie darauf, daß die Hautfalten nicht mehr feucht sind. Tragen Sie Creme oder Körperpuder auf.

So ziehen Sie Ihr Baby an

Sie können Ihrem Baby enganliegende Kleidungsstücke wie Hemdchen oder Strampler anziehen, indem Sie sie zusammenrollen und die Hals- und Armöffnungen dehnen. Babys weinen häufig, wenn man sie anzieht. Der Grund dafür ist, daß sie es nicht mögen, wenn Luft an ihre Haut kommt. Legen Sie Ihr Kind nie an den Rand eines Wickeltischs, da es herunterrollen könnte.

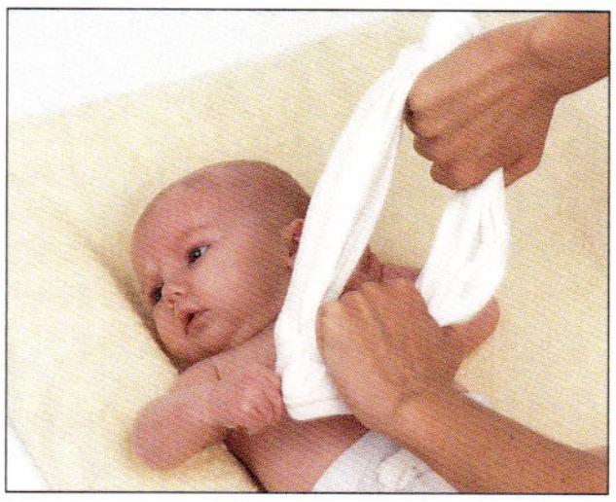

1 Rollen Sie das Hemdchen zusammen, und dehnen Sie die Halsöffnung.

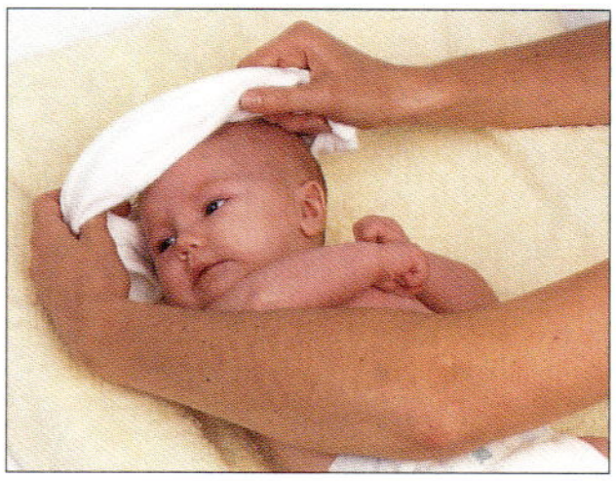

2 Ziehen Sie das Hemdchen über seinen Kopf, aber zerren Sie es nicht über sein Gesicht.

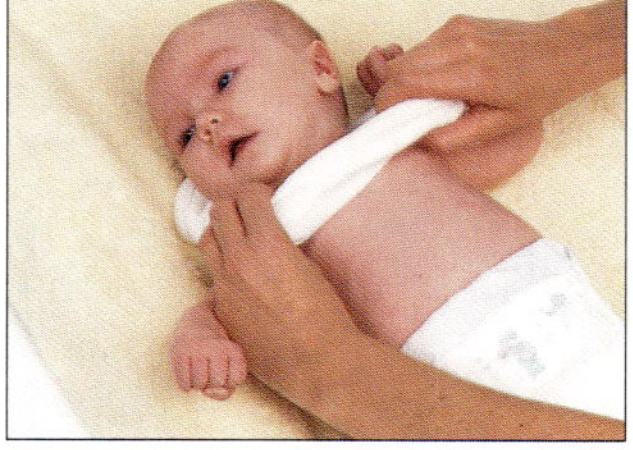

3 Dehnen Sie die Armlöcher, führen Sie die Arme hindurch. Hemdchen über den Körper ziehen.

So beruhigen Sie Ihr Baby

F WIE KANN ICH DAZU BEITRAGEN, DASS MEIN BABY EINEN BESTIMMTEN TAGESABLAUF HAT?

A Wenn Ihr Vertrauen in Ihre Fähigkeiten, für Ihr Baby zu sorgen, wächst, kann die Art und Weise, wie Sie einige Aufgaben angehen, Ihrem Baby helfen, ein bestimmtes Muster zu erlernen. Wenn es beispielsweise nachts gefüttert werden muß, sollte dies schnell geschehen; »spielen« Sie nicht mit ihm herum. So wird es Spiel und Stimulation nur mit dem Tagesgeschehen in Verbindung bringen und nachts schneller wieder einschlafen, wenn es diese Art von Aufmerksamkeit nicht erwartet.

F SOLLTE ICH MICH JEDESMAL UM MEIN BABY KÜMMERN, WENN ES WEINT?

A Ja. In diesen ersten Wochen wird es immer einen bestimmten Grund haben, warum es weint, und es ist seine einzige Möglichkeit, Ihnen sein Unbehagen mitzuteilen. Ihr Baby hat noch nicht gelernt, daß es durch Weinen immer Ihre Aufmerksamkeit erregen kann.

F WAS IST DER WAHRSCHEINLICHSTE GRUND DAFÜR, DASS MEIN KIND WEINT?

A Abgesehen davon, daß es hungrig sein oder eine volle Windel haben könnte, fühlt es sich vielleicht nicht wohl, weil es unter Blähungen oder einer Kolik leidet (siehe S. 213).

F MEIN BABY IST NICHT HUNGRIG UND HAT AUCH KEINE NASSE WINDEL. WARUM WEINT ES DANN?

A Ihr Baby könnte schwitzen oder frieren. Befühlen Sie seine Brust oder den Nacken. Fühlt sich die Haut heiß oder kalt an, entfernen Sie je nach Bedarf eine Kleidungsschicht oder ziehen ihm mehr an. Wenn es gerade getrunken hat, leidet es möglicherweise unter Blähungen. Legen Sie es an Ihre Schulter, und klopfen Sie sanft auf seinen Rücken (siehe S. 208). Wenn diese Maßnahmen nicht helfen, ist es vielleicht krank. In diesem Fall sollten Sie den Kinderarzt anrufen oder ins Krankenhaus fahren (siehe S.213).

So sorgen Sie für sicheren und guten Schlaf bei Ihrem Baby

Wenn Sie Ihr Kind ins Bett legen, möchten Sie natürlich, daß es dort sicher ist und sich wohl fühlt. Einige allgemene Vorsichtsmaßnahmen, auch in bezug auf das Risiko des plötzlichen Kindstodes, können Ihnen dabei helfen, Ihre Ängste um das Wohlbefinden Ihres Kindes in den Griff zu bekommen.

- Legen Sie Ihr Baby zum Schlafen auf den Rücken oder auf die Seite, nicht auf den Bauch. Wenn Ihr Kind so groß ist, daß es ein Gitterbett braucht, achten Sie darauf, daß Sie es richtig hineinlegen (siehe unten).
- Achten Sie darauf, daß das Kinderzimmer warm und gut gelüftet ist (ideal sind 17–20°C).
- Achten Sie darauf, daß Ihrem Baby nicht zu warm wird. Verwenden Sie daher leichte Decken, die Sie bei Bedarf entfernen können.
- Erlauben Sie es niemandem, in der Nähe Ihres Kindes zu rauchen.
- Wenn es Sie beruhigt, kann Ihr Baby in den ersten sechs Monaten bei Ihnen im Schlafzimmer liegen.
- Achten Sie darauf, daß die Matratze fest, sauber und gut gelüftet ist.
- Versuchen Sie, Ihr Kind zu stillen. Dies vermindert das Risiko des plötzlichen Kindstodes.

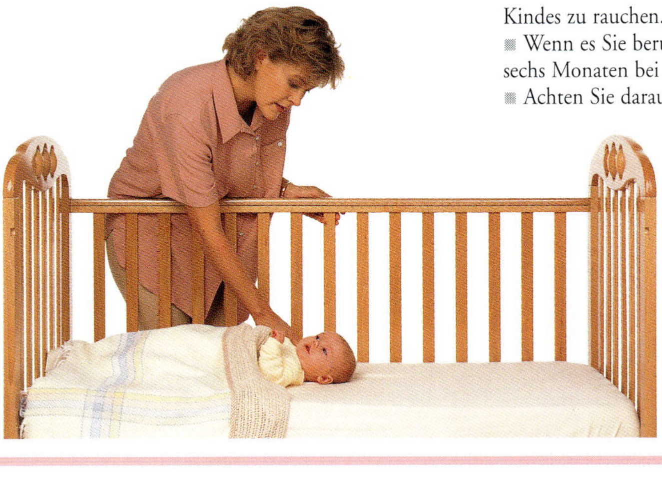

So legen Sie Ihr Baby hin
Achten Sie darauf, daß die Füße Ihres Babys das Ende des Bettchens berühren, damit es durch Zappeln und Strampeln nicht unter die Bettdecke rutscht.

So legen Sie Ihr Baby schlafen

Das Neugeborene wird sich nicht gleich an einen bestimmten Rhythmus gewöhnen, sondern wird dann schlafen, wenn es das Bedürfnis dazu verspürt, besonders nach einer befriedigenden Mahlzeit. Die meisten Neugeborenen schlafen etwa drei bis vier Stunden und wachen dann auf, weil ihre Windel naß ist oder weil sie Hunger haben. Versuchen Sie frühzeitig, einen bestimmten Tagesablauf mit festen Schlafenszeiten einzuführen, so daß Ihr Kind bestimmte Ereignisse mit dem Tagesende in Verbindung bringt.

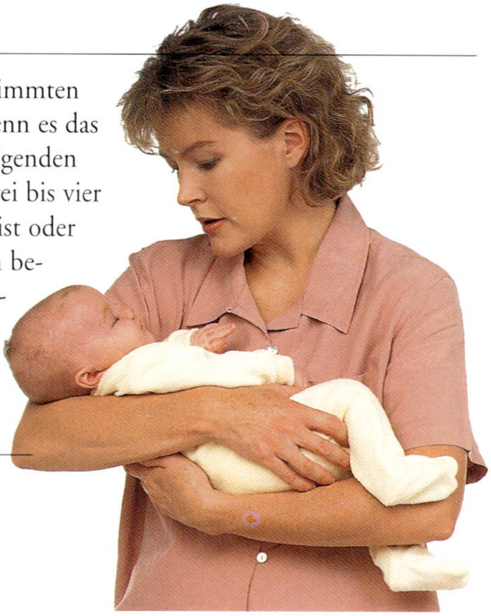

Um Ihr Baby zu beruhigen, halten Sie es im Arm

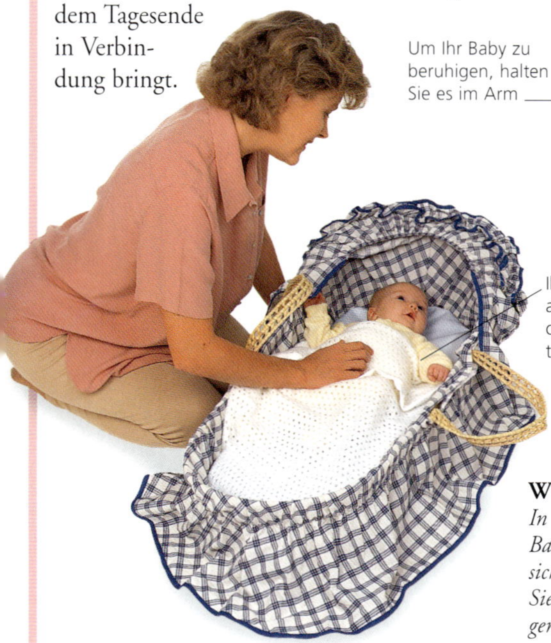

Ihr Baby sollte auf dem Rücken oder in der Seitenlage schlafen

So kann sich Ihr Baby entspannen

Damit Ihr Baby leichter einschläft, wiegen Sie es vorsichtig im Arm. Das hat eine beruhigende Wirkung. Sie können ihm auch ein Lied vorsingen oder leicht seinen Rücken massieren.

Wo Ihr Baby schläft

In den ersten Lebenswochen ist Ihr Baby so klein, daß ein Babykorb ausreicht. Er ist praktisch, und Ihr Baby fühlt sich darin wohl. Später braucht es ein Gitterbett. Achten Sie darauf, daß es den gesetzlichen Sicherheitsbestimmungen entspricht.

Das Schlafmuster Ihres Babys

Die Tabelle zeigt, wie unregelmäßig das Schlafmuster Ihres Babys in den ersten Wochen sein kann. Neugeborene schlafen durchschnittlich 18 Stunden pro Tag, aber nicht unbedingt in der Nacht. In den nächsten Monaten sollte das Schlafmuster regelmäßiger werden, so daß Ihr Kind nachts mehr und tagsüber weniger schläft.

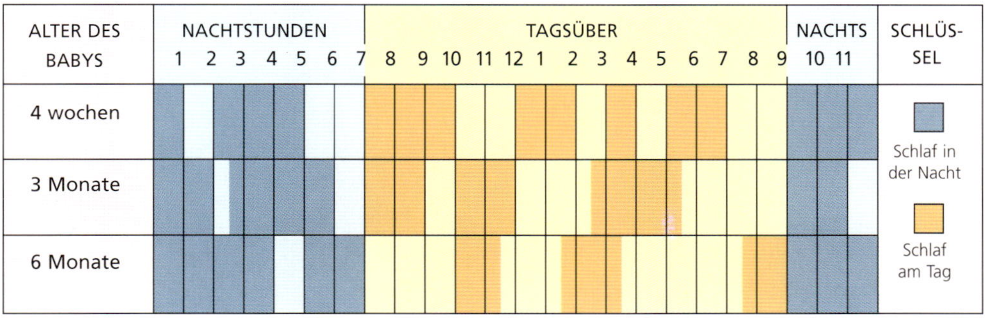

So stillen Sie Ihr Baby

F ICH WEISS NICHT, OB ICH ES KANN. WIRD MAN MIR ZEIGEN, WIE MAN STILLT?

A Ja. Für viele Mütter ist das Stillen etwas ganz Natürliches, aber andere finden es schwierig. Es kann mehrere Wochen dauern, bis es für Sie ganz selbstverständlich wird. Da sich Kurse für Schwangere normalerweise auch mit diesem Thema befassen, bekommen Sie eine Vorstellung davon, was Sie erwartet. Die Hebamme im Krankenhaus zeigt Ihnen, was Sie tun müssen. Es gibt Stillkreise mit Beraterinnen, bei denen sich Mütter, denen das Stillen Probleme bereitet, Rat holen können (siehe S. 232).

F KANN ICH MEIN BABY GLEICH NACH DER GEBURT STILLEN?

A Wenn Ihr Baby schon in der Lage ist zu saugen, können Sie es direkt nach der Geburt anlegen, um die Milchbildung anzuregen. Das Saugen an der Brustwarze stimuliert die Produktion des Hormons Oxytocin, das bewirkt, daß sich die Muskelfasern in den Milchdrüsen zusammenziehen und somit Milch in die Milchgänge gedrückt wird. Man bezeichnet dies als Einschießen der Milch. Die meisten Babys trinken in den ersten 48 Stunden wenig, da die Vormilch (Kolostrum; siehe S. 203) sehr nahrhaft ist.

So beginnen Sie

Wenn Sie Ihr Baby anlegen, achten Sie darauf, daß Sie bequem sitzen und für etwa 30–45 Minuten ungestört sind. Ihr Baby trinkt am besten, wenn es in Ihrem Arm liegt, während Sie seinen Körper nah an den Ihren halten. Sein Kopf sollte sich auf einer Höhe mit Ihrer Brustwarze befinden. Führen Sie die Brustwarze über die Lippen Ihres Babys, um den Saugreflex auszulösen, so daß es seinen Mund weit öffnet und die Brustwarze akzeptiert.

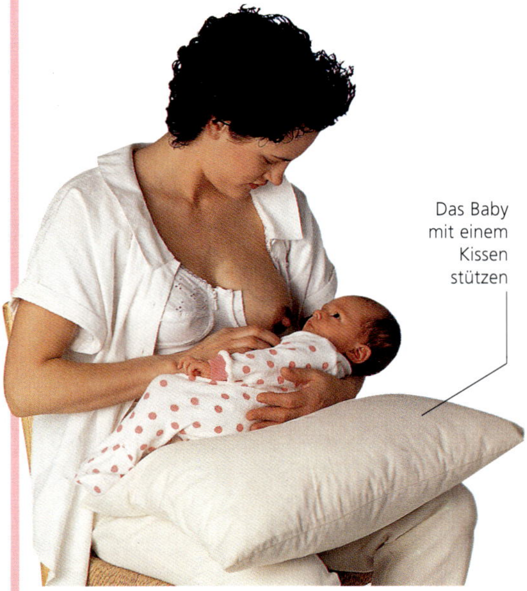

Sitzen Sie bequem
Machen Sie es sich vor dem Stillen immer erst bequem. Eventuell stellen Sie sich etwas zum Trinken bereit. Versuchen Sie, sich nicht über Ihr Baby zu beugen.

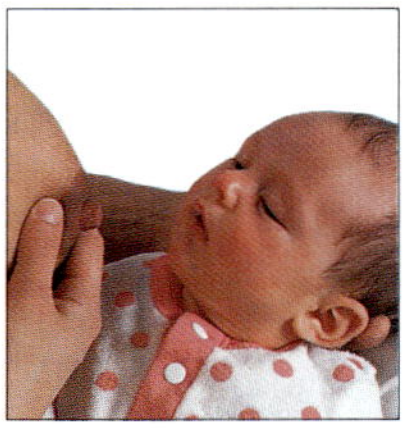

Die Brustwarze anbieten
Umfassen Sie Ihre Brust mit einer Hand, und bieten Sie Ihrem Baby die Brustwarze von der Seite seines Mundes her an, statt sie einfach hineinzuschieben, oder fahren Sie damit über seine Lippen.

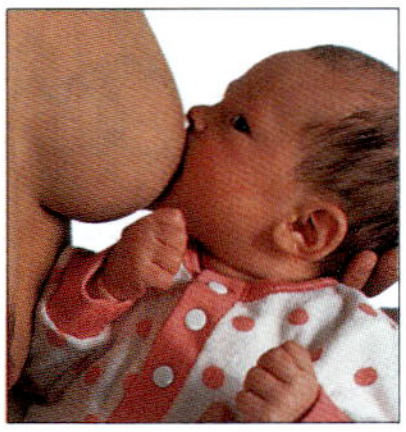

Ansaugen
Um zu verhindern, daß Ihr Baby an der empfindlichen Brustwarzenspitze kaut, sollten Sie es ermutigen, die ganze Brustwarze in den Mund zu nehmen. Es sollte kräftig und rhythmisch saugen.

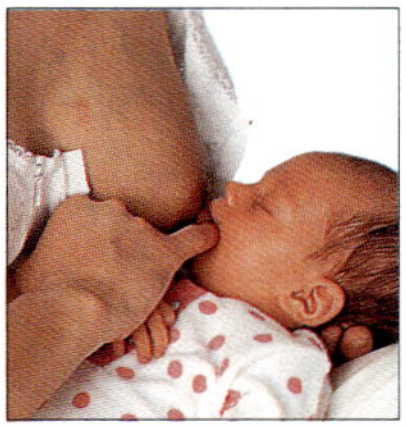

Die Brustwarze herausnehmen
Wenn Ihr Baby mit einer Brust fertig ist, stecken Sie Ihren kleinen Finger in seinen Mund und drücken leicht auf den Unterkiefer. So wird das Saugen unterbrochen.

F WAS IST DAS KOLOSTRUM, UND WARUM IST ES SO WICHTIG?

A Das Kolostrum ist die dicke, gelbe »Vormilch«, die sich in den ersten Tagen nach der Entbindung bildet. Sie enthält Wasser, Eiweiß und Mineralstoffe im richtigen Verhältnis, so daß die Nahrungsbedürfnisse des Neugeborenen in dieser frühen Phase befriedigt werden. Sie ist auch reich an Antikörpern und Laktoferrin, einer Substanz, die wie ein natürliches Antibiotikum wirkt.

F WANN WERDE ICH RICHTIGE MILCH PRODUZIEREN?

A Am dritten Tag nach der Entbindung produzieren Ihre Brüste echte weiße Milch, die reich an Fett, Kohlehydraten und Eiweiß ist und Substanzen enthält, die das Kind vor Krankheiten und Infektionen schützen. Wenn die Milch in Ihre Brüste einschießt, können sie sehr groß werden und unangenehm spannen, das ist aber völlig normal und dauert in der Regel nur etwa 24 Stunden. Anschließend paßt sich Ihr Körper an die Bedürfnisse Ihres Kindes an und produziert gerade so viel Milch, wie es zu seiner Ernährung braucht.

F SOLLTE ICH MEIN BABY BEI JEDER MAHLZEIT AN BEIDEN SEITEN ANLEGEN?

A Dies ist nicht nötig, da die Muttermilch am Anfang und Ende der Mahlzeit jeweils anders ist. Die wäßrige »Vormilch« stillt den Durst, während die nachfolgende Milch viel mehr Fett enthält, so daß sie nahrhafter ist. Es ist wichtig, daß Ihr Baby beide Arten von Milch aus einer Brust erhält, statt nur die Vormilch aus beiden Brüsten.

F WIE LANGE UND OFT SOLLTE MEIN BABY TRINKEN?

A Es gibt kein festgelegtes Zeitlimit. Es können fünf, aber auch 15 bis 20 Minuten sein. Dies hängt ganz davon ab, wie stark Ihr Baby saugt und wie schnell es die Milch schluckt. Und das wiederum ist abhängig davon, wie wach Ihr Kind ist und wie wohl es sich fühlt. Sie werden bald selbst feststellen können, wann Ihr Baby satt ist, nämlich dann, wenn es die Brustwarze losläßt. Die Anzahl der Mahlzeiten hängt von Ihrer Milchmenge und dem Appetit des Babys ab.

F WARUM IST ES WICHTIG, ENTSPANNT ZU SEIN UND ES SICH BEQUEM ZU MACHEN?

A Anspannung kann dazu führen, daß die Milch nicht in die Milchgänge einschießt. Außerdem werden Sie eine Weile eine ganz bestimmte Position einnehmen, weshalb diese möglichst bequem sein sollte. Legen Sie sich auf die Seite zu Ihrem Baby, setzen Sie sich auf einen Stuhl, oder lehnen Sie sich an Kissen.

KANN ICH AUCH NACH EINEM KAISERSCHNITT STILLEN?

Ja, auch nach einem Kaiserschnitt können Sie das Neugeborene stillen. Wenn es Ihnen beiden gutgeht, wird man Sie sobald wie möglich dazu ermutigen. Aber Sie müssen eine Weile warten, wenn Sie nach einer Vollnarkose erschöpft sind oder wenn Ihr Baby spezielle Pflege braucht.

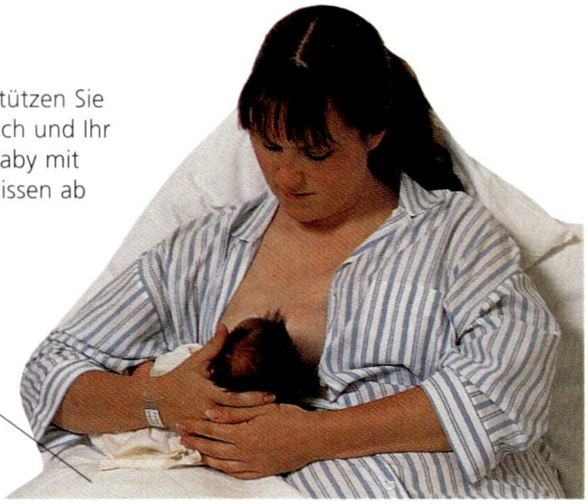

STILLEN OHNE SCHMERZ
Nach einem Kaiserschnitt ist es durch den Druck auf die Schnittlinie und schmerzende Bauchmuskeln oft unangenehm zu stillen. Um das Stillen zu erleichtern, legen Sie ein Kissen auf Ihren Schoß und darauf das Baby, um es zu stützen.

F MUSS ICH MEHR ESSEN ALS NORMAL, WENN ICH STILLE?

A Ja, das sollten Sie, denn die Qualität Ihrer Milch hängt von Ihrer Ernährung ab. Sie müssen darauf achten, daß Sie genug Nährstoffe aufnehmen. Ernähren Sie sich vielseitig und ausgewogen mit etwa 2500 Kalorien pro Tag, und denken Sie daran, viel Eiweiß zu verzehren (siehe S. 100).

F FÜHRT STILLEN DAZU, DASS MEINE BRÜSTE SCHLAFF WERDEN UND MEINE FIGUR RUINIERT WIRD?

A Wenn Sie während der Schwangerschaft und beim Stillen immer einen guten Stützbüstenhalter tragen, sollten Ihre Brüste nach dem Abstillen wieder ihre vorherige Form annehmen. Sie erlangen Ihre normale Figur schneller, wenn Sie stillen, weil die während der Schwangerschaft angelegten Fettreserven dadurch aufgebraucht werden.

Das Stillen

F WIE KANN ICH MIR DAS STILLEN LEICHTER MACHEN?

A Das Stillen kann körperliche und praktische Probleme aufwerfen. Es ist hilfreich zu wissen, wie man Milch abpumpt und mit schmerzenden Brüsten umgeht.

F WARUM MUSS ICH EVENTUELL MILCH ABPUMPEN?

A Milch in eine Flasche abzupumpen, macht Sie unabhängiger. Sie können die Milch aufbewahren, so daß Ihr Partner und andere die Möglichkeit haben, das Füttern zu übernehmen. Wenn Ihr Baby beispielsweise auf der Frühgeborenenstation versorgt wird, stellt abgepumpte Milch sicher, daß die natürliche Immunität der Mutter über die Milch auf das Baby übergeht.

F WANN IST DIE BESTE ZEIT, MILCH ABZUPUMPEN? VOR ODER NACH DEM STILLEN?

A Am besten pumpen Sie Milch zwischen den Mahlzeiten ab. Wenn Sie dies vor dem Stillen tun, ist möglicherweise nicht mehr genug für Ihr Baby da, tun Sie es nachher, ist es eventuell zu wenig. Sie können Ihrem Baby auch eine Brust ganz geben und die Milch aus der anderen abpumpen.

F WIE BEWAHRE ICH ABGEPUMPTE MILCH AUF?

A Sie können Sie genau wie normale Babynahrung aufbewahren: im Kühlschrank oder in der Tiefkühltruhe. Im Kühlschrank hält sie sich bis zu 72 Stunden, in der Tiefkühltruhe bis zu sechs Monaten. Vorhandene Vorräte sollten nicht »aufgefüllt« werden.

So pumpen Sie Milch ab

Es gibt zwei Möglichkeiten, Milch abzupumpen: von Hand oder mit Hilfe einer Pumpe (siehe unten). Das Abpumpen von Hand ist einfach und schmerzlos, aber sehr zeitaufwendig, während eine Pumpe oft schneller und weniger ermüdend ist. Das Abpumpen mit der Hand kann Erleichterung bei schmerzenden Brüsten infolge eines Milchstaus bringen und ist wahrscheinlich weniger schmerzhaft als das Abpumpen mit der Pumpe.

Von Hand

Waschen Sie Ihre Hände, und stellen Sie sich eine sterile Schüssel bereit. Stützen Sie die Brust mit einer Hand, und massieren Sie die gesamte Brust einschließlich Unterseite mindestens zehnmal. Durch Streichen und sanften Druck in Richtung Warzenhof wird die Milch durch die Brustwarze hinausgedrückt.

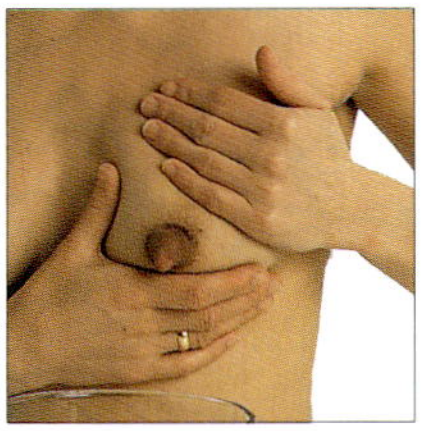

Zuerst massieren
Um den Milchfluß anzuregen, massieren Sie die gesamte Brust mindestens zehnmal.

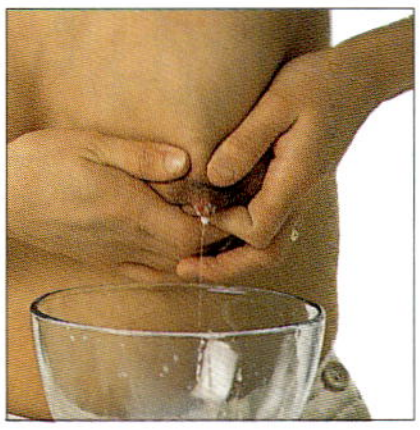

Dann drücken
Pressen Sie den Warzenhof mit Daumen und Zeigefinger zusammen, während Sie nach hinten drücken. Setzen Sie das Ganze mehrere Minuten lang fort.

Mit der Pumpe

Es gibt manuell und batteriebetriebene Pumpen. Alle Pumpen sind etwas anders, funktionieren aber nach demselben Prinzip: Ein Trichter bildet ein Vakuum über der Brustwarze, und die Milch wird durch die Saugwirkung abgepumpt und in der an der Pumpe befestigten Flasche gesammelt.

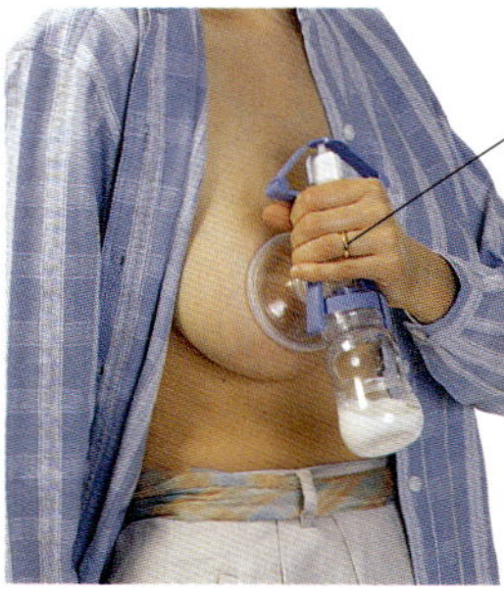

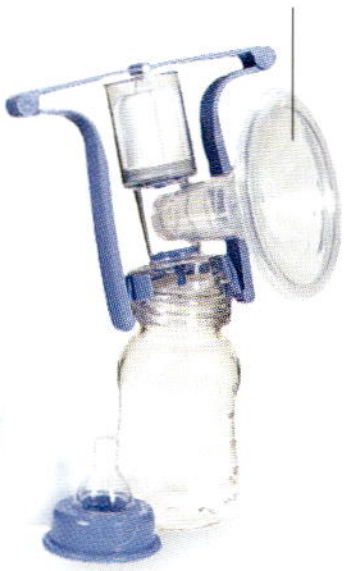

Manuelle Pumpe
Eine Pumpe kann die effizientere Methode zum Abpumpen der Milch sein. Sterilisieren Sie die Geräte vorher.

Wenn Sie Probleme haben

Wenn Sie Probleme mit Ihren Brüsten oder dem Stillen haben, sollten Sie sich Rat holen. Mühen sie sich nicht alleine ab, und geben Sie nicht auf – machen Sie weiter, denn es lohnt sich. Sie könnten eine Hebamme fragen oder eine Stillgruppe besuchen (siehe S. 232).

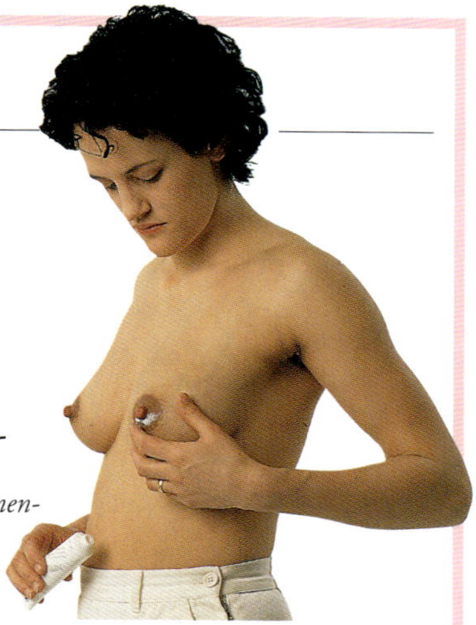

Brustwarzen-creme
Eine Ringelblumensalbe hilft bei Wundsein.

Die Pflege der Brust

Lassen Sie viel frische Luft an die Brustwarzen, und waschen Sie die Brüste täglich, aber nicht mit Seife, da sie die Haut austrocknet. Tupfen Sie die Brust vorsichtig trocken. Tragen Sie einen guten Stillbüstenhalter, anfangs Tag und Nacht. Wenn zwischen den Mahlzeiten Milch austritt legen Sie sich Stilleinlagen in den Büstenhalter.

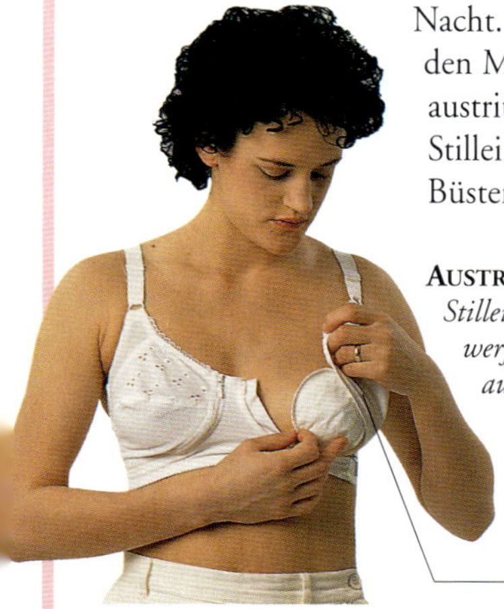

Austretende Milch
Stilleinlagen zum Wegwerfen absorbieren austretende Milch.

Milchstau
Die Milchproduktion ist ein fein abgestimmter Prozeß, der sich nach »Angebot und Nachfrage« richtet, aber wenn die Milch zu Anfang einschießt, dauert es eine Weile, bis ein Gleichgewicht hergestellt ist. Die Brust kann hart werden, anschwellen und berührungsempfindlich sein, da sie zu viel Milch produziert. Man bezeichnet dies als Milchstau. Es kann zu einem Temperaturanstieg kommen.

Kann das Abpumpen von Milch helfen?
Wenn ein Milchstau vorliegt, wird Ihrem Baby das Trinken erschwert, und das Stillen ist schmerzhaft. Große Mengen Milch abzupumpen, ist keine Lösung, weil Ihr Körper dann entsprechend mehr Milch produziert. Das Abpumpen einer kleinen Menge kann jedoch Erleichterung bringen. Sie können auch abwechselnd warme und kalte Tücher auflegen oder mit einer Handdusche warmes und kaltes Wasser über die Brüste laufen lassen. Auch Paracetamol ist hilfreich.

Wunde und eingerissene Brustwarzen
Es ist normal, daß die Brustwarzen in den ersten Tagen empfindlich sind, da sie einige Zeit brauchen, um widerstandsfähig zu werden. Wenn Ihr Baby nicht richtig ansaugt (siehe S. 202), kaut es möglicherweise an den Brustwarzen und verletzt das zarte Gewebe, was zu Blutungen führen kann. Ihre Milch enthält natürliche, antiseptische Substanzen. Sie sollten daher nach jeder Mahlzeit etwas Milch um den Bereich der Brustwarze verteilen und an der Luft trocknen lassen. Vielleicht müssen Sie eine spezielle Creme, beispielsweise Ringelblumensalbe, verwenden. Fragen Sie Ihre Hebamme oder den Arzt.

Brustentzündung
Wenn eine oder beide Brüste rot und fleckig werden und schmerzen, leiden Sie möglicherweise unter einer Mastitis, bei der der Milchfluß blockiert ist, was zu einem Stillstand der Milchproduktion führt. Die Milch und das umgebende Gewebe können mit Bakterien infiziert sein, die durch die Brustwarzen in die Milchgänge gelangt sind.

Kann eine Brustentzündung gelindert werden?
Im Frühstadium kann dieser Zustand auf Antibiotika und Schmerzmittel ansprechen. Es ist wichtig, weiter zu stillen, um die Brüste zu entleeren und den Druck zu vermindern. Wenn Sie hohes Fieber haben, unter Übelkeit und Schwindel leiden und einen heißen, festen Knoten in der Brust spüren, handelt es sich um einen Abszeß. Er muß im Krankenhaus behandelt werden.

Schmerzmittel und Stillen
Es ist unbedenklich, Mittel auf Paracetamolbasis einzunehmen, weil nur sehr kleine Mengen in die Milch und damit auf Ihr Kind übergehen. Auf die Einnahme von Aspirin sollte verzichtet werden, da es in Zusammenhang mit einer seltenen Erkrankung – dem Reye-Syndrom – steht, die Babys entwickeln können.

Ernährung mit der Flasche

F ICH HABE BESCHLOSSEN, NICHT ZU STILLEN. MUSS ICH DIES DER HEBAMME SAGEN?

A Wenn Sie im Krankenhaus entbinden, sagen Sie es Ihrer Hebamme, damit sie das Personal der Entbindungsstation informieren kann. Man wird Flaschen und Nahrung für Sie bereitstellen und Ihnen zeigen, wie man sie zubereitet. Bei einer Hausgeburt müssen Sie selbst dafür sorgen, daß diese Dinge nach der Entbindung bereitstehen. Die Hebamme wird Sie beraten, was Sie brauchen.

F WELCHE NAHRUNG SOLL ICH KAUFEN?

A Die meisten heute erhältlichen Fertignahrungen für Babys basieren auf Kuhmilch und enthalten Vitamine und Mineralstoffe. Wenn Sie nicht wünschen, daß Ihr Baby tierische Nahrung erhält, oder wenn Ihr Kind eine Allergie gegenüber Kuhmilch entwickelt, gibt es Fertignahrung aus Soja.

F WARUM IST ES SO WICHTIG, DIE GESAMTE AUSRÜSTUNG ZU REINIGEN UND ZU STERILISIEREN?

A Saubere Geräte sind äußerst wichtig, weil Milch eine ideale Brutstätte für Bakterien ist, die eine Gastroenteritis verursachen können, eine Krankheit, die für einen Säugling lebensbedrohlich sein kann.

F WIE STELLE ICH SICHER, DASS DIE AUSRÜSTUNG STERIL IST?

A Waschen Sie alles in warmem Spülwasser. Schrubben Sie die Flaschenränder, reinigen Sie auch den Boden der Flaschen, und stülpen Sie die Sauger zum Waschen um. Wenn im Sauger Milch zurückbleibt, reinigen Sie ihn mit Salz. Sterilisieren Sie alles, indem Sie Flaschen und Sauger in einen Dampfkochtopf geben, sie in ein Sterilisiermittel tauchen oder in die Mikrowelle stellen. Sie sollten von Wasser bedeckt sein. Ersetzen Sie die Flüssigkeit täglich.

Welche Ausrüstung brauche ich?

Für die Ernährung mit der Flasche brauchen sie vier bis sechs Flaschen und Sauger, zur Zubereitung der Mahlzeit einen Meßbecher, Trichter und Plastiklöffel sowie ein Plastikmesser zum Abstreichen, zum Reinigen eine Flaschenbürste, Salz und Flüssigkeit, zum Sterilisieren Tabletten oder einen Dampfkochtopf.

Flaschenausrüstung

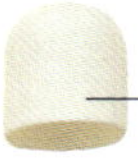

Kappe

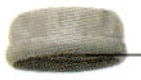

Ring und Scheibe

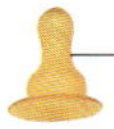

Sauger

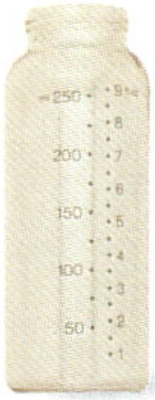

Flasche mit 250 ml Inhalt

Verschiedene Flaschen und Sauger
Die Flaschen sind normalerweise aus Kunststoff. Die Sauger bestehen aus Latex oder Silikon. Es gibt sie in verschiedenen Formen. Experimentieren Sie, um herauszufinden, welche für Ihr Baby am geeignetsten ist.

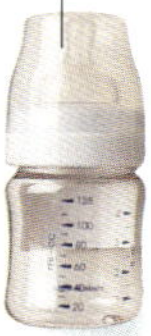

Flasche mit weitem Hals und Silikonsauger

Flasche mit 125 ml Inhalt

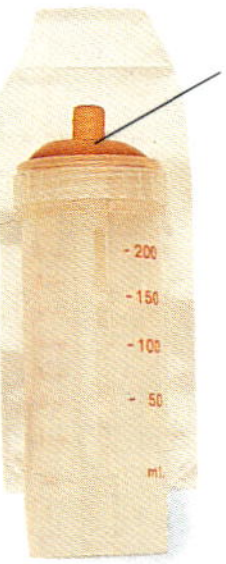

Bei diesem System muß nur der Sauger sterilisiert werden

Kunststoffbeutel für die Flasche zum Wegwerfen

Andere Ausrüstungsgegenstände

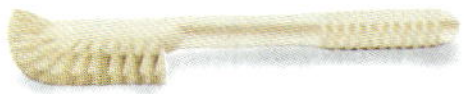

Flaschenbürste

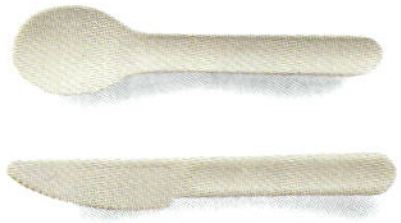

Plastiklöffel und -messer

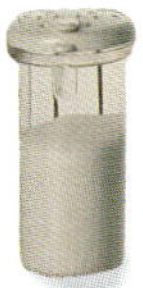

Haushaltssalz

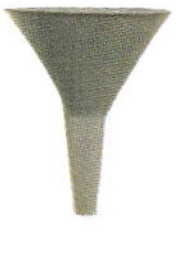

Plastiktrichter

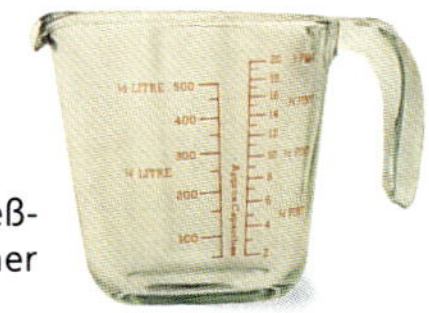

Meßbecher

Pflege der Ausrüstung
Reiben Sie das Innere der Sauger mit Salz aus, reinigen Sie die Flaschen mit einer Bürste. Sterilisieren Sie die gesamte Ausrüstung. Kunststoff oder Glas eignen sich am besten.

Wie bereite ich eine Mahlzeit zu?

Bei der Zubereitung der Mahlzeit sollten Sie sich unbedingt an die Gebrauchsanweisungen auf der Dose oder Packung halten. Verwenden Sie nicht mehr Pulver, verdünnen Sie die Nahrung nicht, und fügen Sie keine Zerealien hinzu. Dadurch würde die spezifische Zusammensetzung verändert, was zu Dickleibigkeit oder ernsten Erkrankungen bei Ihrem Kind führen könnte. Verwenden Sie immer abgekochtes Wasser.

Wichtige Hinweise

- *Lesen Sie die Gebrauchsanweisungen auf der Dose oder Packung mit Fertignahrung sorgfältig durch, und halten Sie sich daran.*
- *Waschen Sie sich die Hände, bevor Sie beginnen.*
- *Wenn Sie beim Abmessen der Nahrung abgelenkt werden, schütten Sie die Milch weg und beginnen von neuem.*
- *Bewahren Sie Milch, die nicht getrunken wurde, nicht auf.*
- *Wärmen Sie nichtverbrauchte Milch nicht wieder auf. Es handelt sich um eine gefährliche Bakterienquelle.*
- *Erwärmen Sie die Milch nicht in der Mikrowelle.*

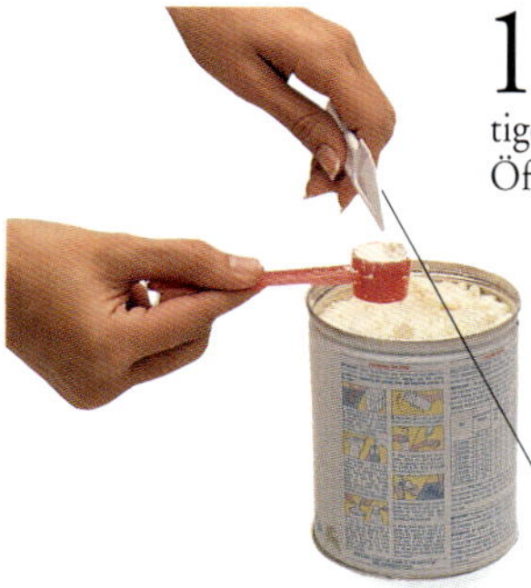

1 Füllen Sie den Meßbecher mit der richtigen Menge Wasser. Öffnen Sie die Dose mit der Babynahrung, und verwenden Sie den beiliegenden Meßlöffel zum Abmessen der genauen Menge.

Streichen Sie jeden Meßlöffel mit dem Messerrücken ab.

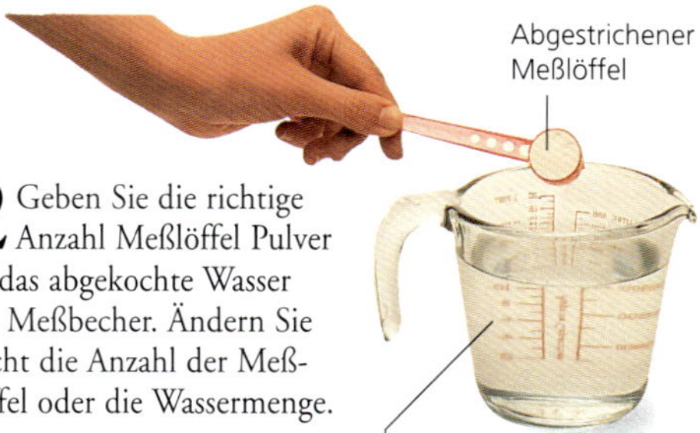

Abgestrichener Meßlöffel

2 Geben Sie die richtige Anzahl Meßlöffel Pulver in das abgekochte Wasser im Meßbecher. Ändern Sie nicht die Anzahl der Meßlöffel oder die Wassermenge.

Gekochtes Wasser (kein Mineralwasser)

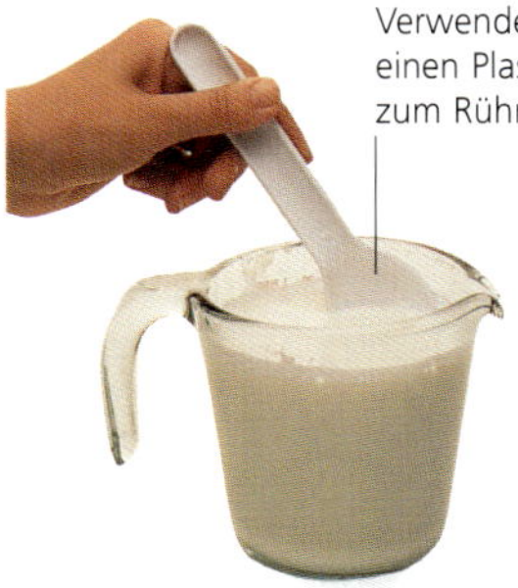

Verwenden Sie einen Plastiklöffel zum Rühren

3 Rühren Sie die Nahrung mit dem Plastiklöffel um, bis sich das Pulver völlig aufgelöst hat. In heißem Wasser geht es schneller.

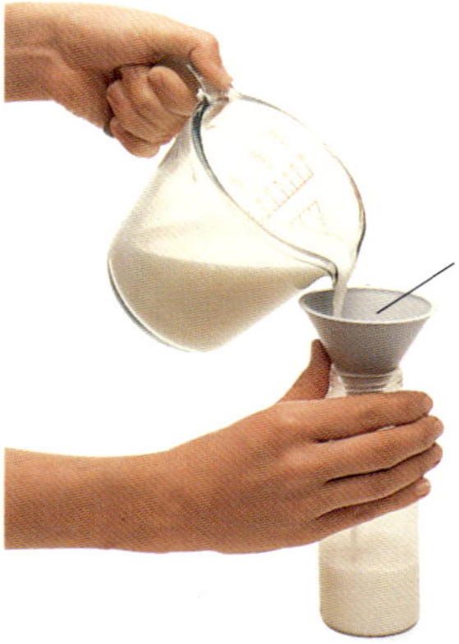

Gießen Sie die Nahrung durch einen Trichter, um nichts zu verschütten

4 Gießen Sie die fertige Milch durch den Plastiktrichter in die sauberen Flaschen.

Die fertige Nahrung aufbewahren

Sie können mehrere Flaschen zubereiten und sie bis zu 24 Stunden aufbewahren. Dies ist besonders praktisch für die nächtlichen Mahlzeiten. Bereiten Sie mehrere Meßbecher Nahrung zu, und gießen Sie sie in die Flaschen. Legen Sie die Sauger verkehrt herum darauf, aber sorgen Sie dafür, daß sie nicht mit der Milch in Berührung kommen. Ist dies jedoch der Fall, legen Sie sie richtig herum auf die Flasche. Decken Sie die Sauger mit den Scheiben ab, und schrauben Sie die Ringe fest. Lassen Sie die Flaschen abkühlen, und stellen Sie sie sofort in den Kühlschrank.

Achten Sie darauf, daß die Sauger nicht die Milch berühren.

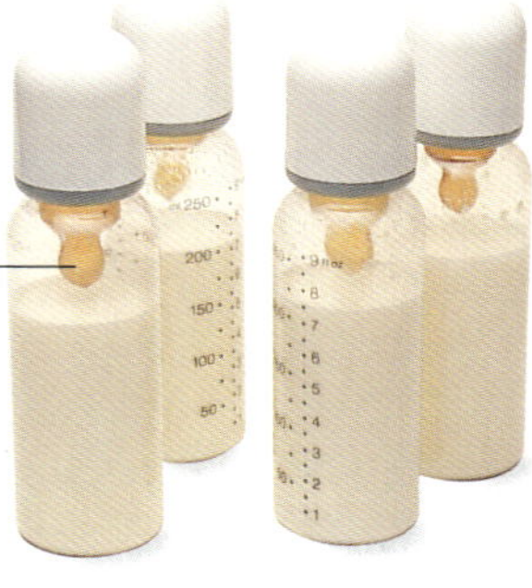

Zeitlimit

Bewahren Sie fertige Nahrung nicht länger als 24 Stunden im Kühlschrank auf.

Dem Baby die Flasche geben

F WIE OFT SOLL ICH MEIN BABY FÜTTERN?

A Babys, die die Flasche bekommen, sollten genau wie gestillte Kinder nach Bedarf gefüttert werden und nicht zu festgesetzten Zeiten. Die Anzahl der Mahlzeiten kann, abhängig von der Größe des Säuglings und seinem Appetit, von Tag zu Tag variieren. Die meisten Kinder wollen innerhalb von 24 Stunden sechs- bis zehnmal gefüttert werden. Da Ihr Baby erwartet, daß es nachts genauso häufig wie tagsüber gefüttert wird, werden Sie voraussichtlich mit weniger Schlaf auskommen müssen.

F WIE LANGE SOLLTE EINE MAHLZEIT DAUERN?

A Genau wie es keine festgelegten Zeiten für die Mahlzeiten gibt, steht auch die Dauer der einzelnen Mahlzeiten nicht fest. Lassen Sie das Tempo immer von Ihrem Baby bestimmen. Manchmal wird es sich Zeit lassen wollen, um sich umzusehen oder die Flasche zu berühren. In diesem Fall kann eine Mahlzeit eine halbe Stunde dauern. Wenn Ihr Baby den Sauger losläßt oder alles ausgetrunken hat, nehmen Sie die Flasche weg. Wenn es noch weiter saugen will, bieten Sie ihm Ihren (sauberen) kleinen Finger an.

So geben Sie Ihrem Baby die Flasche

Bevor Sie Ihr Baby füttern, prüfen Sie, ob die Milch die richtige Temperatur hat, indem Sie ein wenig Milch auf Ihr Handgelenk spritzen. Sie sollte sich lauwarm anfühlen.

So füttern Sie Ihr Baby

Sie füttern Ihr Baby am besten, indem Sie es im Arm halten, wobei der Kopf leicht nach hinten geneigt ist. Achten Sie darauf, daß der Sauger immer voller Milch ist und sich keine Luftblasen bilden. Um den beruhigenden Hautkontakt zu Ihrem Kind herzustellen und eine behagliche Atmosphäre zu schaffen, könnten Sie beim Füttern Ihre Bluse ausziehen.

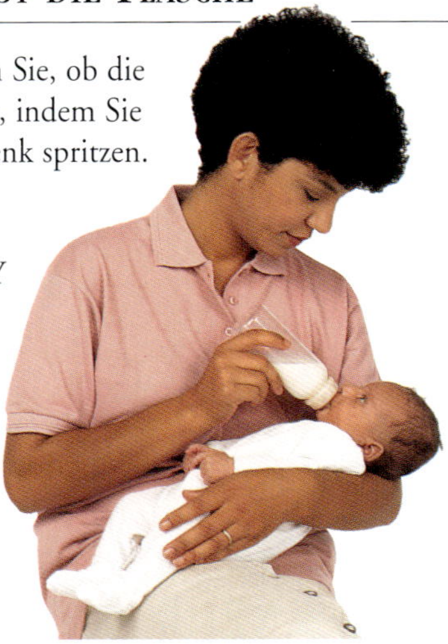

Die Flasche halten
Halten Sie die Flasche fest, so daß Ihr Baby leicht an ihr ziehen muß, um gut saugen zu können.

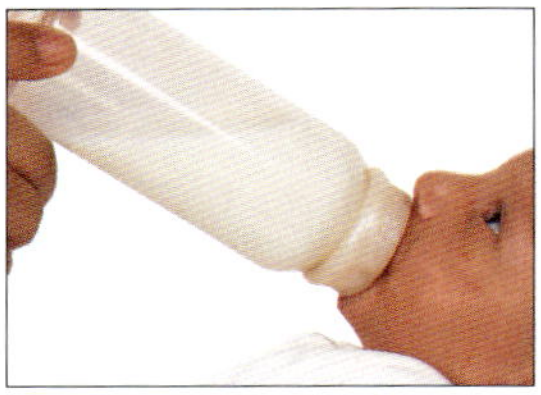

Blähungen vermeiden
Damit keine Luft verschluckt wird, die Flasche höher halten.

Ein Bäuerchen machen

Flaschenkinder müssen häufiger ein Bäuerchen machen als gestillte Kinder, da sie leichter Luft schlucken, wenn die Fließgeschwindigkeit nicht richtig angepaßt ist.

An der Schulter
Legen Sie Ihr Baby an Ihre Schulter. Es spuckt vielleicht ein wenig Milch aus, und Sie sollten Ihre Kleidung schützen.

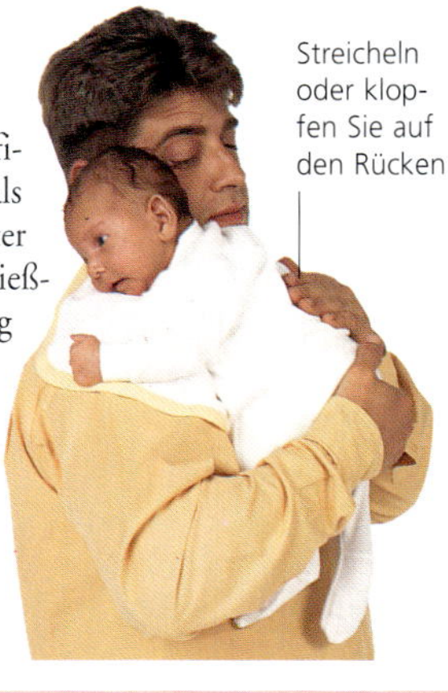

Streicheln oder klopfen Sie auf den Rücken

Im Sitzen
Setzen Sie Ihr Baby aufrecht hin, und stützen Sie seinen Kopf unterhalb des Kinns. Reiben oder klopfen Sie sanft seinen Rücken. Wenn es nach einer Minute kein Bäuerchen gemacht hat, hören Sie damit auf.

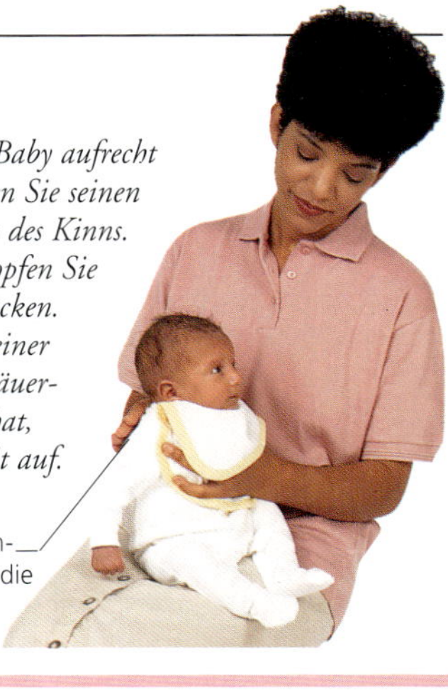

Seien Sie vorsichtig, damit nicht die ganze Mahlzeit erbrochen wird

F KÖNNEN MEIN BABY UND ICH UNS BEIM FÜTTERN MIT DER FLASCHE SO NAHE SEIN WIE BEIM STILLEN?

A Ja, das können Sie. Halten Sie Ihr Baby nah an sich gedrückt (wenn Sie möchten, an Ihre nackte Haut), lächeln Sie es an, und sprechen Sie mit ihm. Legen Sie auf keinen Fall Ihr Baby mit einer Flasche auf Kissen gestützt in sein Bettchen oder den Kinderwagen, da es ersticken könnte.

F WAS PASSIERT, WENN MEIN BABY EINSCHLÄFT, WÄHREND ICH ES FÜTTERE?

A Wenn Ihr Baby einschläft, hat es wahrscheinlich genug oder verspürt aufgrund von Blähungen ein Völlegefühl. Nehmen Sie die Flasche weg, lassen Sie Ihr Kind aufstoßen (siehe S. 208), und füttern Sie es erneut. Das Bäuerchen ist nicht immer nötig. Wenn Ihr Baby aber aufstoßen muß, weil es sich unwohl fühlt, werden Sie es schon merken.

F MEIN BABY TRINKT NUR SELTEN SEINE FLASCHE LEER. BEKOMMT ES GENUG MILCH?

A Vielleicht bereiten Sie pro Mahlzeit zu viel Milch zu. Fragen Sie die Hebamme oder den Arzt, wieviel Nahrung Ihr Baby entsprechend seinem Gewicht braucht, und lassen Sie es wiegen. Es ist möglich, ein mit der Flasche ernährtes Kind zu überfüttern. Geben Sie Ihrem Baby zwischen den Mahlzeiten oder wenn es durstig ist, etwas Wasser. Eine schlechte Nahrungsaufnahme könnte auch Anzeichen für eine Krankheit sein, die behandelt werden muß.

F WIE STELLE ICH VON DER BRUSTNAHRUNG AUF FLASCHENNAHRUNG UM?

A Gestalten Sie den Übergang langsam, indem Sie jeden dritten Tag eine Brustmahlzeit durch eine Flaschenmahlzeit ersetzen. Am besten fangen Sie mit einer Mahlzeit um die Mittagszeit an. Wenn Ihr Baby sich weigert, die Flasche zu nehmen, probieren Sie es am nächsten Tag zur selben Zeit noch einmal. Wahrscheinlich müssen Sie mit verschiedenen Saugern experimentieren oder den Sauger mit Muttermilch anfeuchten, damit Ihr Baby die Flasche akzeptiert. Nach drei Tagen mit einer Flaschenmahlzeit pro Tag ersetzen Sie eine zweite Brustmahlzeit durch die Flasche. Verfahren Sie wieder für drei Tage in der Weise, bis Sie eine dritte Mahlzeit in Angriff nehmen. Machen Sie so weiter, bis Ihr Baby schließlich all seine Mahlzeiten nur noch mit der Flasche erhält. Wenn sich Ihr Baby nach wie vor weigert, die Flasche zu nehmen, bitten Sie Ihren Partner oder eine Freundin, es zu füttern, damit es Ihren Geruch nicht wahrnehmen kann.

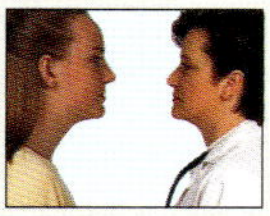

DISKUSSIONSPUNKT

WAS IST BESSER – BRUST ODER FLASCHE?

Der Schutz Ihres Babys vor Krankheiten
Ein wichtiges Argument für das Stillen – zumindest in den ersten Tagen – ist, daß die dicke, gelbe »Vormilch« (Kolostrum), die sich sofort nach der Entbindung bildet, Antikörper zum Schutz Ihres Babys vor bestimmten Krankheiten enthält (speziell Erkrankungen des Bauchs und der Atemwege sowie Virusinfektionen). Außerdem bietet sie Schutz vor Allergien wie Asthma. Heute versucht man, mit der Fertignahrung die Nährstoffe der Muttermilch zu kopieren, aber diese Antikörper lassen sich auf künstlichem Weg nicht herstellen.

Eine Mahlzeit vorbereiten
Muttermilch ist bequem, weil sie immer zur Verfügung steht, immer steril ist und die richtige Temperatur und Konsistenz hat. Bei der Ernährung mit der Flasche müssen Sie hingegen auf peinliche Sauberkeit und sterilisierte Flaschen und Schnuller achten, um Ihr Baby vor Infektionen zu schützen.

Eine Bindung aufbauen
Das Stillen mit seinem regelmäßigen Hautkontakt bietet die Möglichkeit, eine besondere Nähe zu Ihrem Baby herzustellen. Wenn sich Ihr Partner bei diesem Prozeß ausgeschlossen fühlt, pumpen Sie etwas Milch in eine Flasche ab, so daß er hin und wieder das Füttern übernehmen kann.

Eine Wahl treffen
Muttermilch ist der Ernährung mit der Flasche vorzuziehen, weil sie alle Nährstoffe enthält, die Ihr Kind braucht. Möglicherweise senkt das Stillen auch das Risiko des plötzlichen Kindstodes. Doch sicher haben Sie Gründe, warum Sie nicht stillen können oder wollen. Das Stillen ist vielleicht unangenehm für Sie oder bereitet Ihnen Schmerzen, oder die Ernährung mit der Flasche ist bequemer, weil Sie planen, wieder in den Beruf zurückzukehren. Wenn Sie HIV-positiv sind, ist es aufgrund des höheren Infektionsrisikos besser, Ihr Baby nicht zu stillen (siehe S. 124).

FAMILIENSORGEN

F **WIE KÖNNEN WIR FESTSTELLEN, OB WIR GUTE ELTERN SIND?**

A Kein Mensch kann im Grunde wissen, ob er eine gute Mutter oder ein guter Vater ist. Dies muß man durch praktische Erfahrung lernen. Die Ursache Ihrer Unsicherheit ist möglicherweise darin zu sehen, daß Sie sich im Augenblick isoliert fühlen. Schließen Sie sich einer örtlichen Mutter-Kind-Gruppe oder einem Spielkreis an, so daß Sie unter die Leute kommen, sich Rat holen und Ihre Erfahrungen mit anderen teilen können.

F **WAS SOLLEN WIR TUN, WENN ALLE UNS GUTE RATSCHLÄGE GEBEN WOLLEN?**

A Freunde und Verwandte, die die Prüfungen der Elternschaft bereits hinter sich haben, nehmen natürlich an, daß Sie aus ihren Erfahrungen lernen wollen. Solche Ratschläge werden mit guter Absicht gegeben und sind oft nützlich, sie können aber auch überholt sein und/oder mit Ihren eigenen Ideen von Elternschaft in Konflikt geraten. Es wird nicht einfach sein, all diesen wohlmeinenden Menschen zu sagen, daß Sie die Sache auf Ihre Weise angehen wollen.

SO GEWÖHNEN SIE SICH AN DIE VATERROLLE

Die große Verantwortung der Vaterrolle und die dadurch hervorgerufenen Ängste können Sie anfangs daran hindern, mit der neuen Familiensituation fertig zu werden. Aber wenn Sie lernen, eine aktive Rolle zu übernehmen, beim Windelwechseln zu helfen, Ihr Kind zu baden und es zu Bett zu bringen, werden Sie bald entspannt und selbstbewußt mit dem Neugeborenen umgehen.

Das Gefühl, vernachlässigt zu werden
Es ist eine Tatsache, daß Neugeborene in den ersten Wochen jede Sekunde der mütterlichen Zeit beanspruchen und Väter sich deshalb oft vernachlässigt fühlen, ja, sogar eifersüchtig sind auf das Kind. Dies ist nur natürlich, weil Ihre Partnerin jetzt einen neuen Mittelpunkt im Leben hat – und das sind nicht Sie. Lassen Sie Ihre Partnerin wissen, wie es Ihnen geht, bevor sich Ihre angestauten Gefühle in Groll verwandeln und Ihre Beziehung beeinträchtigen. Sie könnten außerdem eine aktivere Rolle bei der Pflege Ihres Kindes übernehmen.

Sich ausgeschlossen fühlen
Viele junge Väter nehmen irrtümlich an, daß ihre Partnerin wunderbar ohne jede Hilfe von Ihrer Seite zurechtkommt. Wahrscheinlich wären Sie überrascht zu hören, wie sehr Ihre Partnerin Sie braucht. Allein schon zu wissen, daß Sie da sind, wird ihr helfen. Wenn Sie sich etwa beim Stillen ausgeschlossen fühlen, könnte Ihre Partnerin vielleicht etwas Milch in eine Flasche abpumpen, und Sie darum bitten, das Kind zu füttern – auch in der Nacht!

Ängstlichkeit im Umgang mit dem Baby
Babys scheinen zerbrechliche kleine Wesen zu sein, und viele Männer haben Angst, sich eingehender mit ihnen zu beschäftigen – außer sie hatten selbst jüngere Geschwister. Babys sind eigentlich recht »widerstandsfähig« gegenüber ungeschickter Handhabung, solange man sie nicht auf den Kopf fallen läßt! Versuchen Sie, Ihre Ängste zu überwinden, indem Sie Ihre Partnerin beobachten und ihr dann anbieten, das Baby zu baden und ihm die Windeln zu wechseln.

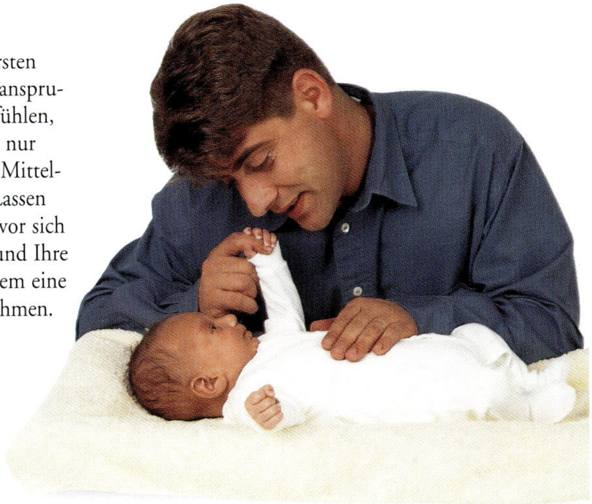

IHR BABY KENNENLERNEN
Im täglichen liebevollen Umgang kommen Sie Ihrem Kind nahe. Wechseln Sie seine Windeln, baden und füttern Sie es, seien Sie zärtlich, und sprechen Sie mit ihm.

F WIE WERDEN UNSER ÄLTERES/UNSERE ÄLTEREN KINDER AUF DAS NEUE BABY REAGIEREN?

A Andere Kinder betrachten die Ankunft eines neuen Babys oft als aufregendes Ereignis. Der Neuankömmling kann aber auch Eifersuchtsgefühle bei seinen älteren Geschwistern hervorrufen. Solche Gefühle müssen jedoch nicht sofort nach der Geburt offensichtlich werden. Seien Sie also darauf vorbereitet, auf sie einzugehen, falls Sie damit später konfrontiert werden. Die Probleme dürften nicht allzu groß sein, wenn die anderen Kinder immer noch ihren Anteil an elterlicher Aufmerksamkeit erhalten und sich nicht ausgeschlossen fühlen (siehe unten).

F WAS KÖNNEN WIR TUN, DASS SICH UNSERE ANDEREN KINDER NICHT AUSGESCHLOSSEN FÜHLEN?

A Sobald Sie mit dem Baby nach Hause kommen, versuchen Sie, Ihr anderes Kind oder die anderen Kinder in alles mit einzubeziehen, was den Säugling betrifft. Auch wenn das Neugeborene Sie sehr in Anspruch nimmt, sollten Sie sich – ohne das Baby – Zeit für Ihre anderen Kinder nehmen. Wenn Sie abends beispielsweise immer eine Geschichte vorgelesen haben, sollten Sie oder Ihr Partner damit fortfahren.

F ICH BIN LAUNISCH UND DEPRESSIV. IST DAS NORMAL?

A In den ersten Tagen nach der Geburt erkennen Sie sich vielleicht gar nicht wieder, und auch Ihr Partner könnte sich Sorgen machen, weil Sie so depressiv sind. Doch dies ist ganz normal und wahrscheinlich nur ein Fall von »Baby- Blues« (siehe S. 218), der mit der hormonellen Umstellung des Körpers zusammenhängt. Sie sind wahrscheinlich erschöpft und von Ihrer neuen Verantwortung zu sehr in Anspruch genommen. Sprechen Sie mit Ihrem Partner über Ihre Gefühle, damit er Sie besser verstehen kann. Vielleicht fühlt er sich ein wenig überfordert oder ist bedrückt, weil auch er sich erst auf das neue Leben einstellen muß.

F ICH BIN SCHON SEIT WOCHEN DEPRESSIV. IST DAS NORMAL?

A Obwohl es normal ist, daß man sich direkt nach der Geburt etwas weinerlich und depressiv fühlt, leiden Sie möglicherweise unter einer postnatalen Depression (siehe S. 218). Dies kann zu einem ernsten Problem werden, wenn diese Gefühle nach der ersten Woche nicht verschwunden sind. Sie und Ihr Partner sollten mit Ihrem Arzt über die Symptome sprechen, damit Sie beide verstehen, was hier vor sich geht, und um Möglichkeiten zu diskutieren, wie Sie diese schwere Zeit gemeinsam durchstehen können.

F WIE KÖNNEN MEIN PARTNER UND ICH DIE EROTIK WIEDER AUFLEBEN LASSEN?

A Bei all der Aufregung und dem Streß nach Ankunft des neuen Erdenbürgers, geschieht es häufig, daß Sie beide Ihre Bedürfnisse vernachlässigen. Es dürfte schwierig sein, in der ersten Zeit, die mit Stillen, Windelwechseln und unterbrochenem Schlaf angefüllt ist, erotische Gefühle zu entwickeln. Sobald sich aber ein normaler Tagesrhythmus eingestellt hat, sollten Sie überlegen, wie Sie sich mit einfachen Dingen, die Ihnen beiden vor der Geburt Ihres Kindes soviel Spaß gemacht haben, wieder näherkommen können. Bitten Sie eine Person Ihres Vertrauens, hin und wieder den Babysitter zu spielen, damit Sie mit Ihrem Partner ausgehen können. Nehmen Sie sich Zeit, gemeinsam über all die widersprüchlichen Gefühle zu reden, die Sie seit der Ankunft Ihres Babys beunruhigen; seien Sie zärtlich zueinander, wenn Sie zu müde sind, um miteinander zu schlafen. Nehmen Sie am Ende eines Arbeitstages gemeinsam ein Bad, oder gönnen Sie sich eine entspannende Massage.

F WELCHEN EINFLUSS WIRD DAS BABY AUF UNSER GESELLSCHAFTLICHES LEBEN HABEN?

A Die Bedürfnisse Ihres Babys haben in diesen ersten Wochen natürlich Vorrang vor Ihrem gesellschaftlichen Leben, obwohl Sie wahrscheinlich viel Besuch bekommen werden. Sie werden auch feststellen, daß es relativ einfach ist, Freunde mit dem Baby zu besuchen und neue Freundschaften zu schließen, wenn Sie andere Mütter mit Kleinkindern kennenlernen. Die meisten Mütter verfügen jedoch in diesen ersten Wochen nicht über die Energie, abends lange aufzubleiben. Aber seien Sie versichert, daß Ihr gesellschaftliches Leben schließlich wieder in normalen Bahnen verlaufen wird, wenn Sie sich alle aneinander gewöhnt haben.

F WANN NORMALISIERT SICH UNSER LEBEN WIEDER?

A Die ersten sechs Wochen nach der Geburt sind angefüllt mit der Pflege des Babys, und Sie werden sich ständig überfordert fühlen. Dies sind die Nachteile der Elternschaft, aber bald werden Sie auch die Freuden kennenlernen, wenn Sie sich an den neuen Tagesrhythmus gewöhnt haben, Sie im Umgang mit Ihrem Baby selbstsicherer werden und Ihr Körper sich nach den Anstrengungen der Schwangerschaft und Geburt wieder ganz erholt hat. Auch Ihr Baby wird schon bald den Unterschied zwischen Nacht (Schlafenszeit) und Tag (Zeit, aufzuwachen und gesellig zu sein) erkennen, so daß Sie beide mehr Zeit zum Ausruhen haben. Wenn Ihre Energie zurückgekehrt ist, werden Sie beide sich auf all die positiven Aspekte der Elternschaft konzentrieren können.

Sorgen mit dem Neugeborenen

F Das Gesicht meines Babys ist sehr pickelig. Ist das normal?

A Babys sind oft sehr pickelig, aber dies ist nur selten Anlaß zur Sorge. Auf dem Gesicht Ihres Kindes können sich auch kleine, weiße Pickel (Milia) bilden, die als Folge hormoneller Veränderungen auftreten. Sie müssen nicht behandelt werden und verschwinden innerhalb weniger Tage oder Wochen. Wenn die Pickel entzündet und rot sind, unternehmen Sie nichts, es sei denn, sie platzen. In diesem Fall reinigen Sie sie mit kaltem, abgekochtem Wasser und tragen eine antiseptische Salbe auf. Wenn die Infektion weiterbesteht oder sich ausbreitet, konsultieren Sie den Arzt.

F Der Po meines Babys sieht rot und wund aus. Was soll ich tun?

A Wundsein wird normalerweise durch das Ammoniak im Urin verursacht, das die Haut reizt. Wechseln Sie daher häufig die Windeln. Wenn ein Ausschlag entsteht, der nicht durch nasse Windeln bedingt ist, kann dies auf zuviel Babycreme oder Wischtücher oder auf die besondere Empfindlichkeit Ihres Babys gegenüber diesen Produkten zurückzuführen sein. In diesem Fall müssen Sie das Produkt wechseln. Waschen Sie den Babypo mit unparfümierter Babyseife und Wasser. Wundsalbe kann helfen und vor weiteren Reizungen schützen.

F Mein Baby erbricht nach dem Füttern immer etwas Nahrung. Überfüttere ich es?

A Neugeborene wissen noch nicht, wann sie genug haben und trinken oft so lange, bis ihr Magen übervoll ist. In diesem Fall erbrechen Sie einen Teil der Nahrung wieder. Es kommt auch häufig zu Erbrechen, wenn sie Blähungen haben und versuchen aufzustoßen.

F Mein Baby hat seine Nahrung in weitem Strahl erbrochen. Ist das normal?

A Wenn Ihr Baby nur einmal oder innerhalb von 72 Stunden nach der Geburt in großem Schwall erbrochen hat, weil sich noch Schleim in seinem Magen befand, ist es wahrscheinlich nicht weiter ernst. Füttern Sie Ihr Baby einfach, und lassen Sie es aufstoßen (siehe S. 208). Erbricht es sich aber nach jeder Mahlzeit, handelt es sich um einen Magenpförtnerkrampf, der medizinisch behandelt werden muß. Diese Störung tritt jedoch nur sehr selten auf.

F Warum hat mein Baby auf seiner Oberlippe ein Bläschen?

A Wahrscheinlich handelt es sich um ein Bläschen vom Saugen, wenn die Lippen sich um die Brustwarze oder den Sauger herum anspannen. Unternehmen Sie nichts, es verschwindet von alleine.

Wie verhindere ich, dass mein Baby sich das Gesicht zerkratzt?

Da Babys mit den Fäusten hin und her fuchteln und häufig ihr Gesicht berühren, können sie sich mit der scharfen Kante der Fingernägel kratzen. Diese Kratzer sind nur oberflächlich und richten keinen Schaden an. Um solchen Kratzspuren vorzubeugen, können Sie spezielle Baumwollfäustlinge kaufen. Manche Strampelanzüge haben auch Ärmel, die man über die Hände ziehen kann, so daß sie geschützt sind.

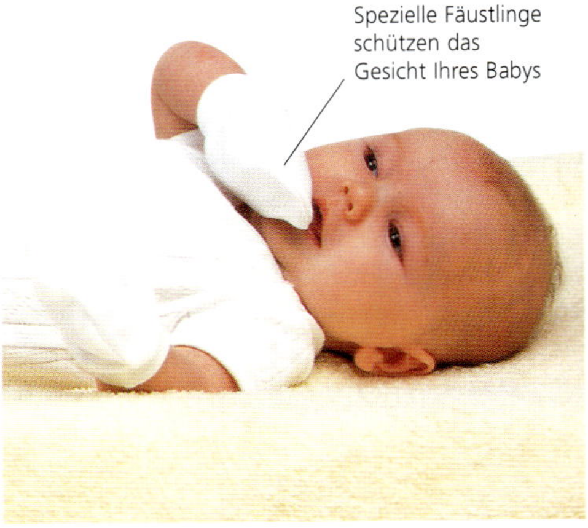

Fingernägel schneiden
Die Fingernägel Ihres Babys wachsen noch nicht unabhängig von den Fingern, so daß sie noch nicht geschnitten werden müssen.

F MEIN BABY WEINT VIEL UND SCHEINT SICH UNWOHL ZU FÜHLEN. WAS IST LOS MIT IHM?

A Es kann sich um eine sogenannte Kolik handeln, die durch eingeschlossene Winde verursacht wird. Bei einer Kolik schreien Babys, ziehen die Knie an den Bauch und sind nur schwer zu füttern oder schlafenzulegen. Sie können die Schmerzen lindern, indem Sie den Bauch massieren oder Ihr Baby an Ihre Schulter legen und ihm den Rücken reiben. Fragen Sie den Kinderarzt nach einem Medikament. Auch Fencheltee kann helfen.

F DER STUHLGANG MEINES BABYS IST SEHR DÜNN. IST DAS NORMAL?

A Dünner Stuhlgang ist sehr häufig. Bei gestillten Babys tritt er häufiger auf als bei Flaschenkindern. Wenn der Stuhlgang jedoch grün und wäßrig ist, leidet das Kind wahrscheinlich unter Durchfall. Dieser muß ernstgenommen werden, da es durch den Flüssigkeitsverlust zu einer Dehydrierung (Austrocknung) kommen kann, die medizinisch behandelt werden muß. Wenn Ihr Baby starken Durchfall und einen trockenen Mund hat, lethargisch ist, sich weigert zu trinken und die Fontanelle eingesunken ist, rufen Sie sofort den Arzt.

F WAS KANN ICH TUN, WENN DIE KOPFHAUT MEINES BABYS TROCKEN UND SCHUPPIG IST?

A Man bezeichnet dies als Grind, was bei Säuglingen nicht ungewöhnlich ist. Er sieht unschön aus, ist aber nicht ernst und verursacht keine Beschwerden. Der Grind kann sich auch auf andere Körperbereiche ausdehnen, verschwindet aber meist innerhalb weniger Tage wieder. Sie können ihn behandeln, indem Sie die Kopfhaut vorsichtig mit etwas Babyöl einreiben. Lassen Sie das Öl bis zu 24 Stunden einziehen, bevor Sie mit einem Kamm die Schuppen lockern.

F WARUM SIND DIE AUGEN MEINES BABYS KLEBRIG ODER/UND ZUGEKLEBT?

A Möglicherweise leidet Ihr Baby unter einer Bindehautentzündung, einer leichten Augeninfektion. Diese kann bei Neugeborenen auftreten, wenn bei der Entbindung Flüssigkeit oder Blut in die Augen gelangt. Wischen Sie seine Augen vorsichtig mit Watte aus, die Sie vorher in kaltem, abgekochtem Wasser getränkt haben. Verwenden Sie für jedes Auge einen neuen Wattebausch. Wenn die Entzündung nicht zurückgeht, raten manche Hebamme dazu, ein paar Tropfen Muttermilch in das betroffene Augen zu geben, aber fragen Sie lieber erst den Arzt. Wenn die Entzündung andauert, kann der Arzt eine antibiotische Salbe verschreiben.

F SCHADET ES MEINEM BABY, DASS WIR RAUCHEN?

A Ja, Lunge und Nase eines Säuglings sind sehr empfindlich gegenüber Reizstoffen. Zigarettenrauch ist ein solcher Reizstoff. Er schädigt die mit feinen Haaren versehene Auskleidung in Nase, Rachen und Lunge. Diese Härchen sind damit beschäftigt, ständig Fremdkörper aus dem Brustraum zu entfernen, und haben die Aufgabe, die Lunge reinzuhalten. Möglicherweise besteht ein Zusammenhang zwischen Rauchen und plötzlichem Kindstod. Außerdem erhöht Rauchen das Risiko, in der späteren Kindheit Asthma und chronischen Husten zu entwickeln und anfällig für Infektionen der Bronchien zu werden.

Wann Sie zum Arzt gehen sollten

Hin und wieder wird Ihr Baby Ihnen Sorgen bereiten, aber bald lernen Sie, mit den meisten Problemen fertig zu werden. Doch in den nachfolgend aufgeführten Situationen muß Ihr Kind behandelt und dem Kinderarzt vorgestellt werden:

- Ihr Baby hat dunkelgrünen, wäßrigen Stuhl.
- Es keucht und hat einen trockenen, krächzenden Husten.
- Es hat eine ungewöhnlich niedrige Temperatur.
- Es hat einen Hautausschlag.
- Sie haben den Verdacht, daß es eine Infektion haben könnte.
- Es hat mehr erbrochen als normal.
- Es ist sehr lethargisch.
- Es ist allgemein reizbar und trinkt wenig.

Rufen Sie in den folgenden Situationen sofort den Arzt oder fahren Sie ins Krankenhaus:

- Ihr Baby atmet entweder sehr schnell mit einem lauten Geräusch oder sehr langsam und unregelmäßig.
- Es scheint einen Krampf zu haben: Sein Rücken ist durchgedrückt und/oder seine Gliedmaßen bewegen sich ruckartig.
- Es ist blau angelaufen.
- Es verhält sich merkwürdig und erkennt Sie nicht, oder es läßt sich nicht mehr aufwecken oder ist äußerst schläfrig.
- Es hat eine eingesunkene Fontanelle.
- Es hat hohes Fieber.

Wenn Sie Ihren Arzt nicht erreichen können, fahren Sie direkt in die Notaufnahme des Krankenhauses.

Besondere Situationen

F MEIN BABY MUSS AUF DIE INTENSIVSTATION. WAS HEISST DAS?

A Es kann ein erschreckender Augenblick sein, wenn Ihr Baby gleich nach der Geburt auf die Intensivstation gebracht wird, aber es gibt viele Gründe, warum es besondere Fürsorge braucht. Es kann sich um ein geringfügiges Problem wie Atemschwierigkeiten handeln, möglicherweise sind aber auch lebenserhaltende Maßnahmen nötig. Die Zeit, die ein Baby in einer Spezialabteilung verbringen muß, reicht von wenigen Stunden bis zu einigen Wochen, je nach Alter, Gewicht und gesundheitlichem Zustand.

F WARUM BRAUCHT MEIN BABY EINE BESONDERE BETREUUNG?

A Besondere Betreuung ist nötig, wenn Ihr Baby mit einer Schädigung geboren wurde, die sofortiger Behandlung bedarf. Die meisten Frühgeburten (Babys, die vor der 37. Schwangerschaftswoche geboren werden), kommen in eine Spezialabteilung. Auch wenn Ihr Kind ein Problem hat, das in direktem Zusammenhang mit der Entbindung steht oder nach der Geburt auftritt (etwa eine Gelbsucht), oder wenn das Baby Mekonium geschluckt hat, muß es speziell betreut werden.

F KOMMT MEIN BABY ZU DIESER SPEZIALBEHANDLUNG IN EINE BESONDERE ABTEILUNG?

A Ja, Ihr Baby kommt in eine besondere Abteilung, in der speziell ausgebildete Schwestern und Kinderärzte arbeiten. In dieser Abteilung kümmert sich normalerweise eine Schwester um vier Babys, während auf der Entbindungsstation meist eine Krankenschwester für zehn Babys und ihre Mütter zuständig ist. Wenn Ihr Baby also besonderer Aufmerksamkeit und Fürsorge bedarf, ist es in dieser Abteilung am besten aufgehoben. Man wird es in ein Bettchen oder einen Brutkasten legen. In dieser Abteilung befindet sich auch die Intensivstation für Neugeborene mit schwerwiegenden Störungen.

F WER ENTSCHEIDET, OB MEIN BABY BESONDERER FÜRSORGE BEDARF?

A Wenn die Ärzte, die sich um Ihr Baby kümmern, der Meinung sind, daß es besonderer Fürsorge bedarf, werden Sie diese anordnen, obwohl die Entscheidung letztendlich bei Ihnen liegt. Es mag schwer für Sie sein, Ihr Baby zu diesem Zeitpunkt wegzugeben, aber das Wohlergehen Ihres Kindes har Vorrang.

F WARUM MUSS MEIN BABY IN EINEN BRUTKASTEN?

A Bei Brutkästen handelt es sich um Betten, die mit einem Deckel versehen sind und in denen eine gleichmäßige Temperatur herrscht. Ein kleines Baby, speziell wenn es vorzeitig geboren wurde, verliert schnell seine Körperwärme und ist gegenüber Bakterien anfällig. Ein Brutkasten bietet ihm den Schutz und die Umgebung, die es braucht, um sich gut entwickeln zu können.

F WAS IST EIN BEATMUNGSGERÄT UND WARUM BRAUCHT MEIN BABY ES?

A Ein Beatmungsgerät unterstützt die Atmung Ihres Babys. Es benötigt dieses Hilfsmittel, wenn es aufgrund einer unreifen Lunge (Frühgeburt) mit Atmungsproblemen geboren wurde oder unter einem Zwerchfellbruch leidet, so daß die Eingeweide Druck auf die Lunge ausüben. Andere Atmungsschwierigkeiten können während oder nach der Geburt auftreten, etwa eine Infektion der Brust oder wenn sich noch Medikamente von der Entbindung im Körper des Babys befinden. Abhängig von der Ernsthaftigkeit des Zustands kann es sich bei dem Beatmungsgerät um ein Sauerstoffzelt, aber auch um eine Maschine zur vollständigen künstlichen Beatmung handeln.

F WARUM MUSS EIN FRÜHGEBORENES IN EINE SPEZIELLE ABTEILUNG?

A Ein Frühgeborenes kommt normalerweise auf eine spezielle Station, weil seine inneren Organe und die Lunge noch nicht vollständig entwickelt sind, um ohne Hilfe zu funktionieren. Außerdem kann es Schwierigkeiten haben, seine Körpertemperatur aufrechtzuerhalten. Die unreife Lunge des Frühgeborenen muß mit einem Beatmungsgerät unterstützt (siehe oben) und das Baby in einem Brutkasten warm gehalten werden (siehe S. 215). Häufig wird ihm über einen Tropf eine Nährlösung zugeführt.

F WIE LANGE BLEIBT EIN FRÜHCHEN AUF DER FRÜHGEBORENENSTATION?

A Dies hängt davon ab, wie weit entwickelt Ihr Baby bei der Geburt war und ob es andere Komplikationen gab. Frühchen bleiben in der Regel bis zum errechneten Geburtstermin auf der Frühgeborenenstation. Eine Faustregel lautet: Wenn Ihr Baby nach 28 Wochen geboren wurde, wird es bis zu zwölf Wochen auf der Frühgeborenenstation verbringen.

F MIT WEM KÖNNEN WIR ÜBER UNSERE SORGEN SPRECHEN?

A Der Kinderarzt, der sich um Ihr Baby kümmert, wird all Ihre Fragen hinsichtlich seines gegenwärtigen körperlichen Zustands und seiner zukünftigen Entwicklung beantworten. Scheuen Sie sich nicht, Fragen zu stellen. Außerdem erwartet man von Ihnen nicht, daß Sie mit einer solchen Situation zurechtkommen. Es stehen spezielle Berater auf der Station zur Verfügung, die Ihnen über diese schwere und bedrückende Zeit hinweghelfen.

F KÖNNEN WIR BEI DER PFLEGE UNSERES BABYS AUF DER FRÜHGEBORENENSTATION MITHELFEN?

A Abgesehen von sehr seltenen Ausnahmen, wenn Ihr Baby zu krank oder schwach ist und nicht berührt werden darf, weil die Gefahr einer Infektion besteht, werden Sie und Ihr Partner ermutigt, bei der Versorgung Ihres Babys mitzuwirken. Es kann Ihr Kind trösten und beruhigen, wenn Sie es anfassen, es streicheln und mit ihm sprechen (siehe rechts). Vielleicht können Sie sogar beim Füttern, Waschen und Windelwechseln helfen.

F KANN ICH MEIN BABY STILLEN, WENN ES SPEZIELL VERSORGT WIRD?

A Normalerweise können Sie Ihr Baby stillen. Wenn es jedoch nicht richtig saugen kann, weil es zu klein oder zu schwach ist, erhält es über eine Sonde, die in seinen Magen eingeführt wird, Ihre abgepumpte Milch (siehe S. 204).

F KANN ICH IM KRANKENHAUS BLEIBEN, WENN MEIN BABY IN EINER ANDEREN ABTEILUNG LIEGT?

A Sie können so viel Zeit mit Ihrem Baby in der Spezialabteilung verbringen, wie Sie möchten, müssen allerdings die Nacht über auf der Entbindungsstation bleiben. Die Hebamme kümmert sich dort um Sie. Wenn Ihr Baby längere Zeit auf der Frühgeborenenstation verbringen muß, wird man Sie aus dem Krankenhaus entlassen, aber natürlich können Sie Ihr Baby täglich besuchen.

F MEIN BABY HAT WOCHENLANG IM BRUTKASTEN GELEGEN. HAT DAS PROBLEME ZUR FOLGE?

A Eltern haben häufig die Sorge, daß ihr Kind nach der langen Zeit, die es im Brutkasten verbracht hat, keine Beziehung zu ihnen aufbauen kann. Seien Sie beruhigt, es gibt keine Hinweise darauf, daß dies zutreffend ist.

F WIE WEIT WÜRDEN DIE ÄRZTE GEHEN, UM MEIN BABY ZU RETTEN?

A Wenn auch nur die geringste Hoffnung besteht, werden die Ärzte versuchen, Ihr Baby zu retten. In den letzten zehn Jahren wurden aufsehenerregende Fortschritte in der fetalen und neonatalen Medizin gemacht, und das Pflegepersonal wird alles in seiner Macht Stehende tun, um Ihrem Kind das Überleben zu sichern. In manchen Fällen werden Sie mit Ihrem Baby in ein größeres Fachkrankenhaus eingewiesen.

KANN ICH MEIN BABY BERÜHREN?

Möglicherweise kommt Ihr Baby in einen Brutkasten, um seine Körpertemperatur aufrechtzuerhalten und seine Atmung zu überwachen. Manche Kinder müssen auch über eine Sonde durch die Nase ernährt werden.

Körperkontakt
Auch wenn es Ihnen nicht möglich ist, Ihr Baby im Arm zu halten, können Sie Ihre Hände durch die Luken stecken, über die die meisten Brutkästen verfügen, um Ihr Baby zu berühren und zu streicheln, so daß es Ihre Nähe spürt. Sehr kleine Kinder (speziell Frühgeburten) haben zu wenig Abwehrkräfte gegen Bakterien und Viren, so daß ein erhöhtes Infektionsrisiko besteht. Sie müssen sich also vorher die Hände mit einer Spezialseife reinigen und vielleicht einen Kittel und Handschuhe tragen.

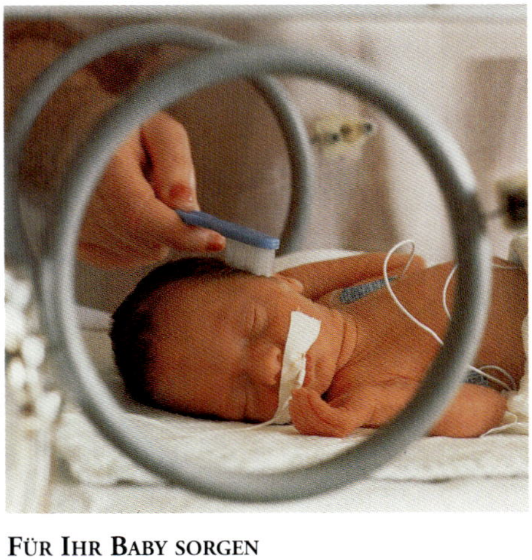

FÜR IHR BABY SORGEN
Sie können bei der Pflege Ihres Babys mitwirken, wenn es auf der Frühgeborenenstation liegt. Es hilft ihm, wenn Sie es streicheln und mit ihm sprechen.

Wenn Ihr Baby bei der Geburt krank ist

F WAS PASSIERT, WENN MEIN BABY KRANK GEBOREN WIRD?

A Beim Auftreten bestimmter Krankheiten bedarf das Baby nach der Geburt besonderer Fürsorge und medizinischer Pflege. Eine Gelbsucht beispielsweise wird nur eine kurzfristige Behandlung erfordern, während ein so ernstes Problem wie ein Loch im Herzen eine Operation notwendig macht; eine Behinderung wie die Schüttellähmung oder das Down-Syndrom muß langfristig behandelt werden (siehe S. 217).

F WAS IST GELBSUCHT?

A Gelbsucht ist eine Erkrankung des Blutes, von der Neugeborene häufig betroffen sind. Sie hat verschiedene Ursachen: Wenn rote Blutkörperchen zerfallen, wird das Blutabbauprodukt Bilirubin gebildet und rasch von Nieren und Leber ausgeschieden. Wenn es ein Überangebot an Bilirubin gibt, ist der Körper nicht mehr in der Lage, es auszuscheiden; es lagert sich statt dessen in der Haut ab, so daß sie einen gelblichen Ton annimmt. Eine Gelbsucht tritt bei Frühgeborenen häufiger auf, weil die Leberfunktion noch nicht ganz entwickelt ist. Sie kann auch entstehen, wenn der Kopf bei einer Zangen- oder Saugglockengeburt gequetscht wurde. Eine leichte Form von Gelbsucht steht in Zusammenhang mit dem Stillen.

F IST EINE GELBSUCHT ETWAS ERNSTES?

A Normalerweise nicht. Eine leichte Gelbsucht, die als physiologische Gelbsucht bezeichnet wird, tritt in der Regel am vierten Tag nach der Geburt auf und verschwindet im allgemeinen ohne Behandlung innerhalb von zehn Tagen wieder. Seltener ist eine Gelbsucht Symptom für ernstere Erkrankungen, etwa für Anämie, eine Infektion oder eine Schilddrüsen- oder Leberschädigung. Diese Art von Gelbsucht wird als pathologische Gelbsucht bezeichnet.

F MUSS MEIN BABY BEI EINER GELBSUCHT BEHANDELT WERDEN?

A Dies hängt ganz davon ab, wie ernst sie ist. Eine physiologische Gelbsucht wird mit Hilfe der Phototherapie behandelt: Ihr Baby wird jeden Tag mehrere Stunden lang unter eine ultraviolette Lampe gelegt, um das Bilirubin abzubauen. Bei einer pathologischen Gelbsucht sind weitere Untersuchungen notwendig (speziell dann, wenn eine Anämie vorliegt), unter Umständen braucht Ihr Baby eine Bluttransfusion.

F MEIN BABY HATTE NACH DER GEBURT EINEN KRAMPF. IST DAS ETWAS ERNSTES?

A Es gibt viele Ursachen für Krämpfe, von denen die meisten nicht ernst sind. Dazu zählen ein niedriger Blutzuckerspiegel beim Kind, wenn die Mutter Diabetikerin ist (siehe S. 217), ein vorübergehender Sauerstoffmangel, eine traumatische Entbindung, eine Infektion oder Fieber. Sehr selten tritt ein Krampf auf, weil es im Gehirn des Babys zu einer Blutung gekommen ist, was zu bleibenden Schäden führt.

F WENN MEIN BABY OPERIERT WERDEN MUSS, WANN WIRD DER EINGRIFF DURCHGEFÜHRT?

A In vielen Fällen ist eine Operation am erfolgversprechendsten und ungefährlichsten, wenn das Baby ein wenig herangereift ist und etwas zugenommen hat. Operationen werden nur dann sofort ausgeführt, wenn die Situation äußerst lebensbedrohlich ist. Mißbildungen wie ein Klumpfuß oder zusätzliche Finger oder Zehen werden normalerweise einige Wochen oder Monate nach der Geburt operiert. Eine Hasenscharte oder ein Wolfsrachen wird möglicherweise früher behandelt, da sie zu Problemen bei der Nahrungsaufnahme und – seltener – zu Atmungsproblemen führen können. Eine lebensrettende Operation in den ersten Tagen nach der Geburt ist notwendig, wenn Ihr Kind an einer Hernie (Eingeweidebruch) leidet, einen Wasserkopf (Hydrozephalus; Stauung von Flüssigkeit im Gehirn), Herzprobleme oder – noch seltener – Probleme mit dem Darm oder der Luftröhre hat.

F HABE ICH DAS RECHT, EINE OPERATION AN MEINEM BABY ZU VERWEIGERN?

A Ja, Sie haben das Recht, jeden Eingriff an Ihrem Baby zu verweigern. Wenn Ihr Kind an einer lebensbedrohenden Schädigung leidet, eine Operation aber möglicherweise nicht erfolgversprechend ist, müssen Sie in Zusammenarbeit mit dem Kinderarzt und dem Chirurgen die Entscheidung treffen, ob die Operation durchgeführt werden soll oder nicht. In manchen Situationen kann es humaner sein, nicht zu operieren und Ihr Baby vor weiteren unnötigen Schmerzen zu bewahren. Wenn die Ärzte jedoch der Ansicht sind, daß eine Operation gute Chancen auf Erfolg hat, Sie diese Einschätzung aber nicht teilen, ist es möglich, Ihr Baby unter Amtsvormundschaft zu stellen, damit in seinem Interesse ein Eingriff vorgenommen werden kann. So etwas kommt jedoch sehr selten und meist nur in Extremsituationen vor.

F ICH HABE DIABETES. WIRD MEIN BABY EBENFALLS DARUNTER LEIDEN?

A Nein, aber aufgrund Ihres Diabetes kann eine Menge Blutzucker über die Plazenta auf Ihr Baby übergehen, solange es sich noch in der Gebärmutter befindet. Als Reaktion darauf wird die Bauchspeicheldrüse Ihres Kindes viel Insulin produzieren, um seinen Blutzuckerspiegel auszugleichen. Nach der Geburt braucht die Bauchspeicheldrüse des Kindes Stunden oder Tage, sich an den neuen, niedrigeren Blutzuckerspiegel zu gewöhnen, und muß deshalb überwacht werden.

F MEIN BABY WURDE MIT EINEM HERZGERÄUSCH GEBOREN. MUSS DAS BEHANDELT WERDEN?

A Die meisten Herzgeräusche treten aufgrund der Veränderungen im Blutkreislauf des Babys oder direkt nach der Geburt auf. Normalerweise hat das Kind dabei eine rosige Farbe und guten Appetit. Meist verschwindet das Geräusch innerhalb weniger Tage oder Wochen. Selten tritt ein Herzgeräusch als Folge eines organischen Herzfehlers auf. In diesem Fall wird eine Ultraschalluntersuchung vorgenommen.

WAS BEDEUTET ES FÜR MEIN BABY, EINE BEHINDERUNG ZU HABEN?

Mit dem Begriff Behinderung wird ein breites Spektrum von Schädigungen abgedeckt, angefangen von leichten Lernschwierigkeiten bis hin zu einer ernsten Schüttellähmung. Die Behinderung Ihres Babys mag weniger ernster Natur sein, wie beispielsweise bei einer leichten Taubheit. In schwereren Fällen leidet es vielleicht unter einer Lähmung oder einer geistigen Behinderung. Immer mehr Schädigungen werden bereits vor der Geburt entdeckt und erfolgreich behandelt.

Wann wissen wir, wie ernst die Behinderung ist?
Viele Behinderungen werden bei der Geburt entdeckt, aber oft dauert es einige Zeit, bis man das Ausmaß des Problems einschätzen kann. Wenn der Verdacht auf eine Behinderung besteht, kann man zum Beispiel die Schwere der Taubheit oder Blindheit durch Tests bestimmen und möglicherweise sofort behandeln, während Sprach- und Lernschwierigkeiten erst viel später zutage treten. Wenn Ihr Kind aber unter einer Schüttellähmung oder dem Down-Syndrom leidet, ist dies eine ernstere Form geistiger oder körperlicher Behinderung, die lebenslanger Betreuung bedarf.

Was versteht man unter Schüttellähmung?
Die Schüttellähmung ist eine seltene Behinderung, die Auswirkungen auf die Bewegungen des Kindes hat. Sie ist Folge einer Gehirnschädigung in der Spätschwangerschaft bzw. während oder nach der Geburt aufgrund von Sauerstoffmangel oder unzureichender Blutversorgung des Gehirns. Dies führt zu einer Lähmung der Gliedmaßen.

Was ist das Down-Syndrom?
Ein Baby mit Down-Syndrom leidet unter einem ererbten Chromosomenfehler, der zu geistiger Behinderung und körperlichen Auffälligkeiten führt (siehe S. 132).

Wird es meinem Baby später besser gehen?
Durch die Behandlungsfortschritte der jüngsten Zeit, speziell bei Hör- und Sehfehlern, hat ein Kind mit einer Krankheit oder Behinderung heute bessere Aussichten auf ein normales Leben als früher. Wenn Ihr Baby unter einer relativ geringen Störung leidet, besteht eine gute Chance, sie erfolgreich zu behandeln. Ist jedoch das Gehirn irreversibel geschädigt, gibt es wenig Hoffnung auf Heilung, obwohl heute viel getan werden kann, um das Leiden zu lindern und die Lebensqualität zu verbessern. Operationen und Physiotherapie können körperliche Probleme verringern, während verständnisvoller Unterricht Kindern mit geistigen Behinderungen Hilfe bietet.

Wie werden wir mit einem behinderten Kind zurechtkommen?
Durch die zusätzlichen Bedürfnisse eines behinderten Babys kann sich seine Pflege sehr schwierig und aufreibend gestalten. Es braucht länger bei den Mahlzeiten, weint viel und zeigt wenig oder gar keine Reaktion auf die Menschen seiner Umgebung. Sie werden sich nach professioneller Hilfe und Pflege umsehen und später vorausschauend die besonderen Bedürfnisse bei seiner schulischen Ausbildung berücksichtigen müssen. Geben Sie sich nicht die Schuld an der Behinderung Ihres Kindes, da es äußerst unwahrscheinlich ist, daß irgend etwas, das Sie während der Schwangerschaft getan haben, für seinen Zustand verantwortlich ist.

Wo finden wir Rat und Unterstützung?
Mit jemandem über seine Gefühle zu sprechen, kann sehr tröstlich sein und hilft Ihnen und Ihrem Partner, mit der Realität fertig zu werden. Wahrscheinlich denken Sie dabei in erster Linie an Freunde und Verwandte, aber es kann auch eine Hebamme sein, die Sie in praktischen Dingen berät. Außerdem gibt es Selbsthilfegruppen, die Information, Ratschläge und Unterstützung anbieten und den Kontakt zu anderen Eltern mit behinderten Kindern herstellen (siehe S. 232).

DAS LEBEN NACH DER GEBURT

F WIE WERDE ICH MICH IN DEN ERSTEN WOCHEN NACH DER GEBURT FÜHLEN?

A Kurz gesagt: wie nach einem Bombenangriff! Nichts kann Sie auf die Realität des Lebens mit einem Baby vorbereiten, und in den ersten Wochen und Monaten werden Sie von neuen Eindrücken und Empfindungen förmlich erdrückt. Die Ankunft des neuen Erdenbürgers bringt Ihr Leben völlig durcheinander. Ihr Baby wird Ihre gesamte Zeit und all Ihre Aufmerksamkeit beanspruchen – vierundzwanzig Stunden am Tag –, und Sie werden sich überfordert und vielleicht auch eingeengt und angebunden fühlen. Das gesellschaftliche Leben und Ihre Beziehungen zu anderen Menschen können darunter leiden, und Ihr Partner fühlt sich unter Umständen vernachlässigt, wenn Sie sich ständig um das Baby kümmern.

F MEIN BABY NIMMT MEINE GANZE ZEIT UND ENERGIE IN ANSPRUCH. WIRD DAS IMMER SO SEIN?

A Sich um ein Neugeborenes zu kümmern, ist anstrengende Arbeit, besonders in den ersten Wochen nach der Entbindung. All die Aufmerksamkeit, die Ihnen geschenkt wurde, als Sie schwanger waren, richtet sich jetzt auf das Baby, obwohl Sie sie selbst ganz gut brauchen könnten. Es ist wichtig, über Ihre Bedürfnisse mit Ihrem Partner, aber auch mit Freunden und anderen Familienmitgliedern zu sprechen. Diese frühe Phase der Anpassung und des Chaos wird nicht lange andauern. Bald werden Sie Ihre neuen Aufgaben als Mutter meistern und schließlich auch die Bedürfnisse aller – die eigenen, die Ihres Partners und Ihres Babys – unter einen Hut bringen.

WARUM HABE ICH DEPRESSIONEN?

Die meisten Frauen erwarten Gefühle der Euphorie, wenn ihr Kind endlich geboren ist, aber viele leiden nach der Geburt mehrere Tage unter leichten Depressionen; man bezeichnet dies als »Baby-Blues«. Die Ärzte sind sich nicht ganz klar darüber, wodurch dieser Zustand hervorgerufen wird, man nimmt aber an, daß er auf die hormonelle Umstellung nach der Geburt zurückzuführen ist. Sie werden eher unter dem »Baby-Blues« leiden, wenn Sie bereits in der Schwangerschaft Depressionen hatten und/oder wenn dies Ihr erstes Baby ist.

Welche Auswirkungen haben diese Depressionen auf mich?

Vielleicht fühlen Sie sich elend und weinerlich und betrachten Ihr Baby merkwürdig distanziert. Dies ist ein Zustand, der eintritt, wenn die Milch einschießt oder weil Ihr normaler Tag- und Nachtrhythmus gestört ist. Hin und wieder stellt sich gute Stimmung ein, die sich aber schnell wieder ins Gegenteil verkehrt. Diese emotionale Achterbahnfahrt hält in der Regel ein bis zwei Tage an. Sie brauchen in dieser Zeit viel Unterstützung von Ihrem Partner und Ihrer Familie. Auch die Hebamme kann Ihnen Ratschläge geben. Lenken Sie sich ab, besuchen Sie Mutter-Kind-Gruppen, und knüpfen Sie neue Kontakte.

Was versteht man unter einer postnatalen Depression?

Etwa eine von zehn Frauen leidet unter postnatalen Depressionen. Dabei handelt es sich um einen länger anhaltenden »Baby-Blues.« Die Depressionen setzen normalerweise eine oder zwei Wochen nach der Geburt ein, und zwar häufig, wenn die Mutter mit Ihrem Baby das Krankenhaus verlassen hat. Sie fühlen sich weinerlich, gereizt und erschöpft, haben Schwierigkeiten, sich zu konzentrieren, und häufig sogar die Befürchtung, sich nicht richtig um Ihr Kind kümmern zu können.

Warum passiert das?

Auch wenn Sie sich auf dieses Ereignis sehr gefreut haben, kann es einige Zeit dauern, sich an das Leben mit einem Baby zu gewöhnen. Depressionen können das Resultat von Anpassungsschwierigkeiten an die Mutterrolle sein oder Ausdruck eines Trauerprozesses um den Verlust Ihrer Freiheit. Auch in Ihrem neuen, veränderten Leben wollen Sie das Gefühl haben, ein eigenständiger Mensch zu sein und nicht nur das Anhängsel Ihres Babys.

Wie lange dauert eine postnatale Depression?

Die Symptome der postnatalen Depression lassen normalerweise innerhalb weniger Wochen nach, halten sie jedoch an, leiden Sie möglicherweise unter einer starken Depression und sollten den Arzt aufsuchen. Antidepressiva und weitere medizinische Behandlung können hier Abhilfe schaffen.

F WIE KANN ICH ETWAS ZEIT FÜR MICH FINDEN?

A Begehen Sie nicht den Fehler, sich jetzt zu vernachlässigen, denn dann werden Sie bald feststellen, daß Sie am Ende Ihrer Kräfte sind. Sie müssen fit und ausgeruht sein, um sich um ein Neugeborenes zu kümmern, speziell dann, wenn Sie stillen. Bemühen Sie sich also, etwas Zeit für Ihre eigenen Bedürfnisse abzuzweigen, indem Sie Ihren Partner darum bitten, Ihnen bei der Babypflege zu helfen. Ihr Baby wird durchschnittlich 16 Stunden pro Tag schlafen. Versuchen Sie sich auszuruhen, wenn es schläft, und nutzen Sie diese Zeit nicht, um liegengebliebene Hausarbeiten oder andere Aufgaben zu erledigen. Wenn Sie im Schwangerschaftskurs Entspannungsübungen erlernt haben, üben Sie sie jetzt, um sich zu entspannen und Streß zu reduzieren. Es ist wichtig, daß Sie sich Zeit für sich selbst nehmen. Wenn Ihr Baby älter wird, können Sie vielleicht mit einer Freundin, die ebenfalls ein Baby hat, eine Vereinbarung treffen, daß Sie sich einmal pro Woche abwechselnd für ein paar Stunden um beide Kinder kümmern.

F ICH HABE ZWILLINGE BEKOMMEN. KANN ICH DIE ARBEIT ALLEIN SCHAFFEN?

A Sich um zwei Babys zu kümmern, ist Schwerstarbeit und erfordert sehr viel mehr Einsatz, als zwei Hände und die Energie einer Person schaffen können. Geraten Sie nicht in Panik. Es ist wahrscheinlich, daß Sie länger im Krankenhaus bleiben als normal, bis Sie gelernt haben, mit dem Füttern, Baden, Windelwechseln und Zubettbringen Ihrer Zwillinge fertig zu werden. Wenn Ihnen zu Hause jemand in den ersten Tagen zur Hand geht, wird Ihnen das eine große Hilfe sein. Als Eltern sollten Sie vorausplanen, indem Sie Listen anlegen und Dinge aufschreiben. Lernen Sie, Arbeiten an andere zu delegieren – haben Sie keine Angst, Freunde und Verwandte einzuspannen und sie zu bitten, Ihnen beim Einkaufen und Putzen zu helfen. Wenn Sie schon Kinder haben, bitten Sie jemanden, sich gelegentlich um sie zu kümmern, damit Sie sich ausruhen und erholen können. Planen Sie zusammen mit Ihrem Partner einen Tagesablauf, in dem sich alle Ihre neuen Aufgaben unter einen Hut bringen lassen.

Das Sexualleben wieder aufnehmen

Beziehungen ändern sich in vielerlei Hinsicht, wenn Sie ein Kind haben. Ihr Partner ist nicht mehr nur Ihr Liebhaber, sondern auch ein Vater. Sex kann in den ersten Monaten nach der Geburt zum Problem werden, das Ihnen beiden zu schaffen macht.

Wann kann man wieder mit dem Sex beginnen?
Die beste Zeit zur Wiederaufnahme Ihres Sexuallebens ist dann, wenn Sie beide bereit dazu sind. Es ist völlig normal, vorübergehend kein Interesse an Sex zu haben. Vielleicht wollen Sie bis zur Nachsorgeuntersuchung warten. Wenn Sie einen Dammschnitt hatten, sollte Ihr Partner erst wieder in Sie eindringen, wenn es für Sie angenehm ist. Das Vorspiel ist wichtig, weil durch die Hormonumstellung nach der Entbindung nur wenig Scheidensekret produziert wird und Sie unter Umständen ein Gleitmittel verwenden müssen.

Sie fühlen sich unattraktiv
Viele Frauen fühlen sich nach der Geburt unattraktiv. Ihre Figur hat noch nicht die alte Form, und Sie finden sich dick. Außerdem ist es schwierig, sich sexuell attraktiv zu fühlen, wenn man stillt und wunde Brustwarzen hat, aus denen Milch tropft. Die gymnastischen Übungen für die Zeit nach der Geburt (siehe S. 220) bringen Sie wieder in Form und steigern Ihr Selbstwertgefühl.

Verlust des sexuellen Interesses beim Partner
Es ist nicht ungewöhnlich, wenn junge Väter nach der Geburt ihres Kindes über mehrere Monate hinweg ihr sexuelles Interesse verlieren, besonders dann, wenn das Kind mit im Elternzimmer schläft und eine ständig Ablenkung ist. Ihr Partner fühlt sich vielleicht auch vernachlässigt, weil Sie all Ihre Zeit und Energie für das Baby aufwenden.
Sie müssen beide auf diese beunruhigenden Reaktionen gefaßt sein und versuchen, sie nicht persönlich zu nehmen. Reden Sie offen über Ihre Schwierigkeiten, das klärt so manche Unstimmigkeiten und hilft, Verletzungen zu vermeiden. Wenn aber nach mehreren Monaten einer von Ihnen immer noch zögert, die sexuelle Beziehung wiederaufzunehmen, sollten Sie eine Beratungsstelle aufsuchen. Sie werden feststellen, daß es gar nicht so schwierig ist, mit einem Dritten über diese Probleme zu sprechen. Fragen Sie, falls nötig, Ihren Arzt. Vielleicht kann er Ihnen eine Eheberatungsstelle empfehlen.

Wie sieht es mit der Verhütung aus?
Auch wenn Sie stillen oder Ihre Periode noch nicht wieder eingesetzt hat, besteht die Möglichkeit, erneut schwanger zu werden. Das bedeutet, daß Sie oder Ihr Partner ein Verhütungsmittel verwenden müssen. Suchen Sie Ihren Arzt auf und lassen Sie sich beraten, welche die für Sie geeignetste Methode ist (siehe S. 224).

Wieder in Form kommen

F WAS KANN ICH TUN, UM WIEDER IN FORM ZU KOMMEN?

A Dies ist wahrscheinlich das letzte, an das Sie in den ersten Tagen nach der Geburt denken, doch es ist wichtig, mit leichten Übungen für Beckenboden und Bauch zu beginnen, wenn Sie möglichst bald wieder Ihre Figur erlangen und insgesamt wieder in Form kommen wollen. Während Sie sich an Ihr verändertes neues Leben gewöhnen, werden Sie sich einige Wochen lang sicherlich sehr müde und abgespannt fühlen und dementsprechend aussehen, aber wenn Sie sich Zeit für regelmäßige gymnastische Übungen nehmen (siehe S. 222), werden Sie feststellen, daß nicht nur Ihre Taille schlanker wird, sondern daß sich auch der Muskeltonus verbessert. Das bringt die Energie zurück und fördert das emotionale Wohlbefinden.

F WIE LANGE DAUERT ES, BIS ICH MEINE FIGUR WIEDERERLANGE?

A Nach der Geburt eines Kindes wieder in Form zu kommen, geschieht nicht von einem Tag zum anderen – Sie müssen schon regelmäßig etwas dafür tun. Mit täglich durchgeführten Übungen können Sie Ihre Figur schon in drei Monaten nach der Geburt wieder erreichen. Beginnen Sie daher möglichst bald mit der Gymnastik.

F WARUM SIND BECKENBODENÜBUNGEN NACH DER GEBURT SO WICHTIG?

A Wie in Kapitel 5 beschrieben, ist der Beckenboden eine Art Hängematte aus Muskeln, die Darm, Blase und Gebärmutter stützt. Diese Muskeln, die maßgeblich an der Blasen- und Darmkontrolle beteiligt sind, werden durch Schwangerschaft und Geburt gedehnt und geschwächt, so daß möglicherweise unabsichtlich etwas Urin abgehen kann, wenn Sie husten, niesen oder lachen. Diesem Problem kann schnell abgeholfen werden, wenn Sie Ihre Beckenbodenmuskulatur regelmäßig durch spezielle Übungen, wie auf Seite 107 beschrieben, kräftigen.

F WIE LANGE DAUERT ES, DEN BECKENBODEN ZU STÄRKEN?

A Mit regelmäßigen gymnastischen Übungen sollte die Beckenbodenmuskulatur ihre Elastizität und Stärke nach ein bis zwei Monaten wiedererlangt haben. Sie können dies überprüfen, indem Sie mit ziemlich voller Blase auf und ab springen und dabei husten. Wenn kein Urin mehr austritt, hat sich die Beckenbodenmuskulatur regeneriert.

F ICH BIN VOR DER SCHWANGERSCHAFT REGELMÄSSIG ZUR GYMNASTIK GEGANGEN. WANN KANN ICH DAMIT WIEDER ANFANGEN?

A Warten Sie, bis die Blutung aufgehört hat, die Beckenbodenmuskulatur kräftiger geworden ist und die Nachsorgeuntersuchung sechs Wochen nach der Entbindung stattgefunden hat. Erwarten Sie nicht, daß sie gleich wieder so energiegeladen sind wie früher. Sie müssen langsam mit den Übungen beginnen.

F WANN KANN ICH NACH EINEM KAISERSCHNITT MIT DER GYMNASTIK BEGINNEN?

A Mit den Beckenbodenübungen können Sie sofort beginnen, aber Sie sollten anderen Sport erst treiben, wenn die Nachsorgeuntersuchung stattgefunden hat und die Wunde völlig verheilt ist. Vermeiden Sie Übungen wie Sit-ups, bei denen die Bauchmuskeln eingesetzt werden. Auch am Wettkampfsport sollten Sie mindestens drei Monate lang nicht teilnehmen. Heben Sie mindestens sechs Wochen lang keine schweren Gewichte (dazu zählen auch Einkaufstaschen und Kleinkinder). Achten Sie auf Ihren Körper, und beenden Sie eine Übung, wenn Sie Ihnen Unbehagen bereitet oder Sie erschöpft sind. Treiben Sie nie Sport, wenn Sie sich nicht wohl fühlen.

F KANN ICH ABNEHMEN, INDEM ICH AUF MEINE KALORIENZUFUHR ACHTE?

A Ein großer Teil des Gewichts, das Sie während der Schwangerschaft zugenommen haben, ist auf die normale Reaktion des Körpers, einen Fettvorrat anzulegen, von dem Sie beim Stillen zehren können, zurückzuführen. Aus diesem Grund sollten Sie erst dann eine Diät machen, wenn Sie abgestillt haben. Das Stillen trägt ebenfalls dazu bei, Gewicht abzubauen, Sie werden aber auch feststellen, daß Sie mehr essen müssen (etwa 2500 Kalorien pro Tag), um genug Energie zu haben.

F IST MEINE ERNÄHRUNG WICHTIG, AUCH WENN ICH NICHT STILLE?

A Auch wenn Sie nicht stillen, ist es wichtig, daß Sie sich ausgewogen ernähren, da Sie sich von der Geburt erholen und ein anspruchsvolles Baby versorgen müssen. Beginnen Sie den Tag mit einem gesunden Frühstück. Essen sie daher Vollkornzerealien, Haferbrei oder Eier, Schinken und Vollkornbrot. Im Verlauf des Tages halten gesunde Sandwiches oder Zwischenmahlzeiten Sie in Schwung; einfache Nudel- und Reisgerichte lassen sich abends schnell und leicht zubereiten.

GIBT ES EINE BESONDERE ERNÄHRUNG BEIM STILLEN?

Die meisten Frauen stellen fest, daß Sie während der Stillzeit größeren Appetit entwickeln. Um ausreichend Milch produzieren zu können, brauchen Sie zusätzlich 500 Kalorien mehr am Tag. Essen Sie deshalb nahrhafte Lebensmittel anstelle von zucker- oder salzhaltigen Snacks.

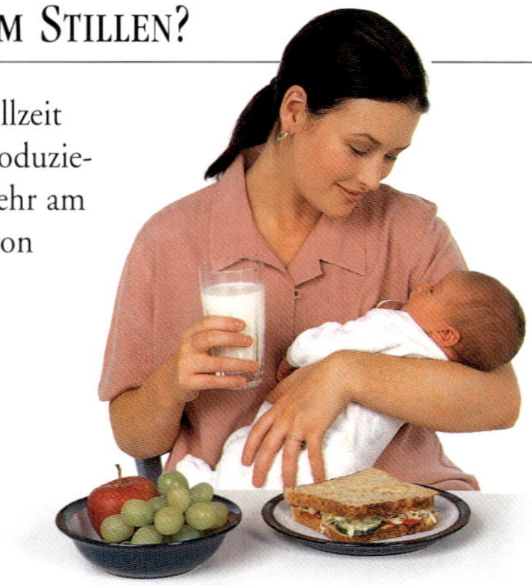

SCHNELL ZUBEREITETE, ABER NAHRHAFTE GERICHTE
Sie brauchen Snacks und Mahlzeiten, die nicht lange vorbereitet werden müssen, beispielsweise Sandwiches aus Vollkornbrot, frisches Obst und ein Glas Milch.

Essen Sie häufiger
Egal, wie müde oder beschäftigt Sie sind, es ist wichtig, keine Mahlzeiten auszulassen. Nehmen Sie lieber mehrere kleine Mahlzeiten zu sich als eine große. Achten Sie darauf, daß Sie immer genug Vorräte im Haus haben, um sich schnell etwas zuzubereiten.

Ernähren Sie sich ausgewogen
Sie müssen viel Eiweiß und Kalzium zu sich nehmen, Dinge, die in Eiern, Molkereiprodukten, Fleisch oder Fisch enthalten sind. (Wenn Sie sich streng vegetarisch ernähren, erhalten Sie Ihr Eiweiß aus Vollkornprodukten und Hülsenfrüchten.) Essen Sie frisches Obst und Gemüse, um Verstopfung vorzubeugen, Kohlehydrate wie Reis, Nudeln oder Kartoffeln für Ihre Energieversorgung und eisenhaltige Nahrungsmittel wie Sardinen, grüne Blattgemüse oder Trockenobst.

Trinken Sie ausreichend
Nehmen Sie immer viel Flüssigkeit zu sich, wenn Sie stillen, vorzugsweise Wasser, Milch, Obstsäfte (ausgenommen Orange) oder Kräutertees anstelle von koffeinhaltigen Getränken (siehe unten).

SCHNELLE, GESUNDE SNACKS

- Kartoffelauflauf mit Käsekruste
- Sandwiches aus Vollkornbrot mit gesunden Füllungen
- Pitta-Brot oder Toast
- Nudeln mit geriebenem Käse
- Milchshakes aus Vollmilch
- Müsli mit Joghurt und frischen Obst
- Suppen und Vollkornbrot

WAS SOLLTE ICH VERMEIDEN?

Obwohl Sie Medikamente, die Sie nicht unbedingt nehmen müssen, sowie Alkohol beim Stillen meiden sollten, sind viele andere Ansichten über die richtige Ernährung beim Stillen überholt.

Medikamente und Alkohol
Medikamente und Alkohol gelangen in den Blutkreislauf und können über die Muttermilch auf das Baby übergehen. Daher ist es wichtig, daß Sie dem Arzt oder Apotheker sagen, daß Sie stillen, wenn man Ihnen Medikamente verschreibt. Vermeiden Sie Alkohol, da der Körper Ihres Babys damit nicht so gut fertig wird wie der Ihre.

Scharf gewürzte Gerichte, Knoblauch und Koffein
Es herrscht die Meinung vor, daß bestimmte Nahrungsmittel wie etwa Orangen, Zwiebeln, Knoblauch und scharf gewürzte Gerichte wie Currys vermieden werden sollten, da sie beim Baby Durchfall oder Blähungen hervorrufen können. Dies ist meist nicht der Fall, weil die Nahrungsmittel, die Sie essen, nicht direkt in die Milch übergehen, sondern zuerst in Ihrem Verdauungsapparat aufgespalten werden. Doch bestimmte Lebensmittel können den Säuregehalt oder Geschmack der Milch verändern. Wenn Sie also feststellen, daß ein bestimmtes Nahrungsmittel Ihrem Kind nicht bekommt, lassen Sie es weg. Vermeiden Sie starke, koffeinhaltige Getränke, da das Koffein im Kaffee Auswirkungen auf Ihr Baby haben könnte.

Leere Kalorien
Obwohl Ihre Zeit knapp bemessen ist, sollten Sie richtige Mahlzeiten nicht durch fetthaltige oder zuckerreiche Snacks wie Kartoffelchips, Plätzchen oder Kuchen ersetzen. Sie haben häufig sehr viel Kalorien, enthalten aber keine Nährstoffe.

Wieder in Form kommen

Bei leichter täglicher Gymnastik sollten Sie innerhalb von drei Monaten Ihre normale Figur wiedererlangen. Sie können direkt nach der Geburt mit der Stärkung der Beckenboden- und Bauchmuskulatur beginnen, es sei denn, Sie hatten einen Kaiserschnitt. In diesem Fall machen Sie nur die Beckenbodenübungen, bis Ihr Arzt Ihnen erlaubt, aktiver zu werden.

Übung für den Beckenboden

Stellen Sie sich vor, Sie wollen verhindern, daß ein Wind abgeht, und sich gleichzeitig bemühen, den Urinfluß zu unterbinden. Drücken Sie After und Harnröhre zusammen, und ziehen Sie beides nach oben. Halten Sie die Muskeln möglichst lange angespannt, und machen Sie dann ein paar Sekunden Pause. Spannen Sie dabei nicht den Bauch oder das Gesäß an. Atmen Sie ganz normal. Führen Sie diese Übung etwa zehnmal pro Stunde durch.

Bevor Sie beginnen

- Sie können mit diesen leichten Übungen sofort beginnen, sollten aber anstrengendere erst nach Ende der Blutung durchführen, wenn zudem der Beckenboden wieder kräftiger geworden ist (siehe S. 107).
- Wenn Sie einen Kaiserschnitt hatten, warten Sie, bis – nach sechs Wochen – die Nachuntersuchung stattgefunden hat, bevor Sie aktiv Gymnastik treiben.
- Turnen Sie nie, wenn Sie sich erschöpft und unwohl fühlen.
- Wenn Sie Rückenprobleme hatten, fragen Sie den Arzt, ob diese Übungen geeignet sind.
- Turnen Sie wenig, aber öfter. Beginnen Sie mit einer oder zwei Wiederholungen, und steigern Sie sie langsam auf zehn oder mehr.
- Drücken Sie die Beine bei Sit-ups und dem Heben beider Beine nicht durch.
- Denken Sie daran, während der Übung auszuatmen, und zwar, wenn Sie die Bauchmuskeln anspannen.
- Hören Sie auf, wenn Schmerzen auftreten.

Beckenkippen

Legen Sie sich mit angezogenen Knien auf den Boden; die Füße stehen flach auf dem Boden, Kopf und Schultern werden von einem Kissen gestützt. Dies ist eine gute Übung für die erste Woche nach der Geburt.

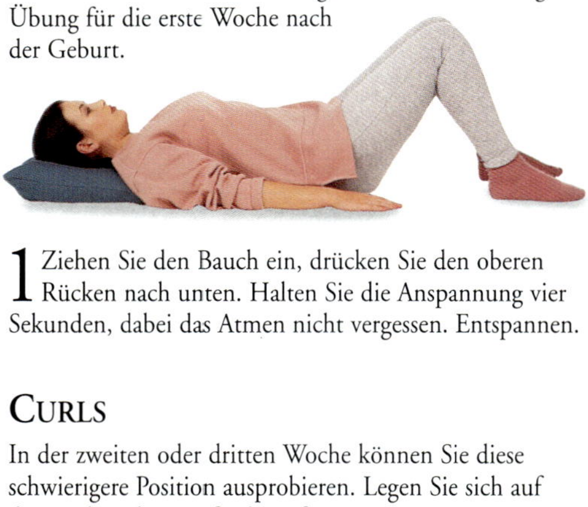

1 Ziehen Sie den Bauch ein, drücken Sie den oberen Rücken nach unten. Halten Sie die Anspannung vier Sekunden, dabei das Atmen nicht vergessen. Entspannen.

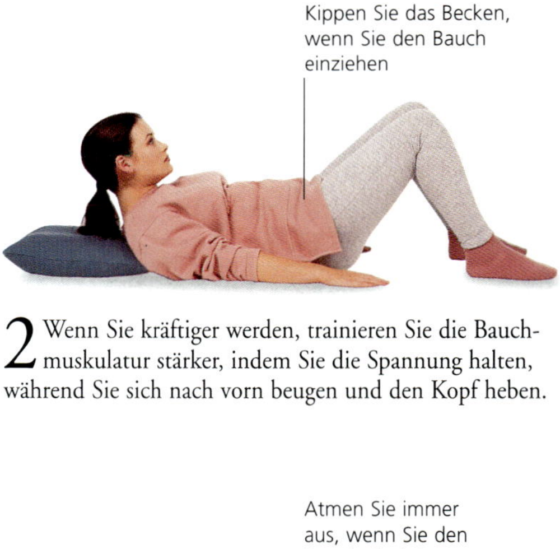

2 Wenn Sie kräftiger werden, trainieren Sie die Bauchmuskulatur stärker, indem Sie die Spannung halten, während Sie sich nach vorn beugen und den Kopf heben.

Curls

In der zweiten oder dritten Woche können Sie diese schwierigere Position ausprobieren. Legen Sie sich auf den Boden, der Kopf ruht auf einem Kissen, die Knie sind angezogen und die Füße leicht geöffnet.

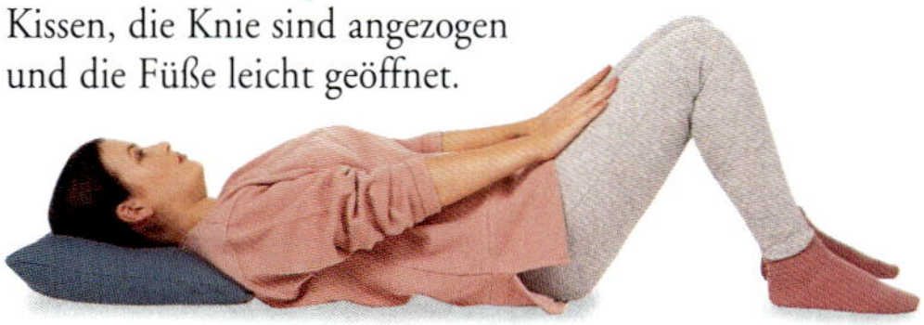

1 Atmen Sie ein, und beginnen Sie die Übung, indem Sie die Arme strecken und versuchen, die Knie mit den Händen zu erreichen.

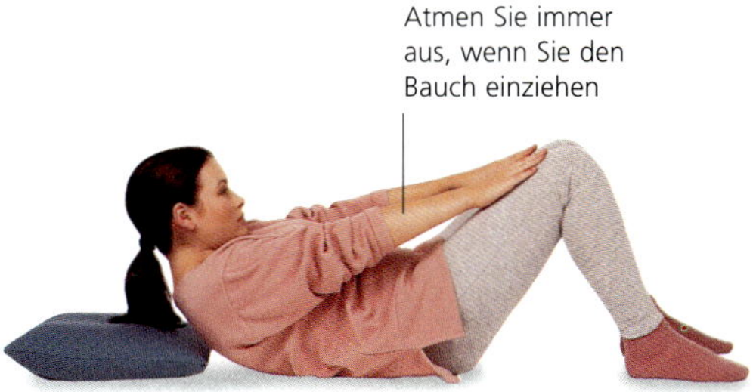

2 Beim Ausatmen ziehen Sie die Bauchmuskeln an und heben den Kopf. Versuchen Sie, die Position ein paar Sekunden lang zu halten; ruhen Sie sich dann aus.

Diagonales Überfassen

Spannen Sie die Bauchmuskulatur an, bevor Sie überfassen, und entspannen Sie sie zwischendurch.

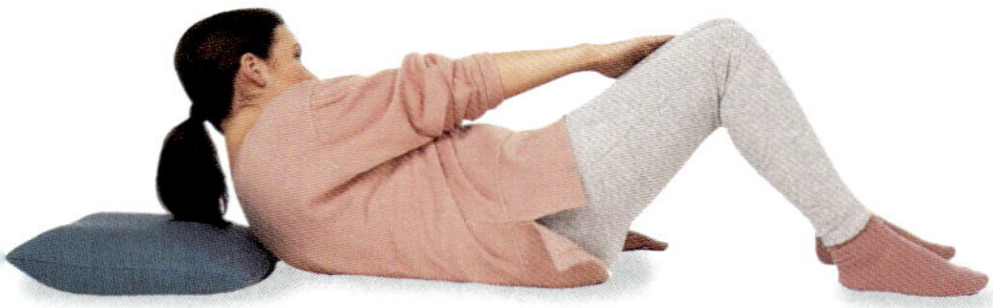

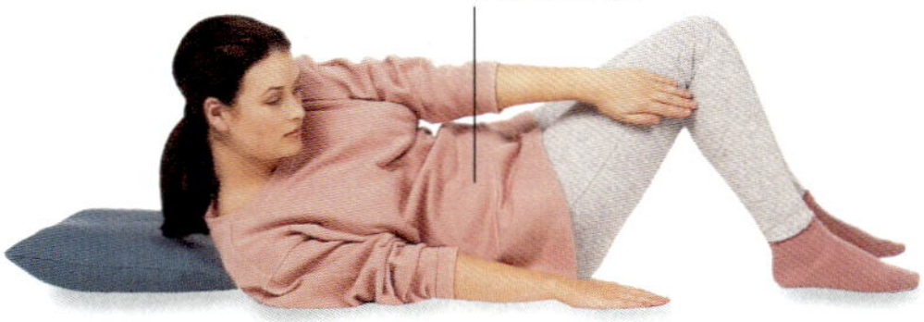

1 Heben Sie Kopf und rechte Schulter, und greifen Sie mit dem rechten Arm über den Körper zum linken Fußknöchel.

2 Legen Sie sich auf den Rücken, und ruhen Sie sich kurz aus, bevor Sie die Übung auf der anderen Seite wiederholen.

Beinheben

Diese Übung kräftigt Hüften und Oberschenkel. Setzen Sie Hände und Bauchmuskulatur ein, um sich abzustützen und das Gleichgewicht zu halten.

1 Sie liegen auf der Seite, wobei die Beine mit Hüfte und Schulter eine Linie bilden.

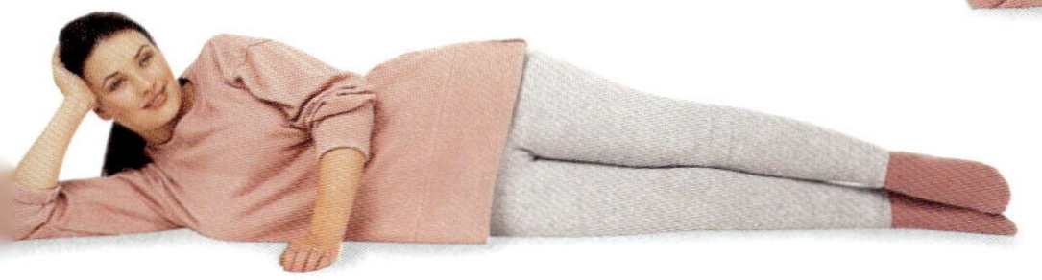

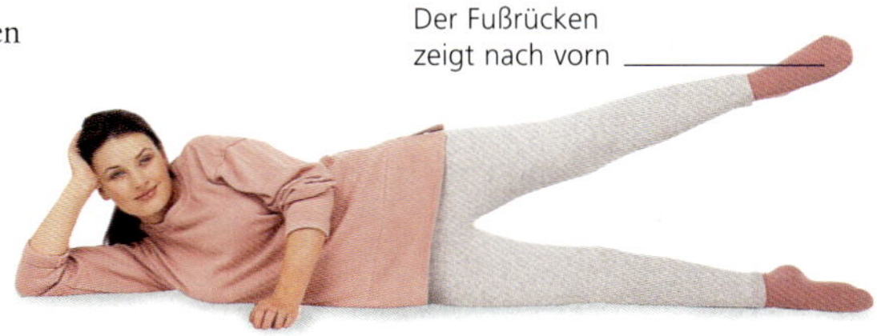

2 Die Knie zeigen nach vorn, während Sie das obere Bein mehr oder weniger auf Schulterhöhe heben und wieder senken.

Katzenbuckel

Dies ist eine ausgezeichnete Übung für den Rücken. Krümmen Sie die Wirbelsäule einfach in Richtung Decke wie einen Katzenbuckel.

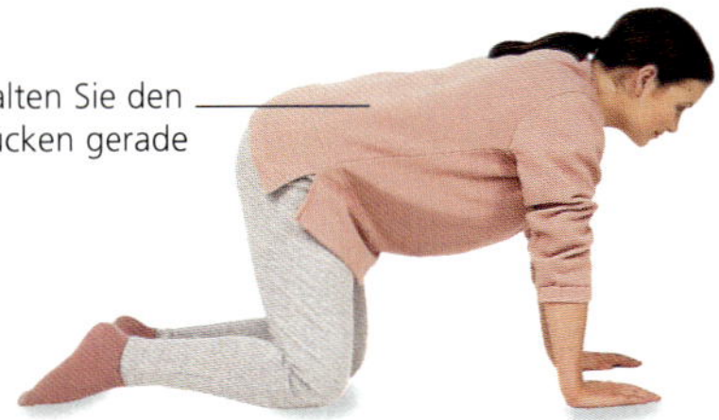

1 Stützen Sie sich auf Hände und Knie. Beginnen Sie mit geradem Rücken.

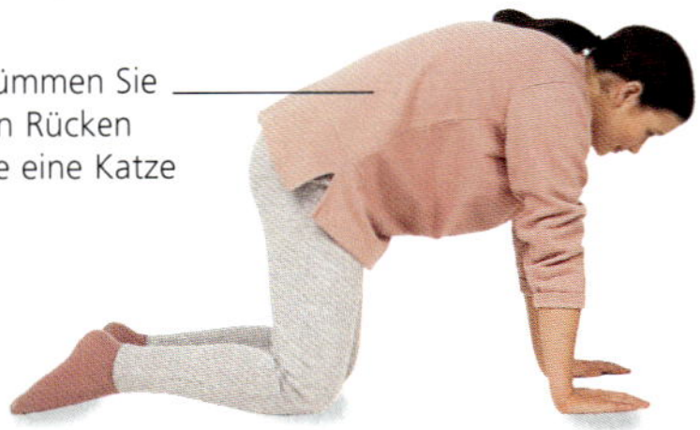

2 Krümmen Sie langsam den Rücken nach oben, ohne daß es unbequem wird.

Seitenbeugen

Sie stehen mit gegrätschten Beinen und beugen sich mit einer langsamen und glatten Bewegung zur Seite, wobei die Hüften gerade sind und nach vorn weisen. Die Füße stehen flach auf dem Boden. Atmen Sie bei der Beugung aus.

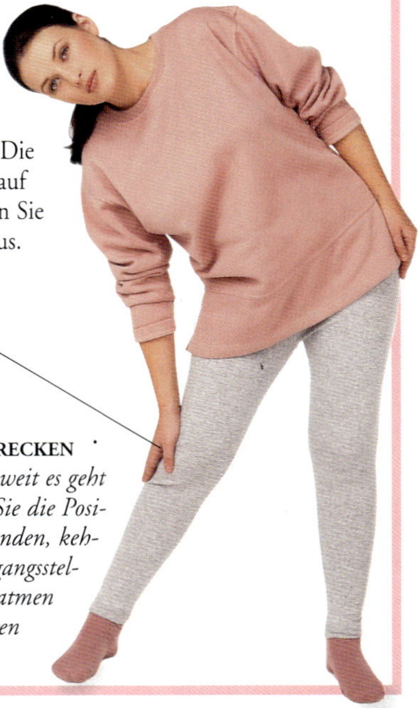

Beugen und strecken
Beugen Sie sich so weit es geht zur Seite. Halten Sie die Position ein paar Sekunden, kehren Sie in die Ausgangsstellung zurück, und atmen Sie ein. Zur anderen Seite wiederholen.

IHRE NACHSORGEUNTERSUCHUNG

F WARUM MUSS ICH NACH SECHS WOCHEN ZUR NACHSORGEUNTERSUCHUNG?

A Sie sollten sich nach sechs Wochen fast vollständig von der Geburt erholt haben; Ihr Arzt will jetzt sehen, ob alles in Ordnung ist. Die Dammnaht sollte gut verheilt sein, die Blutung sollte aufgehört und die Brust sich ans Stillen angepaßt haben oder in den Normalzustand zurückgekehrt sein, wenn Sie Ihrem Kind die Flasche geben. Wenn Sie das Gefühl haben, daß irgend etwas nicht stimmt, haben Sie nun die Gelegenheit, mit Ihrem Arzt darüber zu sprechen.

F WANN WIRD MEINE PERIODE WIEDER EINSETZEN?

A Dies hängt ganz von den individuellen Umständen ab. Die Periode kann bereits vor der Nachuntersuchung wieder einsetzen. Wenn Sie Ihr Baby mit der Flasche ernähren (oder nur kurz stillen), bekommen Sie Ihre Periode zwischen dem zweiten und vierten Monat nach der Geburt, bei längerem Stillen bleibt sie so lange aus, bis das Baby feste Nahrung erhält.

F WANN MUSS ICH WIEDER AN DIE EMPFÄNGNISVERHÜTUNG DENKEN?

A Sofort, denn auch wenn Ihre Periode noch nicht wieder eingesetzt hat, können Sie bereits ein oder zwei Monate nach der Geburt schwanger werden, da eine Ovulation vor der ersten Periode möglich ist. Obwohl die Wahrscheinlichkeit einer Schwangerschaft aufgrund des Stillens geringer ist, ist dies keine verläßliche Art der Empfängnisverhütung.

F WELCHE VERHÜTUNGSMETHODEN KANN ICH ANWENDEN?

A Kondome, das Diaphragma und alle mechanischen Verhütungsmittel können jederzeit unbedenklich eingesetzt werden. Sie können die Pille nehmen, wenn Sie Ihr Baby mit der Flasche ernähren, haben Sie sich aber fürs Stillen entschieden, wird Ihr Arzt von hormonellen Verhütungsmitteln abraten, da Östrogen die Milchproduktion beeinträchtigen kann. Die »Minipille«, die nur Progesteron enthält, ist beim Stillen geeignet, muß aber jeden Tag zur selben Zeit eingenommen werden. Es gibt auch ein elektronisches Gerät, das den Urin auf Hormone hin untersucht und die Tage, in denen die Ovulation stattfindet, sowie die sicheren Tage anzeigt. Dieses System sollte jedoch nicht angewendet werden, wenn Sie stillen.

WAS PASSIERT BEI DER NACHSORGEUNTERSUCHUNG?

Neben der körperlichen Untersuchung, die durchgeführt wird, um zu überprüfen, ob Sie sich wieder ganz erholt haben, ist der Nachuntersuchungstermin eine ideale Gelegenheit, Probleme, die während der Schwangerschaft oder Geburt aufgetreten sind, zu besprechen. Außerdem können Sie mit dem Arzt über Sorgen, die Sie beschäftigen (siehe S. 225), sprechen. In der Regel findet die Untersuchung bei Ihrem Arzt in der Praxis statt, doch wenn Sie einen Kaiserschnitt, hohen Blutdruck (Präeklampsie) oder andere Komplikationen hatten, müssen Sie den betreuenden Arzt im Krankenhaus aufsuchen. Ihr Arzt wird Sie auch in der Wahl des Verhütungsmittels beraten.

Untersuchungen und Ratschläge

Einige oder alle der folgenden Untersuchungen werden durchgeführt und entsprechende Ratschläge gegeben:

- Ihr Urin wird auf Eiweiß untersucht, um die Nierenfunktion zu überprüfen und festzustellen, ob eine Harnwegsinfektion vorliegt.
- Sie werden gewogen.
- Der Blutdruck wird gemessen.
- Brüste und Brustwarzen werden untersucht, speziell wenn Sie stillen.
- Der Bauch wird untersucht, um festzustellen, ob die Gebärmutter wieder ihre normale Größe hat.
- Narben (Kaiserschnitt oder Dammnaht) werden überprüft.
- Scheide und Damm werden untersucht.
- Man wird einen Abstrich vornehmen, wenn längere Zeit keiner durchgeführt wurde oder der letzte abweichende Ergebnisse aufwies.
- Wenn der Verdacht auf Blutarmut besteht, wird der Hämoglobinspiegel anhand einer Blutprobe überprüft.
- Wenn Sie nicht gegen Röteln immun sind, wird man Ihnen zu einer Schutzimpfung raten.
- Man wird Sie hinsichtlich des von Ihnen bevorzugten Verhütungsmittels beraten: Spirale, Pessar, Minipille, Kondom.

Ich mache mir Sorgen ...

Dies ist eine ausgezeichnete Gelegenheit, um mit dem Arzt über Gesundheitsfragen, die Sie beschäftigen, oder über ein für Sie heikles Thema zu sprechen.

Der Dammbereich schmerzt noch immer
Wenn Sie bei der Geburt einen Dammschnitt oder Riß im Dammbereich hatten, sollten sich die Fäden mittlerweile aufgelöst haben, und die Wunde sollte verheilt sein. Wenn der Bereich noch immer rot oder wund ist, kann eine Infektion vorliegen. Ihr Arzt wird eine Untersuchung vornehmen. Vielleicht verschreibt er Ihnen ein Antibiotikum. Manchmal müssen die Fäden vom Arzt gezogen werden, wenn sie sich nur unvollständig aufgelöst haben.

Meine Scheide fühlt sich anders an
Es kommt häufig vor, daß sich der Scheidenbereich nach einer Geburt »anders« anfühlt, und in einem gewissen Maß stimmt dies sogar: Die Beckenbodenmuskulatur wurde gedehnt und muß durch Gymnastik gekräftigt werden, um ihre frühere Elastizität wiederzuerlangen (siehe S. 222). Manche Frauen befürchten, daß sie nicht richtig genäht wurden. Obwohl dies höchst unwahrscheinlich ist, kann in äußerst seltenen Fällen, in denen die Naht schlecht verheilt ist, die Narbe beim Wasserlassen und Zurückhalten von Winden stören und sogar das Sexualleben beeinträchtigen. In diesem Fall muß möglicherweise eine Operation durchgeführt werden.

Manchmal geht unabsichtlich Urin ab
Viele Frauen leiden nach einer Geburt unter einer Streßinkontinenz. Es muß Ihnen nicht peinlich sein, darüber zu sprechen. Meist gibt sich das Problem innerhalb weniger Wochen. Je früher Sie Ihren Arzt darauf aufmerksam machen, desto eher kann er Sie an einen Facharzt überweisen. Normalerweise ist dieses Problem das Ergebnis beschädigter oder geschädigter Beckenbodenmuskeln. Manchmal kann Gymnastik helfen, oder es ist nur eine einfache Behandlung notwendig. Infektionen können ebenfalls zu Inkontinenz führen, so daß man Sie um eine Urinprobe bitten wird. Oder Sie erhalten Antibiotika.

Ich fühle mich nach meinem Kaiserschnitt geschwächt
Wenn bei Ihnen ein Kaiserschnitt durchgeführt wurde, können Ihre Bauchmuskeln einige Zeit brauchen, um sich wieder zu regenerieren. Sie sollten in den ersten sechs Wochen nichts heben und nicht Auto fahren, um der Wunde Zeit zu lassen, richtig zu verheilen. Es wird mindestens drei Monate dauern, bevor Sie wieder schwere Gegenstände heben, schnell laufen oder Sport treiben können. Abgesehen vom Beckenkippen (S. 222) sollten Sie andere Übungen erst nach sechs Wochen ausführen.

Ich fühle mich so müde
Viele Frauen sind in den Wochen nach der Geburt erschöpft, weil sie nachts nicht durchschlafen können. Doch wenn die Müdigkeit zusammen mit Atemnot und Blässe auftritt, könnten Sie anämisch sein. Blutarmut kann durch Eisenmangel oder Blutverlust während der Entbindung hervorgerufen werden. Normaler Blutverlust verursacht keine Probleme, weil der Körper die sauerstofftransportierenden Blutkörperchen schnell ersetzt. Wenn Sie einen Kaiserschnitt hatten, haben Sie möglicherweise doppelt soviel Blut verloren wie bei einer normalen Entbindung. Sie müssen also eventuell Eisentabletten nehmen, um den Vorrat im Körper aufzufüllen.

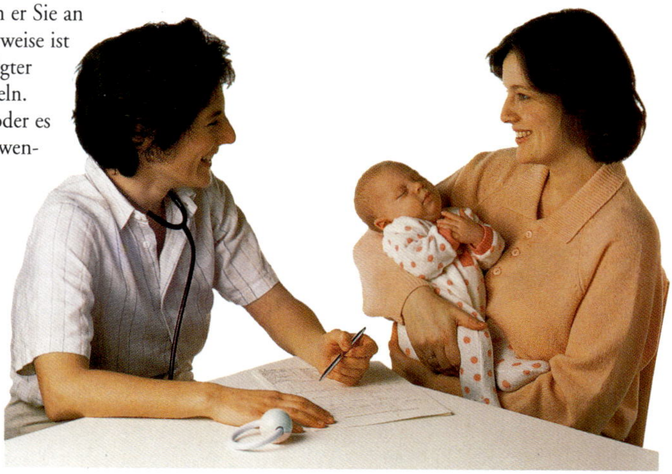

Anteilnahme
Ihr Arzt wird alle Probleme mit Ihnen diskutieren, die Sie in der Erholungsphase haben können.

DIE VORSORGEUNTERSUCHUNGEN

F WIE HAT SICH MEIN BABY IN DEN ERSTEN SECHS WOCHEN ENTWICKELT?

A Sie werden feststellen, daß Ihr Kind jetzt eine kleine Persönlichkeit geworden ist, stärker auf Sie reagiert, nicht mehr so viel schreit und nicht mehr so anstrengend ist. Vielleicht bleibt es jetzt auch tagsüber über längere Zeiträume hinweg wach. Die Kontrolle seiner Gliedmaßen hat sich verbessert, die Fäuste sind nicht mehr geballt, so daß es jetzt schon leichter nach Dingen greifen kann. Außerdem strampelt es gerne mit den Beinen, und wenn es auf dem Bauch liegt, hebt es vielleicht schon kurz den Kopf, wozu es im Sitzen allerdings noch nicht in der Lage ist.

VORSORGEUNTERSUCHUNGEN UND IMPFUNGEN?

Insgesamt 8 Vorsorgeuntersuchungen werden von der Kasse bezahlt, 6 davon sind im ersten Lebensjahr fällig, die zwei letzten betreffen das Kleinkind. Die erste (U1), der sogenannte Apgar-Test, wird unmittelbar nach der Geburt vorgenommen. Zur Vorsorge im ersten Jahr gehören auch Impfungen und die Vitamin-D-Prophylaxe. Die zweite Kontrolle findet 5–6 Tage nach der Entbindung statt.
Die U3 findet zwischen der 4. und 6. Woche, die U4 zwischen dem 3. und 4. Lebensmonat, die U5 zwischen dem 6. und 7. Monat und die U6 spätestens im 12. Monat statt. Bei allen diesen Untersuchungen prüft der Arzt, ob es Ihrem Baby körperlich gutgeht, und ob es sich altersgemäß entwickelt.

Impfplan

ALTER	IMPFUNG
4. Monat	erste Polio-, erste Zweifach- (Diphtherie und Tetanus) oder erste Dreifach-Impfung (Diphtherie, Tetanus, Keuchhusten)
5. Monat	zweite Dreifach-Impfung
6. Monat	zweite Zweifach- oder dritte Dreifach-Impfung
15. Monat	Impfung gegen Masern und Mumps
18. Monat	dritte Polio-Schluckimpfung. Auffrischung der Zweifach- oder Dreifach-Impfung.

F KANN MEIN BABY MICH ODER MEINEN PARTNER SCHON ERKENNEN?

A Ja, eine besonders große Freude für Sie ist sicherlich, daß Ihr Baby jetzt über eine erkennbare Mimik verfügt und auf Sie reagieren kann. Sein Kopf dreht sich Ihrer Stimme zu, und es wird Sie intensiv anschauen, wenn Sie sprechen.

F IST ES NORMAL, DASS EIN VORZEITIG GEBORENES BABY AM ANFANG SCHWIERIG IST?

A Ein zu früh geborenes Baby kann in den ersten sechs Wochen besonders schwierig sein, ständig schreien und sich nicht trösten lassen, egal, was Sie auch unternehmen. Vielleicht ist es auch sehr schläfrig und hat wenig Appetit. Es braucht eine ganz besondere Fürsorge, benötigt viel Wärme und muß häufiger gefüttert werden. Doch da es nicht so stark auf Sie reagiert, fühlen Sie sich vielleicht abgelehnt. Wenn es älter wird, ändert sich dieses Verhalten. Sprechen Sie beim Vorsorgetermin mit Ihrem Arzt darüber, wenn Ihnen das Kummer bereitet.

F KÖNNEN SCHUTZIMPFUNGEN WIRKLICH SCHÄDIGUNGEN DES GEHIRNS VERURSACHEN?

A Es kursieren Horrorgeschichten über die Nebenwirkungen von Schutzimpfungen, doch solche Fälle sind selten. Es gibt keine klaren Beweise dafür, daß Schutzimpfungen Gehirnhautentzündungen und andere Schädigungen des Gehirns auslösen. Lassen Sie Ihr Kind immer nur impfen, wenn es ganz gesund ist, und auch nicht gerade dann, wenn es Zähne bekommt. Bei Reaktionen den Arzt verständigen.

FRAGEN, DIE SIE STELLEN KÖNNEN

Entwickelt sich mein Baby normal?

Kann mein Baby richtig sehen und hören?

Wo erhalte ich Informationen über Schutzimpfungen?

Kann ich den Beginn des Impfprogramms hinauszögern?

Muß ich selbst an die Untersuchungstermine denken, oder werde ich daran erinnert?

Was wird vom Arzt untersucht?

Die Vorsorgeuntersuchung im Alter von sechs Wochen ist die erste umfassende Bewertung der Entwicklung eines Neugeborenen. Sie findet beim Kinderarzt in entspannter Umgebung statt. Es ist eine gute Gelegenheit für Fragen zur täglichen Pflege.

Routineuntersuchungen

Ihr Kind wird entkleidet, damit der Arzt feststellen kann, wie es seine Gliedmaßen bewegt. Es wird gründlich von Kopf bis Fuß untersucht, um sicherzugehen, daß seine körperlichen Entwicklung normal verläuft. Man wird Ihnen Fragen zu seiner Ernährung und seinen Ausscheidungen stellen sowie zu seiner allgemeinen Gesundheit.

Allgemeine Bewertung

Der Kopfumfang wird gemessen, um das normale Wachstum zu überprüfen, und die Fontanelle (die weiche Knochenlücke des Schädeldachs) wird auf Abnormitäten hin untersucht. Augen, Ohren und Mund werden inspiziert, Brust, Atmung und Genitalien überprüft. Der Arzt wird auch den Bauch abtasten, um zu kontrollieren, ob sich Leber, Magen und Milz normal entwickeln. Durch das Bewegen der Beine wird festgestellt, ob die Hüften normal ausgebildet sind.

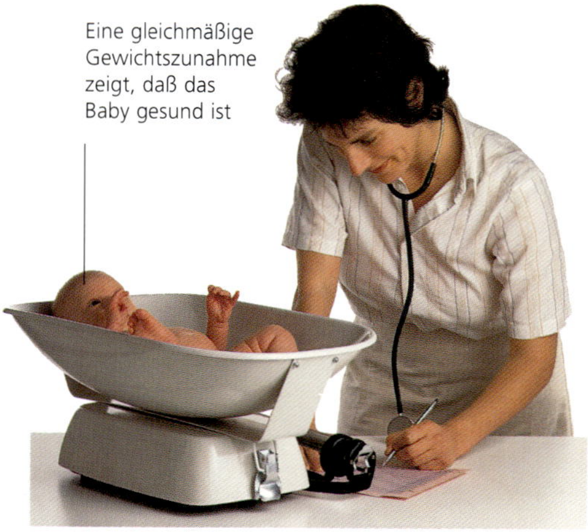

Wiegen
Ihr Baby wird regelmäßig gewogen und die Gewichtszunahme mit dem Geburtsgewicht verglichen. Eine normale Gewichtszunahme bedeutet in der Regel, daß das Baby gesund ist.

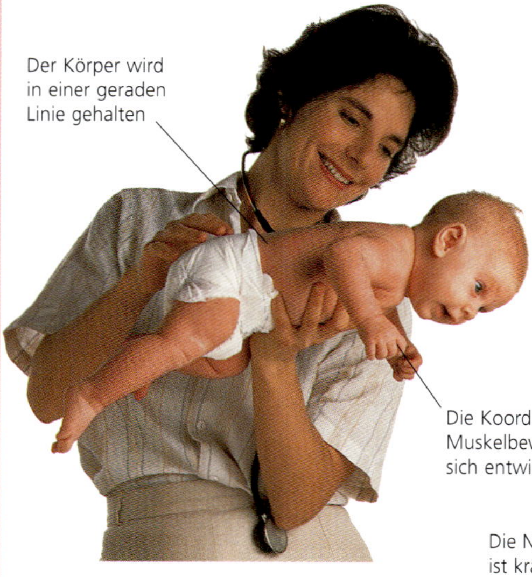

Kontrolle des Kopfes
Jetzt, da Ihr Baby eine gewisse Kontrolle über die Nackenmuskulatur hat, wird der Arzt überprüfen, ob es seinen Kopf mit dem Körper auf einer Linie hält, wenn man es in die Luft hebt und in eine Sitzposition bringt.

Muskeltonus und Greifreflex
Der Arzt wird Muskeltonus und den »Greifreflex« überprüfen und darauf achten, wie die Gliedmaßen sich bewegen.

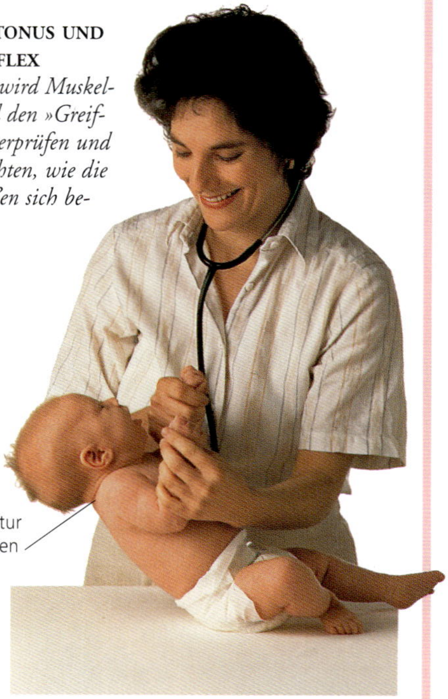

DAS LEBEN MIT IHREM BABY

F ES FÄLLT MIR SCHWER, EINEN FESTEN TAGESABLAUF EINZUFÜHREN. WANN WIRD DIES LEICHTER?

A Die ersten Wochen nach der Geburt Ihres Babys waren eine Zeit großer Veränderungen, in der Sie versuchten, den Bedürfnissen des Neugeborenen und denen Ihres Partners gerecht zu werden. Sie mußten so viel lernen und haben all Ihre Zeit und Energie auf den Neuankömmling verwendet. Es dauert eben eine Weile, bis Sie zur gewohnten Routine gefunden haben und auch mit den nächtlichen Störungen besser zurechtkommen. Ihr Kind begreift bald den Unterschied zwischen Tag und Nacht und wird stärker auf Sie und Ihren Partner reagieren, so daß die Babypflege einfacher wird und mehr Spaß macht.

F MUSS ICH ALL MEINE ZEIT MIT MEINEM BABY VERBRINGEN?

A Sie werden automatisch das Gefühl haben, daß das hilflose kleine Bündel, das Sie in die Welt gesetzt haben, all Ihre Zeit beansprucht – Zeit, die Sie ihm gerne schenken wollen. Aber vergessen Sie sich dabei nicht selbst und Ihren Partner. Fit und ausgeruht zu sein, ist besonders wichtig, wenn Sie stillen. Sehen Sie die Dinge im richtigen Verhältnis. Verbringen Sie so viel Zeit mit Ihrem Baby, wie Sie wollen, aber gönnen Sie sich hin und wieder eine Verschnaufpause. Bitten Sie ein anderes Familienmitglied, eine Freundin oder Nachbarin eine Stunde auf Ihr Baby aufzupassen.

F WIE KANN ICH DEN KONTAKT ZU MEINEN FREUNDEN UND ZUR FAMILIE AUFRECHTERHALTEN?

A Wenn Ihr Baby da ist, ist es wichtig, den Kontakt zu Freunden und zur Familie aufrechtzuerhalten, damit Sie sich auch einmal mit Erwachsenen unterhalten und ein richtiges Gespräch führen können, denn die ständige Versorgung eines Säuglings kann eine rechte Last und manchmal auch eintönig sein, vor allem dann, wenn der Partner tagsüber in der Arbeit ist. An vielen Orten gibt es sogenannte Mutter-Kind-Gruppen, die Sie vielleicht aus dem Schwangerschaftskurs schon kennen. Andernfalls erkundigen Sie sich nach Adressen. Wenn die Teilnehmerinnen Ihres Schwangerschaftskurses etwa sechs Wochen nach der Geburt ein Treffen veranstalten, ist dies eine gute Gelegenheit herauszufinden, wie es allen geht und wie die anderen mit der Mutterrolle zurechtkommen.

F WANN KÖNNEN WIR ABENDS MAL AUSGEHEN UND DAS BABY EINER ANDEREN PERSON ANVERTRAUEN?

A Das hängt von Ihrem Vertrauen ab. Es kann einige Wochen oder Monate dauern, bevor Sie es wagen, eine andere Person mit der Versorgung Ihres Babys zu betrauen. Mit dem Partner auszugehen, ist ein gewagter Schritt, aber wahrscheinlich werden Sie es beide zu schätzen wissen, daß Sie eine Pause von der ständigen Fürsorge für Ihr Baby bekommen und gewissermaßen in die Normalität zurückkehren. Wenn Sie stillen, pumpen Sie etwas Milch ab, so daß Ihr Baby ein paar Stunden ohne Sie auskommt und dennoch auf seine Mahlzeit nicht verzichten muß.

F WORAN MUSS ICH DENKEN, WENN ICH MIT MEINEM BABY AUS DEM HAUS GEHE?

A Wenn Sie öffentliche Verkehrsmittel benutzen, brauchen Sie etwas Leichtes, Tragbares, das Sie einfach zusammensetzen und auseinandernehmen können. Ein Sportwagen, der sich in eine Liegeposition bringen läßt, ist ideal (siehe S. 229). Ein traditioneller Kinderwagen ist stabil und sehr gut für Spaziergänge geeignet, aber im Bus oder Zug kann er hinderlich sein. Wenn Sie Ihr Auto benutzen, muß sich der Sport- oder Kinderwagen so verkleinern lassen, daß er in den Kofferraum paßt. Wenn Sie Zwillinge haben, können Sie einen Wagen wählen, in dem die Kinder nebeneinander oder hintereinander liegen. Die erste Version ist breiter und daher schwerer zu lenken.

F WORAUF KANN ICH MICH IN DEN KOMMENDEN MONATEN FREUEN?

A Babys machen viel Arbeit, aber auch viel Spaß. Zu beobachten, wie Ihr Kind heranwächst und die Welt um sich herum entdeckt, verwandelt das Elterndasein in eine Studienreise, die wahrscheinlich eine der schönsten Erfahrungen ist, die das Leben Ihnen und Ihrem Partner zu bieten hat. Ihr Baby wird auch eine Menge über Sie erfahren und Ihre Stimmungen erkennen lernen. Je selbstbewußter und entspannter Sie sind, desto glücklicher wird auch Ihr Kind sein. Sie haben großen Einfluß auf sein Leben und seine Persönlichkeit. In dem vor Ihnen liegenden Jahr wird es eine beispiellose Entwicklung durchmachen, und Sie werden sich am Ende dieses Jahres nur noch schwer vorstellen können, daß das lachende, ausgelassene, einjährige Kleinkind jemals ein hilfloser Säugling war.

Mit dem Baby unterwegs

Es gibt eine große Auswahl von Kinderwagen, Sportwagen und Autositzen, die es Ihnen ermöglicht, aus dem Haus zu kommen. Bevor Sie sich jedoch zum Kauf entschließen, sollten Sie prüfen, ob das jeweilige Modell Ihren Anforderungen gerecht wird.

Verwandelbarer Kinderwagen

Die Tragetasche kann vom Fahrgestell des Wagens abgenommen werden. Nach sechs Monaten, wenn das Baby größer ist, kann man ihn in einen Sportwagen umwandeln.

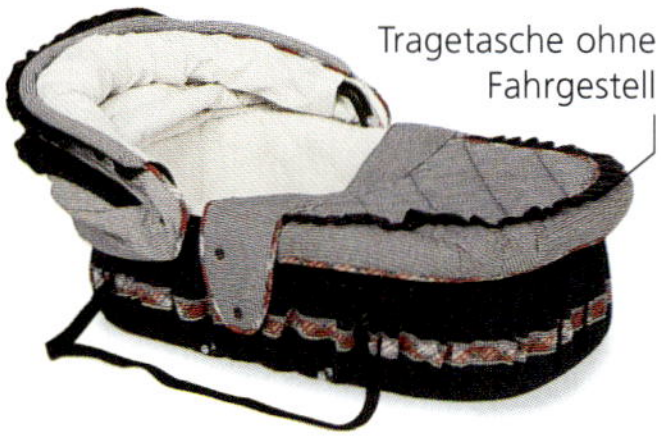

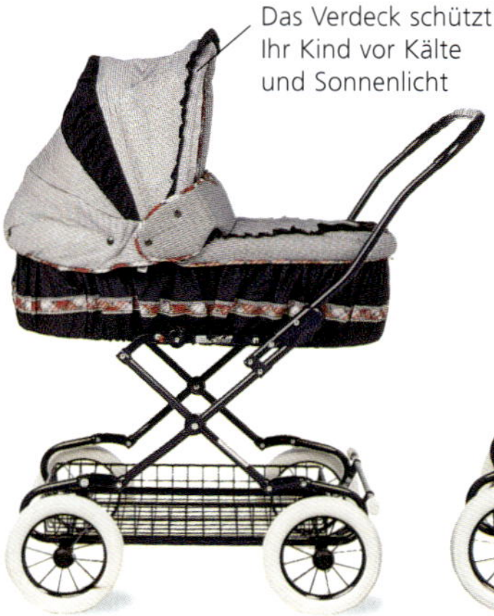

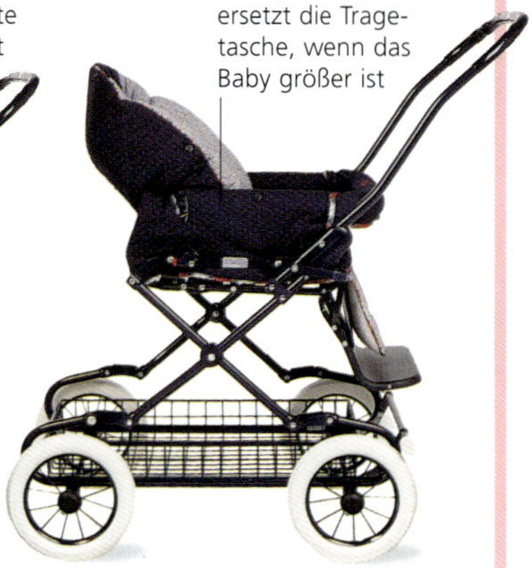

Das Baby tragen

Anstelle eines Kinder- oder Sportwagens können Sie auch ein Tragetuch oder einen Autositz verwenden, um Ihr Baby zu transportieren, so daß Sie mehr Bewegungsfreiheit haben.

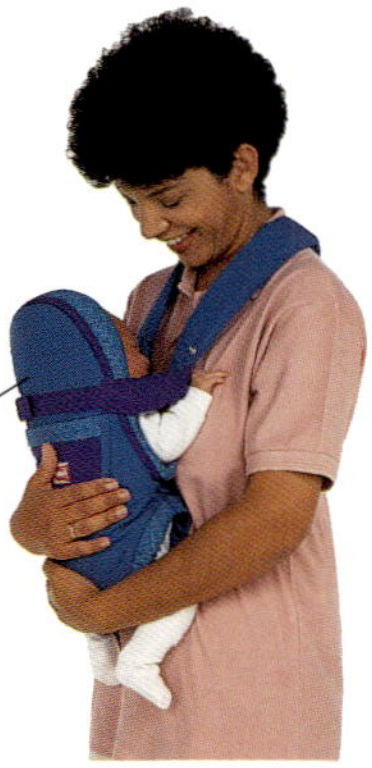

Tragetuch
Bei diesem bequemen Tragetuch haben Sie die Hände frei.

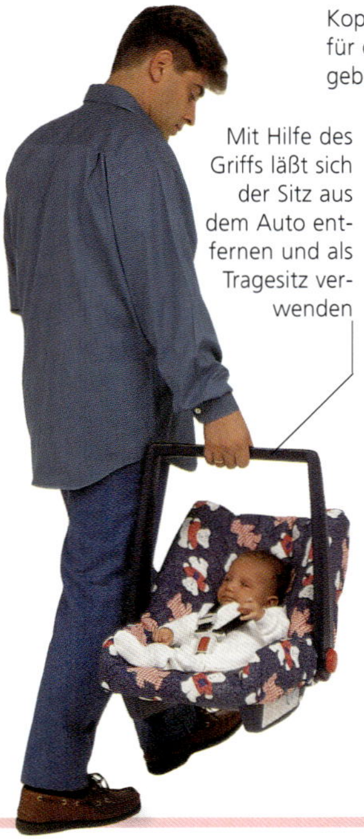

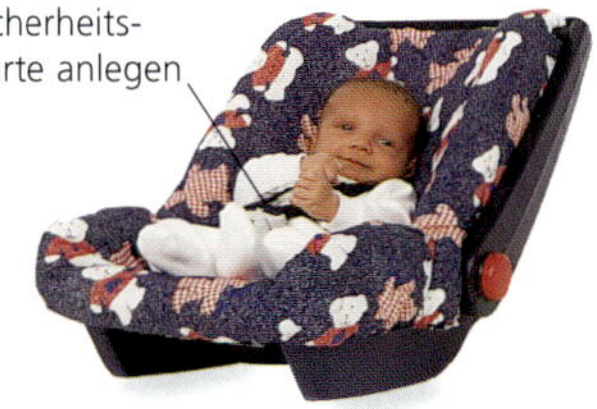

Herausnehmbarer Autositz
Die meisten Autositze können als Tragevorrichtung oder niedriger Sitz verwendet werden.

Die Windeltasche

Sie ist von unschätzbarem Wert, wenn Sie mit dem Baby unterwegs sind, da sie alles enthält, was Sie zum Windelwechseln und, falls nötig, zum Füttern brauchen.

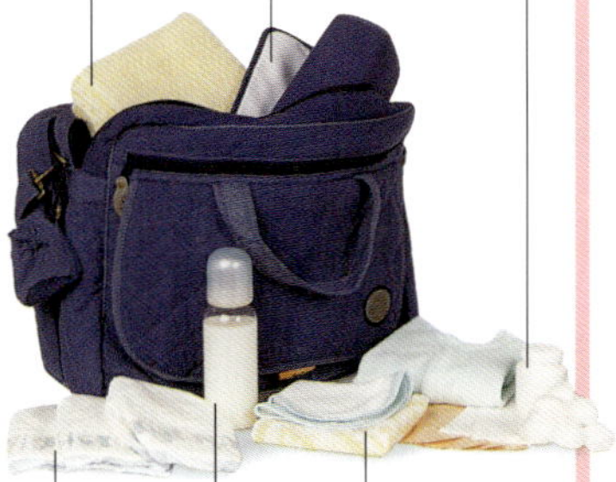

Was Sie einpacken sollten
Nehmen Sie zusätzlich zur Grundausstattung fürs Füttern und Wickeln (siehe S. 197) eine Decke, Kleidung zum Wechseln und später auch das Lieblingsspielzeug mit.

Gesetzliche Regelungen

Sobald Sie schwanger sind, haben Sie bestimmte Rechte und Anspruch auf finanzielle Unterstützung. Im folgenden erfahren Sie alles, was für Sie wichtig ist.

Sonderrechte am Arbeitsplatz

Kündigungsschutz am Arbeitsplatz

Teilt eine Frau ihrem Arbeitgeber mit, daß sie schwanger ist, gilt der im Mutterschutzgesetz verankerte Kündigungsschutz. Das trifft natürlich auch in der Probezeit zu. Wird einer Frau gekündigt, und sie stellt fest, daß sie schwanger ist, muß sie das innerhalb von 14 Tagen nach Erhalt ihres Kündigungsschreibens ihrem Arbeitgeber mitteilen. Damit ist die Kündigung unwirksam. Der Kündigungsschutz endet mit dem Ende des Erziehungsurlaubs oder, wenn dieser nicht in Anspruch genommen wird, vier Monate nach der Geburt. Will die Arbeitnehmerin ihr Arbeitsverhältnis selbst kündigen, muß sie das spätestens drei Monate vor Ablauf des Erziehungsurlaubs tun. Eine Frau kann allerdings während der Schwangerschaft und während der Schutzfrist nach der Entbindung das Arbeitsverhältnis ohne Einhaltung einer Frist zum Ende der Schutzfrist nach der Entbindung kündigen.

Ausnahmen: Wenn sich herausstellt, daß die Frau bereits vor Abschluß des Arbeitsvertrages schwanger war, es im Betrieb jedoch nur Arbeiten gibt, die für Schwangere untersagt sind, kann der Arbeitsvertrag aufgelöst werden. Zeitlich befristete Arbeitsverträge laufen ohne besondere Kündigung aus – auch während der Schwangerschaft. Eingeschränkt ist der Kündigungsschutz, wenn eine Frau als Pflegerin oder Kinderfrau im Familienhaushalt tätig ist: Ab dem fünften Schwangerschaftsmonat darf ihr der Arbeitgeber kündigen. Die gesetzlichen Krankenkassen gewähren in diesem Fall Lohnfortzahlung.
Wichtig: Es ist nicht möglich, auf den Kündigungsschutz zu verzichten – entsprechende Klauseln in Arbeitsverträgen sind unwirksam.

Schutz für die Gesundheit von Mutter und Kind

Während der Schwangerschaft ist der Arbeitsplatz den speziellen Bedürfnissen der schwangeren Frau anzupassen, ohne daß ihr dadurch finanzielle Nachteile entstehen dürfen. Der Arbeitgeber muß dafür sorgen, daß die werdende Mutter von Akkord- und Fließbandarbeit freigestellt wird, daß sie nicht mehr als fünf Kilo tragen oder heben muß und durch ihre Arbeit nicht einseitig belastet wird. Muß sie vorwiegend sitzen oder stehen, hat sie ein Recht auf Pausen, in denen sie sich hinsetzen oder bewegen kann. Nach dem dritten Monat darf sie nicht mehr in Beförderungsmitteln (Straßenbahn, Bus, Taxi) beschäftigt werden und nach dem fünften nicht länger als vier Stunden vorwiegend stehen. Außerdem darf sie weder gesundheitsgefährdenden Stoffen (Dämpfe, Gase, Staub, Strahlen) noch Hitze, Kälte, Nässe oder Lärm ausgesetzt sein.
Beschäftigungen, die mit erhöhter Unfallgefahr verbunden sind, Arbeit vor 6 Uhr morgens und nach 20 Uhr abends sowie Sonn- und Feiertags- und Mehrarbeit sind für sie ebenfalls verboten.
Der Arbeitgeber hat allerdings das Recht, der schwangeren Frau mit gleicher Bezahlung einen anderen Arbeitsplatz zuzuweisen. Dieser muß jedoch ihrer bisherigen Stellung angemessen sein. Nach dem Ende der Mutterschutzfrist beziehungsweise des Erziehungsurlaubs hat sie Anspruch auf ihren ursprünglichen oder einen gleichwertigen Arbeitsplatz.

Wichtig: Sollte die Arbeitnehmerin die Versetzung als kränkend empfinden, kann sie sich an den Betriebsrat wenden und im Extremfall sogar die Leistung verweigern. Bei strittigen Fragen sucht sie Klärung beim Betriebsrat oder dem Gewerbeaufsichtsamt. Sind rechtliche Schritte nötig, wendet sie sich am besten an die kostenlose Rechtsberatungsstelle des nächstgelegenen Arbeitsgerichts. Der Arbeitgeber muß die Beschäftigung einer schwangeren Frau dem Gewerbeaufsichtsamt melden, das die Einhaltung des Mutterschutzgesetzes in Betrieben überwacht.

Mutterschutzfrist und Erziehungsurlaub

Sechs Wochen vor dem errechneten Geburtstermin und acht Wochen – bei Mehrlingen oder einer Frühgeburt zwölf Wochen – nach der Entbindung braucht die Mutter nicht zu arbeiten. Sie befindet sich im Mutterschutz.
Danach kann entweder sie oder ihr Ehemann Erziehungsurlaub nehmen. Diese Möglichkeit haben auch Adoptiv- und Stiefeltern, und Väter, die nicht mit der Mutter ihres Kindes verheiratet sind, sofern diese sich damit einverstanden erklärt. Vater und Mutter können sich innerhalb des Erziehungsurlaubs dreimal abwechseln.
Dem Arbeitgeber muß spätestens vier Wochen vor Antritt mitgeteilt werden, ob man Erziehungsurlaub nimmt und für wie lange. Diese Mitteilung ist gesetzlich bindend. Renten- und Arbeitslosenversicherungen laufen beitragsfrei weiter, in den meisten Fällen auch die gesetzliche Krankenversicherung. Der Bundeserziehungsurlaub endet, wenn das Kind drei Jahre alt ist.
In einigen Bundesländern gibt es darüber hinaus noch die Möglichkeit, Landeserziehungs- oder Familiengeld zu beziehen und damit den Erziehungsurlaub zu verlängern. Auskunft gibt die zuständige Erziehungsstelle.

Wichtig: Urlaubsanspruch aus der Zeit vor der Geburt verfällt während des Erziehungsurlaubs nicht, er kann anschließend genommen werden. Allerdings hat der Arbeitgeber das Recht, die noch ausstehenden Urlaubstage für jeden Monat, den die Frau Erziehungsurlaub genommen hat, um ein Zwölftel zu kürzen.

Stillpausen und Pflegetage

Eine berufstätige Mutter, die ihr Baby stillt, muß dafür ohne Verdienstausfall von der Arbeit freigestellt werden. Die Stillzeit muß auch nicht nachgearbeitet werden. Bei einer achtstündigen Arbeitszeit hat eine Mutter zum Stillen Anspruch auf mindestens zweimal täglich eine halbe Stunde, bei mehr als acht Stunden fünfundvierzig Minuten. Bis zu welchem »Stillalter« diese Bedingungen gelten, ist nicht genau festgelegt – man kann aber von etwa einem halben Jahr ausgehen.

Um ein krankes Kind unter zwölf Jahren zu pflegen, dürfen sich berufstätige Eltern pro Jahr und Kind bis zu zehn Tagen von der Arbeit freistellen lassen, Alleinerziehende 20 Tage. Bei mehreren Kindern können Verheiratete maximal 25 Tage, Alleinerziehende 50 Tage geltend machen. Ein Attest des Kinderarztes ist notwendig. Die Bezahlung in dieser Zeit ist – je nach Arbeitsvertrag – unterschiedlich. Steht nichts Gegenteiliges im Vertrag, zahlt der Betrieb. Sonst kann bei der gesetzlichen Krankenkasse Krankengeld beantragt werden. Private Kassen zahlen in der Regel nichts.

Finanzielle Hilfen

Mutterschafts- und Erziehungsgeld

Während der Mutterschutzfrist erhält eine gesetzlich versicherte Frau höchstens 750 Mark Mutterschaftsgeld monatlich von der Krankenkasse, die restliche Summe bis zur Höhe ihres Nettogehaltes von ihrem Arbeitgeber. Private Krankenkassen zahlen kein Mutterschaftsgeld.

Frauen, die 580 Mark oder weniger im Monat verdienen, erhalten diese Zahlungen nicht. Selbständig arbeitende, gesetzlich krankenversicherte Frauen haben nur Anspruch auf Mutterschaftsgeld, wenn sie sich entsprechend versichert haben. Die Kasse gibt gerne Auskunft. Arbeitslose Frauen erhalten Mutterschaftsgeld in Höhe ihres Arbeitslosengeldes, wenn an dem Tag, an dem die Mutterschutzfrist beginnt, noch Anspruch auf Arbeitslosengeld besteht. Dieses Mutterschaftsgeld wird jedoch nicht vom Arbeitsamt, sondern von der Krankenkasse ausbezahlt.

Kommt das Baby später als zum errechneten Termin zur Welt, verlängert sich die Mutterschutzfrist, bei einer verfrühten Geburt verkürzt sie sich entsprechend. Gleich nach der Geburt kann Erziehungsgeld beantragt werden. Es wird höchstens bis zum zweiten Geburtstag des Kindes bezahlt. Liegt das Familiennettoeinkommen im Geburtsjahr des Kindes unter 100000 Mark, erhält der Elternteil im Erziehungsurlaub bis zum sechsten Lebensmonat des Kindes 600 Mark Erziehungsgeld monatlich. Familien mit höherem Einkommen haben keinen Anspruch auf Erziehungsgeld. Voraussetzung ist, daß Mutter oder Vater das Kind selbst betreut und erzieht und keine oder keine volle Erwerbstätigkeit ausübt. Teilzeitarbeit bis 19 Wochenstunden ist erlaubt, kann aber zur Kürzung des Erziehungsgeldes führen.

Wenn das Kind sechs Monate alt ist, muß das Erziehungsgeld neu beantragt werden. Die Erziehungsgeldstelle errechnet aus dem Bruttoeinkommen der Familie das Jahresnettoeinkommen, die Grundlage für das Errechnen des Erziehungsgeldes. Wird die jährliche Summe von 29 400 Mark (bei einem Kind) überschritten, werden für jede 1200 Mark, die über dieser Summe liegen, monatlich 40 Mark vom Erziehungsgeld abgezogen. Bei höhreren Einkommen gibt es kein Erziehungsgeld mehr. Besteht jedoch weiter Anspruch, muß das Erziehungsgeld für das zweite Jahr erneut beantragt werden.

Wichtig: Das Erziehungsgeld wird zusätzlich zu Sozialleistungen wie Sozialhilfe, Wohngeld, Arbeitslosenhilfe, Kindergeld, Bafög bezahlt. Verrechnet wird es allerdings mit dem Mutterschaftsgeld.

Hier wird das Erziehungsgeld beantragt

Baden-Württemberg: Landeskreditbank
Bayern: Versorgungsamt
Bremen: Senator für Gesundheit, Jugend und Soziales
Berlin: Bezirksämter (Jugendamt)
Brandenburg: Jugendamt
Hamburg: Bezirksämter
Hessen: Versorgungsamt
Mecklenburg-Vorpommern: Versorgungsamt
Niedersachsen: Stadtverwaltung oder Gemeinde
Nordrhein-Westfalen: Versorgungsämter
Rheinland-Pfalz: Jugendamt
Saarland: Versorgungsamt
Sachsen: Familienkassen
Sachsen-Anhalt: Versorgungsamt
Schleswig-Holstein: Versorgungsamt
Thüringen: Ämter für Soziales und Familie

Kindergeld

Seit Januar 1996 gibt es 200 Mark monatlich für das erste und zweite Kind, 300 Mark für das dritte und 350 Mark für jedes weitere Kind. Beantragt wird es mit Geburtsurkunde bei der Familienkasse im Arbeitsamt. Berufstätige erhalten eine Bescheinigung über die Höhe des Kindergeldes für den Arbeitgeber. Es wird dann monatlich mit dem Nettogehalt überwiesen. Die Familienkasse überweist das Kindergeld weiterhin an Eltern, die keinen festen Arbeitgeber oder kein steuerpflichtiges Einkommen haben, an Arbeitnehmer, die weniger Lohnsteuer zahlen, als sie Kindergeld erhalten, und Personen, die in Betrieben mit weniger als 50 Beschäftigten arbeiten.

Anspruch auf Kindergeld hat die Person, in deren Haushalt das Kind lebt. Es wird inzwischen uneingeschränkt bis zum 18. Lebensjahr bezahlt.

Für Alleinerziehende

Wenn der Vater den vorgeschriebenen Unterhalt nicht bezahlt, kann die Mutter beim Jugendamt einen Unterhaltsvorschuß beantragen, ohne sich um die Eintreibung des Geldes kümmern zu müssen. Leider wird nur höchstens 72 Monate lang bezahlt. Die Zahlungen enden spätestens, wenn das Kind das zwölfte Lebensjahr vollendet hat. Das Jugendamt gibt genauere Informationen.

Alleinerziehenden Müttern oder Vätern steht unter Umständen Sozialhilfe zu, wenn sie nicht arbeiten können, weil sie ihr Kind betreuen. Detaillierte Auskünfte gibt das Sozialamt.

Adressen

Schwangerschaft und Geburt

Dachverband der Frauengesundheitsprojekte
c/o Frauengesundheitszentrum Göttingen
Goetheallee 9, 37073 Göttingen
Tel.: 0551/484530

Arbeitskreis Frauenberatung e.V.
Im kleinen Sande 7
21640 Horneburg
Tel.: 04163/91352

Komplementäre Medizin

Bundesvereinigung für Gesundheit e.V.
Heilsbachstr. 30, 53123 Bonn
Tel.: 0228 / 987270

GesundheitsAkademie – Forum für Sozialökologische Gesundheitspolitik und Lebenskultur e.V.
Braunschweiger Str. 53 b
28205 Bremen
Tel.: 0421/4984251

Elterngruppen

Eltern für aktive Vaterschaft (EFAV) e.V. – Verein für die Förderung der gemeinsamen Verantwortung von Vätern und Müttern
Auricher Str. 11
26556 Westerholt
Tel.: 04975/8606

Verband alleinerziehender Mütter und Väter (VAMV) e.V. – Bundesverband
Von-Groote-Platz 20
53173 Bonn
Tel.: 0228 /352995

Verein berufstätiger Mütter e.V.
Annostr. 27-33
50678 Köln
Tel.: 0221/326579

Bundesverband Neue Erziehung e.V.
Am Schützenhof 4
53119 Bonn
Tel.: 0228/6640455, -56

anonyme eltern
Wilhelm-Wulf-Weg 15
59494 Soest
Tel.: 02921/665086

ABC-Club e.V. – Internationale Drillings- und Mehrlingsinitiative
Strohweg 55
64297 Darmstadt
Tel.: 06151/55430

Zwillingselterngruppe
Postfach 1717
86887 Lauchberg
Tel.: 08191/921509

Selbsthilfegruppen

Arbeitsgemeinschaft für Spina bifida und Hydrocephalus (ASbH) e.V.
Münsterstr. 13
44145 Dortmund
Tel.: 0231/834777

Deutsche Behindertenhilfe – Aktion Sorgenkind e.V.
Franz-Lohe-Str. 17
53129 Bonn
Tel.: 0228/226-1

Deutscher Diabetiker-Bund e.V. – Bundesgeschäftsstelle
Danziger Weg 1
58511 Lüdenscheid
Tel.: 02351/989153

Deutsche Epilepsievereinigung e.V.
Zillestr. 102
10585 Berlin
Tel.: 030/3424466

Arbeitskreis Down-Syndrom e.V.
Hegelstr. 19
33649 Bielefeld
Tel.: 0521/442998

Bundesvereinigung Lebenshilfe für geistig Behinderte e.V.
Raiffeisenstr. 18
35043 Marburg
Tel.: 06421/491-0

Bundesverband für Körper- und Mehrfachbehinderte e.V.
Brehmstr. 5–7
40239 Düsseldorf
Tel.: 0211/626651

Stillen

Arbeitsgemeinschaft Freier Stillgruppen (AFS) e.V. – Bundesverband
Am Lehester Deich 108 a
28357 Bremen
Tel.: 0421/2788761

Mutterschaftsbeihilfen

Bundesarbeitsgemeinschaft Mütter- und Familienselbsthilfe e.V. – Geschäftsstelle
Müggenkampstr. 16
20257 Hamburg
Tel.: 040/496156

Hebammen

Bund deutscher Hebammen e.V. (BDH)
Postfach 1724
76135 Karlsruhe
Tel. 0721/981890

Bund freiberuflicher Hebammen Deutschlands e.V. (BHD)
Ludwig-Uhland-Str. 28
69151 Neckargemünd

Tod eines Kindes und Trauerbegleitung

TABU e.V.
Tiegelstr. 23
45141 Essen
Tel.: 0201/328777

TrauerWege – Beratung und Begleitung für Menschen in Verlust- und Krisensituationen e.V.
Greiffenklaustr. 15
55116 Mainz

Gesellschaft zur Erforschung des plötzlichen Säuglingstods (GEPS)
Postfach 1126
31501 Wunstorf
Tel.: 05031/14384

Kontakt- und Informationsstelle »Verwaiste Eltern in Deutschland«
Esplanade 15
20354 Hamburg
Tel.: 040/355056-33, -44

REGENBOGEN Glücklose Schwangerschaft e.V.
Burgstr. 6
73614 Schorndorf
Tel.: 07181/21275

Familienplanung

Pro Familia - Deutsche Gesellschaft für Familienplanung, Sexualpädagogik und Sexualberatung e.V. – Bundesverband
Stresemannallee 3
60596 Frankfurt/Main
Tel.: 069/639002

Allgemeines

Bundesvereinigung für Gesundheit e.V.
Heilsbachstr. 30
53123 Bonn
Tel.: 0228/98727-0

Deutsche AIDS-Hilfe e.V.
Dieffenbachstr. 33
10967 Berlin
Tel.: 030/690087-0

Kinder-Aids-Hilfe Deutschland e.V.
Kasernenstr. 59
40213 Düsseldorf
Tel.: 0211/326702

Elterninitiative HIV-betroffener Kinder
Burscheider Str. 33
40591 Düsseldorf
Tel.: 0211/767237

Arbeitskreis Verkehr und Umwelt UMKEHR e.V.
Exerzierstr. 20
13357 Berlin
Tel.: 030/4927473

Medikamente in der Schwangerschaft

Hier finden Sie einen kurzen Leitfaden der Medikamente, die Sie in der Schwangerschaft unbedenklich einnehmen können, und der Mittel, die Sie vermeiden sollten.

Akne-Tabletten
Vermeiden Sie Mittel, die auf Vitamin-A-Verbindungen basieren (Retinol), da diese Geburtsfehler verursachen können. Bestimmte Antibiotika werden ebenfalls zur Behandlung von Akne verwendet (Tetracyclin, Minocyclin); sie sollten nicht eingenommen werden, weil sie die Knochen des Babys schädigen können und Zahnverfärbungen hervorrufen.

Analgetika
Paracetamol gilt normalerweise als sicher in der Schwangerschaft. Viele Frauen, bei denen das Risiko einer Präeklampsie besteht, nehmen Aspirin in niedrigen Dosen; es ist jedoch nicht empfehlenswert, Aspirin in hohen Dosen als Schmerzmittel zu verwenden. Indometacin und andere nichtsteriodale entzündungshemmende Medikamente sollten vermieden werden, weil sie die Nieren des Babys schädigen und Blutungen bei ihm hervorrufen können.

Antibiotika
Nehmen Sie solche Mittel nur ein, wenn sie vom Arzt verschrieben wurden und dieser weiß, daß Sie schwanger sind. Die meisten sind unbedenklich (Penicilline, Cefalosporine, Erythromycin), aber einige sollten vermieden werden (Tetracyclin, Minocyclin, Co-trimoxazol).

Antihypertonika (Tabletten gegen Bluthochdruck)
Methyldopa und Labetalol werden seit vielen Jahren eingesetzt und sind wahrscheinlich unbedenklich; Nifedipin wird heute häufig verschrieben, aber da es ein relativ neues Mittel ist, gibt es kaum Hinweise, was seine Auswirkungen in der Schwangerschaft betrifft; Betablocker sollten vermieden werden; von ACE-Hemmern (Angiotensin converting enzyme) ist in der Schwangerschaft abzuraten.

Antikoagulanzien (Mittel zur Blutverdünnung)
Heparin ist unbedenklich, weil es nicht über die Plazenta in den kindlichen Körper gelangt, aber längerer Gebrauch (über sechs Monate) kann Ihre Knochen schädigen und Osteoporose verursachen. Warfarin sollte im ersten und dritten Trimester nicht eingenommen werden, da es Blutungen bei Ihrem Baby auslösen kann.

Diuretika (harntreibende Tabletten)
Diese Medikamente sollten in der Schwangerschaft nicht als Mittel gegen hohen Blutdruck verwendet werden. Die Einnahme zu einem anderen Zweck muß vom Arzt überwacht werden.

Epileptika
Obwohl ihre Einnahme ein geringes Risiko für Ihr Baby darstellt, kann die Gefahr größer sein, wenn Sie die Einnahme unterbrechen und epileptische Anfälle auftreten. Wenn Sie solche Mittel einnehmen, brauchen Sie wahrscheinlich zusätzlich Folsäure, da manche Epileptika die Folsäuremenge im Körper verringern.

Insulin
Dieses Medikament ist unbedenklich für Ihr Baby, weil es nicht durch die Plazenta in seinen Kreislauf gelangt. Wenn Sie aber Diabetikerin sind, muß Ihr Blutzuckerspiegel überwacht werden, da Glukose über die Plazenta auf Ihr Kind übergeht.

Lithium
Dies kann die Schilddrüse Ihres Babys beeinflussen und es bei seiner Geburt schläfrig machen.

Migränetabletten
Viele dieser Mittel enthalten Substanzen, die auf Ergotamin basieren. Sie können Kontraktionen der Gebärmutter oder Fehlgeburten auslösen.

Mittel gegen Übelkeit
Nehmen Sie solche Mittel nur ein, wenn sie vom Arzt verschrieben wurden und dieser weiß, daß Sie schwanger sind.

Opiate (Morphin, Methadon, Pethidin, Heroin)
Wenn Opiate langfristig eingenommen werden, können sie ein niedriges Geburtsgewicht zur Folge haben. Bei der Geburt kann Ihr Baby schläfrig sein, Atmungsschwierigkeiten haben oder süchtig sein, so daß es vom Kinderarzt behandelt werden muß.

Schlaftabletten (Benzodiazepine wie Diazepam oder Temazepam)
Diese sollten kurz vor der Entbindung vermieden werden, da sie beim Baby zu Schläfrigkeit führen.

Steroide
Inhalierte Steroide, wie sie für Asthma verwendet werden, sind unbedenklich, orale hingegen werden in der Schwangerschaft selten verschrieben.

Thyreostatika (Schilddrüsentherapeutika)
Medikamente für eine Schilddrüsenüberfunktion wie Carbimazol und Propylthiouracil können über die Plazenta auf Ihr Baby übergehen und seine Schilddrüsenfunktion beeinflussen.

GLOSSAR

Abruptio Vorzeitige Ablösung der Plazenta von der Gebärmutterwand.

Amniotomie (künstliches Sprengen der Fruchtblase) Das Sprengen der Fruchtblase mit einem speziellen Kunststoffhaken.

Amniozentese Ein Verfahren, bei dem eine kleine Probe Fruchtwasser aus der Fruchtblase entnommen wird.

Anämie Hämoglobinmangel in den roten Blutkörperchen aufgrund von Eisenmangel oder Krankheit.

Antenatal Vor der Geburt.

Antepartum-Hämorrhagie (APH) Blutung aus der Scheide nach der 24. Schwangerschaftswoche und vor der Entbindung.

Anti-D-Prophylaxe Eine Injektion von Antikörpern, die einer Frau mit rh-negativer Blutgruppe verabreicht wird, wenn die Chance besteht, daß ihr Blut mit den fetalen Blutkörperchen in Kontakt gekommen ist.

Chordozentese Das Verfahren der Entnahme von Blut aus der Nabelschnur des Babys durch eine Nadel, die durch den Bauch der Mutter eingeführt wird.

Chorion(zotten)biopsie Eine Methode, um Plazentagewebe für genetische oder Chromosomentests zu entnehmen.

dizygotisch Zweieiige Zwillinge.

Doppler-Verfahren Eine Form von Ultraschall, die eingesetzt wird, um den Blutfluß in der Plazenta oder im Körper des Babys zu untersuchen.

Down-Syndrom (Trisomie 21) Eine Störung, die durch das Vorhandensein eines zusätzlichen Chromosoms (21) in den Zellen verursacht wird.

Eileiter Zwei Röhren (zu beiden Seiten der Gebärmutter), die von den Eierstöcken zur Gebärmutter führen.

Einleitung der Geburt Verfahren, um die Geburt künstlich einzuleiten.

Ektopische Schwangerschaft Eine Schwangerschaft, die sich außerhalb der Gebärmutter entwickelt.

Embryo Der medizinische Begriff für das werdende Kind vom Zeitpunkt der Befruchtung an bis zum Alter von sechs Wochen in der Gebärmutter.

epidurale Anästhesie Eine Methode zur Betäubung der Nerven im unteren Bereich des Rückenmarks, um eine schmerzfreie Geburt zu gewährleisten.

Episiotomie Ein Schnitt an Damm und Scheide, der von der Hebamme oder dem Arzt durchgeführt wird, um die Geburt zu erleichtern.

Fehlgeburt Der Verlust eines Babys vor der 24. Schwangerschaftswoche.

Fetus Medizinische Bezeichnung für das Baby im Alter von sechs Wochen nach der Befruchtung bis zur Geburt.

Flimmerhärchen Die feinen Haare, die die Eileiter auskleiden.

Fruchtblase Die aus zwei schützenden Eihäuten bestehende Blase, die das Baby umgibt und als Amnion oder Chorion bezeichnet wird.

Fruchtwasser Die Flüssigkeit, die das Baby in der Fruchtblase umgibt.

Fundus Das obere Ende der Gebärmutter.

Hämoglobin (Hb) Der sauerstofftransportierende Bestandteil der roten Blutkörperchen.

Harnwegsinfektion Infektion der Nieren und/oder Blase.

Hepatitis Viren (die als A, B, C, E und anders) bezeichnet werden und die Leber infizieren, was zu Gelbsucht und allgemeinen Krankheitserscheinungen führt.

Hypertension Hoher Blutdruck.

In-vitro-Fertilisation Eine Methode der künstlichen Befruchtung, bei der die Befruchtung im Reagenzglas stattfindet und der Embryo anschließend in die Gebärmutter eingepflanzt wird.

Kardiotokograph (CTG) Ein elektronisches Überwachungsgerät, das die kindlichen Herztöne und die Kontraktionen der Mutter aufzeichnet.

Kindslage Beschreibt, wie das Baby in der Gebärmutter liegt.

Lanugo-Behaarung Das feine Haar, das den Fetus in der Gebärmutter bedeckt.

Lochia Blutverlust nach der Geburt (Wochenfluß).

monozygotisch Eineiige Zwillinge.

Myom Eine gutartige Wucherung der Gebärmuttermuskulatur von normalerweise kreisrunder Form.

Neugeborenes Ein Kind, das jünger als 28 Tage ist.

Ödem Anschwellen der Finger, Beine, Zehen und des Gesichts.

Ozyte Eine Eizelle, die bei jeder Ovulation vom Eierstock freigegeben wird.

Placenta praevia Eine Plazenta, die über oder in Nähe des Muttermunds sitzt, so daß eine vaginale Entbindung unwahrscheinlich ist.

postnatal Nach der Geburt.

Postpartum-Hämorrhagie (PPH) Starke Blutung nach der Entbindung.

Präeklampsie Ein Zustand mit hohem Blutdruck, Ödemen und Proteinurie. Kann leicht oder ernst sein.

Puerperium Kindbett oder Wochenbett, Zeit von etwa sechs bis acht Wochen nach der Entbindung.

Rhesusfaktor (Rh) Blut ist entweder Rh-positiv oder rh-negativ.

Schädellage Das Baby liegt mit dem Kopf nach unten in der Gebärmutter.

spinale Anästhesie Die Injektion eines Betäubungsmittels in die Wirbelsäule zur Schmerzlinderung bei der Geburt (ähnlich wie eine epidurale Anästhesie).

Steißlage Das Baby liegt mit dem Gesäß nach unten in der Gebärmutter.

Thrombose Ein Blutpfropf, der normalerweise in der Wade auftritt. Am gefährlichsten in der Lunge (Lungenembolie).

Tiefliegende Plazenta Ein flaches, dickes, scheibenförmiges Organ, das den Fetus mit Sauerstoff und Nährstoffen versorgt.

Tod in utero Der Tod des ungeborenen Babys nach 24 Wochen in der Gebärmutter.

Totgeburt Geburt eines Babys nach der 24. Schwangerschaftswoche, das keine Lebenszeichen mehr zeigt.

Toxoplasmose Eine Parasiteninfektion, die man sich von Katzen oder anderen Haustieren holen kann.

transvers Das Baby liegt quer in der Gebärmutter.

Ultraschalluntersuchung des Nackens Eine spezielle Ultraschalluntersuchung, mit der man das Down-Syndrom diagnostizieren kann.

Uterus Gebärmutter.

Vernix Dicke, fettige Substanz, die die Haut des Babys in der Gebärmutter bedeckt (Käseschmiere).

vorzeitige Wehen Wehen vor der 37. Schwangerschaftswoche.

Zange Zweiteiliges Metallinstrument, das zu beiden Seiten des kindlichen Kopfes angelegt und als Hilfsmittel bei der Geburt eingesetzt wird.

Zystitis Eine Infektion der Blase.

REGISTER

Kursiv gedruckte Seitenzahlen verweisen auf Illustrationen

Literatur

Schwangerschaft und Geburt

Balaskas, Janet: *Massage für Schwangere.* München 1996

Bornemann, Rainer: *Kaiserschnitt – Operation und Geburt.* Berlin 1989

Brasch, Christine/Richberg, Inga-Maria: *Schwanger mit Leib und Seele.* München 1996

Brasch, Christine/Richberg, Inga-Maria: *Das ehrliche Buch vom Kinderkriegen.* München 1993

Gratkowski, Marion von: *Zwillingsmütter berichten.* Eching 1988

Leboyer, Frédérick: *Weg des Lichts – Yoga für Schwangere.* München 1981

Leboyer, Frédérick: *Geburt ohne Gewalt.* München 1988

Lux Flanagan, Geraldine: *Ein Kind kommt in die Welt.* München 1996

Nacke, Kornelia/Lipp, Jürgen: *Ambulante Geburt.* München 1984

Nilsson, Lennart: *Ein Kind entsteht.* München 1990

Odent, Michel: *Die sanfte Geburt.* München 1981

Baby und Kleinkind

Goldmann, Marcus J.: *Vater und Kind.* München 1997

Karmel, Annabel: *Kochen für Babys und Kleinkinder.* München 1992

Pilss-Samek, Hannelore: *Gymnastik für Baby und Kleinkind.* München 1989

Niessen, Karl-Heinz: *Ernährung des Säuglings.* Stuttgart 1983

Nitsch, Cornelia/v. Schelling, Cornelia: *Das andere Babybuch.* München 1995

Renggli, F.: *Angst und Geborgenheit – Soziokulturelle Folgen der Mutter-Kind-Beziehung im ersten Lebensjahr.* Reinbek 1974

Scarr, Sandra: *Wenn Mütter arbeiten – Wie Kinder und Beruf sich verbinden lassen.* München 1989

Schwabenthan, Sabine/Weigert, Vivian: *Mutter und Kind.* München 1997

Walker, Peter: *Babymassage.* München 1996

Gesundheit

Fenwick, Elizabeth: *Alles über Kinderkrankheiten.* Ravensburg 1991

Glöckler, Michaela: *Elternsprechstunde.* Stuttgart 1989

Gros, Rainer: *Gynäkologie für Frauen.* Stuttgart 1989

Kitchenham-Pec, Susanne/Bopp, Annette: *Beckenbodentraining.* Stuttgart 1985

Nippert, Irmgard: *Die Geburt eines behinderten Kindes: Belastung und Bewältigung aus der Sicht betroffener Mütter und Familien.* Stuttgart 1988

Nitsch, Cornelia: *Kinderkrankheiten.* München 1996

Odent, Michael: *Von Geburt an gesund.* München 1989

Seiler, Thomas: *Erste Hilfe bei Säuglingen und Kindern.* Stuttgart 1989

Trauer

Gruen, Arno: *Der frühe Abschied: Eine Deutung des plötzlichen Kindstodes.* München 1988

Lutz, Gottfried/Künzer-Riebel, Barbara: *Nur ein Hauch von Leben – Eltern berichten vom Tod ihres Babys und von der Zeit der Trauer.* Lahr 1988

Frausein, Sexualität und Partnerschaft

Beck-Gernsheim, Elisabeth: *Die Kinderfrage – Frauen zwischen Kinderwunsch und Unabhängigkeit.* München 1988

Grof, Stanislav: *Geburt, Tod und Transzendenz.* München 1985

Kitzinger, Sheila: *Frauen als Mütter.* München 1980

Paczenski, Susanne von: *Gemischte Gefühle: Von Frauen, die ungewollt schwanger sind.* München 1987

Quilliam, Susan: *Sexbuch nur für Frauen.* München 1997

Danksagung

Die Autoren danken: Christoph Lee dankt Deb und Patrick Conner, Hugh und Patricia Sergeant für ihre hilfreichen Kommentare und Vorschläge; Trish Chudleigh, Dr. Edward Petch für seine Informationen zu geistigen Störungen in der Schwangerschaft, Dr. Lesley Roberts für die Durchsicht des Textes und das Modellstehen für Fotos. Schließlich geht unser Dank an alle Mitarbeiter der Abteilung für Geburtshilfe des Greenwich und King's Hospital die zu diesem Buch inspiriert haben, auch wenn sie sich dessen vielleicht gar nicht bewußt sind. Grainne McCartan dankt ihren Eltern Marion und Xavier sowie Greta Duffy, Xavier McCartan, Sen, Brian, Kim, Patsy, Jenny, Juliet, Peter, Sandra, Linda, Briege, Shirley, Alicia und Jack für ihre Hilfe und Unterstützung

Dorling Kindersley dankt:

DESIGNASSISTENZ Jennifer Bayliss, Sue Callister, Evan Jones, Claudine Meissner, Kylie Mulquin.

REDAKTIONSASSISTENZ Fergús Collins, Maureen Rissik, Katherine Robinson, Debbie Voller, Pippa Ward.

ILLUSTRATOREN Joanna Cameron, Karen Cochrane, Sandie Hill, Paul Richardson, Gill Tomblin, Halli Verrinder.

BILDNACHWEIS Collections/Anthea Sieveking 149 unten rechts, 168 Mitte links, Mitte, Mitte rechts, 169 links, rechts, 174 unten rechts, 188 unten rechts; Sally Greenhill: 37 links, 158 unten links; Oxford Scientific Film: Derek Bromhall 57 oben rechts, Science Photo Library; BSIP VEM 51 oben rechts; Dr. Jeremy Burgess 61 oben rechts; J. Croyle/Custom Medical Stock 88; Joseph Nettis 215 unten rechts; Petit Format/Nestle 8 oben links, 42, 49 oben rechts, 59 oben rechts; /Row Sutherland 183 unten rechts.

Es wurden alle Versuche unternommen, die Inhaber von Urheberrechten ausfindig zu machen, und wir entschuldigen uns im voraus für etwaige unabsichtliche Auslassungen. In späteren Auflagen dieses Buches nehmen wir die entsprechende Danksagung gerne auf.

ZUSÄTZLICHE FOTOS Eddie Lawrence.

MODELS Sue Berry, Amber Bezer, Ellie Blancke, Tracey Blancke, Emma Burt, Angie Callan, Sue Callister, Louise Clairmont, Roberto Costa, Felicity Crowe, Duane Duncan, Jo Evans, Yvette Fernandez, Lee Goodget, Joany Haig, Toby Judge, Leesa Kotting, Silvia Lagreca, Andrew Lecyote, Shahida Majeed, Ian Merrill, Mutsumi Niwa, Kelly Priestly, Eleanor Roberts, Leslie Roberts, Katherine Robinson, Charlie Rutherford, Derek Rutherford, Ellena Rutherford, Faye Rutherford, Joanne Skinner, Shannon Skinner, Emily Wood.